Manual SOGIMIG de
EMERGÊNCIAS GINECOLÓGICAS

Manual SOGIMIG de EMERGÊNCIAS GINECOLÓGICAS

Agnaldo Lopes da Silva Filho

Especialista em Ginecologia e Obstetrícia pelo HC-UFMG. Especialista em Cirurgia Geral e Cirurgia do Trauma pela FHEMIG. Doutor em Ginecologia pela UNESP. Professor Titular do Departamento de Ginecologia e Obstetrícia da UFMG. Presidente da Sociedade de Ginecologia e Obstetrícia de Minas Gerais.

Cláudia Lourdes Soares Laranjeira

Ginecologista e Obstetra TEGO nº 157/1996. Mestre em Ginecologia e Obstetrícia pela UFMG. Coordenadora do Programa de Residência Médica em Ginecologia e Obstetrícia da Rede Mater Dei de Saúde – Belo Horizonte-MG. Subcoordenadora do Serviço de Ginecologia e Obstetrícia da Rede Mater Dei de Saúde – Belo Horizonte-MG. Diretora Científica da SOGIMIG – biênio 2015/2016.

Delzio Salgado Bicalho

Diretor Financeiro da SOGIMIG. Diretor da SOBRACIL-MG (Sociedade Brasileira de Cirurgia Minimamente Invasiva e Robótica). Membro do Comitê de Ginecologia da UNIMED-BH. Ginecologista Oncológico do Instituto Mário Penna.

Eduardo Batista Cândido

Especialista em Ginecologia e Obstetrícia e em Endoscopia Ginecológica pelo HC-UFMG. Mestre em Ginecologia pela UNESP. Doutor em Ginecologia pela UFMG. Professor-Adjunto do Departamento de Ginecologia e Obstetrícia da UFMG. Diretor de Ensino e Residência Médica da Sociedade de Ginecologia e Obstetrícia de Minas Gerais – biênio 2015/2016.

Maria Inês de Miranda Lima

Doutora pelo Programa de Pós-graduação em Saúde da Mulher pela Faculdade de Medicina da UFMG. Chefe da Clínica Ginecológica I da Santa Casa de Belo Horizonte.

Sandro Magnavita Sabino

Especialização em Embriologia no Saint Barnabas Medical Center, EUA. Especialização em Reprodução Assistida IVI, Espanha. Mestrado em Ginecologia pela UFMG. Diretor Técnico da Clínica VILARA – Reprodução Assistida.

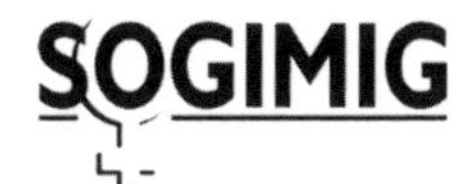

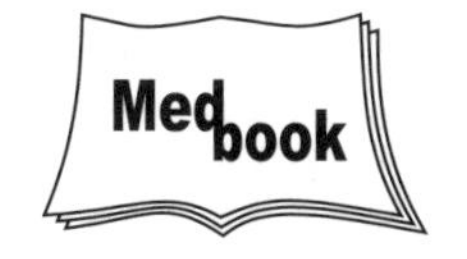

Manual SOGIMIG de EMERGÊNCIAS GINECOLÓGICAS
Direitos exclusivos para a língua portuguesa

Nota da editora: Os organizadores desta obra verificaram cuidadosamente os nomes genéricos e comerciais dos medicamentos mencionados; também conferiram os dados referentes à posologia, objetivando fornecer informações acuradas e de acordo com os padrões atualmente aceitos. Entretanto, em virtude do dinamismo da área da saúde, os leitores devem prestar atenção às informações fornecidas pelos fabricantes, para que possam se certificar de que as doses preconizadas ou as contraindicações não sofreram modificações, principalmente em relação a substâncias novas ou prescritas com pouca frequência. Os organizadores e a editora não podem ser responsabilizados pelo uso impróprio nem pela aplicação incorreta de produto apresentado nesta obra.

Apesar de terem envidado esforço máximo para localizar os detentores dos direitos autorais de qualquer material utilizado, os organizadores e a editora estão dispostos a acertos posteriores caso, inadvertidamente, a identificação de algum deles tenha sido omitida.

Editoração Eletrônica e Capa: Adielson Anselme

CIP-BRASIL. CATALOGAÇÃO NA PUBLICAÇÃO
SINDICATO NACIONAL DOS EDITORES DE LIVROS, RJ

M251
Manual SOGIMIG de emergências ginecológicas / organização Agnaldo Lopes da Silva Filho ... [et al.]. - 1. ed. - Rio de Janeiro : MedBook, 2016.
416 p.: il.; 24 cm.

ISBN 978-85-8369-018-4

1. Ginecologia. Obstetrícia. I. Silva Filho, Agnaldo Lopes da.

16-32493 CDD: 618.1
CDU: 618.1

20/04/2016 25/04/2016

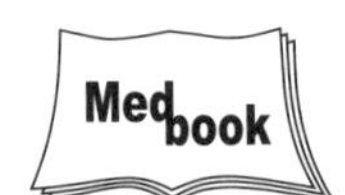

MEDBOOK – Editora Científica Ltda.
Rua Professora Ester de Melo, 178 – Benfica – Cep 20930-010 – Rio de Janeiro – RJ
Telefones: (21) 2502-4438 e 2569-2524 – **www.medbookeditora.com.br**
contato@medbookeditora.com.br – vendasrj@medbookeditora.com.br

Colaboradores

ADRIANA RIBEIRO DA SILVA

Ginecologista e Obstetra do Hospital Mater Dei – Belo Horizonte-MG.

AGNALDO LOPES DA SILVA FILHO

Especialista em Ginecologia e Obstetrícia pelo HC-UFMG. Especialista em Cirurgia Geral e Cirurgia do Trauma pela FHEMIG. Doutor em Ginecologia pela UNESP. Professor Titular do Departamento de Ginecologia e Obstetrícia da UFMG. Presidente da Sociedade de Ginecologia e Obstetrícia de Minas Gerais.

AMANDA BARALDI DE SOUZA

Cirurgiã Substituta Oficial do Serviço de Cirurgia Geral e do Trauma do Hospital João XXIII (FHEMIG).

ANDRÉ LUIZ BARBOSA ROQUETTE (*In memoriam*)

Especialista em Obstetrícia e Ginecologia e Medicina Legal pela AMB e CRM. Mestre e Doutor em Obstetrícia pela UFMG. Professor Titular de Medicina Legal no Curso de Direito da Universidade FUMEC. Especialista em Medicina Legal pela AMB e CRM. Professor de Medicina Legal no Curso de Médicos Legistas da Academia de Polícia Civil de Minas Gerais. Superintendente de Polícia Técnico-científica da Polícia Civil do Estado de Minas Gerais.

ANTONIO EUGÊNIO MOTTA FERRARI

Professor da Faculdade de Ciências Médicas de Minas Gerais. Mestre em Ciências da Saúde. Diretor da Clínica VILARA – Reprodução Assistida. Coordenador da Clínica de Ginecologia e Obstetrícia do Hospital Vila da Serra – Belo Horizonte-MG.

ARILTO ELEUTÉRIO DA SILVA JÚNIOR

Médico formado pela UFMG. Residência em Clínica Médica e Cancerologia Clínica pelo Hospital Mário Penna, Belo Horizonte-MG. Mestrando em Ginecologia Oncológica pela UNESP.

BENITO PIO VITÓRIO CECCATO JÚNIOR

Mestre e Doutor em Ginecologia pela UFMG. Professor-Adjunto da Faculdade de Ciências Médicas de Minas Gerais. Diretor Científico do IMEDE (Instituto Mineiro de Ultrassonografia).

BRUNO MELLO R. SANTOS

Doutor em Cirurgia pela UFMG. Professor-Adjunto de Urologia do Departamento de Cirurgia da Faculdade de Medicina da UFMG. Titular da Sociedade Brasileira de Urologia e da SOBRACIL-MG (Sociedade Brasileira de Cirurgia Minimamente Invasiva e Robótica). Urologista do Hospital Mater Dei – Belo Horizonte-MG.

CAMILA ISSA DE AZEVEDO

Cirurgiã Substituta Oficial do Serviço de Cirurgia Geral e do Trauma do Hospital João XXIII (FHEMIG).

CASSIANO DE SOUZA MOREIRA

Ginecologista e Obstetra do Hospital Mater Dei e do Hospital Felício Rocho – Belo Horizonte-MG.

CLÁUDIA LOURDES SOARES LARANJEIRA

Ginecologista e Obstetra TEGO nº 157/1996. Mestre em Ginecologia e Obstetrícia pela UFMG. Coordenadora do Programa de Residência Médica em Ginecologia e Obstetrícia da Rede Mater Dei de Saúde – Belo Horizonte-MG. Subcoordenadora do Serviço de Ginecologia e Obstetrícia da Rede Mater Dei de Saúde – Belo Horizonte-MG. Diretora Científica da SOGIMIG – biênio 2015/2016.

CLÁUDIA LÚCIA BARBOSA SALOMÃO

Médica Ginecologista e Obstetra. Pós-graduada pelo Consejo Superior de la Universidad de Buenos Aires – Sociedad Argentina de Ginecologia Infanto Juvenil – Argentina. International Fellowship on Pediatric and Adolescent Gynecology – International Federation of Pediatric and Adolescent Gynecology. Presidente do Comitê de Ginecologia Infanto-puberal da SOGIMIG. Coordenadora do Serviço de Ginecologia Infantil do Hospital São Camilo, Belo Horizonte-MG.

CLÁUDIA NAVARRO CARVALHO DUARTE LEMOS

Mestre e Doutora em Ginecologia e Obstetrícia pela UFMG. Médica do Laboratório de Reprodução Humana Professor Aroldo Fernando Camargos do Hospital das Clínicas da UFMG.

DANIELE SAITO MOREIRA

Cirurgiã Geral e Coloproctologista do Hospital Mater Dei – Belo Horizonte-MG.

DELZIO SALGADO BICALHO

Diretor Financeiro da SOGIMIG. Diretor da SOBRACIL-MG (Sociedade Brasileira de Cirurgia Minimamente Invasiva e Robótica). Membro do Comitê de Ginecologia da UNIMED-BH. Ginecologista Oncológico do Instituto Mário Penna.

EDGAR NUNES DE MORAES

Membro do Comitê Assessor do COSAPI/Ministério da Saúde. Coordenador do Centro de Referência do Idoso do HC-UFMG, do programa de Residência em Geriatria do HC-UFMG e do Núcleo de Geriatria e Gerontologia da UFMG. Mestre e Doutor em Medicina pela UFMG. Especialista em Geriatria pela SBGG. Professor Associado do Departamento de Clínica Médica da UFMG.

EDUARDO BATISTA CÂNDIDO

Especialista em Ginecologia e Obstetrícia e em Endoscopia Ginecológica pelo HC-UFMG. Mestre em Ginecologia pela UNESP. Doutor em Ginecologia pela UFMG. Professor-Adjunto do Departamento de Ginecologia e Obstetrícia da UFMG. Diretor de Ensino e Residência Médica da Sociedade de Ginecologia e Obstetrícia de Minas Gerais – biênio 2015/2016.

EDUARDO CUNHA DA FONSECA

Professor Auxiliar da FCMMG. Mestre em Ginecologia pela UFMG – TEGO nº 004-94. Médico Ginecologista do Hospital Mater Dei – Belo Horizonte-MG.

FRANCISCO DE ASSIS NUNES PEREIRA

Doutor e Mestre em Saúde da Mulher pela UFMG. Subcoordenador do Laboratório de Reprodução Humana Prof. Aroldo Fernando Camargos do HC-UFMG. Médico da Clinica Life Search – Centro de Reprodução Humana.

GUSTAVO RODRIGUES COSTA LAGES

Anestesiologista TSA/SBA. Certificado de Área de Atuação em Dor pela SBA/AMB. Título de Especialista em Medicina Intensiva AMIB. Instrutor Corresponsável da Residência Médica em Anestesiologia do HC-UFMG. Coordenador da Clínica de Dor do HC-UFMG. Clínico de Dor do Hospital Mater Dei – Belo Horizonte-MG.

HENRIQUE MORAES SALVADOR SILVA

Coordenador do Serviço de Mastologia do Hospital Mater Dei – Belo Horizonte-MG. Professor Livre-Docente de Ginecologia pela Fundação Dom André Arcoverde – Rio de Janeiro-RJ. Ex-Presidente da Sociedade Brasileira de Mastologia. Membro Titular da Academia Mineira de Medicina.

HUBERT CALDEIRA

Mestrado em Saúde pela Escola Paulista de Medicina. Professor das Faculdades de Medicina FUNORTE e UNIMONTES. Preceptor da Residência de Ginecologia e Obstetrícia da UNIMONTES. Doutor em Ginecologia e Obstetrícia pela UFMG. Pós-Doutorando em Ginecologia e Obstetrícia pela UFMG.

INÊS KATERINA DAMASCENO CAVALLO CRUZEIRO

Residência Médica em Ginecologia e Obstetrícia e Reprodução Humana pelo HC-UFMG. Mestrado e Doutorado em Saúde da Mulher pela UFMG. Médica e Supervisora do estágio em Reprodução Humana do Laboratório de Reprodução Humana Prof. Aroldo Fernando Camargos da UFMG. Diretora Técnica da Clinica Lifesearch – Serviço de Reprodução Humana.

JÉSSYCA CARLA SILVA CASTRO

Ginecologista e Obstetra do Hospital Vila da Serra e do Hospital Júlia Kubitschek – Belo Horizonte – MG

JOÃO TADEU LEITE DOS REIS

Médico Ginecologista e Obstetra. "Assistant Étranger" pela Université Paris V – René Descartes – Paris, França. Pós-graduado pelo Consejo Superior de la Universidad de Buenos Aires – Sociedad Argentina de Ginecologia Infanto Juvenil, Argentina. International Fellowship on Pediatric and Adolescent Gynecology – International Federation of Pediatric and Adolescent Gynecology.

JÚLIA DUARTE DE SOUZA

Médica formada pela UFMG.

JULIANA SILVA BARRA

Professora-Adjunta do Departamento de Ginecologia e Obstetrícia da Faculdade de Medicina da UFMG. Mestre e Doutora em Saúde da Mulher pela UFMG. Vice-chefe do Departamento de Ginecologia e Obstetrícia da Faculdade de Medicina da UFMG.

JUNIO RIOS MELO

Anestesiologista TSA/SBA. Médico da Equipe de Anestesiologia do Hospital Mater Dei – Belo Horizonte-MG. Instrutor Corresponsável da Residência Médica em Anestesiologia do HC-UFMG.

KAZUE NOGUCHI

Médico Residente em Cancerologia Clínica no Hospital Alberto Cavalcanti, Rede FHEMIG, em Belo Horizonte.

LIV BRAGA DE PAULA

Mestre em Saúde da Mulher pela FM-UFMG. Professora-Adjunta da FM-UNIBH.

LUCAS GIAROLLA GONÇALVES DE MATOS

Especialista em Ginecologia e Obstetrícia e Endoscopia Ginecológica. Mestrado em Saúde da Mulher pela UFMG. Professor-Assistente do Departamento de Ciências da Saúde da UFLA-MG.

LUIZA DE MIRANDA LIMA

Mestre pelo Programa de Pós-graduação em Saúde da Mulher pela Faculdade de Medicina da UFMG. Ginecologista do Hospital Mater Dei e da Santa Casa de Belo Horizonte.

MÁRCIA SALVADOR GÉO

Ginecologista e Obstetra. Pós-graduação em Uroginecologia no St. Georges Hospital em Londres. Ex-presidente da Comissão Especializada em Uroginecologia e Cirurgia Vaginal da FEBRASGO. Ex-diretora do Núcleo Brasileiro de Uroginecologia e da Associação Brasileira do Assoalho Pélvico.

MARCIO ALEXANDRE HIPÓLITO RODRIGUES

Professor-Adjunto de Ginecologia da Escola de Medicina da UFOP. Assistente Efetivo da Clínica Ginecológica I da Santa Casa de Belo Horizonte. Coordenador do Ambulatório de Climatério e Ginecologia Endócrina da Residência de Ginecologia e Obstetrícia da Santa Casa de Belo Horizonte.

MARCO ANTÔNIO BARRETO MELO

Doutor em Ginecologia e Obstetrícia – UFMG. Pós-Doutor – IVI – Universidade de Valência – Espanha. Diretor da Clínica VILARA – Reprodução Assistida.

MARCO TÚLIO VAINTRAUB

Especialista em Ginecologia e Obstetrícia pelo MEC. Especialista em Ginecologia e Obstetrícia pela FEBRASGO. Mestre em Ginecologia pela Faculdade de Medicina da UFMG. Diretor Clínico da Clínica Médica Vênus. Especialista em Cirurgia Videoendoscópica pela FEBRASGO.

MARIA DE FÁTIMA LOBATO VILAÇA

Ginecologista e Obstetra com TEGO e área de atuação em Ultrassonografia com título pelo CBR. Responsável Técnica pelo Serviço de Ultrassom em Ginecologia e Obstetrícia dos Hospitais da Santa Casa de Misericórdia de Belo Horizonte.

MARIA INÊS DE MIRANDA LIMA

Doutora pelo Programa de Pós-graduação em Saúde da Mulher pela Faculdade de Medicina da UFMG. Chefe da Clínica Ginecológica I da Santa Casa de Belo Horizonte.

MARIA LUÍSA BRAGA VIEIRA

Título de Especialista em Ginecologia e Obstetrícia pela FEBRASGO/TEGO. Membro da Equipe de Ginecologia e Obstetrícia do Hospital Mater Dei. Residente de Mastologia do Hospital Mater Dei.

MARIA VIRGÍNIA FURQUIM WERNECK MARINHO

Médica Ginecologista e Obstetra. International Fellowship on Pediatric and Adolescent Gynecology – International Federation of Pediatric and Adolescent Gynecology.

MARIANA COSTA ROSSETTE

Professora-Substituta do Departamento de Ginecologia e Obstetrícia da Faculdade de Medicina da UFMG. Ginecologista e Obstetra pelo Hospital das Clínicas da UFMG. Doutoranda em Medicina Molecular pela UFMG.

MARIANA MITRAUD OTTONI GUEDES

Médica Residente de Obstetrícia e Ginecologia da Rede Mater Dei de Saúde – Belo Horizonte-MG.

MARILENE VALE DE CASTRO MONTEIRO

Professora-Adjunta do Departamento de Ginecologia e Obstetrícia da UFMG. Doutorado em Ginecologia pela UFRJ. Membro da Comissão de Atendimento às Vítimas de Violência Sexual do Hospital das Clínicas da UFMG. Coordenadora do Serviço de Ginecologia do Hospital das Clínicas da UFMG.

MICHELLE DOS SANTOS SEVERINO

Anestesiologista TEA/SBA. Certificado de Área de Atuação em Dor pela SBA/AMB. Médica da Clínica de Dor do HC-UFMG.

MUCIO BARATA DINIZ

Uroginecologista do Hospital Vila da Serra. Presidente do Comitê de Uroginecologia da SOGIMIG.

MYRIAN CELANI

Coordenadora do Ambulatório de Ginecologia Geriátrica do Hospital das Clínicas da UFMG. Mestre e Doutora em Saúde da Mulher pela UFMG. Professora-Adjunta do Departamento de Ginecologia e Obstetrícia da Faculdade de Medicina da UFMG.

PAULO CÉSAR RODRIGUES PINTO CORRÊA

Professor-Assistente da Universidade Federal de Ouro Preto (UFOP) e do Centro Universitário de Belo Horizonte (UNIBH). Mestre em Saúde Pública pela UFMG. Especialista em Pneumologia e Tisiologia certificado pela Sociedade Brasileira de Pneumologia e Tisiologia (SBPT).

RACHEL SILVIANO BRANDÃO CORRÊA LIMA

Especialista em Ginecologia e Obstetrícia pela FEBRASGO. Pós-graduação em Uroginecologia na Universidade de Londres. Uroginecologista e Urodinamicista do Serviço de Disfunções do Assoalho Pélvico da Rede Mater Dei de Saúde.

RAQUEL ALVES NUNES RODRIGUES

Residência Médica em Ginecologia e Obstetrícia. Residente de Mastologia do Hospital Mater Dei.

REBECA DINARDI LIMA

Médica formada pela UFMG.

RENILTON AIRES LIMA

Especialista em Ginecologia e Obstetrícia pela FEBRASGO. Mestre em Saúde da Mulher UFMG.

RÍVIA MARA LAMAITE

Ginecologista e Obstetra. Coordenadora do Programa de Residência Médica em Ginecologia e Obstetrícia da Rede Mater Dei de Saúde – Belo Horizonte-MG – e do Centro de Reprodução Humana da Rede Mater Dei de Saúde – Belo Horizonte-MG. Professora-Adjunta do Departamento de Ginecologia e Obstetrícia da Faculdade de Medicina da UFMG.

ROGÉRIA ANDRADE WERNECK

Mestre em Saúde da Mulher pela UFMG. Médica do Ambulatório de Ginecologia Geriátrica do Hospital das Clínicas da UFMG.

SANDRO MAGNAVITA SABINO

Especialização em Embriologia no Saint Barnabas Medical Center, EUA. Especialização em Reprodução Assistida IVI, Espanha. Mestrado em Ginecologia pela UFMG. Diretor Técnico da Clínica VILARA – Reprodução Assistida.

SAULO FERNANDES SATURNINO

Professor-Adjunto da Faculdade de Medicina da UFMG. Doutor em Ciências da Saúde do Adulto pela Faculdade de Medicina da UFMG – área de concentração em Medicina Intensiva e Sepse. Coordenador da Unidade de Terapia Intensiva do Pronto-Socorro do Hospital das Clínicas da UFMG.

SERGIMAR PADOVEZI MIRANDA

Doutor em Ginecologia e Obstetrícia – UNESP – SP. Diretor da Clinica VILARA – Reprodução Assistida. Coordenador do Serviço de Videoendoscopia do Hospital Vila da Serra – Belo Horizonte-MG.

SÉRGIO SIMÕES DE SOUZA

Mestre em Saúde da Mulher pela Faculdade de Medicina da UFMG. Cirurgião Videolaparoscópico do Serviço de Endoscopia do Hospital Vila da Serra. Presidente da Sociedade Brasileira de Cirurgia Laparoscópica – SOBRACIL – Capítulo MG – 2012/2013. Cirurgião Videolaparoscópico do Laboratório de Reprodução Humana Prof. Aroldo Fernando Camargos do Hospital das Clínicas da UFMG.

SILVAN MÁRCIO DE OLIVEIRA

Mestrado em Cuidado Primário em Saúde na UNIMONTES. Professor das Faculdades de Medicina da FUNORTE, Pitágoras e UNIMONTES. Preceptor da Residência de Ginecologia e Obstetrícia da UNIMONTES.

SIZENANDO VIEIRA STARLING

Cirurgião Titular do Serviço de Cirurgia Geral e do Trauma do Hospital João XXIII (FHEMIG). Cirurgião Geral e do Trauma do Hospital Lifecenter – Belo Horizonte-MG. Professor Convidado do Departamento de Cirurgia da Faculdade de Medicina da UFMG. Instrutor do ATLS® Núcleo de MG.

TANIA MARA GIAROLLA DE MATOS

Especialista em Ginecologia, Obstetrícia e Sexologia. Fundadora do Serviço de Ginecologia e Obstetrícia da Santa Casa de Lavras. Membro do Conselho Consultivo da SOGIMIG.

THELMA DE FIGUEIREDO E SILVA

Especialista em Ginecologia e Obstetrícia.

THIAGO ASSUNÇÃO FARIA DE MENEZES

Médico Residente em Cancerologia Clínica no Hospital Alberto Cavalcanti, Rede FHEMIG, Belo Horizonte.

VICTORIA MOREIRA FERNANDES

Acadêmica de Medicina da FCMMG (2012/2016)/Estagiária de Ginecologia e Obstetrícia do Hospital Mater Dei – Belo Horizonte-MG.

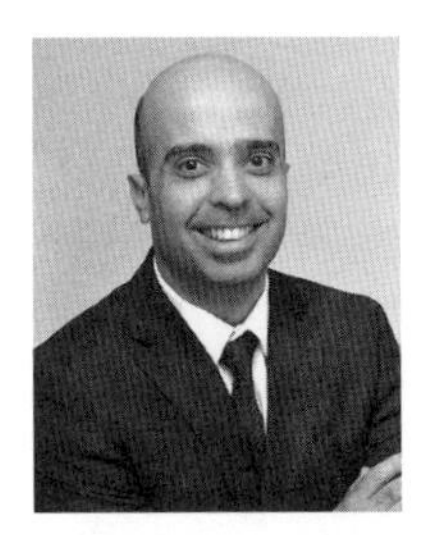

Prefácio

As emergências médicas, sejam elas clínicas ou traumáticas, são situações que oferecem risco iminente à vida ou à função vital. A sobrevida dos pacientes e/ou a minimização das sequelas decorrentes desses agravos à saúde dependem da atuação adequada de uma equipe multidisciplinar com treinamento e disponibilidade específicos, passando necessariamente pelo reconhecimento precoce dessas situações, seguido da adoção de medidas propedêuticas e terapêuticas precisas e essenciais.

Com o desenvolvimento dos serviços de emergência em todo o mundo, comprovou-se que grande parte do sucesso no tratamento de vítimas de algum tipo de emergência ou urgência médica está diretamente relacionada com o tempo em que o atendimento foi realizado e com a precisão das medidas tomadas. O atendimento rápido e correto pode significar a vida de uma pessoa. Por conseguinte, a falta de protocolos e as divergências no atendimento prestado nos setores urgência e emergência em Ginecologia podem representar barreiras importantes a um atendimento adequado. Apesar da necessidade de uniformização dos procedimentos, é vital perceber a individualidade e as peculiaridades de cada paciente e a adequação das condutas diante dessas questões, de modo a tornar bem-sucedido no atendimento de urgência.

Como o atendimento de urgência e emergência é essencial para a manutenção da vida, são imprescindíveis a capacitação e a educação contínuas dos profissionais que prestam esse tipo de atendimento às mulheres. Nesse contexto, a SOGIMIG (Associação de Ginecologistas e Obstetras de Minas Gerais), que adota como um de seus princípios fundamentais a educação médica continuada, tem a honra de lançar o *Manual SOGIMIG de Emergências Ginecológicas*.

Elaborado e desenvolvido por uma equipe de profissionais altamente capacitados, o *Manual SOGIMIG de Emergências Ginecológicas* oferece ao leitor informações preciosas a respeito dos principais problemas enfrentados no dia a dia de um setor de pronto-atendimento em Ginecologia, fornecendo orientações sobre os mais diversos temas relativos à área de atuação dos ginecologistas.

Este manual tem como principal objetivo auxiliar as tomadas de decisão dos profissionais especializados no atendimento de urgências e emergências ginecológicas, oferecendo informações científicas de alta qualidade, a uniformização de condutas e o estímulo à adoção de estratégias de prevenção. Esta obra certamente cumprirá os objetivos almejados pela SOGIMIG, preenchendo uma lacuna na literatura médica, e indubitavelmente terá um importante papel no aprimoramento da assistência ginecológica às nossas pacientes. Trata-se de uma referência para todos os profissionais da Medicina que lidam com o atendimento de emergências ginecológicas na esfera ambulatorial.

Professor Agnaldo Lopes da Silva Filho
Presidente da Associação de Ginecologistas e Obstetras de Minas Gerais

Sumário

SEÇÃO II • EMERGÊNCIAS CLÍNICO-CIRÚRGICAS NA MULHER, 201

SEÇÃO III • COMPLICAÇÕES APÓS CIRURGIAS GINECOLÓGICAS, 345

APÊNDICE

Seção I

ASPECTOS GERAIS DO ATENDIMENTO DE EMERGÊNCIA DA MULHER

1

Aspectos Éticos e Legais na Urgência Ginecológica

André Luiz Barbosa Roquette†

■ INTRODUÇÃO

O atendimento das mulheres em ambulatório de ginecologia se reveste de grande complexidade no que tange à relação médico-paciente. Nesse singular momento são tratados assuntos normalmente mais íntimos que exigem elevado grau de confidencialidade e respeito. A confiança é a tônica desse momento e é conquistada por palavras e atos condizentes com a arte médica em todo o seu humanismo. Não se pode desviar a atenção desse aspecto, pois a relação fiduciária pode ser abalada por questões menores, mas de grande repercussão. Quando ocorre a quebra da confiança, surgem a ofensa e, consequentemente, as denúncias nos vários foros de atuação profissional.

Dentre as diversas vertentes do atendimento ginecológico ambulatorial, surgem aquelas relacionadas com a urgência e a emergência. Sua peculiaridade é a ação mais dinâmica, mais ágil e, muitas vezes, a relação médico-paciente vai se dando paralelamente aos atos praticados. Esse tipo de atendimento exige um acompanhamento por parte dos familiares que podem, eventualmente, tomar decisões junto à paciente em si ou mesmo em sua substituição nos casos de perda de consciência, estando abolida a capacidade de consentimento. Essa importante participação deve ser considerada na medida certa, não sendo permitido contrariar a vontade da paciente. Em que pese a grande importância da participação de familiares, não se pode afastar do norte de que o verdadeiro compromisso é com a própria paciente, e nada será realizado sem sua aquiescência. Sob essa premissa surgem situações limítrofes que exigem sabedoria e experiência, como o atendimento aos menores, às pessoas com necessidades especiais e, até mesmo, aos idosos com distúrbios psicoemocionais senis.

Como não se pode perder tempo nas urgências e emergências ginecológicas, torna-se fundamental o registro correto dos passos tomados em prontuários. Estes tornarão possível a análise retrospectiva de determinado caso com objetivo terapêutico e mesmo como documentação necessária à defesa profissional ante as demandas legais, administrativas ou de ordem ética.

A presença de um familiar ou de outra pessoa por ocasião do exame depende da autorização da paciente. Torna-se comum em consultas com adolescentes e menores a imposição da mãe em participar da anamnese e do exame físico. Normalmente, o objetivo dessa presença é amealhar informações sobre a filha que não são conseguidas no dia a dia. Obviamente, esse não é o objetivo no momento, e essa conduta é reprovável. No entanto, também não se deve simplesmente abandonar a mãe ou deixar transparecer uma cumplicidade inconfessável com sua filha. Os pais sofrem as mazelas de seus filhos e precisam ser minimamente informados de alguns pontos importantes da consulta, sem invasão da privacidade da paciente. Se a paciente quiser, a acompanhante poderá aguardar o término da consulta fora do consultório. Após pactuar com a paciente sobre o nível de transparência que ela deseja dar a seu caso, pode-se então convidar a acompanhante a entrar, e aspectos técnicos relevantes serão apresentados e discutidos.

Com a evolução dos movimentos sociais e seu desenvolvimento sociopsicológico, os assuntos ligados à sexualidade humana tornaram-se mais claros e objetivos. Era comum no passado que mães procurassem o ginecologista com o objetivo de receber atestados médicos de virgindade para usarem como documentação comprobatória da honra. Felizmente são atitudes isoladas e que se perderam no tempo. Nesse tipo de atenção, o sigilo será observado com rigor. Sua quebra constitui ilícito penal e transgressão ética e poderá ser punida pelos tribunais. Permanece a orientação quando a paciente é menor de idade.

As situações que se apresentam ao médico nas urgências e emergências são diversas e de complexidade variável, e não há uma conduta padrão que resolva todas as situações de maneira adequada. O caso concreto deve ser estudado com atenção e firmeza. Diante de situações em que exista risco de morte, torna-se fundamental a discussão com os familiares. Os menores que ainda não têm condição de se determinarem pela vida, seja do ponto de vista financeiro, seja do ponto de vista emocional, necessitam da participação incontinenti de seus familiares mais próximos para tutelarem e compartilharem suas decisões. A família não precisa saber de detalhes que exponham a intimidade da paciente, mas é obrigatória a informação sobre as questões técnicas do caso e seu real prognóstico.

O modelo de atendimento médico no Brasil, custeado pelo Sistema Único de Saúde e pela rede conveniada, tem características que expõem o profissional a riscos. O padrão é a utilização do plantão como elemento organizacional. As pacientes com quadros ginecológicos de urgência procuram a estrutura hospitalar sem ter conhecimento da qualificação do plantonista, e este também vai atender alguém que nunca viu, com quem nunca se relacionou, acompanhada de familiares normalmente ansiosos e desconfiados. A missão se torna complexa, pois é necessário um atendimento tecnicamente adequado, aliado à construção de uma relação sólida, inaugurada de maneira súbita, que convença os envolvidos no atendimento. Ao término do plantão, o profissional parte, muitas vezes sem acompanhar o desfecho do caso em que atuou, e outro plantonista assume para se inteirar dos fatos e traçar sua conduta própria. Realmente não é a melhor forma. Hoje está instituída em vários serviços a figura do "transversal", que daria uma sequência mais efetiva e diária. O ideal é que o acompanhamento seja realizado pelo próprio profissional que exerceu o ato inicial, mas sabe-se que nem sempre isso é possível.

As urgências e emergências ginecológicas mais comuns e mais graves estão ligadas aos distúrbios hemorrágicos, infecciosos e consequentes à violência sexual. Entre os distúrbios hemorrágicos, citam-se a hemorragia uterina disfuncional, a gravidez ectópica, as lacerações de mucosa vaginal, dentre outros. Como processo infeccioso surge a doença inflamatória pélvica em suas diversas formas e com gravidade variável. Em ambas as situações existe a possibilidade de estados biodinâmicos de resposta orgânica, caracterizando os estados de choque e risco de morte. O abuso sexual tem características e determinismo próprios e exige considerações de maneira individualizada.

Nesses casos que cursam com risco de morte há peculiaridades quanto ao atendimento médico. Como se sabe, o ordenamento jurídico do país garante, mediante seus princípios constitucionais, a liberdade de ação das pessoas de acordo com os ditames de sua consciência, não podendo sofrer constrangimentos e coações por nenhum motivo. As decisões sobre atos médicos dirigidos às pacientes têm necessariamente de ser compartilhadas com elas e seus familiares, como já discutido, e por eles autorizadas.

Entretanto, nos estados de perigo de morte do ponto de vista médico-legal, o profissional pode lançar mão do tratamento arbitrário, ou seja, aquele realizado por necessidade extrema ante um risco iminente de morte, independentemente da vontade da paciente, uma vez que seu poder de consentir está abolido pela situação clínica.

A denominação "perigo de morte" em Medicina Legal difere do "risco de morte", expressão largamente utilizada pelas pessoas. O "risco de morte" é uma situação diária com determinantes os mais diversos, com possibilidade de ocorrência, mas sem a certeza. Como exemplo, pode-se citar uma lesão perfurocontusa na planta do pé causada por um prego em curral impregnado de fezes de animais. Existe um risco de morte, pois é possível uma infecção pelo *C. tetani* e que o quadro evolua para o óbito. Mas existe também a possibilidade de que nada aconteça. Para caracterizar o "perigo de morte" e não o mero risco, a situação tem de ser mais concreta, ou seja, o indivíduo está perdendo sua vida. É uma entidade diagnóstica e não apenas prognóstica ou possível. A caracterização do "perigo de morte" está restrita aos casos em que não há a possibilidade de consentimento de modo concreto. São os casos hiperdinâmicos de choque circulatório de qualquer etiologia, inconsciência por coma ou, ainda, insuficiência respiratória aguda. Nessas três modalidades, o profissional médico pode realizar o tratamento arbitrário.

Como exemplo, cita-se uma paciente na qual foi diagnosticada uma gravidez tubária e proposto tratamento cirúrgico, recusado por ela. Não se pode obrigá-la ao tratamento contra sua vontade, pois ela está lúcida, consciente e usando da prerrogativa de decidir seus passos, completamente tutelada pelas fontes do Direito. Interná-la em uma estrutura hospitalar de maneira impositiva é submetê-la a constrangimento e privá-la da liberdade de ir e vir. Esses impedimentos encontram-se descritos como tipo penal no Código Penal Brasileiro.

O Código Penal Brasileiro descreve o constrangimento ilegal como tipo penal:

CPB. Art.146 – Constranger alguém, mediante violência ou grave ameaça, ou depois de lhe haver reduzido, por qualquer outro meio, a capacidade de resistência, a não fazer o que a lei permite, ou a fazer o que ela não demanda.

E também o crime de cárcere privado:

> CPB. Art. 148 – Privar alguém de sua liberdade, mediante sequestro ou cárcere privado (vide Lei 10.446, de 2002).
>
> Pena – reclusão, de 1 a 3 anos.
>
> § 1º A pena é de reclusão, de 2 a 5 anos:
>
> I – se a vítima é ascendente, descendente ou cônjuge do agente;
>
> I – se a vítima é ascendente, descendente, cônjuge do agente ou maior de 60 (sessenta) anos (Redação dada pela Lei 10.741, de 2003);
>
> I – se a vítima é ascendente, descendente, cônjuge ou companheira do agente ou maior de 60 (sessenta) anos (redação dada pela Lei 11.106, de 2005);
>
> II – *se o crime é praticado mediante internação da vítima em casa de saúde ou hospital* (o destaque é nosso);
>
> III – se a privação da liberdade dura mais de 15 (quinze) dias.
>
> IV – se o crime é praticado contra menor de 18 (dezoito) anos (incluído pela Lei 11.106, de 2005);
>
> V – se o crime é praticado com fins libidinosos (incluído pela Lei 11.106, de 2005).

Nos casos de "perigo de morte" não existe apenas o direito de ação do médico, mas também a obrigação, o dever, sob pena de responsabilização por negligência. No aludido exemplo de gravidez ectópica, o perigo de morte estaria diagnosticado caso houvesse ruptura do saco gestacional ectópico e consequentes sangramento e choque hemodinâmico.

Essas situações podem também ocorrer com pessoas adeptas de crenças religiosas que as impeçam de ser submetidas à transfusão de sangue e hemoderivados. Em atenção a seu desejo, deve-se evitar ao máximo a hemoterapia, mas, caso a paciente venha a desenvolver choque circulatório, caracterizando perigo de morte do ponto de vista médico-legal, o tratamento arbitrário será realizado e ela será transfundida. Caso haja insegurança do profissional, pode ser solicitada ao juiz de plantão uma autorização para realização do procedimento, mas, antes mesmo da resposta, já se deve tomar as medidas necessárias à manutenção da vida.

■ RESPONSABILIDADE MÉDICA

Desde os primórdios da vida humana na Terra o homem necessitou incluir em sua vida a atenção a seus males físicos e mentais. Essa iniciativa cabia primitivamente aos xamãs, aos magos, que invocavam forças da natureza para o alívio das doenças, em uma fenomenologia mística, como se a cura emanasse da dádiva dos deuses.

A Medicina então surgiu apenas como um esboço de organização, antes da era escrita, como práticas mágicas e sacerdotais. As danças dos povos primitivos costumavam fazer parte de rituais complexos, durante os quais se invocava o sobrenatural.

Em virtude do desconhecimento científico da época, a expectativa de vida era muito baixa e as pessoas morriam jovens. Não havia o conhecimento sobre o diagnóstico e, muito menos, o tratamento. No entanto, desde as eras mais remotas da humanidade, existem registros de responsabilização médica por resultados adversos em tratamentos.

Atualmente, uma medicina mais elaborada, aliada à melhoria das condições ambientais, consegue aumentar a sobrevida das pessoas. É um conhecimento técnico rico embasado na alta tecnologia. Mas, em uma perspectiva filosófica, a ciência se completa na alta complexidade. Esta, diferente daquela, representa o relacionamento humano, que deve ser respeitoso e solidário. Importante saber ouvir com benevolência e atenção e, acima de tudo, inspirar e merecer a confiança do paciente. Essa relação fiduciária é a tônica da arte médica e não depende de conhecimentos técnicos exuberantes, mas sim da consciência histórica de cada um, pilares da formação de seus princípios. Na Ginecologia, em razão da exposição da intimidade necessária ao exame físico e também pelo nível dos assuntos tratados, essa confiança se torna imprescindível à boa prática assistencial.

É sobejamente difundido na prática médica que um bom relacionamento médico-paciente é a principal "arma" contra demandas. Quando a paciente e seus familiares confiam e entendem que seu médico agiu da melhor maneira possível, com determinação, competência e atenção, tornam-se silentes ante um eventual mau resultado. Entretanto, ninguém com amor próprio aceita a desídia gratuita e o descaso.

Segundo França, "a expressão responsabilidade pode ser empregada tanto no sentido ético como no sentido jurídico, visto que, em se tratando de uma profissão liberal, intrincam-se necessariamente os valores legais e morais, pois as razões jurídicas não podem estar dissociadas das razões de ordem moral."

A responsabilidade médica é regulada em três foros distintos, criminal, cível e ético. Com medidas zelosas em relação ao atendimento, o médico diminui a possibilidade de questionamentos éticos e legais.

Responsabilidade criminal

O mau resultado em determinado atendimento médico pode se dar como fato escusável, ou seja, desculpável, por imperfeição da própria ciência e, em regra, não suscitaria qualquer tipo de responsabilidade ao profissional. Contudo, sabe-se que o "erro" existe, é factível e é inerente ao ser humano.

Quanto ao desejo de se cometer determinado crime, têm-se duas variedades distintas, constituindo o que se denomina tipo subjetivo. As formas são a dolosa (intencional) ou a culposa (sem intenção). No crime doloso, o indivíduo quer o resultado e assume o risco de produzi-lo. Nesse sentido, arca com as consequências penais. No crime culposo, o agente dá causa ao mau resultado por imprudência, imperícia ou negligência.

Os resultados médicos adversos são tipicamente culposos. Não é admissível "erro médico" intencional, doloso, pois seria a antítese da arte hipocrática.

Para que seja caracterizada a culpa é necessário que haja um ato médico, um dano e um nexo de causalidade entre ambos, decorrente de imprudência, imperícia ou negligência.

Negligenciar é omitir cautelas; é fazer menos do que era recomendável; é deixar de fazer o que se mostra necessário. Em suma, é a forma passiva de culpa, ou seja, assumir uma atitude inerte por descuido ou desatenção.

A imprudência, por sua vez, consiste em atuar de maneira mais vigorosa que o necessário; é tomar atitudes intempestivas que podem comprometer o bom resultado. É a forma ativa de culpa, significando um comportamento sem cautela, com precipitação e insensatez.

Quanto à imperícia, trata-se de assunto controverso. Para alguns não há que se falar em imperícia em profissional habilitado, com formação acadêmica e registro em conselho profissional. Para outros, a imperícia seria a insuficiência técnica, a falta de conhecimento necessário para o exercício de determinado mister. A polêmica carece de importância prática, sendo assunto para discussão meramente acadêmica.

O processo criminal se instala por iniciativa do Ministério Público e é precedido de um inquérito policial que trata o conjunto probatório e, ao final, a Autoridade Policial (Delegado de Polícia) redige um relatório final. Com base nesse relatório, o Ministério Público oferece ou não a denúncia ao Judiciário para que o caso seja julgado. Na esfera criminal, as penas são representadas por privação da liberdade, que podem ser atenuadas por uma série de motivos, como primariedade etc. Essas condenações, independentemente do peso da pena, maculam de maneira importante a honra do médico, sua moral, abala seu prestígio social e profissional, além de encorajar a suposta vítima a ajuizar ações na esfera cível, indenizatória.

Responsabilidade cível

Nesse foro estão incluídos os processos indenizatórios impetrados contra o médico sob a alegação de resultados considerados inadequados pela própria paciente ou seus familiares.

A caracterização do mau resultado é feita por um perito nomeado pelo Juiz, de sua confiança, denominado Perito do Juízo. As partes envolvidas (autores e reclamados) têm a oportunidade de nomear seus peritos assistentes técnicos. É realizada uma perícia onde os assistentes técnicos são previamente avisados do dia e local e participam do ato.

Os peritos assistentes técnicos também elaboram quesitos antes da perícia, no momento de sua nomeação no processo, que serão respondidos pelo Perito do Juízo. A comunicação do local e horário das perícias aos assistentes técnicos é uma obrigação ética e também legal do Perito do Juízo para a garantia do princípio do contraditório.

Também aqui é necessária a clara demonstração do dano, do ato médico e do nexo de causalidade. E, mais que isso, existe a oportunidade de avaliar o grau de um eventual dano, no sentido de um cálculo mais justo do *quantum* a ser indenizado. As demandas transitadas em julgado no foro criminal são consideradas em casos de novas demandas cíveis, não se discutindo novamente o mérito em caso de condenação criminal. As condenações cíveis são traduzidas no cível por indenizações.

Aníbal Bruno distingue a imperícia, elemento da conduta culposa, de erro profissional, que provém das imperfeições da própria arte ou ciência.

Responsabilidade ética

É o foro administrativo, onde o médico será avaliado por seus pares, Conselheiros Regionais e, em grau de recurso, pelos Conselheiros Federais, no sentido de determinarem se o profissional agiu de maneira correta no desenvolvimento de seu mister e também se não comprometeu o bom nome da Medicina perante a sociedade.

Ética deriva do grego εθos (ethos), "costume, uso". Aparentemente, Aristóteles foi o primeiro a empregar o termo da forma como é utilizado na atualidade.

A avaliação ética tem foco na responsabilidade do profissional em tentar conseguir sucesso em um tratamento e não apenas no resultado final. Existem dois tipos de contrato na atuação médica, os de resultado e os de meio. Essa divisão tem relevância "no plano material, e, sobretudo, no plano processual, em que opera uma total mudança ao ônus da prova" (Savatier, 1939).

Na obrigação de resultado, "o contratante obriga-se a alcançar um determinado fim, cuja não consecução importa em descumprimento do contrato" (Savatier, 1939). "Já na obrigação de meio, o que o contrato impõe ao devedor é apenas a realização de certa atividade, rumo a um fim, mas sem ter o compromisso de atingi-lo" (Theodoro Jr., 2000).

As demandas éticas se iniciam nos Conselhos Regionais diretamente por denúncias ou pedidos de providências, e também nas comissões de ética dos hospitais. Podem decorrer ainda "de ofício", ou seja, por iniciativa do próprio Conselho, de ofício, quando tem conhecimento de uma suspeita de ilícito ético.

Inicialmente, há a propositura por parte do Conselho de uma tentativa de reconciliação, caso a gravidade do caso em estudo assim permitir. Se isso não acontece, é aberta uma sindicância em que o médico tem a oportunidade de apresentar seus esclarecimentos por escrito. O Conselheiro Sindicante leva o caso a uma câmara de julgamento de sindicâncias que pode arquivá-lo ou, se entender que há indícios de infração ao Código de Ética, abrir um Processo Ético Profissional (PEP).

Ao final do julgamento existe a possibilidade de absolvição ou de condenação. Se o indivíduo for condenado, as penas possíveis são:

A – advertência verbal em aviso reservado.
B – censura confidencial em aviso reservado.
C – censura pública em publicação oficial.
D – suspensão do exercício profissional por até 30 dias.
E – cassação do exercício profissional *ad referendum* do Conselho Federal.

As condenações no Conselho Regional de Medicina, ainda que na alínea mais branda, "a", pode se constituir em perigoso precedente para incriminações posteriores em futuras demandas, criminais ou cíveis.

PRONTUÁRIO E OUTROS DOCUMENTOS MÉDICOS

A abertura e a correta utilização de prontuários são fundamentais ao desempenho de uma boa medicina. Além disso, a correta confecção do prontuário se constitui em documento de defesa profissional ante a responsabilização em qualquer foro.

Como medidas pontuais de elaboração dos prontuários, visando a essas duas situações elencadas (proteção ao paciente e também ao próprio médico), podem ser citadas:

- Registrar sistemática e detalhadamente todas as etapas do atendimento.
- Manter o segredo médico inviolável, nos moldes dos artigos 73, 74 e 75 do Código de Ética Médica, salvo por motivo justo, dever legal ou consentimento por escrito da paciente. Permanece a proibição de quebra do segredo mesmo que o fato seja do conhecimento público, a paciente tenha falecido ou se trate de menor de idade que tenha capacidade de discernimento de seu problema e saiba se conduzir.
- Não deixar de colaborar com as autoridades sanitárias ou infringir legislação pertinente nos casos de doenças de notificação compulsória, conforme determina o artigo 21 do Código de Ética Médica. O próprio Código Penal pune tal omissão com detenção de 6 meses a 2 anos e multa. Essa atitude tem o condão de proteger a ética social coletiva e a saúde da população em detrimento aos interesses individuais.

Devem ser evitadas abreviaturas não consagradas pela prática médica diária. Na realidade, nunca deveria ser utilizado qualquer tipo de abreviatura, pois os prontuários poderão ser vistos por autoridades policiais, do Ministério Público e mesmo judiciárias, que não conhecem com detalhes as questões médicas.

Outro detalhe importante é a utilização de letra legível com indicação nas folhas de prescrição e evolução do horário do atendimento e data, acompanhados de assinatura e carimbo do profissional.

Não há nenhum motivo para se negligenciar o prontuário. Ele é uma obrigação do médico e um direito da paciente. Faz parte do ato médico em si.

Deve-se evitar o preenchimento posterior do prontuário para que não haja desencontro de informações nesses registros. Fica difícil explicar a modificação de evolução clínica, por exemplo, ainda que retrate a verdade dos fatos. Fica evidenciado um caráter de suspeição.

Finalmente, convém lembrar que o prontuário é uma exigência do próprio Conselho Federal de Medicina.

■ SEGREDO PROFISSIONAL

As orientações dos diversos foros de regulação da atividade médica são contraditórias e dispostas nos códigos de ética médica e penal. Nesses momentos vale o bom-senso, o senso prático que tende em favor da sociedade como um todo. Deve-se fazer aquilo em que se acredita e onde há potencialidade de sucesso.

Os artigos do Código de Ética Médica (CEM) que tratam do assunto estão inseridos no Capítulo IX e são apresentados em síntese:

É vedado ao médico:

Art. 73. Revelar fato de que tenha conhecimento em virtude do exercício de sua profissão, salvo por motivo justo, dever legal ou consentimento, por escrito, do paciente.

Parágrafo único – Permanece essa proibição:

a) mesmo que o fato seja de conhecimento público ou o paciente tenha falecido;
b) quando de seu depoimento como testemunha. Nessa hipótese, o médico comparecerá perante a autoridade e declarará seu impedimento;
c) na investigação de suspeita de crime, o médico estará impedido de revelar segredo que possa expor o paciente a processo penal.

Art. 74. Revelar sigilo profissional relacionado a paciente menor de idade, inclusive a seus pais ou representantes legais, desde que o menor tenha capacidade de discernimento, salvo quando a não revelação possa acarretar dano ao paciente.

Art. 75. Fazer referência a casos clínicos identificáveis, exibir pacientes ou seus retratos em anúncios profissionais ou na divulgação de assuntos médicos, em meios de comunicação em geral, mesmo com autorização do paciente.

Art. 76. Revelar informações confidenciais obtidas quando do exame médico de trabalhadores, inclusive por exigência dos dirigentes de empresas ou de instituições, salvo se o silêncio puser em risco a saúde dos empregados ou da comunidade.

> Art. 77. Prestar informações a empresas seguradoras sobre as circunstâncias da morte do paciente sob seus cuidados, além das contidas na declaração de óbito (nova redação – Resolução CFM 1.997/2012).
>
> Art. 78. Deixar de orientar seus auxiliares e alunos a respeitar o sigilo profissional e zelar para que seja por eles mantido.
>
> O CEM trata com muita cautela a questão do segredo médico. Em uma área médica que trata de assuntos tão íntimos torna-se absolutamente necessário o adequado sigilo sobre as pressões e angústias da paciente, da maneira mais discreta possível.
>
> E o Código Penal Brasileiro (CPB) corrobora tal orientação, inclusive cominando penas aos infratores. O artigo 154 trata de violação de segredo profissional:
>
> CPB. Art. 154 – Revelar alguém, sem justa causa, segredo de que tem ciência em razão de função, ministério, ofício ou profissão, e cuja revelação possa produzir dano a outrem.
>
> Existem, entretanto, algumas situações em que o sigilo profissional deve ser quebrado por força de lei. É o caso, por exemplo, de doenças de notificação compulsória. A não notificação, nesses casos, é um ilícito penal.
>
> CPB. Art. 269 – Deixar o médico de denunciar à autoridade pública doença cuja notificação é compulsória.

É um paralelo do foro criminal com o ético no que tange ao "dever legal".

A "justa causa", por sua vez, consiste na quebra do sigilo profissional por parte do médico, para beneficiar o próprio paciente ou para não expor a comunidade a risco.

Deve ser levada em consideração a distinção conceitual entre micro- e macroética. A normas da relação pessoal de indivíduos encontram-se na seara da microética, enquanto que, no âmbito coletivo, a comunidade considera seus membros, bem como os integrantes de outros grupos, no que diz respeito a seus valores culturais, constituindo a macroética.

Em outras palavras, os interesses individuais são colocados em segundo plano em detrimento dos interesses coletivos.

Essa situação pode acontecer na prática diária, quando o médico assistente diagnostica uma doença de notificação compulsória como, por exemplo, a AIDS, ficando em uma situação conflitiva para cumprir sua obrigação legal sem ferir o sigilo profissional. Como vimos, é necessário preservar o bem da sociedade, que representa o sentido coletivo. Mas há uma maneira mais ética de se atuar, que é a abertura com o paciente sobre os deveres profissionais do médico. É necessário conscientizarmos o paciente de que a notificação compulsória tem um sentido social extremamente importante e é também uma medida de benefício para ele próprio, principalmente na procura de contatos. Podemos viabilizar o intento solicitando ao próprio paciente que nos indique uma pessoa de sua confiança que pode ajudá-la nesse difícil momento. Quem está precisando de ajuda não abrirá mão de ter uma pessoa amiga a seu lado, principalmente se convocada pelo próprio médico.

Reitera-se que o segredo médico deve ser preservado mesmo na paciente menor de idade, quando esta tem condição de se autodeterminar. Aqui, como no exemplo anterior, se há risco de morte iminente, é conveniente a participação de um membro da família, indicado pela própria paciente, para ajudá-la nas decisões a serem tomadas.

Às vezes, o sigilo deve ser mantido até mesmo com a própria paciente. O maior interessado no conhecimento de um diagnóstico é a própria paciente. Essa revelação deve ser bastante estudada, principalmente se o diagnóstico é de uma doença incurável. Ao constatar que a notícia pode trazer "riscos" para a paciente, é mais sensato contar com a ajuda dos familiares, que serão devidamente informados.

Como regra geral, "não se deve falar ao paciente mais do que ele quer ouvir".

■ O ATENDIMENTO MÉDICO

Inicia-se com o consentimento esclarecido, que é o documento que fundamenta a relação profissional que está surgindo, o qual é fundamentado no princípio bioético da autonomia, onde as partes têm responsabilidade compartilhada.

Sabe-se que os estados emergenciais podem dificultar esse passo em virtude da necessidade imperiosa de ação. No entanto, é importante que se tente esse documento mesmo com familiares para evitar questionamentos futuros.

O consentimento pós-informado ou esclarecido não garante que os médicos estejam livres de constrangimentos éticos e jurídicos, mas sua ausência pode causar transtornos. A cada dia esse documento é mais aceito pelos operadores do Direito quando elaborado da maneira adequada.

O sucesso da relação médico-paciente tem sua base na confiança que o paciente deposita em seu médico. Nem sempre o paciente demanda simplesmente um profissional tecnicamente gabaritado. Muitas vezes necessita de alguém sensível a seus problemas, que pode entender-lhe os receios e aliviar-lhe as angústias.

Nessa relação de confiança, ou fiduciária, existe um contrato implícito entre as partes que, quando quebrado, origina a ofensa.

A realização de qualquer tratamento sem a autorização da paciente é transgressão ética.

O atendimento ginecológico de urgência/emergência exige rito próprio. Os pilares da bioética, como autonomia, proporcionalidade, beneficência e não maleficência, devem ser rigorosamente observados, com especial atenção ao sério conflito de interesses nas questões ligadas ao segredo profissional.

Essa aludida necessidade de ação rápida, sem que haja tempo para maior detalhamento com a própria paciente ou com sua família ou representante legal, pode expor o médico a risco. As condutas devem ser protocolares e registradas em prontuário e as informações transmitidas assim que controlada a situação emergencial.

Assustados com a emergência clínica que se instalou, é comum que os familiares e acompanhantes apresentem-se em estado de desequilíbrio emocional, desesperados e, muitas vezes, sua fúria pode voltar-se contra o médico assistente, tornando a relação de alto risco para resultados indesejados, pois a ela se oferece o mínimo e exige-se o máximo. Sabedores dessa realidade, são fundamentais a manutenção da calma, o entendimento do momento das pessoas, a solidariedade e o registro de cada passo para eventuais futuros questionamentos.

O exame clínico deve seguir a rotina já consagrada nos meios assistenciais com discreção e competência, se possível orientado por determinações protocolares. Caso o profissional entenda ter uma conduta mais adequada que a especificada em protocolo, deve levar a discussão para reunião clínica, com todo o grupo, a fim de alterá-la ou mesmo ratificá-la.

O exame deve ser o mais completo possível e não apenas direcionado à queixa específica. Os dados vitais devem ser avaliados e registrados; exames sucintos de palpação e ausculta dos aparelhos respiratório, cerdiocirculatório e abdominal também são indispensáveis.

Sempre que possível, não se deve prescindir da avaliação do risco cirúrgico e anestésico, a não ser que haja impossibilidade pela emergência instalada. Risco nada mais é que a probabilidade de perigo.

A anamnese deve ser a mais completa que se conseguir e deve contemplar informações importantes, como passado mórbido, alergia a medicamentos, história familiar, hábitos de vida, como tabagismo e etilismo, suscetibilidade a resfriados, infecções etc.

Além da história clínica e do exame físico, é necessário que se esgotem as possibilidades propedêuticas com métodos de imagem e testes bioquímicos (marcadores tumorais, exames laboratoriais etc.). Se necessário, deve-se passar para medidas mais invasivas, como histeroscopias diagnósticas, laparoscopias, videolaparoscopias, curetagens semióticas, aspiração manual intrauterina (AMIU) etc.

O erro diagnóstico, sem que sejam esgotadas as possibilidades propedêuticas, torna complexa a contestação ante eventual ação proposta.

As técnicas cirúrgicas avançam rapidamente e a aparelhagem disponível é cada vez mais complexa. Entretanto, o raciocínio médico é ainda crucial nas indicações cirúrgicas. Não se pode confundir a alta tecnologia das aparelhagens com a alta complexidade do ser humano em ouvir, tocar e estar ao lado de seu paciente. O bom-senso deve nortear as decisões médicas.

Ao se optar por um tratamento cirúrgico, é necessária uma rigorosa avaliação da proporcionalidade do ato. Os benefícios devem superar os riscos.

Os resultados de exames, o diagnóstico, a decisão terapêutica e os boletins de ocorrência cirúrgica devem ser rigorosamente registrados nos prontuários. Eles servem à correta sistematização dos atendimentos, mormente em casos de plantões, e são importante instrumento de defesa do profissional diante de questionamentos na esfera jurídica ou ética.

Outro deslize frequentemente observado em termos de preenchimento de prontuário consiste no registro equivocado de alterações encontradas nos órgãos pélvicos ao exame ultrassonográfico, no que diz respeito à sua lateralidade. Em outras palavras, tumores anexiais, por exemplo, à direita, podem ser registrados em prontuário como localizados à esquerda. Tumor operado em um ovário, de um lado, pode ser registrado na folha de cirurgia equivocadamente como do outro lado. Cria-se uma situação embaraçosa mesmo que o tumor operado seja aquele que efetivamente deveria ter sido retirado. As consequências são presumíveis por suspeições fantasiosas. As dúvidas são minoradas nesses casos por meio do exame anatomopatológico, o qual é capaz de mostrar, por exemplo, que um ovário acometido por tumor foi efetivamente extraído, ainda que o registro esteja errado e se referindo ao ovário contralateral. Mas essa é uma situação no mínimo desgastante, que pode adquirir proporções exageradas, principalmente se houver o extravio do resultado do exame anatomopatológico.

Todos os exames necessários ao diagnóstico definitivo devem ser utilizados antes que se parta para a laparotomia. Somente se deve proceder ao ato operatório com razoável convicção de que realmente se trate da doença suspeitada. O mesmo se diz em relação ao parto normal e à cesariana.

As complicações das cirurgias ginecológicas, muitas vezes, decorrem de indicações imprecisas. Entretanto, existem complicações que são previstas na literatura médica como possíveis de ocorrer, independentemente do zelo do cirurgião. Nesses casos, é necessária a tentativa de exposição clara ao Meritíssimo Juiz para caracterizá-los como fatos escusáveis. E isso nem sempre é possível.

Na prática pericial diária, os casos mais encontrados como elementos de demandas criminais, indenizatórias e éticas em Ginecologia são:

- Ooforectomia em um anexo, enquanto a ultrassonografia mostrava lesão no anexo contralateral.
- Extravio de exame anatomopatológico que teria a função de confirmar que o órgão pélvico retirado estava mesmo acometido pela doença.
- Lesão unilateral da artéria ilíaca externa e de ureter em cirurgia de Burch para correção de incontinência urinária.
- Fístulas pós-histerectomias e pós-perineoplastias.
- Recanalização tubária espontânea, com gravidez indesejada, após salpingotripsia bilateral à Pomeroy.
- Diagnóstico de câncer de mama em biópsia excisional e resultado anatomopatológico não confirmando o diagnóstico em peça após mastectomia.
- Ligadura unilateral de ureter em ooforectomia, com hidronefrose unilateral e exclusão renal.
- Acidente vascular encefálico durante histerectomia.
- Histerectomia subtotal por hemorragia uterina disfuncional, sem biópsia prévia de endométrio, com diagnóstico de câncer de endométrio na peça cirúrgica.

- Intoxicação hídrica em histeroscopia cirúrgica para ablação de endométrio.
- Quebra de agulha durante perineoplastia com perda do fragmento destacado no ventre do músculo elevador do ânus (corpo estranho) e posteriormente visibilizada em exame radiológico.
- Miomectomia por histeroscopia com ultrassonografia de controle mostrando que o mioma não fora retirado.
- Realização de mamografia em paciente cujo pedido de exame era de ultrassonografia das mamas.
- Aparecimento de cancro mole após a realização de ultrassonografia endovaginal.
- Lesão de sigmoide durante histerectomia com peritonite e óbito.
- Perfuração uterina após curetagem semiótica.
- Diagnóstico de câncer de colo uterino não confirmado ao exame anatomopatológico da peça de pan-histerectomia (Wertheim-Meigs).
- Síndrome de hiperestimulação ovariana após técnicas de reprodução assistida.

VIOLÊNCIA SEXUAL

O homem primitivo originariamente vivia sobre árvores, mas a escassez progressiva de alimentos fez com que descesse ao solo em busca da sobrevivência. Seus olhos passaram a ocupar uma posição mais anterior, que permitia maior campo de visão; a postura se tornou mais ereta, os caninos mais desenvolvidos, e os polegares passaram a apresentar movimentos articulares mais amplos. Com esse perfil, ele se habilitou para a luta e o mais forte e inteligente se sobressaiu no grupo. A necessária agressividade nas caças foi incorporada ao indivíduo e, ao longo da história, constituiu um patrimônio residual primitivo, em maior ou menor intensidade, que se apresentou e apresenta na sociedade como violência. E muitas vezes essa violência se manifesta na esfera sexual.

A mentalidade capitalista das posses, as conquistas de terras, a procura exacerbada de riquezas e a intromissão da própria religião nessa orientação cultural favoreceram os grandes conflitos. Batalhas sangrentas foram travadas. Agora não era mais o homem primitivo lutando contra a fome, mas o homem ambicioso em uma luta fratricida impiedosa. Nos grandes conflitos instala-se a frouxidão de costumes, em que o desrespeito cria um ambiente propício à propagação de grandes epidemias, doenças infectocontagiosas, torturas e supremacia do mais forte em função do desequilíbrio de forças.

E é exatamente essa desproporção entre o forte e o fraco, no plano meramente físico, que origina a violência de gênero. O homem se impõe sobre a mulher através de sua força física e de seu patrimônio primitivo de agressividade e violência, não elaborados e não resolvidos ao longo de sua vida.

Hoje, no mundo globalizado, a violência de gênero se mantém como um problema sério de saúde pública, notadamente a violência sexual. Essa situação se perpetuou ao longo da história através da concepção humana de que o mundo é um grande patriarcado. Ao homem sempre foi permitido tudo, enquanto à mulher estava reservado o segundo plano.

As políticas públicas de saúde, em um contexto internacional, tentam minimizar os efeitos dessa imposição de valores e desejos do homem sobre o gênero feminino. As fontes do Direito, por meio de atos normativos e princípios constitucionais, procuram proteger e prevenir os abusos contra o gênero feminino, tutelando bens jurídicos como a integridade física e a liberdade sexual.

A violência sexual contra a mulher adquiriu um caráter crescente em nossa sociedade, sendo importante problema de saúde pública. As condições sociais criam fatores ambientais coadjuvantes do fato delituoso, como o uso excessivo do álcool, de substâncias alucinógenas, os grandes aglomerados, a instabilidade das ligações amorosas expondo crianças a abusadores dentro do próprio lar e a solidão dos grandes centros urbanos.

O profissional da saúde deve entender a problemática de maneira mais global, pois, quando uma mulher está sendo violentada sexualmente, não apenas ela, mas toda a sociedade encontra-se maculada, fragilizada e impotente ante a complexidade da estrutura social e dos danos inerentes ao acontecimento. No sentido de minorar essas repercussões, o atendimento deve ser o mais completo possível com atuação adequada nas três vertentes do processo: assistência técnica, legal e humana. Do ponto de vista humano, e nem por isso menos profissional, cuida-se para que haja um adequado acolhimento da vítima e seus familiares, não omitindo qualquer tipo de ajuda necessária. Por isso, as equipes de atendimento médico nos casos de violência sexual serão, necessariamente, multiprofissionais.

Como técnica assistencial de urgência são realizadas três profilaxias básicas: a das doenças sexualmente transmissíveis não virais (mediante o uso de antibióticos), da gravidez (contracepção pós-coito) e da contaminação pelo vírus da AIDS (mediante o uso dos agentes antirretrovirais). É também uma oportunidade para se verificar o cartão vacinal da paciente no sentido de se estudar a necessidade do uso de imunoglobulina e vacinação contra hepatite B. Após o atendimento emergencial, a paciente será encaminhada ao ambulatório do serviço para acompanhamento pelo período de 1 ano, nos moldes do protocolo do Ministério da Saúde.

Essas medidas não devem ser proteladas para evitar que surjam, posteriormente, questionamentos contra o médico assistente que, eventualmente, não realizou a prevenção de alguma doença ou mesmo de uma gravidez que venha a se desenvolver. Convém lembrar que, em pacientes em coma, a contracepção de emergência pode ser realizada por via vaginal.

No acompanhamento ambulatorial é importante que a paciente seja orientada sobre os benefícios dos antirretrovirais, seus efeitos colaterais e efeitos adversos. A decisão quanto ao uso deve ser tomada de comum acordo entre o médico e a paciente. Cabe marcar protocolarmente os retornos e orientar o uso de condom durante o período de acompanhamento.

Caso a paciente venha a engravidar e havendo a convicção médica de que a gravidez decorreu da violência sexual (informações da paciente, avaliação da idade gestacional à ultrassonografia e mesmo boletins de ocorrência policial, que não são obrigatórios, mas podem ajudar no juízo do caso), está o médico autorizado a interromper a gravidez por meio de abortamento, denominado sentimental, previsto no Código Penal Brasileiro.

Em 7 de agosto de 2009 foi sancionada a Lei 12.015, que tratava dos crimes sexuais. O título de "Crimes contra os costumes" mudou para "Crimes contra a dignidade sexual", mas manteve-se a terminologia "Crimes contra a liberdade sexual".

Assim, o artigo 213 do Código Penal, definindo estupro, passou a ter a seguinte redação: "Constranger alguém, mediante violência ou grave ameaça, a ter conjunção carnal ou a praticar ou permitir que com ele se pratique outro ato libidinoso", e manteve a pena como sendo de reclusão de 6 a 10 anos.

Com essa nova redação houve algumas mudanças de ordem prática: tanto o homem como a mulher podem ser agentes passivos do crime, ou seja, ambos podem ser estuprados. Não se exige mais a conjunção carnal como elemento pericial único para o crime de estupro; também os atos libidinosos diversos da conjunção carnal podem caracterizá-lo. O crime de atentado violento ao pudor (art. 214 do Código Penal) foi revogado e incluído no art. 213.

Assim, para a configuração do crime de estupro, basta que uma pessoa (homem ou mulher) obrigue outra (homem ou mulher) a praticar qualquer ato libidinoso (conjunção carnal, coito anal, felação etc.).

Outra mudança significativa foi a exclusão do artigo 224, que caracterizava a violência presumida. Com a nova redação, se a vítima for menor de 14 anos, aplica-se outro artigo do Código Penal Brasileiro, o 217-A, que prevê o crime de estupro de vulnerável, o qual tem pena mais grave.

O estupro de vulnerável se caracteriza pela prática de qualquer tipo de ato sexual com menor de 14 anos (217-A, "caput"), ou com pessoa (de qualquer idade) que, por enfermidade ou deficiência mental, não tem o necessário discernimento ou não pode oferecer resistência (§1º). A ação continua sendo pública condicionada, ou seja, depende da representação do ofendido ou de seu representante legal. Entretanto, a partir dessa lei, a ação pública passa a ser incondicionada se a vítima for menor de 18 anos ou for doente mental, ou quando não pode oferecer resistência.

As notificações dos casos de violência sexual são obrigatórias não apenas para o Ministério Público, mas também para os órgãos estaduais e municipais gestores dos programas de atenção à saúde da mulher.

O médico deve também fornecer as declarações, atestados e relatórios solicitados pelas pacientes com o cuidado de que sejam solicitados por escrito. Ainda no sentido de ajudar a paciente, é conveniente lembrar que, se a agressão ocorrer no próprio ambiente de trabalho ou no percurso de ida ou volta, está indicada a emissão de CAT (Comunicação de Acidente do Trabalho) para resguardo de seus direitos.

Leitura complementar

Aguiar Jr RR. Responsabilidade civil do médico. In: Teixeira SF (eds.) Direito e Medicina – Aspectos jurídicos da Medicina. Belo Horizonte: Del Rey, 2000:133-80.

Código de Ética Médica – Resolução CFM 1931/2009.

Código Penal Brasileiro. In: Vade Mecum compacto de direito. São Paulo: Editora Rideel, 2010.

Debert-Ribeiro MB. Ética e Epidemiologia. Bioética 1994; 2:7-11.

França GV (ed.) Comentários ao Código de Ética Médica, Rio de Janeiro: Guanabara Koogan, 1994:171.

França GV. Direito médico. São Paulo: Fundo Editorial BYK, 2003.

Franco-Agudelo S. Violence and health preliminary elements for thought and action. Int J Health Serv 1992; 22:365-76.

Gomez LL, Calabuig JAG. Tratado de Medicina Legal: Valencia: Ed. Saber, 1974.

Hall GC, Hirschman R. Toward a theory of aggresion: a quadripartite model. Consult Clin Psychol 1991; 59:662-9.

Ledray LE. Counseling rape victims: the nursing challenge. Perspect Psychiatr Care 1990; 26:21-7.

Lind T, Mattingly RF (eds.) Ginecologia Operatória, Rio de Janeiro: Guanabara Koogan, 1979:711.

Margotta R. História ilustrada da Medicina. São Paulo: Editora Manole, 1998.

Moraes IN. Erro Médico. São Paulo: Santos Maltese, 1991.

Nucci GS. Código Penal comentado. São Paulo: Editora Revista dos Tribunais, 2010.

Ribeiro Jr. WA. Os tratados deontológicos. In: Cairus HF, Ribeiro Jr WA (eds.) Textos hipocráticos – O doente, o médico e a doença. Rio de Janeiro: Fiocruz, 2005:147-50.

Roquette ALB. Atuação ética e legal no ambulatório de Ginecologia. In: Camargos AF, Melo VH, Carneiro MM, Reis FM (eds.) Ginecologia ambulatorial baseada em evidências científicas. Belo Horizonte: Coopmed, 2008:713-21.

Savatier R. Traité de la responsabilité civile in droit français. Paris: LGDJ, 1939, T.I, p. 146.

Theodoro Jr. HA. A responsabilidade civil por erro médico. In: Teixeira SF (ed.) Direito e Medicina – Aspectos jurídicos da Medicina. Belo Horizonte: Del Rey, 2000:112-32.

2

Semiologia e Exame Ginecológico no Atendimento de Urgência e Emergência

Mariana Costa Rossette
Myrian Celani

■ INTRODUÇÃO

O setor de urgência e emergência ginecológica é local dinâmico e desafiador, uma vez que a rapidez em diagnosticar, diferenciar e tratar é essencial para a preservação do bem-estar, da vida e/ou da fertilidade da mulher. As urgências em ginecologia se caracterizam, geralmente, por situações de baixo risco de morte, mas que podem ocasionar morbidade significativa. Anamneses insuficientes podem induzir a realização de cirurgias desnecessárias e frustrantes. A ação segura e precisa do ginecologista, associada a anamnese e exame físico adequados, além de bom vínculo com a paciente, constituem os pilares principais para um desfecho favorável. O conhecimento das doenças emergenciais, suas incidências em cada faixa etária e dos diagnósticos prováveis e diferenciais se reveste de igual importância.

■ ANAMNESE NA URGÊNCIA E EMERGÊNCIA

Durante a anamnese, o médico acolhe e estabelece um vínculo de confiança com a paciente e seus familiares. Nesse momento, cabe a adoção de uma postura de segurança, tranquilidade, de escuta atenciosa, direcionando o atendimento com perguntas diretas e objetivas para a obtenção de informações relacionadas com a queixa principal. A anamnese é fundamental para o diagnóstico precoce e a resolução rápida diante da gravidade e/ou agudez do quadro, visando reduzir a morbidade e a mortalidade. Deve incluir as seguintes informações:

Idade

As doenças prevalentes nos atendimentos de urgência ginecológica variam conforme a faixa etária: crianças e adolescentes, menacme, climatério (incluída a menopausa) e senectude (idade > 65 anos). Entretanto, o abuso sexual é uma urgência encontrada em todas as faixas etárias.

Queixa principal

A queixa principal informa o motivo que levou a paciente à unidade de urgência/emergência, norteando toda a anamnese e o exame físico. O Quadro 2.1 apresenta as principais urgências ginecológicas conforme a faixa etária.

História da moléstia atual

Convém caracterizar os sintomas, o início, a localização, a evolução e os tratamentos já realizados. Em relação às queixas mais comuns, os principais itens de investigação são:

Amenorreia

A amenorreia é definida como ausência do fluxo menstrual entre a menarca e a menopausa, podendo ser primária ou secundária. Na amenorreia primária, a paciente nunca menstruou, podendo haver ou não associação à presença dos caracteres sexuais secundários. Na amenorreia secundária, a paciente que menstruava habitualmente não menstrua há três ciclos ou mais (Quadro 2.2).

Quadro 2.1 Principais queixas ginecológicas na urgência por faixa etária

Crianças	Introdução de corpo estranho na vagina Vulvovaginites Sangramento vaginal
Adolescentes	Amenorreia Malformações da genitália interna Corrimentos vaginais e DST Vulvovaginites Alterações menstruais e dismenorreia Dor pélvica (tumores ovarianos)
Menacme	Amenorreia Complicações relacionadas com a gravidez DST Alterações menstruais (pólipos, miomas) Traumatismos vaginais Mastalgia ou processo inflamatório/infeccioso da mama
Climatério e senectude	Sangramento uterino anormal Prolapsos genitais e suas complicações Incontinência urinária e/ou fecal Neoplasias genitais

DST: doenças sexualmente transmissíveis.

Quadro 2.2 Diagnóstico diferencial das amenorreias

I – Defeitos anatômicos
- A – Fusão labial
- B – Hímen imperfurado
- C – Septo vaginal transverso
- D – Agenesia ou estenose cervical
- E – Agenesia vaginal
- F – Agenesia mulleriana (syndrome de Mayer-Rokitansky-Kuster-Hauser)
- G – Resistência androgênica completa (feminilização testicular)
- H – Hipoplasia/aplasia endometrial congênita
- I – Síndrome de Asherman

II – Falência ovariana (hipogonadismo hipergonadotrófico)
- A – Agenesia gonadal
- B – Disgenesia gonadal
  1. Cariótipo anormal
     a. Turner 45,X
     b. Moisacismo
  2. Cariótipo normal
     a. Disgenesia gonadal pura
- C – Deficiência enzimática ovariana
  1. Deficiência de 17-hidroxilase
  2. Deficiência de 17,20a-liase
- D – Falência ovariana precoce
  1. Idiopática
  2. Lesão
     a. Ooforite por caxumba
     b. Radiação
     c. Quimioterapia
  3. Síndrome de Savage
  4. Doença autoimune
  5. Galactosemia

III – Anovulação crônica com presença de estrogênio
- A – Síndrome dos ovários policísticos
- B – Doença adrenal
  1. Síndrome de Cushing
  2. Hiperplasia adrenal
- C – Tumores ovarianos

IV – Anovulação crônica com ausência de estrogênio (hipogonadismo hipogonadotrófico)
- A – Hipotalâmico
  1. Tumores
     a. Craniofaringioma
     b. Germinoma
     c. Hamartoma
     d. Teratoma
     e. Metastático
  2. Infecções e outras doenças
     a. Tuberculose
     b. Sífilis
     c. Encefalite/meningite
     d. Sarcoidose
     e. Síndrome de Kallmann
  3. Funcional
     a. Estresse
     b. Perda de peso/dieta
     c. Desnutrição
     d. Exercício físico intenso
- B – Pituitária
  1. Tumores
     a. Prolactinomas
     b. Outros tumores secretores de hormônios
     c. Metastáticos
  2. Lesões com efeito de massa
     a. Sela vazia
     b. Aneurisma arterial
  3. Necrose
     a. Síndrome de Sheehan
     b. Pan-hipopituitarismo
  4. Inflamatório/infiltrativo
     a. Sarcoidose
     b. Hemocromatose

Fonte: Pearlman MD, Tintinalli JE. Emergency care of the woman, 1. ed. USA: MacGraw-Hill, 1998.

Sangramento uterino anormal

Cada mulher apresenta um padrão menstrual específico que está relacionado com os limites preconizados para a população feminina em geral. Os diversos tipos de padrão menstrual e sangramento vaginal são classificados em:

- **Eumenorreia:** ciclos menstruais habituais, de 28 a 32 dias, durando de 1 a 8 dias, com volume estimado de 70mL.

- **Hipermenorreia:** sangramento menstrual excessivo em quantidade e que dura mais de 8 dias. Em geral, é secundário a pólipos, miomas, espessamento endometrial e ciclos anovulatórios.
- **Menorragia:** sangramento frequente, em ciclos irregulares, com volume aumentado (> 80mL) e duração normal.
- **Menometrorragia:** sangramento frequente, excessivo, prolongado, em intervalos irregulares.
- **Oligomenorreia:** sangramento menstrual discreto que ocorre em intervalos maiores que 35 dias.
- **Opsomenorreia:** sangramento que ocorre em intervalos de até 45 dias.
- **Espanomenorreia:** sangramento menstrual em intervalos maiores que 45 dias.
- **Intermenstrual:** sangramento entre dois ciclos menstruais normais.
- **Sinusorragia ou *spotting* pós-coital:** sangramento de pequena monta após o coito.
- ***Spotting*:** sangramento de pequena monta, em qualquer período, entre um ciclo menstrual e outro.

No diagnóstico diferencial de sangramento uterino anormal deve sempre ser considerada a idade da paciente (Quadros 2.3 e 2.4). A Figura 2.1 resume as principais causas de sangramento uterino anormal no menacme.

Quadro 2.3 Etiologias do sangramento vaginal na criança pré-púbere

Associadas à puberdade precoce	
Sangramento verdadeiro	Idiopático Desordens cerebrais Esclerose tuberosa Hiperplasia adrenal congênita Hipotireoidismo primário
Pseudossangramento	Tumores ovarianos Tumores adrenais Síndrome de McCune-Albright Tumores produtores de gonadotrofinas
Não associadas à puberdade precoce	
Sangramento hormonal neonatal Vaginites (p. ex., *Shigella*, *Streptococcus pyogenes*) Lesões vulvares (p. ex., líquen escleroso, condiloma) Traumatismo (acidental e abuso sexual) Corpo estranho Tumores Pólipos/prolapso uretral Menarca precoce Causa desconhecida	

Fonte: Pearlman MD, Tintinalli JE. Emergency care of the woman, 1. ed. USA: MacGraw-Hill, 1998.

Quadro 2.4 Diagnósticos diferenciais do sangramento uterino anormal

I – Complicações da gravidez A – Aborto B – Gravidez ectópica C – Doença trofoblástica **II – Neoplasias malignas e benignas do trato genital** A – Pólipo cervical B – Carcinoma vaginal C – Carcinoma cervical D – Tumores das células da granulosa E – Endometriose F – Leiomiomas **III – Infecção do trato genital** A – Vaginites B – Cervicite C – Corpo estranho vaginal D – DIU E – Salpingo-ooforite	**IV – Endocrinopatias** A – SOP B – Hiperprolactinemia C – Hipotireoidismo D – Hipertireoidismo **V – Administração de medicamentos e hormônios** **VI – Traumatismo** **VII – Coagulopatias** A – PTI B – Doença de Von Willebrand C – Talassemias **VIII – Doença sistêmica crônica** A – Cirrose hepática B – Insuficiência renal

Fonte: Pearlman MD, Tintinalli JE. Emergency care of the woman, 1. ed. USA: McGraw-Hill, 1998.
DIU: dispositivo intrauteriano; SOP: síndrome dos ovários policísticos; PTI: púrpura trombocitopênica idiopática.

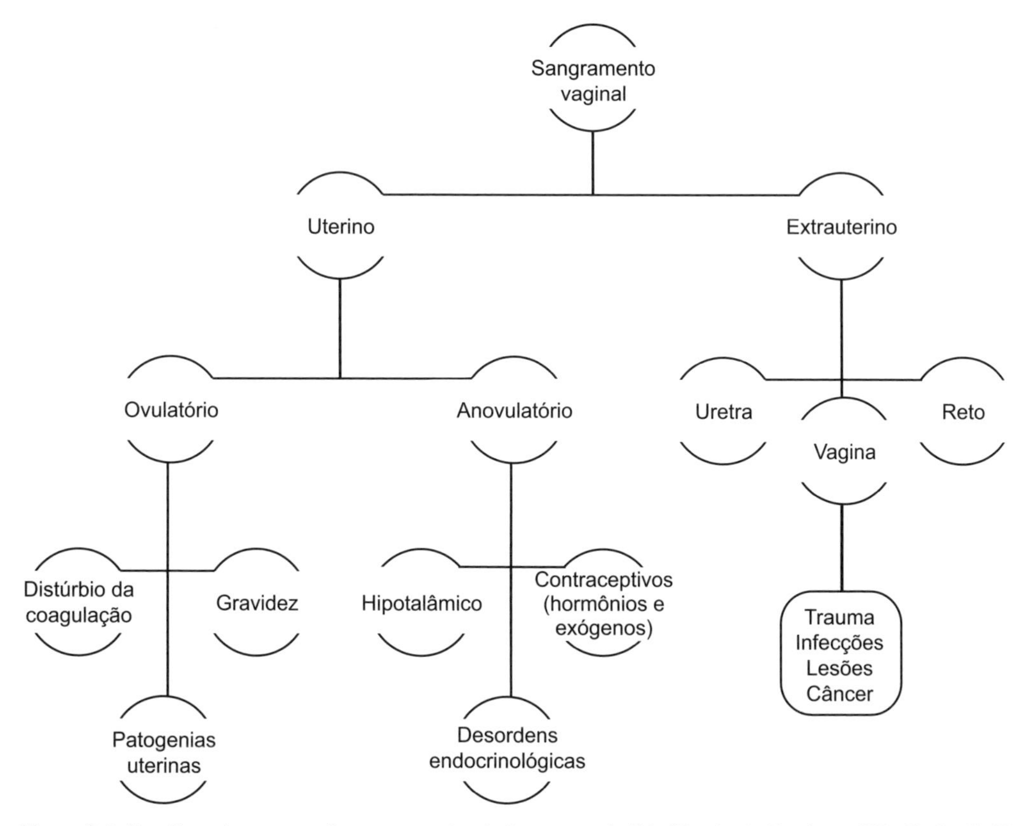

Figura 2.1 Algoritmo das causas de sangramento uterino anormal. (Modificada de Pearlman MD, Tintinalli JE. Emergency care of the woman. 1. ed. USA: McGraw-Hill, 1998.)

Sintomas vulvovaginais

- **Corrimentos:** são resíduos vaginais não hemorrágicos. Podem ser fisiológicos, inflamatórios, infecciosos ou neoplásicos, sendo caracterizados quanto a cor, odor, aspecto, volume, consistência e sintomas associados (dor espontânea, dispareunia, prurido, ardor e queimação), fatores que pioram e/ou melhoram e tratamentos anteriores. Convém avaliar a correlação entre a queixa de corrimento e outros fatores, como ciclo menstrual, coito, medicamentos e hábitos higiênicos.
- **Pruridos:** podem ser tão intensos e intoleráveis que a paciente necessita atendimento de urgência. As causas mais comuns de pruridos vaginais são vulvovaginites por *Candida albicans* ou *Trichomonas*, líquen simples crônico, líquen escleroso, eczemas, psoríase, dermatite seborreica, dermatite alérgica, atrofia e ressecamento da pele.
- **Vulvodínia:** dor vulvar geralmente associada a tumores, inflamações, infecções e/ou infestações, como abscesso das glândulas de Bartholin, herpes genital, miíase e câncer vulvar.
- **Edema:** de ocorrência rara, pode ser unilateral em decorrência de traumatismo e/ou pós-operatório, podendo estar associado a infecções iniciais como fasciite necrosante e/ou coleções como sangue e pus. Edema vulvar bilateral pode ocorrer durante o último trimestre da gestação, em pacientes em diálise peritoneal, em processos alérgicos, inflamatórios e/ou infecciosos (candidíase aguda) e por aumento da pressão intra-abdominal (tumores, ascite).
- **Sangramento:** sangramento vulvar não costuma acontecer. Pode estar associado a neoplasia e, mais raramente, ruptura de veia varicosa.
- **Traumatismo:** as causas mais comuns de traumatismos vulvares são: quedas, acidentes de trânsito com a associação ou não de fraturas pélvicas, inserção de corpo estranho na vagina e agressão sexual.
- **Laceração:** as lacerações vulvares e vulvovaginais costumam ser consequentes a violência sexual, acidentes com motocicletas, bicicletas e automóveis ou introdução de corpo estranho na vagina. Muitas vezes estão associadas a lesões de reto, bexiga, uretra e fundo de saco vaginal.
- **Hematoma:** geralmente ocorre após traumatismo local ou cirúrgico, sendo mais comumente encontrado em pacientes puerperais e após parto por via vaginal.

Dor abdominal e pélvica

A causa mais comum de dor pélvica em atendimentos de urgência é o abdome agudo, que pode ser cirúrgico ou clínico. Entretanto, a maioria dos casos de abdome agudo em ginecologia é clínica. O Quadro 2.5 resume os principais diagnósticos diferenciais da dor abdominal e pélvica com seus achados clínicos e laboratoriais.

Quadro 2.5 Diagnósticos diferenciais de doenças ginecológicas agudas intra-abdominais

Achados clínicos e laboratoriais				
Doença	**Hemograma**	**Teste de gravidez**	**Febre**	**Náusea e vômitos**
Gravidez ectópica rota	Hematócrito baixo após tratamento de hipovolemia	Positivo. β-HCG abaixo do esperado para idade gestacional	Não	Não habitual
Salpingite	Leucocitose	Geralmente negativo	Sim	Gradual
Cisto ovariano hemorrágico	Hematócrito pode estar baixo após tratamento de hipovolemia	Geralmente negativo	Não	Raro
Torção anexial	Normal	Geralmente negativo	Não	Raro
Degeneração de leiomioma	Normal ou leucocitose	Geralmente negativo	Possível	Raro
Apendicite		–	Mais tardiamente	Sim
Apendicite retrocecal		–	Sim, principalmente doença avançada	Variável
Enterite regional (p. ex., Crohn)		–	Sim, indica gravidade	Sim, caso grave
Diverticulite		–	Sim, indica gravidade	Variável
Obstrução intestinal		–	Somente se houver isquemia	Sim

Fonte: Pearlman MD, Tintinalli JE. Emergency care of the woman. 1. ed. USA: McGraw-Hill, 1998.
β-HCG: gonadotrofina coriônica humana.

Para melhor definição das possibilidades diagnósticas, deve-se classificar e caracterizar a dor conforme os seguintes aspectos:

- **Início:**
  - **Súbito, evolução curta e aumento progressivo:** reflete causa provavelmente grave, como perfuração de víscera, isquemia (torção ovariana, oclusão mesentérica aguda) ou ruptura de cisto ovariano.
  - **Progressivo e gradual:** sugere causa inflamatória, infecciosa ou obstrutiva, como pielonefrite, doença inflamatória pélvica, apendicite e distensão tubária ou uterina.
- **Localização:**
  - **Localização precisa:** origem somática. Habitualmente relacionada com o comprometimento de pele, subcutâneo, músculos e fáscia da parede abdominal.
  - **Localização vaga e profunda:** origem visceral. Acompanhada de reflexos autônomos (náuseas, vômitos e sudorese). Relacionada com comprometimento de vísceras abdominais, estruturas musculares, nervosas, linfáticas e do tecido conjuntivo de sustentação.

- **Dor em local diferente do órgão acometido:** dor referida. Correlacionada com a distribuição nervosa que irriga a víscera acometida. Superficial, geralmente é acompanhada de parestesia cutânea. Quando a dor se irradia para o ombro direito, denota irritação diafragmática, principalmente por acúmulo de sangue (sinal de Lafond).
- **Intensidade:** aspecto de difícil quantificação; podem ser adotados os seguintes métodos semiológicos:
  - Escala numérica (0 a 10), sendo 0 a ausência e 10 a dor mais intensa experimentada pela paciente.
  - Escala verbal: leve, moderada, intensa, muito intensa e excruciante.
- **Periodicidade:** as características temporais da dor são distintas e bem específicas de acordo com sua etiologia:
  - **Aguda, bem localizada:** perfuração de víscera oca e isquemia.
  - **Cólica ou em câimbra:** rítmica e paroxística. Obstrução de víscera oca, distensão da tuba ou do útero e cólica ureteral.
  - **Constante e difusa:** sugere presença de conteúdo irritante na cavidade peritoneal (pus, sangue e/ou material fecal).
- **Fatores e sintomas associados:**
  - Sangramento vaginal.
  - Febre e/ou calafrios: sugerem acometimento sistêmico e origem infecciosa, como pielonefrite ou doença inflamatória pélvica (DIP).
  - Anorexia, náuseas e/ou vômitos: são inespecíficos: síncope, colapso vascular e choque. Indicam hemorragia intraperitoneal, hipovolemia e instabilidade secundária.
  - Ciclo menstrual: dismenorreia (p. ex., endometriose).
  - Alimentação, hábito intestinal e/ou urinário.
  - Atividade sexual.
  - Medicamentos e terapia hormonal.
- **Etiologias ginecológicas mais comuns:**
  - **Hemorrágicas:** gravidez ectópica rota, cisto ovariano hemorrágico, ruptura dos vasos superficiais de miomas e inversão uterina (mioma parido).
  - **Infecciosas:** DIP, infecção do trato urinário e tuberculose pélvica.
  - **Isquêmicas:** torção de cisto de ovário, hidrossalpinge, miomas pediculados, necrose asséptica de miomas.

Contracepção de urgência

Contracepção de urgência só pode ser realizada caso a intercorrência tenha no máximo 72 horas. A incidência de gestação, nesses casos, varia de acordo com a fase do ciclo, indo de 2% a 4%, após um ato sexual em qualquer fase do ciclo, até 25% a 30%, no meio do ciclo. As indicações de contracepção pós-coital são: até 72 horas após relação sexual desprotegida, rompimento do condom, ruptura ou uso incorreto do diafragma, uso irregular dos contraceptivos e após agressão sexual.

Complicações pós-cirúrgicas

Os motivos de visita às unidades de urgência no pós-operatório podem ser variados e exigem cuidados adequados. Dentre eles destacam-se: febre, retenção urinária, infecção do trato urinário, sangramento do sítio cirúrgico, deiscência, celulite ou abscesso em ferida operatória, constipação intestinal ou fecaloma e evisceração.

Complicações em doenças malignas ginecológicas

As complicações das doenças ginecológicas malignas podem ser divididas em dois grupos:

- **Grupo 1:** sinais e sintomas associados à história natural da doença, como sangramento, náuseas e/ou vômitos, uropatia obstrutiva e as síndromes paraneoplásicas.
- **Grupo 2:** complicações relacionadas com o tratamento da doença, como cirurgia, quimioterapia ou radioterapia. As complicações pós-operatórias incluem lesões de intestino e bexiga, sangramentos e tromboembolismos. Intercorrências advindas da quimioterapia são: febre, neutropenia, estomatites, neuropatias, náuseas e/ou vômitos. A radioterapia está associada a alterações dos tratos geniturinário e gastrointestinal (lesões actínicas).

Síndrome do choque tóxico

A síndrome do choque tóxico costuma acometer pacientes hígidas. De instalação súbita, caracteriza-se por febre alta (39ºC a 40ºC) persistente, cefaleia, inflamação na garganta, língua em framboesa, conjuntivite não purulenta, vômitos, diarreia aquosa, confusão mental sem sinais neurológicos focais, letargia importante, hipotensão, *rash* cutâneo difuso com posterior descamação, erosão vaginal e/ou vaginite, corrimento vaginal purulento e hipersensibilidade anexial ao toque.

Em 48 horas pode evoluir com hipotensão ortostática, síncope, insuficiência renal e choque irreversível. A síndrome é rara, sendo desconhecido o mecanismo exato para o estabelecimento da doença. Segundo um estudo, 94% dos casos ocorreram durante o período menstrual e 99% estavam associados ao uso de tampões vaginais. Em 75% dos casos, a síndrome está associada ao *Staphylococcus aureus*. Outros agentes implicados são: *Streptococcus pyogenes* (*Streptococcus* β-hemolítico do grupo A) e, ocasionalmente, cocos gram-positivos, como *Streptococcus agalactiae* (β-hemolítico do grupo B).

O diagnóstico diferencial deve ser feito com gastroenterite, infecção do trato urinário, DIP, abortamento infectado, febre reumática aguda, doença de Kawasaki, escarlatina, síndrome de Reye, menigococcemia, leptospirose e exantemas virais.

História ginecológica e obstétrica

Os componentes básicos da história ginecológica são: história menstrual (menarca, data da última menstruação e menopausa), caracterização do fluxo menstrual, história obstétrica (paridade), hábitos sexuais e tipo de contracepção em uso. Deve-se também interrogar quanto ao passado de doenças sexualmente transmissíveis, exame citopatológico do colo uterino recente, história de patologias ginecológicas prévias (cistos ovarianos, leiomiomas uterinos, infertilidade, endometriose, síndrome dos ovários policísticos ou neoplasias) e procedimentos cirúrgicos. Além disso, é importante interrogar as pacientes idosas quanto à presença de sintomas de incontinência urinária e prolapso genital.

História pregressa

Comorbidades sistêmicas, uso de medicamentos, cirurgias prévias em outros aparelhos, transfusões sanguíneas, alergias e internações são informações relevantes para o estabelecimento de diagnósticos diferenciais e a estratificação de risco para complicações dessas pacientes.

■ EXAME FÍSICO NA URGÊNCIA E EMERGÊNCIA

O exame físico deve ser realizado de maneira sistemática, visando classificar a gravidade e investigar as principais causas relacionadas com a queixa principal. O exame confirma ou não a hipótese aventada durante a anamnese e deve ser realizado sempre de acordo com a queixa principal.

Ectoscopia

A atitude da paciente durante a anamnese e o exame físico poderá fornecer informações importantes para o diagnóstico. Devem ser avaliados: estado geral, consciência, orientação e posturas antálgicas, verificando as mucosas e a hidratação. A paciente com quadro hemorrágico normalmente se apresenta com aspecto pálido, sudorético e apático. A mulher com dismenorreia e cólicas estará inquieta, enquanto a que apresenta quadro de peritonite permanecerá imóvel, temendo a piora da dor.

Sinais vitais

A avaliação dos sinais vitais é extremamente importante para a determinação da gravidade e da necessidade de intervenções clínicas imediatas para estabilização. Convém aferir sempre a pressão arterial, a frequência cardíaca, a frequência respiratória e a temperatura axilar. A presença de febre é indício de provável causa infecciosa. Cabe examinar também os aparelhos respiratório e cardiovascular.

Exame das mamas

Realizado apenas quando relacionado com a queixa principal, deve ser iniciado com o exame das fossas supra- e infraclaviculares e a palpação axilar. Posteriormente, realiza-se a inspeção estática e dinâmica das mamas, atentando para lesões, sinais de assimetria ou abaulamentos. Segue-se a palpação à procura de nódulos e coleções. Os atendimentos de urgência relacionados com a mama estão comumente associados a traumatismos, hematomas decorrentes de biópsias e procedimentos cirúrgicos, processos infecciosos (abscessos e mastites), secreção mamilar, assim como complicações pós-operatórias.

Exame abdominal

Com a paciente na posição de decúbito dorsal e os braços junto ao corpo, lado a lado, cabeça no travesseiro e joelhos no máximo levemente fletidos, inicia-se a inspeção avaliando o contorno, a presença de massas e/ou distensões e a coloração da pele (azul ou azul-amarelado periumbilical sugere a ocorrência de hemorragia intraperitoneal ou retroperitoneal, como na gravidez ectópica rota). A presença de nódulos umbilicais pode ser o único sinal de tumor intra-abdominal metastático (sinal da Irmã Maria José). O abdome ascítico está aumentado e abaulado nos flancos, diferentemente do que costuma ser visto nos tumores ovarianos, quando o abdome se apresenta pontiagudo e os flancos estão normais.

Em seguida, procede-se à ausculta do peristaltismo intestinal, determinando se há hiperatividade (p. ex., quadros obstrutivos), redução (p. ex., íleo paralítico) ou ausência de ruídos (p. ex., peritonite).

Palpação abdominal cuidadosa deve ser aplicada em todo o abdome, avaliando a presença de massas, tensões, irregularidades e distensões, coleções, anéis herniários e localização da dor. Ao ser palpada uma massa, devem ser observados localização, tamanho, consistência, sensibilidade, temperatura, fixação, mobilidade, flutuação e rechaço.

Convém realizar, também, a avaliação de linfonodos inguinais quanto à presença de linfonodomegalias.

Segue-se a percussão abdominal, o complemento da palpação, que fornece elementos para confirmação do diagnóstico, delimitando massas, avaliando a presença de ascite e caracterizando melhor as distensões.

Encontram-se disponíveis alguns testes para confirmação da presença de irritação peritoneal, os quais são apenas confirmatórios e não diagnósticos. Além disso, a intensidade da resposta tem fraca correlação com a natureza e/ou com a quantidade de líquido na cavidade. Os testes mais utilizados são:

- **Sinal de Blumberg:** descompressão palpatória súbita e brusca, causando dor.
- **Sinal do íleo-psoas:** indica irritação do músculo psoas. Posiciona-se a paciente em decúbito lateral, e o examinador deve realizar a hiperextensão passiva do membro

inferior contralateral (ou flexão ativa contra resistência). Em caso de dor à hiperextensão passiva ou à flexão ativa, o sinal é positivo.

- **Sinal do obturador:** indica irritação do músculo obturador interno. Com a paciente em decúbito dorsal, faz-se a flexão passiva da perna sobre a coxa e da coxa sobre a pelve, promovendo, em seguida, a rotação interna da coxa. O exame positivo revela dor no hipogástrio.

Exame ginecológico

Nos setores de urgências e emergências, as pacientes devem estar sempre acompanhadas de um familiar ou responsável. Como algumas adolescentes preferem ser examinadas sem a presença de familiares, nesses casos é necessária a presença de outro profissional no local do exame. É importante que o examinador mantenha-se ciente de que o exame da genitália é muito mais desconfortável do ponto de vista psíquico do que físico e que várias pacientes, provavelmente, nunca tiveram suas genitálias examinadas anteriormente.

A sala para exame deve ser livre de distrações e interferências. Antes do exame, a paciente e seus familiares e/ou acompanhantes devem ser orientados clara e adequadamente de que o exame será realizado e direcionado para a resolução da queixa específica. Para as pacientes virgens, deve ser explicado que não será realizado nenhum procedimento que afete a integridade himenal. Todo o material a ser usado deve ser apresentado à paciente e ao acompanhante. Cada passo deve ser comunicado durante o exame, uma vez que a paciente estará incapacitada de vê-lo.

Antes do exame, a paciente é orientada a ir ao banheiro, esvaziar toda a bexiga, retirar todas as roupas e colocar uma veste apropriada fornecida pelo setor de urgência. Caso a paciente não tenha condições de deambular, todo o procedimento é realizado na própria sala de exame com ajuda dos acompanhantes e da equipe de enfermagem.

Quadro 2.6 Indicações comuns para o exame ginecológico na urgência

Indicações
Corrimentos vaginais na mulher pré-púbere
Sangramento vaginal na mulher pré-púbere
Outras queixas vulvovaginais
Hipermenorreia e/ou sangramento uterino anormal
Suspeita de doenças sexualmente transmissíveis
Suspeita de complicações relacionadas com a gravidez
Suspeita de cisto ovariano e/ou torção ovariana
Dor pélvica e abdominal
Traumatismo geniturinário
Suspeita de abuso sexual de crianças
Violência sexual

Posicionamento

A posição da paciente deve ser a mais confortável possível, respeitando os impedimentos ocasionados pelos sintomas, mas de modo a possibilitar a visualização satisfatória do introito vaginal e da vagina ou, no caso de paciente virgem, do hímen e do introito vaginal.

A técnica para exame pélvico usada na mulher adulta é completamente diferente da adotada para o exame de crianças. Lactentes e meninas até os 2 anos de idade são mais bem examinadas nos colos das mães, com os joelhos dobrados e as pernas afastadas, em posição de pernas de sapo (*frog-leg position*). Quando maiores, a mãe pode ser colocada vestida em posição ginecológica e a criança posicionada sobre ela. Às vezes, também pode ser útil a posição genupeitoral.

Após o menacme, o exame ginecológico deve ser realizado com a paciente em decúbito dorsal (litotomia dorsal), com os joelhos fletidos e separados e as nádegas estendendo-se um pouco além da borda da mesa para facilitar a inspeção e a visão da vagina. Outras posições são adotadas em casos especiais, como a posição de Sims, que consiste em decúbito lateral esquerdo com as coxas e pernas fletidas, e a genupeitoral, na qual a paciente ajoelha na mesa com o dorso fletido e o rosto na mesa ao nível dos joelhos. Depois de posicionada, a paciente é coberta adequadamente e o médico, com as mãos enluvadas e a área pélvica bem iluminada, inicia o exame ginecológico.

Exame da genitália externa

O exame vulvar tem início com a observação do monte púbico, dos grandes e pequenos lábios, do corpo perineal e da região anal, à procura de alterações na pele, como edema, presença de escoriações, lesões sugestivas de infecções (papiloma, cândida), infestações (escabiose) e lesões dermatológicas (eczemas).

Os pequenos lábios são separados e inicia-se a inspeção da epiderme e da mucosa dos pequenos lábios, clitóris, óstio uretral, introito vaginal, hímen, corpo perineal e ânus. Quanto aos pequenos lábios, observa-se se estão separados ou se há coalescência, e se existem escoriações e/ou lesões.

No estudo himenal, avaliam-se a coloração e a ausência ou não do pertuito himenal que comunica a região externa ao canal vaginal. As paredes himenais devem ser avaliadas, sendo considerada a ocorrência de ruptura quando existe uma chanfradura até a base do anel himenal.

Segue-se com a visualização de resíduos (descargas) vaginais, os quais devem ser coletados por meio de um pequeno *swab* ou mediante a introdução de cateter de alívio urinário número 6 por 2 a 3cm na vagina. Soro fisiológico é injetado e aspirado várias vezes até a obtenção da quantidade adequada de aspirado misturado à secreção vaginal.

Ainda com os grandes lábios separados, a paciente é instruída a fazer força para baixo, para que possam ser avaliadas a presença de distopias genitais, as perdas urinárias ou fecais e a saída de secreções.

Exame especular

O exame especular é realizado de rotina em pacientes sexualmente ativas ou que já tiveram várias relações sexuais. Raras vezes é executado em meninas pré-púberes ou em pacientes virgens de qualquer idade. Se for necessário, o exame deverá ser realizado sob sedação ou analgesia.

Durante a inspeção da vagina e do colo, avaliam-se alterações anatômicas (congênitas ou adquiridas) e a presença de secreções, como sangue e corrimentos, e as paredes vaginais são observadas quanto a cor, rugosidade, vascularização, edema, vegetações, lesões traumáticas, escoriações, tumores e/ou úlceras.

Toque vaginal

Por meio do toque vaginal podem ser avaliados trofismo, espessamentos, consistência, mobilidade, posição, forma, tamanho e dor ao toque da vagina, colo, útero e fossas ilíacas (ovários e anexos). Um sinal semiológico importante durante o toque bimanual consiste na presença de dor à mobilização do colo, o que pode significar doença anexial (como salpingite aguda). Em uma mulher com dor aguda, o exame bimanual pode ser limitado para a determinação de massas pélvicas.

Toque retal

O toque retal deve ser realizado rotineiramente em mulheres na pré- e na pós-menopausa e na senectude, auxiliando, principalmente, o diagnóstico diferencial entre doenças ginecológicas e intestinais.

No canal anal são avaliados: tônus do músculo esfincteriano externo, anel anorretal e presença de dor, tumores e/ou espessamentos. Na parede retal anterior podem ser avaliados o colo uterino, o útero, os ligamentos e os ovários.

■ INDICAÇÕES DE INTERNAÇÃO

- Quanto menor a idade da paciente, maior o risco de complicações e maior a chance de internação.
- Em caso de piora dos sintomas durante a observação na unidade de emergência.
- Nos casos em que, após a terapêutica instituída, não há melhora dos sintomas.
- Pacientes desidratadas, toxicêmicas e com sinais de choque.
- Pacientes cirúrgicas.
- Quando há história de infecção recorrente.
- Necessidade de tratamento EV e/ou intolerância à medicação oral.

Leitura complementar

Celani MFS, Armond S, Vilasboas AS. Doenças benignas da vagina. In: Camargos AF, Melo VH (eds.) Ginecologia ambulatorial. 1. ed. Belo Horizonte: Coopmed, 2001:339-47.

Celani MFS, Barra AA, Silva J. Dor pélvica aguda. In: Camargos AF, Melo VH (eds.) Ginecologia ambulatorial. 1. ed. Belo Horizonte: Coopmed, 2001.

Lemos CNCD, Oliveira FR, Pereira LMR. Abdome agudo. In: Silva Filho AL, Triginelli AS, Traiman P (eds.) Manual de cirurgia ginecológica. 1. Ed. Rio de Janeiro: MedBook, 2010:183-98.

López M, Laurentys-Medeiros J. Semiologia médica. As bases do diagnóstico clínico. 5. ed. Rio de Janeiro: Revinter, 2004.

Manning RT, Delp MH. Exame clínico de Major. 8. ed. Rio de Janeiro: Interamericana, 1975. 389 p.

Pearlman MD, Tintinalli JE. Emergency care of the woman. 1. ed. USA: McGraw-Hill, 1998.

Peixoto S, Marques JA, Rezende WW. Classificação e propedêutica das urgências ginecológicas. In: Halbe H, Halbe W. Vol. 2. 3. ed. São Paulo: Editora Rocca, 2000:1145-55.

3

Aplicações do Diagnóstico por Imagem na Urgência

Benito Pio Vitório Ceccato Júnior
Maria de Fátima Lobato Vilaça

■ INTRODUÇÃO

As urgências em ginecologia consistem em quadros de dor pélvica aguda e/ou sangramento genital (especialmente de origem uterina).

■ DOR PÉLVICA AGUDA

A dor pélvica aguda (DPA) pode ser definida como dor com menos de 3 meses de duração, localizada no baixo-ventre, não cíclica, que pode estar acompanhada de outros sinais e sintomas, como náuseas, vômitos, leucocitose etc. Trata-se de um sintoma comum que acomete mulheres de qualquer idade e corresponde a aproximadamente 40% dos atendimentos em ginecologia. O diagnóstico etiológico muitas vezes é um desafio, pois o quadro clínico e o exame físico podem ser inespecíficos, e o diagnóstico diferencial inclui amplo espectro de causas obstétricas, ginecológicas e não ginecológicas, relacionadas com o aparelho geniturinário, o sistema digestório, o retroperitônio e a parede abdominal. A origem do quadro álgico é também bastante variável, podendo tratar-se de processos infecciosos, tumorais, acidentes vasculares e hemorrágicos, torções de estruturas na pelve, rupturas de cistos etc.

A familiaridade e a experiência do clínico com a anatomia, a fisiologia da pelve feminina e o conhecimento das doenças que a acometem são fundamentais para o manejo correto, uma vez que o diagnóstico deve ser estabelecido com precisão para diferenciação dos casos cirúrgicos (p. ex., apendicites, abscessos pélvicos, torção de cistos ovarianos) daqueles não cirúrgicos (p. ex., cistos ovarianos, doença inflamatória pélvica [DIP], diverticulites). A demora no diagnóstico e no tratamento pode implicar risco de morte ou sequelas irreparáveis (p. ex., a ausência de diagnóstico precoce de uma DIP pode levar à lesão tubária irreversível).

A ultrassonografia (US) é o primeiro exame de imagem para avaliação da DPA, em virtude da disponibilidade do método, do custo e da ausência de radiação ionizante, além de promover avaliação completa do abdome. O exame ultrassonográfico deve ser realizado com base na história clínica e no exame físico. Anamnese detalhada e exame físico cuidadoso devem ser os passos iniciais. O exame deve seguir protocolo bem definido, ser iniciado pela via transabdominal (o que possibilita a avaliação de todo o abdome: órgãos e recessos da cavidade abdominal, parede abdominal e retroperitônio) e complementado pela via endovaginal (a utilização de transdutores de alta frequência possibilita melhor avaliação dos órgãos pélvicos, além da mobilização das estruturas pélvicas e da localização precisa dos pontos dolorosos, consistindo em um verdadeiro exame ginecológico dirigido e sob visão direta).

A complementação da avaliação ultrassonográfica com ressonância nuclear magnética (RNM) e tomografia computadorizada (TC) na DPA está indicada, principalmente, para o diagnóstico diferencial de apendicite em quadros atípicos, doença de Crohn e outras doenças com envolvimento intestinal. Também são métodos excelentes para avaliação do sistema geniturinário.

Cabe ressaltar que a TC deve ser usada preferencialmente em pacientes fora da idade reprodutiva ou naquelas com possibilidade de gestação completamente afastada. Em crianças, deve ser restringida a indicação de TC em razão dos possíveis efeitos futuros da grande carga de radiação ionizante nesse exame.

As principais causas de DPA são:

Causas ginecológicas

- Acidentes com cistos ovarianos: ruptura, hemorragia, torção.
- Torção de pedículo tubovariano.
- DIP.
- DIU mal posicionado.
- Síndrome do hiperestímulo ovariano.
- Pseudocisto peritoneal.
- Hematocolpos/hematométrio.
- Degeneração/torção de miomas uterinos.
- Trombose de varizes pélvicas.

Causas obstétricas

- Abortamentos.
- Gravidez ectópica.
- Rupturas uterinas.

Causas não ginecológicas e obstétricas

- **Trato gastrointestinal:** apendicites, diverticulites.
- **Trato urinário:** infecções, litíases.

A possibilidade de gravidez deve ser descartada mediante a realização da dosagem sérica da gonadotrofina coriônica (HCG). O exame ultrassonográfico normal dos órgãos genitais associado à HCG negativa torna improvável que a dor seja de origem genital, e outras causas de origem não ginecológica deverão ser pesquisadas.

Muita atenção deverá ser dada aos achados incidentais no exame ultrassonográfico, os quais não estão relacionados com os sinais e sintomas da doença e não lhe devem ser atribuídos, como miomas uterinos inocentes, hidrossalpinges antigas, cistos ovarianos e paraovarianos, que são achados frequentes e ocorrem em uma parcela significativa das mulheres em qualquer idade. O não reconhecimento dessas situações poderá implicar a realização de procedimentos cirúrgicos desnecessários que, além de não resolverem certamente, piorarão a evolução da doença. A presença de uma alteração que se mostre dolorosa à mobilização ou ao toque do transdutor possivelmente estará relacionada com o quadro doloroso, e isso deve ser citado no relatório do exame.

Os fundamentos básicos para o diagnóstico em emergências ginecológicas são a anamnese, o exame clínico cuidadoso e a análise minuciosa dos dados laboratoriais. A correta solicitação do exame de imagem (fornecimento dos dados clínicos, laboratoriais e do exame físico) pelo médico solicitante pode confirmar o diagnóstico ou levar à mudança de conduta. A US tem grande acurácia para o diagnóstico correto, indicação de cirurgias e prevenção de procedimentos cirúrgicos desnecessários.

Acidentes com cistos ovarianos: ruptura e hemorragia

Os cistos funcionais são a principal causa de massas anexiais no período reprodutivo. Estão relacionados com a produção anômala de gonadotrofinas, ocorrem durante os ciclos ovulatórios, nas induções de ovulação, nas gestações gemelares e nas degenerações molares, e não estão presentes na infância (ausência de produção de gonadotrofinas em virtude da imaturidade do eixo hipotálamo/hipófise), nas mulheres no menacme em uso de contraceptivos hormonais (supressão do eixo hipotálamo/hipófise) e nas mulheres menopausadas (ausência de folículos que respondam ao estímulo gonadotrófico). São as principais causas de DPA no menacme.

Decorrentes de estímulo gonadotrófico anômalo, os cistos foliculares são por definição maiores do que 3cm de diâmetro médio, anecoicos e sem conteúdo, raramente alcançando mais de 6cm. São achados ocasionais ao exame (assintomáticos na grande maioria dos casos) e desaparecem rapidamente (no máximo em dois ciclos consecutivos). Quando causam sintomas, geralmente são autolimitados, relacionados com a distensão súbita da cápsula ovariana e a ruptura, que raramente levam a complicações (Figura 3.1).

Os cistos lúteos são decorrentes de sangramento de maior monta para dentro do folículo roto após a ovulação e que pode extravasar para a cavidade peritoneal (os ovários não são peritonizados) e causar dor. O quadro clínico consiste em dor de início súbito, com sinais de irritação peritoneal, com ovário aumentado de volume e doloroso ao toque vaginal, em paciente não usuária de contracepção hormonal, no meio do ciclo. Raramente levam a quadro de hipovolemia (esta grave complicação é mais frequente nas portadoras de diáteses hemorrágicas e usuárias de anticoagulantes). A ultrassonografia endovaginal (USEV) é o exame de escolha para o diagnóstico. A aparência ecográfica dependerá da quantidade de sangue e do estágio do sangramento (o coágulo aparece como estruturas ecogênicas, o sangue hemolisado como líquido com debris, e as trabéculas de fibrina podem simular septações). Portanto, o corpo lúteo hemorrágico pode simular qualquer outra patologia ovariana. O quadro clínico, a presença de líquido livre na pelve e a dopplervelocimetria (presença de anel vascular: neovascularização periférica exuberante e não captação de vasos no interior do cisto) definirão o diagnóstico. A presença de sinais clínicos de hipovolemia com líquido livre em outros recessos peritoneais é indicativa de quadros mais graves, geralmente associados aos distúrbios da coagulação, que devem ser prontamente corrigidos, com indicação de cirurgia nos casos rebeldes ao tratamento ou com risco de morte.

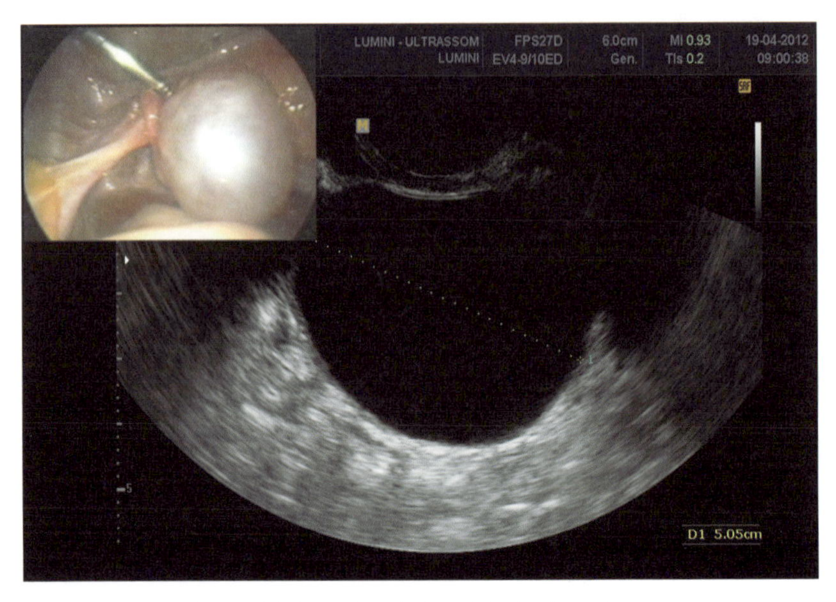

Figura 3.1 Retenção folicular: cisto simples > 3cm.

Acidentes hemorrágicos em cistos paraovarianos, neoplásicos e endometrióticos são raros (Figuras 3.2 a 3.4).

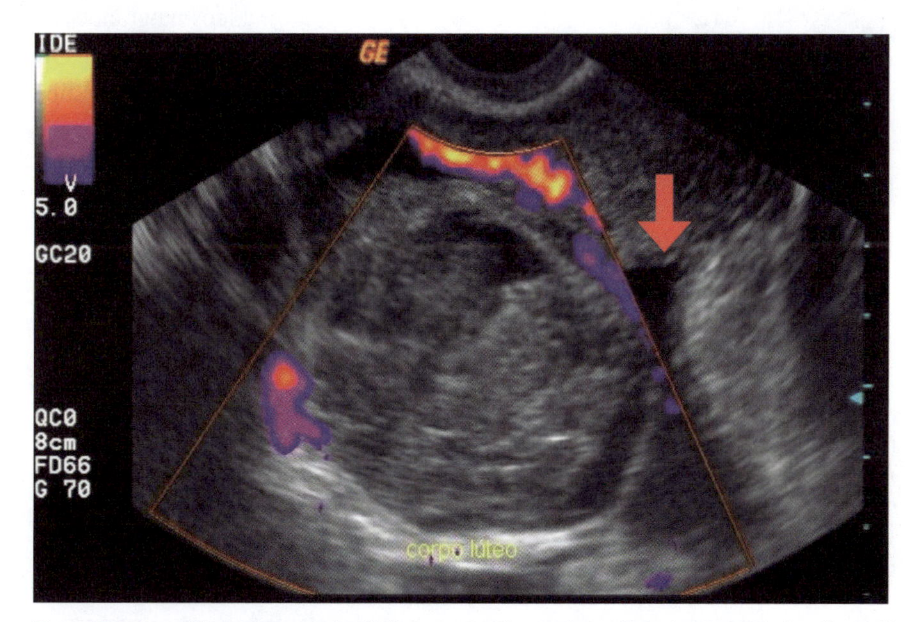

Figura 3.2 Corpo lúteo com aspecto sólido e com anel vascular ao Doppler. A seta indica líquido livre.

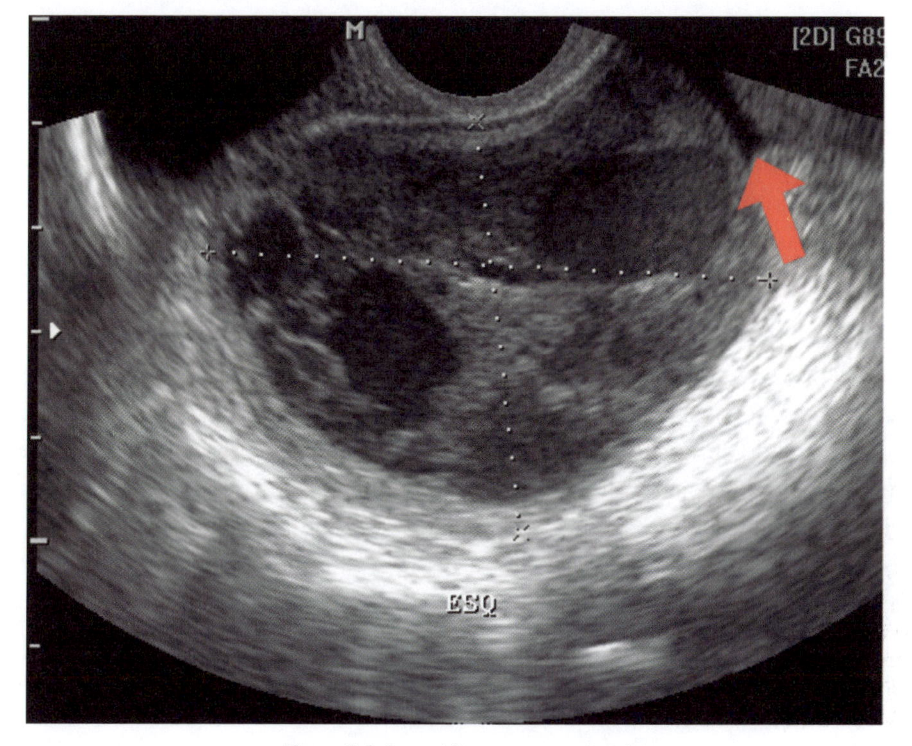

Figura 3.3 Corpo lúteo com aspecto misto.

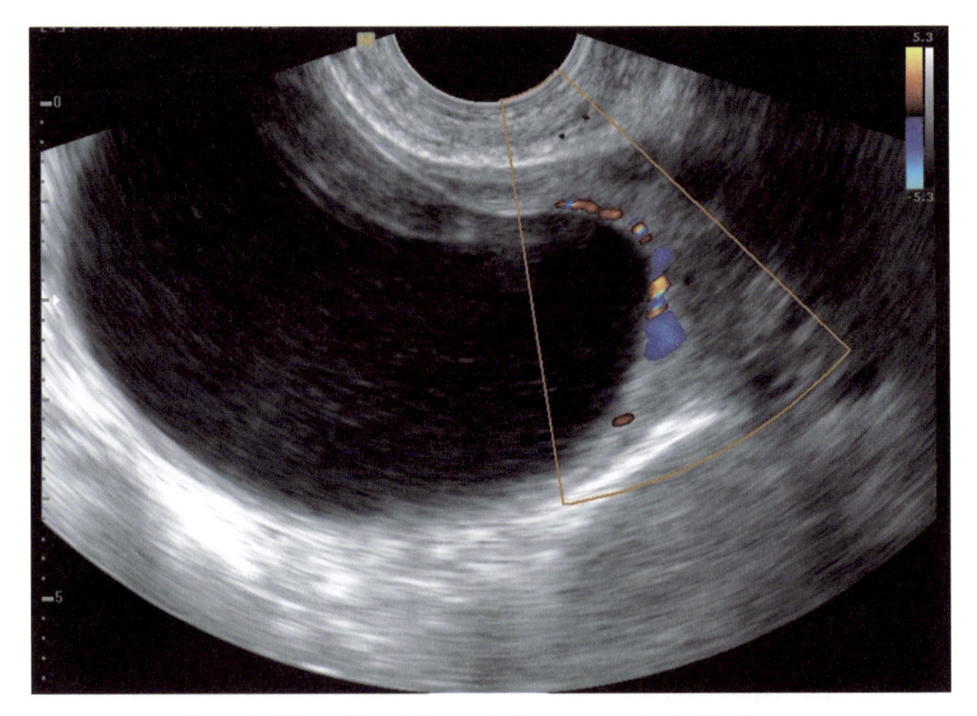

Figura 3.4 Corpo lúteo cístico: conteúdo com aspecto de vidro fosco.

A ruptura de cisto ovariano com sangramento abdominal é frequente e na grande maioria das vezes relacionada com corpo lúteo hemorrágico. Os aspectos ecográficos são bastante variáveis, mas a presença do anel vascular ao Doppler e anamnese e exame físico cuidadosos definem o diagnóstico. Às vezes é necessário exame ecográfico de controle. Os quadros hemorrágicos mais graves estão mais frequentemente associados às diáteses hemorrágicas.

Torção de pedículo tubovariano

Pode acometer mulheres de qualquer idade, desde o feto no terceiro trimestre da gestação até a menopausa, porém é mais comum no menacme, em cerca de 12% a 25% dos casos ocorrendo durante a gravidez (o crescimento uterino após o primeiro trimestre e a involução súbita no puerpério imediato mobilizam os ovários, aumentando a chance de torção do pedículo). Corresponde a cerca de 3% das mulheres que procuram o serviço de emergência com DPA.

Os fatores predisponentes são anatômicos (ligamento útero-ovariano longo), além dos cistos de ovário (cerca de 50% das torções têm como causa cistos ovarianos [o teratoma maduro é o mais frequente]), outros cistos (hidrossalpinges e cistos paraovarianos) e do hiperestímulo ovariano. Em geral, a torção envolve os anexos (tubas e ovários) em cerca de 70% dos casos.

Raramente ocorre em casos de neoplasias, DIP e endometriose em razão do processo aderencial, sendo mais frequente à direita, em virtude da posição mais fixa do sigmoide em relação ao ceco. A demora no diagnóstico pode levar a perda definitiva do ovário, peritonite e mesmo risco de morte.

O quadro clínico consiste em dor súbita, cujo início é muito bem definido pela paciente, de intensidade muito forte, em cerca de 90% dos casos, podendo estar acompanhada de náuseas e vômitos. A dor pode ser constante ou intermitente, quando a torção se torna mais ou menos pronunciada. Em algumas situações, o quadro álgico pode apresentar menor intensidade e durar vários dias.

O exame físico mostra o anexo bastante doloroso ao toque, percebendo-se ou não a massa anexial. Os exames laboratoriais estão normais, sem leucocitose ou outras alterações.

A US desempenha papel fundamental no diagnóstico. O exame ecográfico normal praticamente afasta a possibilidade de torção. Nas fases iniciais, ocorre edema em virtude da obstrução maior ao fluxo venoso, provocando aumento de volume do ovário, com aumento da ecogenicidade e deslocamento dos folículos para a periferia. O ovário encontra-se extremamente doloroso ao toque do transdutor e à mobilização. Cistos ovarianos são identificados, quando presentes. A análise do exame deve ser feita levando-se em consideração o quadro clínico e a comparação com o ovário contralateral, que está normal. Nessa fase, ocorre ainda a captação de fluxo, principalmente arterial, ao mapeamento colorido (Figura 3.5).

Com o passar do tempo diminui ainda mais o fluxo arterial, inicia-se a necrose, e o parênquima torna-se hipoecogênico. Nessa fase ainda pode ser captado fluxo sanguíneo arterial ao mapeamento colorido (Figura 3.6).

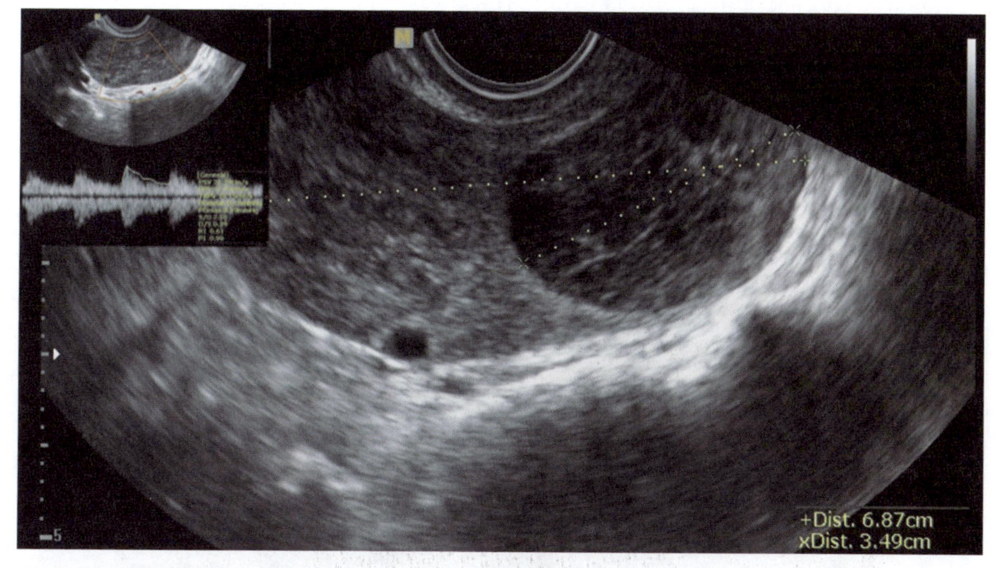

Figura 3.5 Torção aguda: ovário com corpo lúteo aumentado de volume, ecogênico, com folículos deslocados perifericamente. No detalhe, a presença de fluxo.

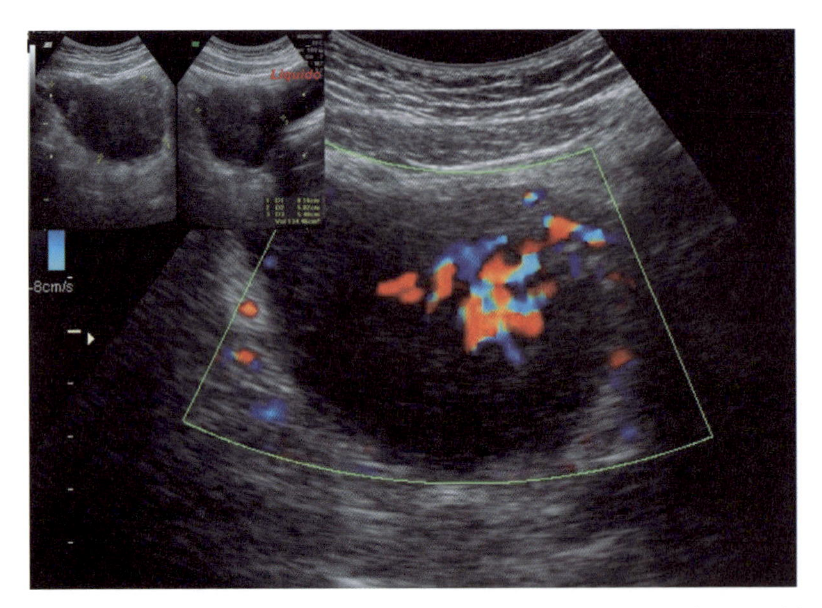

Figura 3.6 Torção com necrose parcial: ovário aumentado, hipoecoico, com fluxo arterial.

Nas fases mais tardias ocorre colapso total do suprimento sanguíneo, e o ovário se torna ainda mais aumentado de volume, hipoecogênico e sem fluxo ao mapeamento colorido (Figua 3.7).

O tratamento é cirúrgico, e deve ser instituído precocemente, preferencialmente antes de 16 horas de evolução, para evitar a perda do órgão com possíveis implicações na fertilidade futura. A destorção do pedículo ovariano e a preservação do órgão, ou seja, tratamento cirúrgico conservador, devem ser a primeira opção de tratamento.

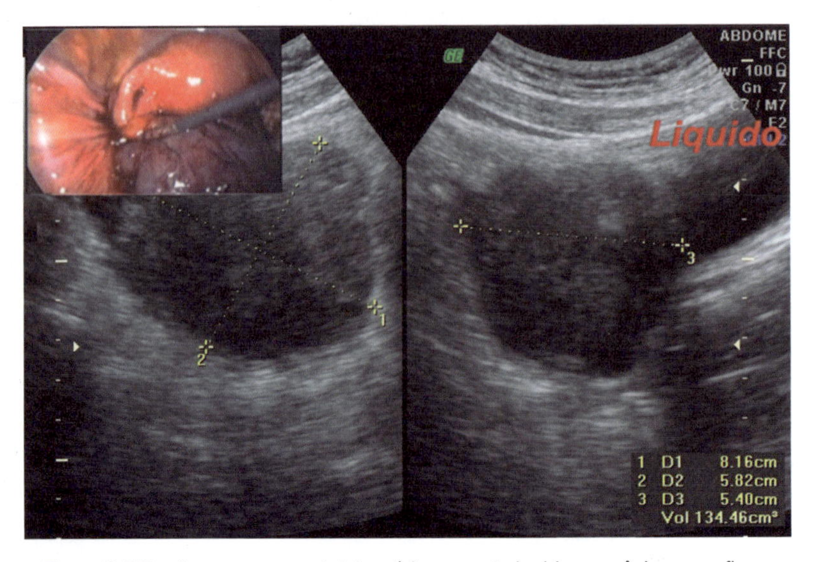

Figura 3.7 Torção com necrose total: ovário aumentado, hipoecogênico, sem fluxo.

O diagnóstico de torção aguda por exame de imagem passa por anamnese e exame cuidadosos, uma vez que o quadro clínico costuma ser muito típico em mais de 90% dos casos. O exame normal afasta na prática a possibilidade de torção e pode haver a presença de fluxo ao Doppler antes da necrose total do órgão. O diagnóstico deve ser estabelecido rapidamente, pois o tratamento em tempo hábil impede a perda do órgão.

Doença inflamatória pélvica (DIP)

A DIP clássica, com quadro clínico típico, ocorre em cerca de 50% dos casos. Nos outros 50% consiste em doença insidiosa, com sinais e sintomas pouco definidos, podendo passar despercebida. O diagnóstico muitas vezes é um desafio, e a demora na instituição do tratamento pode levar a sequelas irreversíveis, tendo como consequência infertilidade, gravidez ectópica e dor pélvica crônica. Trata-se de infecção bacteriana ascendente, sexualmente transmissível na grande maioria dos casos, iniciando-se com cervicite, endometrite, salpingite (sempre bilateral) e pelviperitonite, podendo levar à formação de abscessos pélvicos nos casos mais graves. Em algumas situações, pode surgir em meio à contiguidade de outras infecções, como diverticulites, apendicites ou perfurações de dispositivos intrauterinos (DIU); nesses casos, podem ser unilaterais.

A US tem papel limitado para o diagnóstico de DIP, notadamente nas fases iniciais, pois o exame ecográfico pode estar normal ou apresentar alterações sutis e inespecíficas. Na presença de endometrite, a mobilização dolorosa do útero é o principal sinal ecográfico, que pode estar associado a espessamento endometrial. A presença de gás na cavidade endometrial pode ser registrada nos casos mais graves (Figura 3.8).

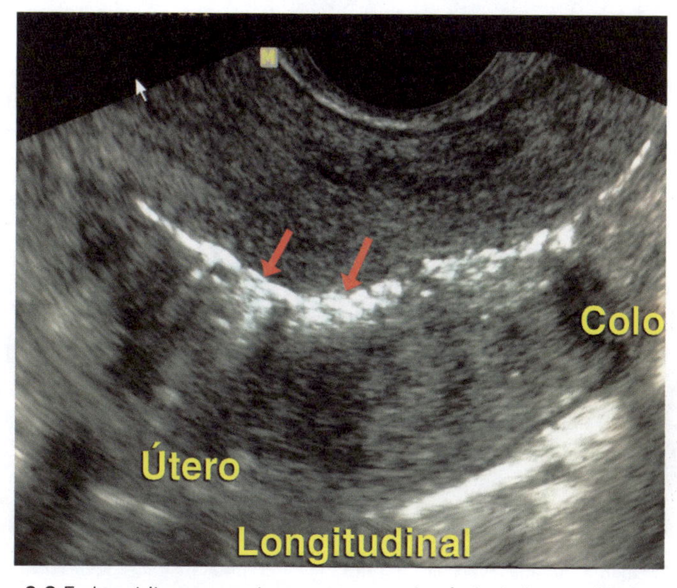

Figura 3.8 Endometrite grave: nota-se a presença de gás (*setas*) na cavidade uterina.

O acometimento tubário leva a espessamento e dor ao toque no anexo, o que pode ser percebido em exame mais minucioso. A progressão para piossalpinge torna o diagnóstico mais evidente com quadro clínico mais exuberante, sendo a tuba identificada com conteúdo denso com debris (pus) e paredes espessadas e hipervascularizadas ao mapeamento colorido. Este é o sinal mais relevante e patognomônico, mas implica prognóstico bastante reservado quanto ao futuro reprodutivo (a maioria das pacientes desenvolverá lesões tubárias irreversíveis nesse estágio). Outros sinais ecográficos também podem estar presentes, como líquido livre e aspecto polimicrocístico dos ovários (a causa seria edema por periooforite), que são inespecíficos mas que, se associados ao quadro clínico e aos outros achados, tornam-se muito importantes: cerca de 20% a 30% das mulheres com DIP aguda apresentam essas duas características (Figuras 3.9 a 3.11).

Os abscessos pélvicos são os casos mais graves, necessitando tratamento cirúrgico, com quadro clínico mais exuberante (Figura 3.12).

O diagnóstico de DIP nos casos atípicos (que correspondem a pelo menos 50%) é um desafio tanto do ponto de vista clínico como de exame de imagem. Para o diagnóstico por exame de imagem são necessários suspeita clínica e exame cuidadoso, uma vez que os achados são inespecíficos, muitas vezes valorizados apenas quando associados a dados clínicos (mobilização dolorosa ao toque do transdutor), e o exame normal não afasta a possibilidade do diagnóstico.

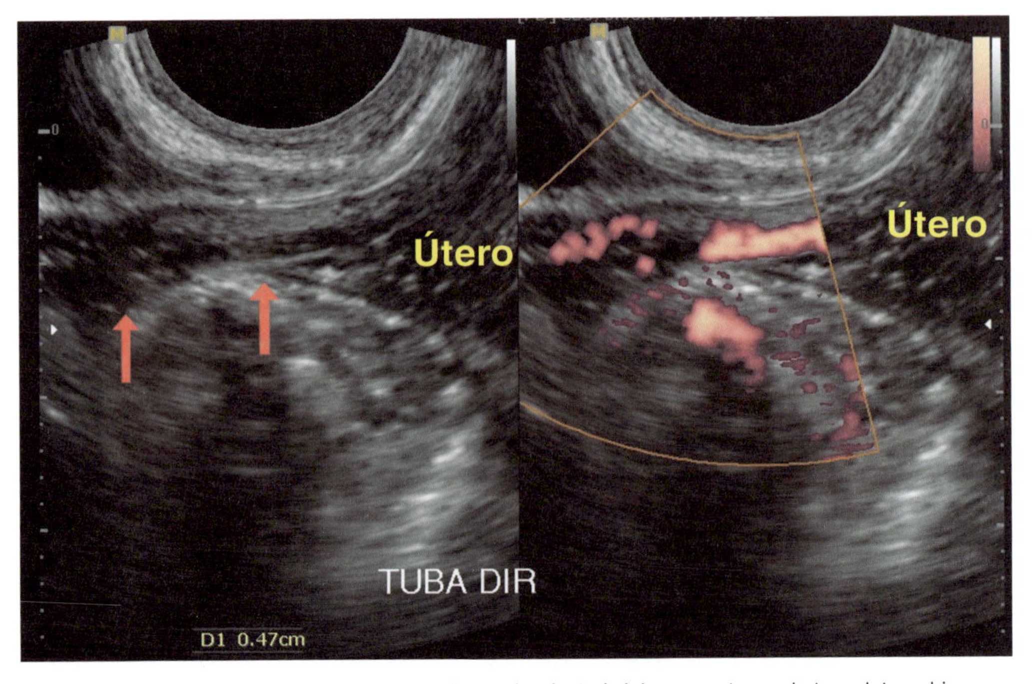

Figura 3.9 Salpingite aguda: identificação da tuba uterina (*setas*) dolorosa ao toque do transdutor e hipervascularizada.

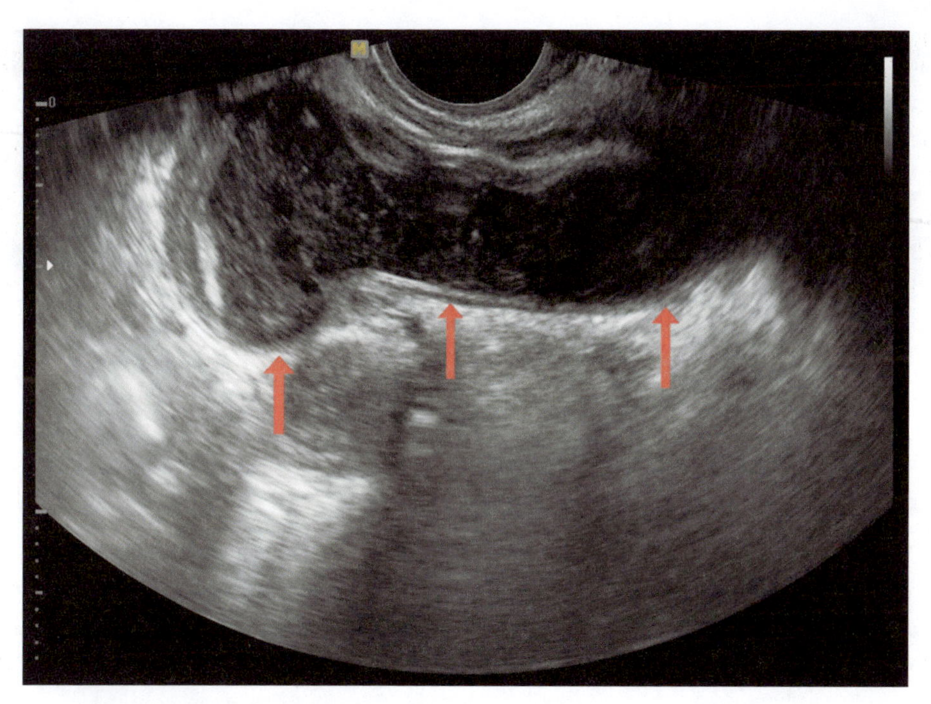

Figura 3.10 Piossalpinge: tuba uterina de paredes espessadas e conteúdo purulento.

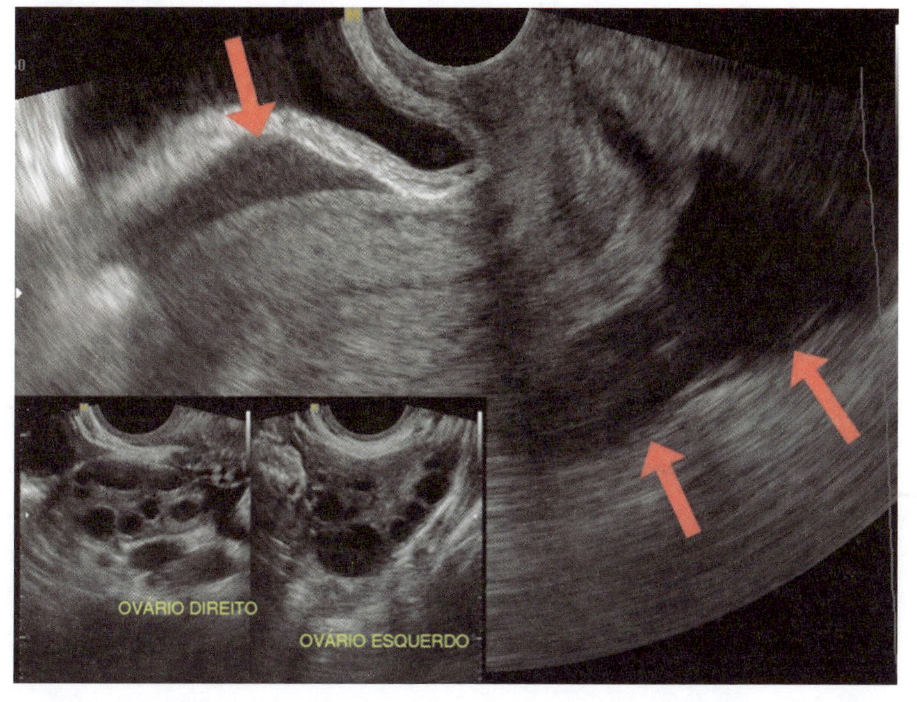

Figura 3.11 DIP aguda. Nota-se a presença de líquido com debris (*setas*) e ovários com aparência policística no detalhe.

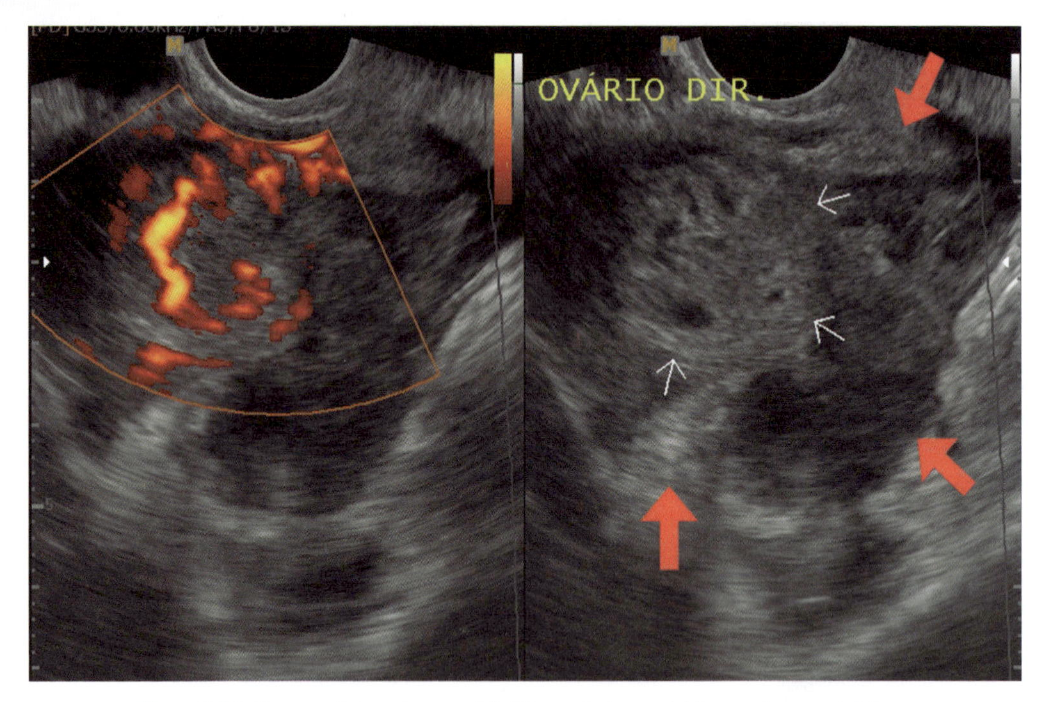

Figura 3.12 Abscesso tubovariano: ovário hiperemiado envolvido por abscesso tubáreo.

DIU mal posicionado

A presença de DIU mal posicionado na cavidade uterina pode levar à diminuição do efeito contraceptivo ou a dor e sangramento vaginal. Do ponto de vista da contracepção, a literatura é controversa quanto ao posicionamento correto, sendo a medida mais utilizada a distância do ápice do DIU ao fundo da cavidade uterina. Do ponto de vista clínico, o DIU não causa sintomas quando posicionado acima do orifício interno do colo uterino, ou se não perfurar o miométrio. Nessas situações, pode causar dor pélvica e sangramento uterino anormal. O DIU fora da cavidade uterina leva a processo inflamatório e dor pélvica, o que pode ser complicado por infecção e perfuração de alças ou outras estruturas pélvicas, sendo a gravidade maior naqueles que contêm cobre.

A USEV mostra a localização exata. As pequenas perfurações no miométrio são mais bem identificadas pela US tridimensional. Em caso de DIU na cavidade peritoneal, radiografia simples de abdome pode auxiliar a localização, pois o conteúdo gasoso das alças intestinais pode dificultar a identificação pela US, principalmente quando se trata do Mirena, que é pouco refringente e mais difícil de ser identificado (Figuras 3.13 a 3.16).

A USEV mostra a localização precisa do DIU. Quando este está localizado na cavidade peritoneal, pode ser necessária radiografia simples de abdome.

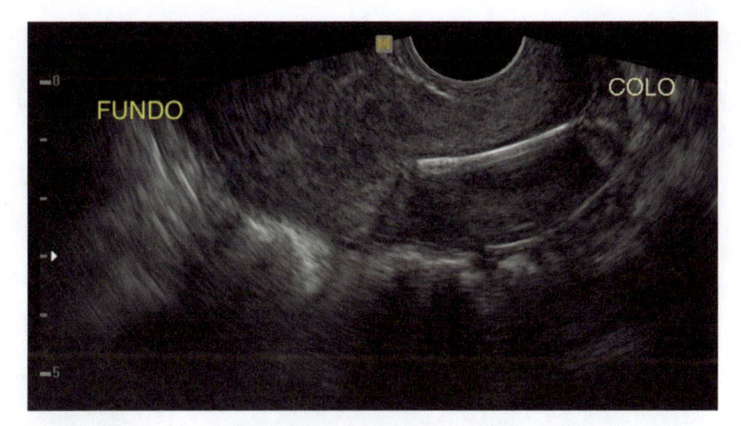

Figura 3.13 DIU na região cervical.

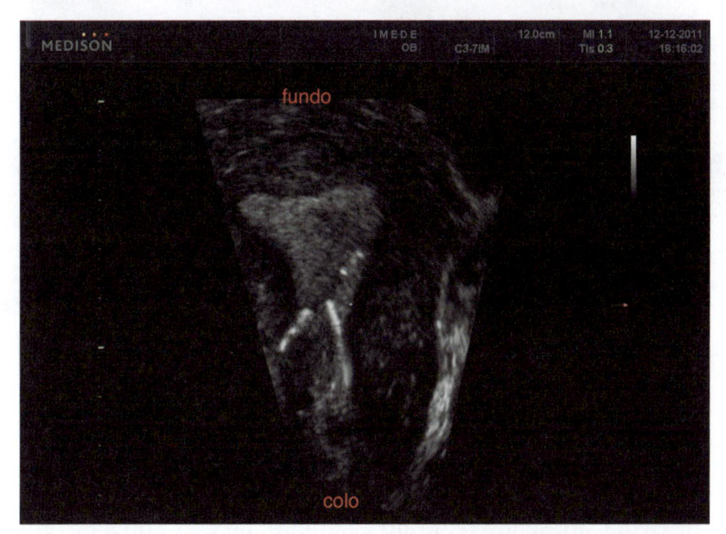

Figura 3.14 DIU com haste transversal perfurando miométrio (corte coronal em US 3D).

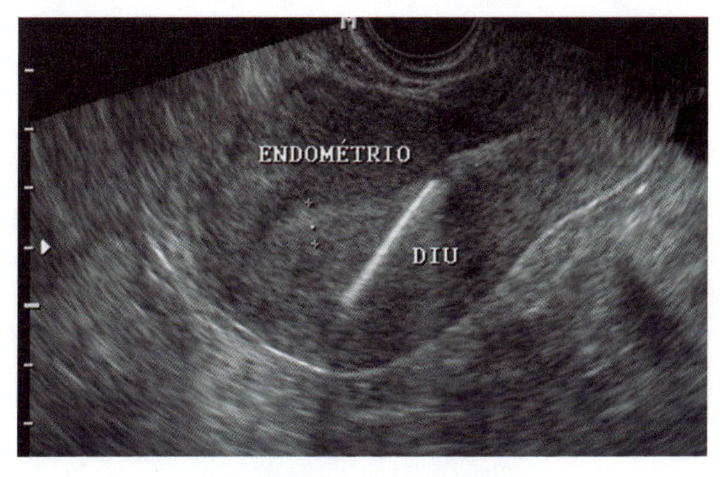

Figura 3.15 DIU no miométrio.

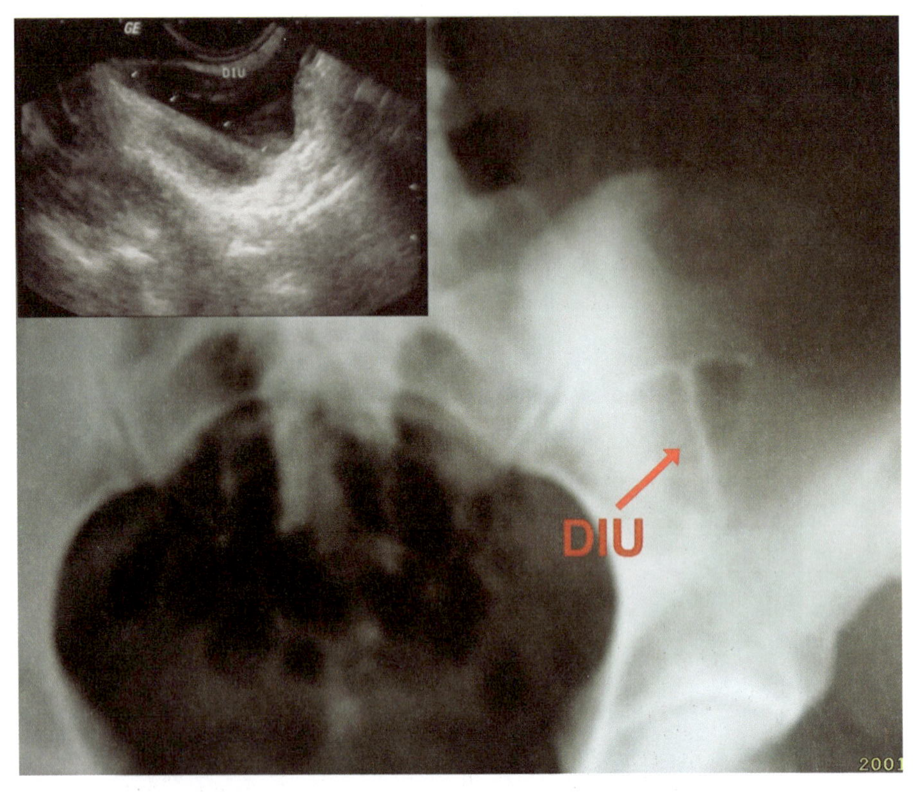

Figura 3.16 DIU (mirena) em FIE: identificação por radiografia simples (imagem da US no detalhe).

Síndrome do hiperestímulo ovariano

O hiperestímulo ovariano pode ocorrer como complicação de qualquer medicação para estímulo da ovulação, sendo o citrato de clomifeno e as gonadotrofinas os medicamentos mais utilizados. Pode ocorrer em até 20% dos casos, sendo mais comum após uso de gonadotrofinas nas técnicas de reprodução assistida e nas pacientes portadoras de ovários policísticos por anovulação crônica. Nos casos leves, ocorrem aumento de volume dos ovários (diâmetro de 8 a 10cm) e dor e desconforto abdominal, além de, algumas vezes, náuseas e vômitos. Nos casos mais graves, os sintomas clínicos são mais intensos, o diâmetro ovariano ultrapassa 10cm, e ocorre extravasamento de líquido para o terceiro espaço, com aparecimento de ascite. Nos casos de maior gravidade, cerca de 1% a 2%, aparecem derrame pleural, efusão pericárdica, hemoconcentração e, em situações extremas, distúrbios da coagulação, com risco de morte para as pacientes.

A torção do pedículo ovariano acontece com mais frequência nesses casos, devido ao aumento de volume do órgão, sendo o diagnóstico mais difícil, pois os quadros clínicos se sobrepõem: deve ser avaliada a possibilidade pela dor de mais forte intensidade unilateral, e o diagnóstico será feito pela comparação com o ovário contralateral (edema e diminuição da vascularização do ovário acometido).

Pseudocisto peritoneal

Pode ser definido como a presença de coleção líquida enclausurada por um processo aderencial em virtude de cirurgia prévia e/ou processo inflamatório peritoneal. Os ovários podem estar localizados no interior, e o processo ovulatório pode levar a aumento súbito da coleção e dor. A US identifica coleção líquida com múltiplas septações finas, compressível ao toque do transdutor, com o ovário normal identificado em seu interior. O tratamento nos casos de dores recorrentes pode ser feito mediante aspiração do líquido guiada pela US (Figura 3.17).

Hematocolpos/hematométrio

A obstrução ao fluxo menstrual pode ser decorrente de procedimentos cirúrgicos, principalmente cirurgias de colo (cauterizações extensas, CAF e conizações), ou de malformações congênitas.

O hímen imperfurado, uma anomalia de seio urogenital, leva a hematocolpos, com dores cíclicas no baixo-ventre, em paciente com amenorreia primária. A US mostra hematocolpos (vagina distendida por conteúdo líquido com debris) e, nos casos de diagnóstico mais tardio, hematométrio e hematossalpinge. Os septos vaginais transversos com obstrução do fluxo menstrual são mais raros.

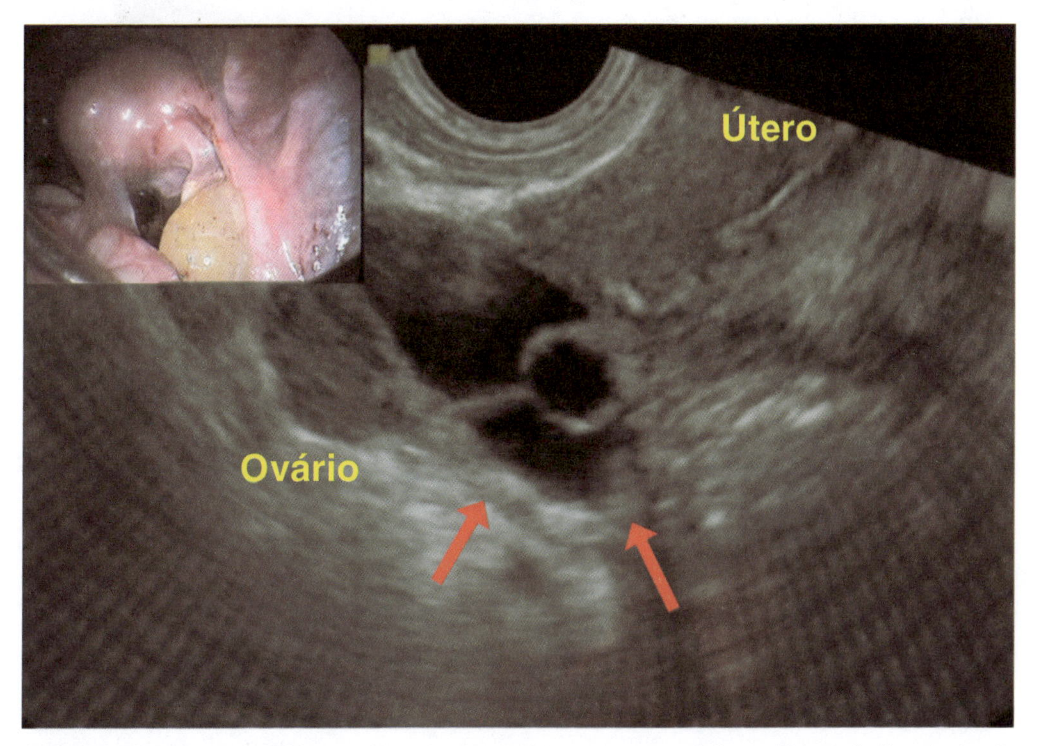

Figura 3.17 Pseudocisto peritoneal: ovário normal envolvido por estrutura cística multisseptada (foto da cirurgia no detalhe).

As anomalias mullerianas que provocam dor pélvica são raras e acontecem nos raros casos de úteros bicornos com um dos cornos sem comunicação com a vagina, levando a hematométrio e hematossalpinge unilateral, em paciente com dor pélvica cíclica. A US mostra um corno uterino normal e o outro com líquido com debris, além de hematossalpinge unilateral (Figuras 3.18 e 3.19).

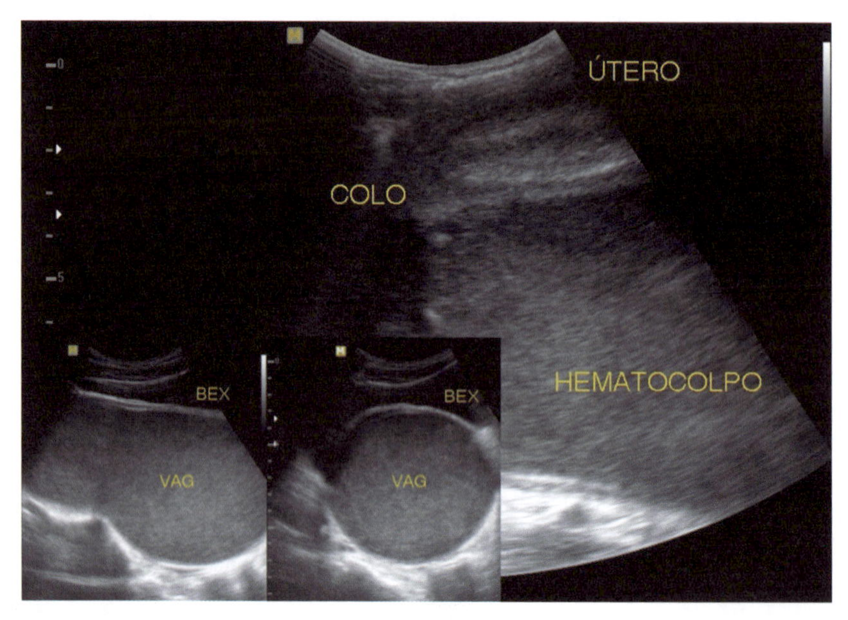

Figura 3.18 Hímen imperfurado: corte longitudinal do útero com hematocolpos no detalhe.

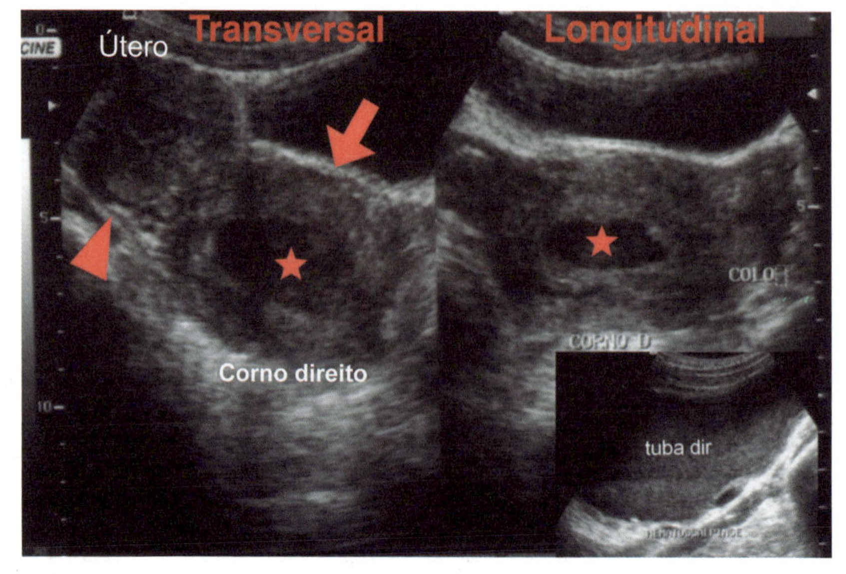

Figura 3.19 Útero bicorno com corno direito (*seta maior*) sem comunicação com a vagina: hematométrio (★). Nota-se hematossalpinge no detalhe.

Degeneração/torção de miomas uterinos

A degeneração e a necrose dos miomas são as complicações mais frequentes na gestação, mas pouco comuns fora do ciclo gravídico-perperal, e podem levar a quadro de DPA. A dor é de localização bem definida. Durante a gravidez, pode haver dor por vascularização deficiente (chamada degeneração rubra: aporte sanguíneo ao mioma em crescimento insuficiente), a qual pode ser bem localizada, podendo não haver alteração ecográfica na US convencional, ou degeneração cística por necrose central. A US mostra uma massa cística localizada no miométrio, dolorosa ao toque do transdutor, com vascularização medial ao mapeamento colorido, e que apresenta mobilização conjunta com o útero. Fora do período gestacional, o diagnóstico diferencial com cistos complexos ovarianos é estabelecido a partir da identificação dos ovários e das características ecográficas supradescritas.

A torção de pedículo de mioma é evento extremamente raro.

Miomas submucosos podem entrar em processo de expulsão (miomas paridos), levando a quadro clínico de sangramento genital exuberante com dores em cólica de forte intensidade (Figura 3.20).

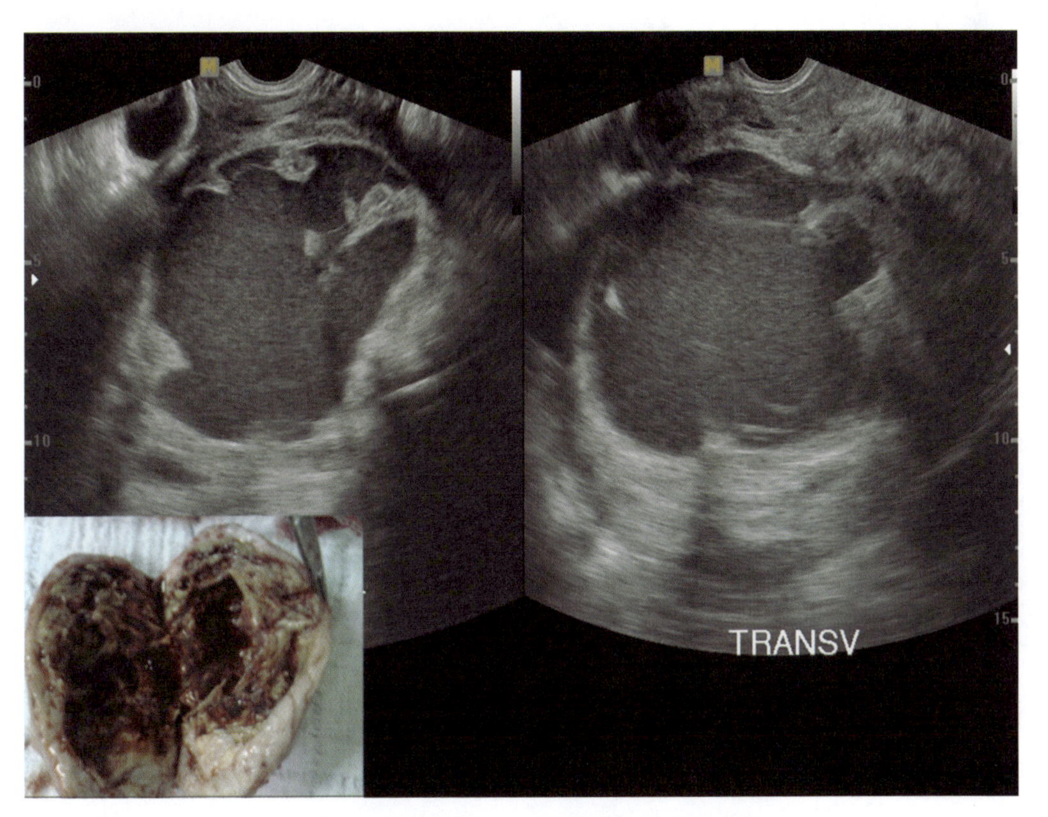

Figura 3.20 Mioma com degeneração cística.

Trombose de varizes pélvicas

Varizes pélvicas são dilatações dos vasos localizados na pelve (calibre > 5mm). Os vasos pélvicos não são valvulados, porém a trombose é rara, mais frequente no pós-parto. Apresenta-se com quadro de dor pélvica que se irradia para o dorso e pode estar associada a quadro febril. A USEV com Doppler identifica os vasos de calibre aumentado e com material ecogênico em seu interior (Figura 3.21).

■ SANGRAMENTO GENITAL

Sangramento uterino anormal ocorre em qualquer período na infância, na menopausa ou no menacme, e se apresenta fora dos padrões de normalidade. Corresponde a 12% das queixas ginecológicas.

As causas são variadas, podendo ser de origem uterina, anexial ou proveniente de doenças sistêmicas:

Causas uterinas

- Colo (cervicites, pólipos, câncer).
- Miométrio (adenomiose, miomatose).
- Endométrio (endometrites, hiperplasias, câncer).

Causas anexiais

- DIP.
- Endometriose.
- Tumores anexiais.

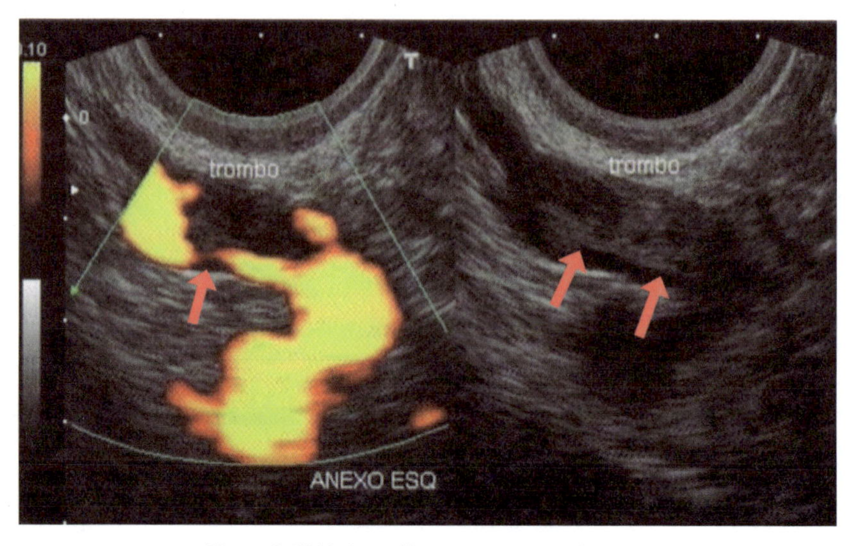

Figura 3.21 Varizes pélvicas com trombo (*setas*).

Doenças sistêmicas

- Doenças endócrinas.
- Distúrbios da coagulação etc.

Considerada urgência ginecológica quando de grande monta e de início súbito, pode levar a quadro de anemia e hipovolemia. A anamnese cuidadosa e o exame físico minucioso afastarão a possibilidade de lesões genitais e cervicais traumáticas. A US deve ser indicada apenas após a avaliação inicial.

As causas cervicais, uterinas, anexiais e sistêmicas raramente promovem quadros de sangramento agudo de grande monta; quando responsáveis pelo sangramento e pela anemia, geralmente consistem em quadros crônicos.

O sangramento uterino disfuncional (SUD) é a principal causa de sangramento de grande monta e de início súbito. Pode ocorrer em qualquer período do menacme, porém é mais frequente nos extremos (menopausa e adolescência), quando são mais comuns distúrbios do eixo hipotálamo/hipófise. A causa pode ser idiopática ou estar relacionada com fatores emocionais e/ou ambientais. O exame físico e a US podem estar normais ou alterados pela presença de outras patologias, como miomas uterinos ou hidrossalpinges, que não estão relacionados com o quadro clínico atual, sendo necessário julgamento clínico adequado para não se atribuir a esses achados incidentais a causa do problema. As hiperplasias endometriais apresentarão espessamento endometrial, e os miomas em processo de parturição serão identificados como nódulos hipoecogênicos no canal endocervical associados ao quadro clínico de dismenorreia intensa.

Existem dois tipos de SUD: episódico (em algumas situações pode ocorrer sangramento de grande monta, o que leva à procura por atendimento emergencial) e crônico.

No SUD episódico, que pode ocorrer em mulheres com ciclos ovulatórios, o diagnóstico definitivo é estabelecido a partir do quadro clínico e da resposta ao tratamento. A USEV é normal, ou podem estar presentes outras alterações que não são a causa do problema. No SUD não episódico, que ocorre na anovulação crônica, o quadro clínico de oligomenorreia pode estar associado a hiperplasia endometrial. A USEV, nesses casos, mostrará os ovários policísticos com espessamento endometrial (Figura 3.22).

Nos sangramentos genitais de grande intensidade e persistentes deve ser aventada a possibilidade de distúrbios da coagulação. A doença de Von Willebrand é a mais comum. A forma leve da doença acomete cerca de 1% da população feminina e é responsável por até 10% dos casos de sangramento menstrual excessivo. O diagnóstico laboratorial é estabelecido pela deficiência do fator VIIIc em mulheres com função plaquetária normal. As formas mais graves da doença e outros distúrbios da coagulação podem levar a quadros hemorrágicos mais graves.

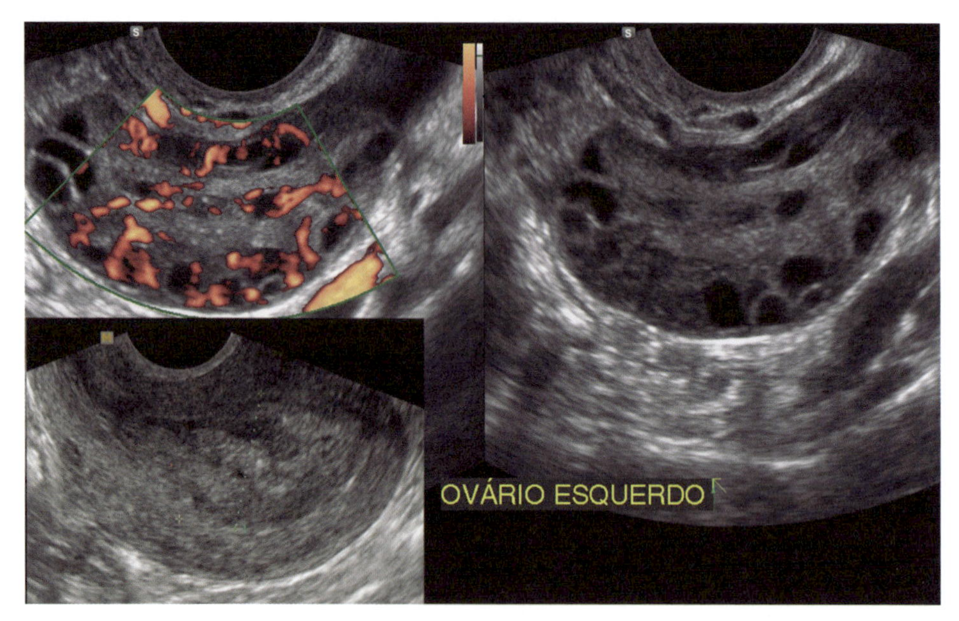

Figura 3.22 Ovários policísticos. No detalhe, espessamento endometrial por hiperplasia.

Pode ocorrer a formação de malformações arteriovenosas, principalmente após procedimentos cirúrgicos (curetagens, histeroscopias), que podem levar a sangramento de grande monta. A USEV mostra nodulação uterina ecogênica heterogênea com intensa captação de vasos ao mapeamento colorido (Figura 3.23).

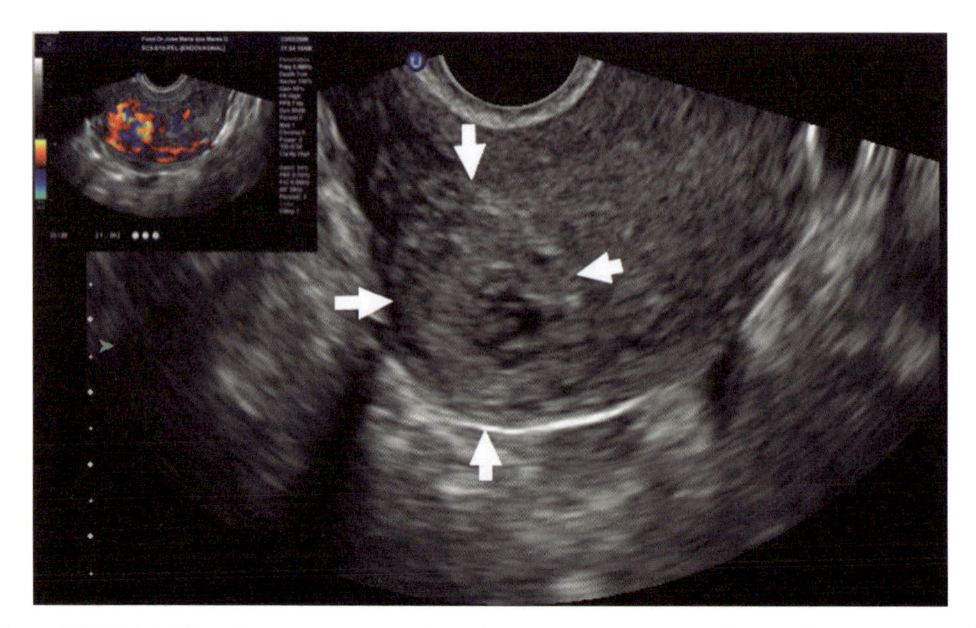

Figura 3.23 Fístula AV: paciente com sangramento profuso e curetagem uterina prévia. A FIV aparece como nódulo ecogênico (*setas*) com intensa vascularização ao Doppler (detalhe).

CAUSAS OBSTÉTRICAS

Gestação ectópica

Gestação ectópica consiste na implantação e no desenvolvimento do óvulo fertilizado fora da cavidade uterina. Principal causa de morte materna no primeiro trimestre da gestação, sua incidência tem aumentado drasticamente nas últimas décadas (19,7 casos a cada 1.000 gestações) em virtude do aumento dos fatores de risco (história prévia de gestação ectópica, história de cirurgia tubária, DIP, doenças sexualmente transmissíveis, endometriose, usuárias de DIU, fertilização artificial, tabagismo). A principal causa é a disfunção da trompa de Falópio, não permitindo a migração do ovo até a cavidade uterina.

O diagnóstico precoce, antes da ruptura, é desejável para diminuir a morbimortalidade e propiciar maiores chances de preservação da fertilidade, tornando possível a adoção de condutas conservadoras, como laparotomia com salpingostomia ou tratamento medicamentoso. Apesar da evolução dos métodos de diagnóstico, mais de 50% das gestações ectópicas são diagnosticadas em serviços de emergência.

Localização

Noventa e três a 95% das gestações ectópicas estão localizadas na trompa de Falópio, 70% na ampola, 22% no istmo e 11% na fímbria. Em 3% a 5% dos casos, as gestações ectópicas estão localizadas fora da trompa, sendo os locais mais frequentes: ovários, colo uterino, abdome, cicatriz de cesariana e alças intestinais.

A gestação heterotópica (gravidez tópica e ectópica concomitantemente) tem incidência de 1 em 30 mil gestações, correspondendo a menos de 1% das gestações ectópicas espontâneas. A incidência aumenta muito em casos de fertilização assistida.

Sinais e sintomas

A tríade clássica, formada por dor abdominal e pélvica, sangramento e massa anexial, está presente em menos de 50% dos casos (a dor é o sintoma mais frequente, ocorrendo em quase 100% dos casos). Nos casos mais graves, pode ocorrer instabilidade hemodinâmica com choque hipovolêmico.

Diagnóstico

Em caso de suspeita clínica de gravidez ectópica, é imperativa a dosagem sérica da fração beta do hormônio gonadotrófico coriônico (β-HCG), além da USEV: o saco gestacional (SG) intrauterino pode ser identificado a partir de 5 semanas de gestação, com β-HCG > 1.500 a 2.000mUI/mL (valor discriminatório, com exceção da gestação múltipla inicial e da doença trofoblástica gestacional). Nos casos de β-HCG < 1.500mUI/mL com USEV normal, recomenda-se a realização de novo exame e de nova dosagem do

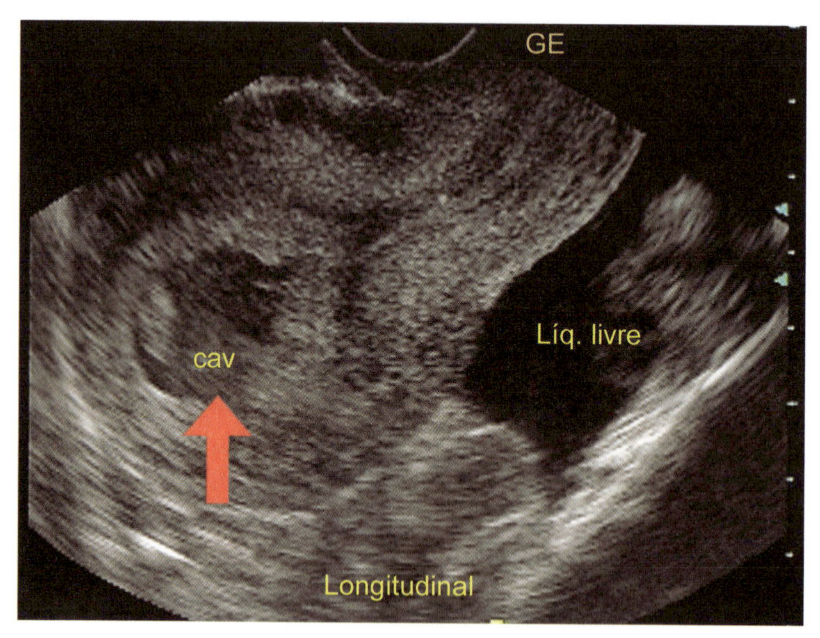

Figura 3.24 Gestação ectópica com pseudossaco gestacional. Nota-se líquido na cavidade endometrial (*seta*) e em FSUP.

β-HCG no intervalo de 48 horas (na gestação viável, o valor deve dobrar). A presença de SG tópico afasta na prática a possibilidade de gestação ectópica, com exceção das gestações iniciadas após reprodução assistida.

Achados ultrassonográficos na gestação ectópica

Na gestação ectópica inicial, a USEV pode estar normal. O exame ecográfico deve estar sempre associado à HCG: HCG positiva acima do nível discriminatório sem SG intrauterino pode indicar gravidez ectópica ou abortamento. Os aspectos clínicos e os exames seriados definirão o diagnóstico. A gravidez ectópica pode levar a espessamento endometrial (quando associado a sangramento vaginal, não deve ser confundido com abortamento) e à presença de pseudossaco gestacional (área anecoica intracavitária, que não deve ser confundida com saco gestacional verdadeiro) (Figura 3.24).

O diagnóstico definitivo é estabelecido a partir da presença do anel tubáreo (área anecoica circundada por halo ecogênico hipervascularizado localizada entre o útero e o ovário, associada à HCG positiva) ou a partir da identificação do SG com vesícula vitelina e/ou embrião fora da cavidade uterina.

Os outros achados são menos específicos (massa anexial mista e líquido livre na cavidade) e são diagnósticos quando associados à HCG e ao exame clínico. O principal diagnóstico diferencial é com o corpo lúteo hemorrágico, sendo estabelecido por HCG negativa e seu aspecto típico à USEV (estrutura intraovariana com anel vascular ao Doppler) (Figuras 3.25 a 3.27).

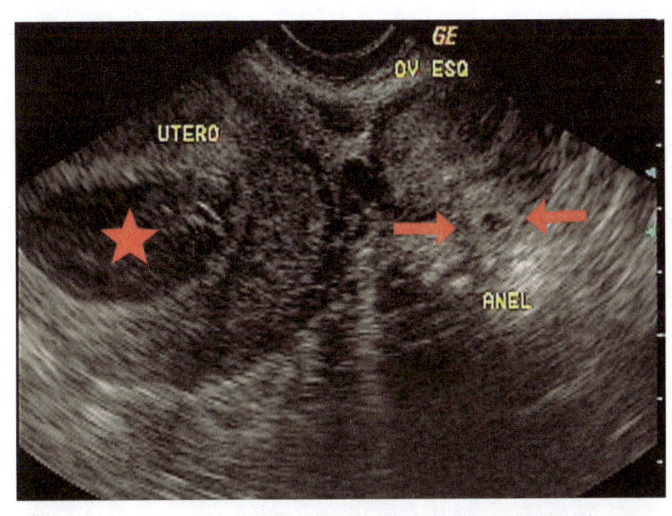

Figura 3.25 Gestação ectópica com anel tubáreo (*setas*). Nota-se a presença de pseudossaco na cavidade (★).

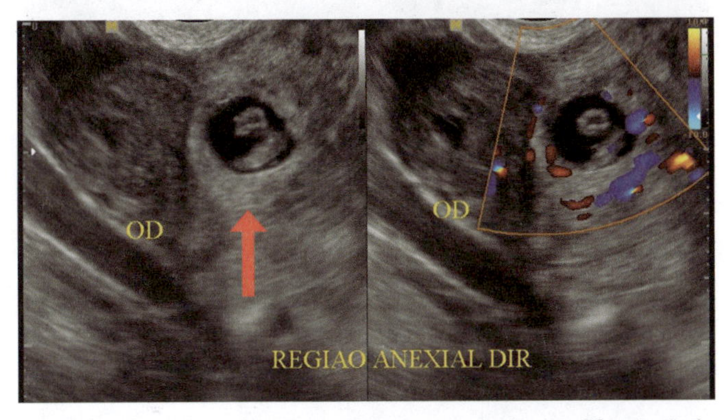

Figura 3.26 Gestação ectópica íntegra: embrião e saco vitelino em SG extrauterino (*seta*).

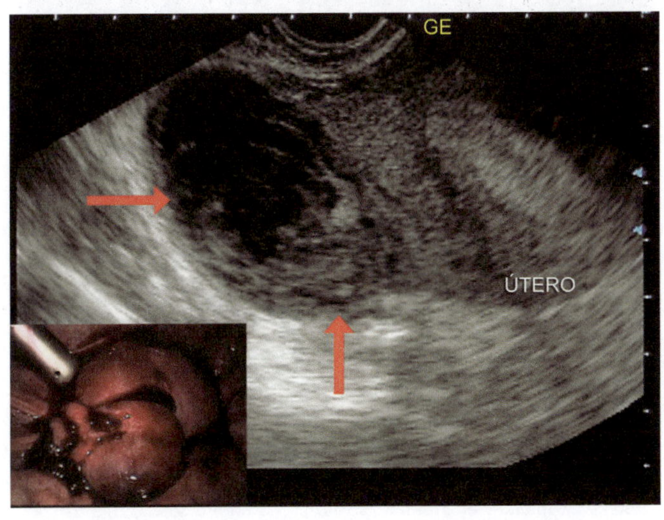

Figura 3.27 Gravidez ectópica: massa anexial mista (*setas*).

A ruptura da gestação ectópica, quando não diagnosticada, ocorre em torno de 4 a 8 semanas, quando localizada na tuba uterina. Na região cornual (cerca de 2% a 4% das gestações ectópicas), a ruptura é mais tardia (após a oitava ou décima semana) e atinge vasos de calibre maior. Por esse motivo, apresenta alta taxa de mortalidade (2,2%). O diagnóstico por meio de USEV consiste na detecção do SG lateral à cavidade endometrial, sem a presença do manto miometrial lateral. O principal diagnóstico diferencial é com a gestação tópica em útero bicorno (nesses casos, o manto miometrial está presente) (Figuras 3.28 e 3.29).

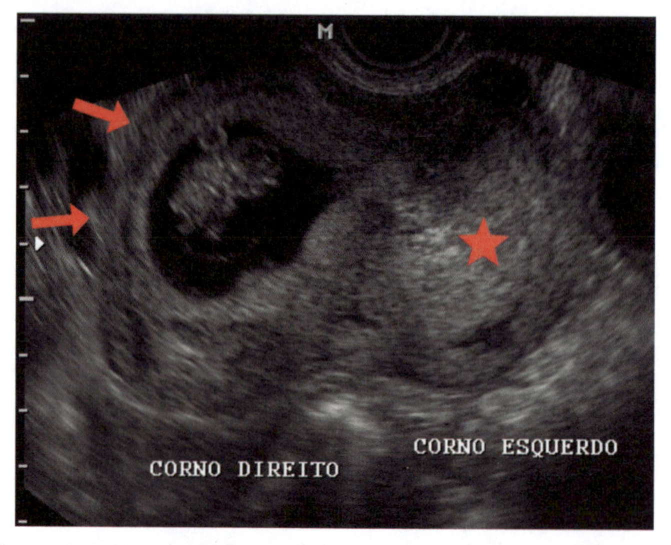

Figura 3.28 Gravidez em útero bicorno. Nota-se a presença do manto miometrial ao redor do SG em corno direito (*setas*) e reação decidual (★) em corno esquerdo.

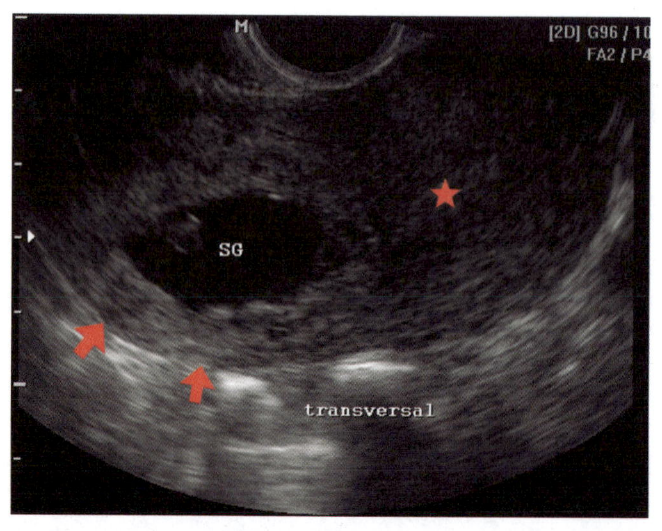

Figura 3.29 Gravidez ectópica intersticial. Nota-se SG no corno direito sem o manto miometrial (*setas*). Corte transversal com cavidade endometrial vazia (★).

A gravidez ectópica cervical representa 0,4% das gestações ectópicas e se caracteriza pela implantação no canal cervical. Apresenta alta morbimortalidade, em virtude do risco de hemorragias de difícil controle durante a ruptura espontânea ou após procedimentos cirúrgicos (o tratamento deve ser preferencialmente clínico). O diagnóstico é estabelecido a partir da presença do SG ou de tecido trofoblástico no colo uterino (útero em formato de ampulheta com colo alargado). As outras localizações (abdominal, ovariana e em cicatriz de cesariana) são muito raras (Figura 3.30).

O tratamento depende, principalmente, da precocidade do diagnóstico e das condições hemodinâmicas da paciente. A abordagem cirúrgica deve ser preferencialmente por videolaparoscopia com salpingostomia (quando possível, para preservação da tuba) ou salpingectomia total ou parcial.

O tratamento clínico, mediante o uso do metotrexato (MTX), pode ser realizado quando a paciente se encontra hemodinamicamente estável e tem maiores chances de sucesso quando o embrião é inviável (ausência de batimentos cardíacos), β-HCG < 5.000UI/mL e massa anexial com diâmetro < 3,5cm. Sinal de bom prognóstico é a redução da β-HCG > 15% após 1 semana com as condições clínicas estáveis. Está indicada a repetição da dose quando não ocorre a queda. A USEV está indicada apenas em caso de suspeita de ruptura, pois pode haver aumento da massa apesar da boa resposta ao tratamento.

■ ABORTAMENTO

Abortamento consiste na interrupção da gravidez antes de ser atingida a viabilidade fetal (a Organização Mundial da Saúde estabelece como limites 22 semanas e/ou peso < 500g). Trata-se da intercorrência obstétrica mais comum. Até 20% das gestações evo-

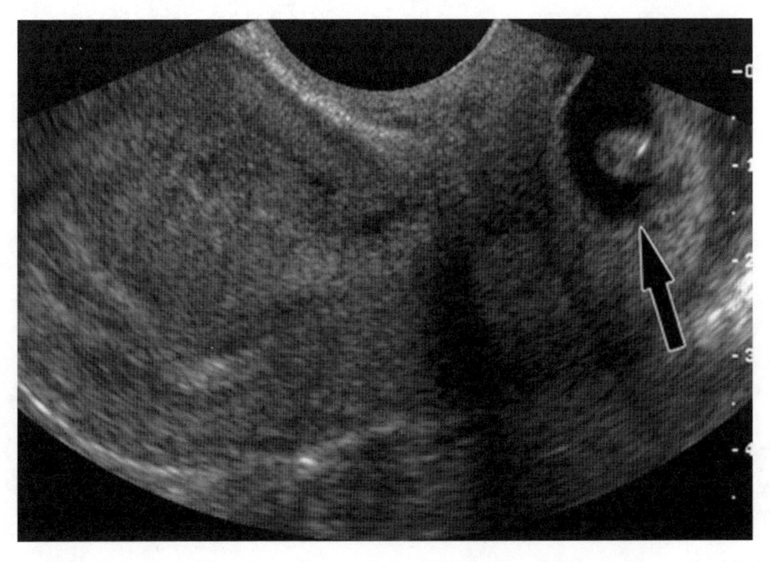

Figura 3.30 Gravidez ectópica cervical: corte longitudinal com SG na região cervical (*seta*).

luem para aborto antes de 20 semanas; destas, 80% são interrompidas até a 12ª semana. Acredita-se que a perda de gestações ainda não diagnosticadas pode chegar a 30%. A frequência diminui com o avanço da idade gestacional, sendo em torno de 0,6% por volta de 15 semanas.

O quadro clínico consiste em sangramento vaginal com dores no baixo-ventre. Quando a β-HCG está acima do nível discriminatório (1.500 a 2.000mUI/mL), deve haver SG intrauterino visível pela ultrassonografia transvaginal (USTV) nas gestações viáveis. Presença de conteúdo uterino ecogênico e dilatação cervical com ausência de SG ectópico confirmam o diagnóstico. Em algumas ocasiões serão necessários exames seriados para confirmação, notadamente quando os níveis de HCG estiverem baixos (diagnóstico diferencial com ameaça de abortamento, abortamento e gravidez ectópica inicial).

O diagnóstico diferencial entre abortamento completo e incompleto deve ser feito com base nos aspectos clínicos (diminuição do sangramento e das cólicas nos casos de abortamento completo). O aspecto ecográfico indicativo de persistência de restos ovulares consiste na presença de captação de vasos no conteúdo uterino, associada a espessuras > 10 a 12mm.

O abortamento infectado, além do quadro clínico, caracteriza-se por mobilização uterina dolorosa, e nos casos mais graves encontra-se gás (reverberação) na cavidade uterina (Figura 3.31).

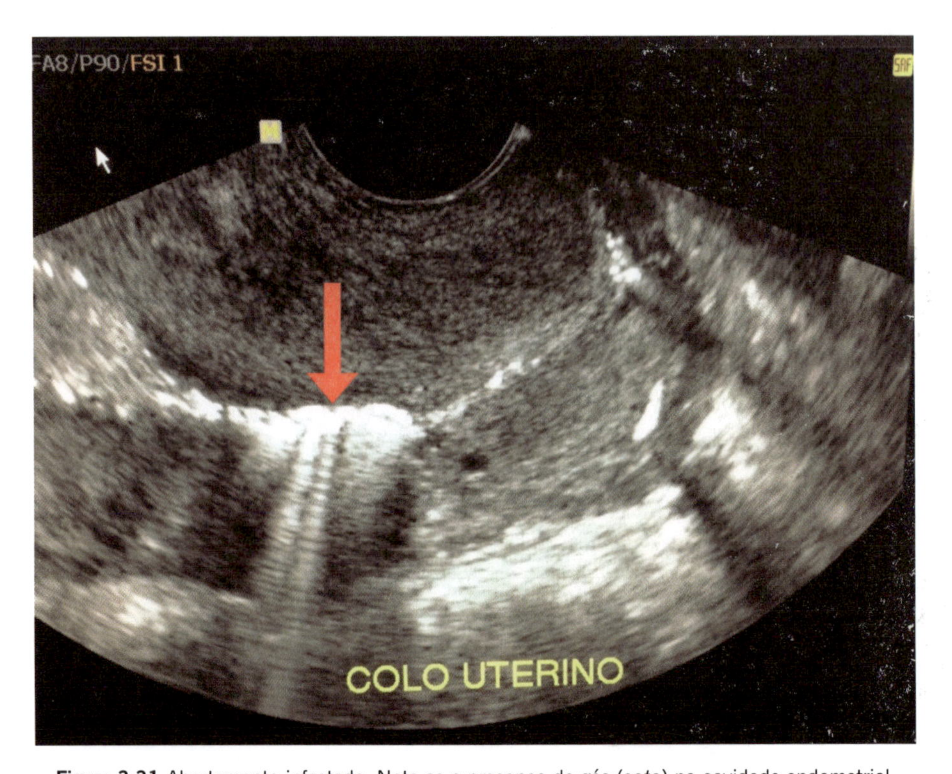

Figura 3.31 Abortamento infectado. Nota-se a presença de gás (*seta*) na cavidade endometrial.

PÓS-PARTO

Retenção de restos placentários pode ocorrer em aproximadamente 1% dos partos. A paciente pode apresentar sangramentos e infecções e ter como consequência a formação de aderências intrauterinas. A US está indicada em caso de suspeita clínica, e a presença de conteúdo ecogênico na cavidade uterina com captação de fluxo ao mapeamento colorido confirma o diagnóstico. A ausência de fluxo é indicativa de coágulos, mas não afasta completamente a presença de restos ovulares.

A US também é utilizada para o diagnóstico de coleções, abscessos e hematomas de cicatriz de cesariana.

CAUSAS NÃO GINECOLÓGICAS

O aspecto normal dos órgãos genitais à US, associado a avaliação laboratorial e exame físico cuidadosos, é decisivo para a definição do diagnóstico, uma vez que os quadros clínicos muitas vezes se sobrepõem.

A causa mais comum de abdome agudo cirúrgico é a apendicite. A US convencional, utilizando transdutores lineares de alta frequência, tem altas sensibilidade e especificidade para o diagnóstico. A USEV é muito útil nos casos de apêndices localizados na pelve.

O quadro clínico de doenças como diverticulites, litíases do trato urinário baixo e processos infecciosos do retroperitônio, entre outras, pode confundir-se com o de doenças agudas originárias do trato genital. A US também tem altas sensibilidade e especificidade para o diagnóstico dessas doenças (Figuras 3.32 e 3.33).

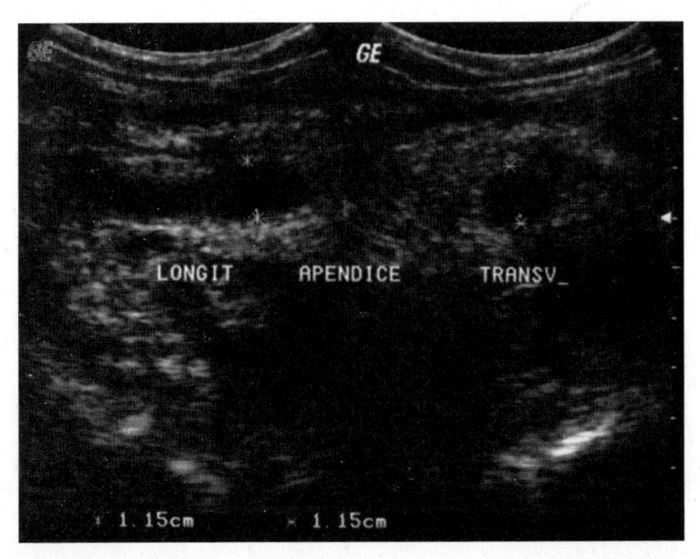

Figura 3.32 Apendicite. Nota-se o apêndice hipoecogênico, espessado, com reação inflamatória (halo ecogênico ao redor).

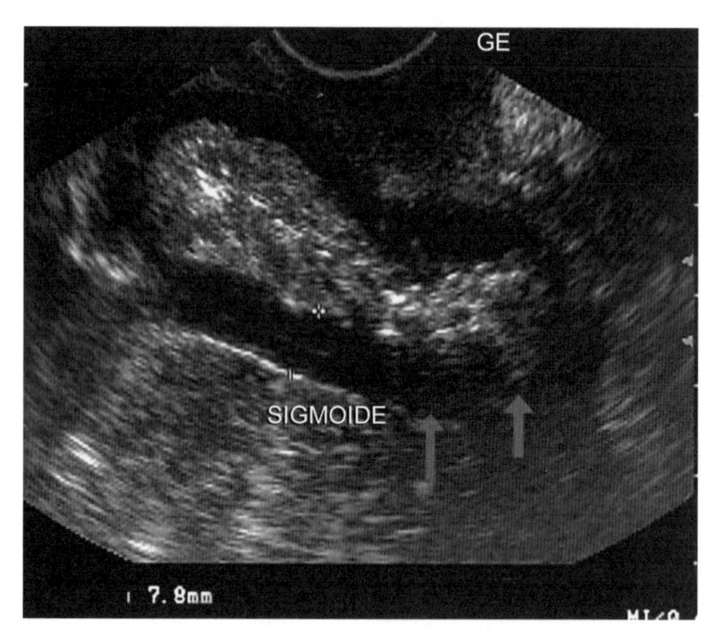

Figura 3.33 Diverticulite aguda. Notam-se o sigmoide com paredes espessadas, reação inflamatória (halo ecogênico) e divertículo facilmente identificado.

Leitura complementar

Amirbekian S, Regina J. Hooley RJ. Ultrasound evaluation of pelvic pain. Radiol Clin N Am: 2014; 52:1215-35.

Barrett S, Taylor C. A review on pelvic inflammatory disease. International Journal of STD & AIDS 2005; 16:715-21.

Bayer SR, Decherney AH. Clinical manifestations and treatment of dysfunctional uterine bleeding. JAMA 1993; 269:1823-28.

Bignardi T, Van den Bosch T, Condous G. Abnormal uterine and post-menopausal bleeding in the acute gynaecology unit : Best Practice & Research Clinical Obstetrics and Gynaecology 2009; 23:595-607.

Chang HC, Shweta S. Pearls and pitfalls in diagnosis of ovarian torsion. Emerg Med Clin N Am 2004; 22:683-96

Manyonda GS. Acute complications of fibroids. Best Practice & Research Clinical Obstetrics and Gynaecology 2009; 23:609-17.

McWilliams GDE, Hill MJ, Dietrich CS. Gynecologic emergencies. Surg Clin N Am 2008; 88:265-83.

Munro MG. Disfunctional uterine bleedding: Advances in diagnoses and treatment. Curr Opin Obstet Gynecol 2001; 13:475-89.

Valentin L. Characterising acute gynaecological pathology with ultrasound: an overview and case examples. Best Practice & Research Clinical Obstetrics and Gynaecology 2009; 23: 577-93.

4

Endoscopia Ginecológica nas Urgências

Sergimar Padovezi Miranda
Marco Antônio Barreto Melo
Antônio Eugênio Motta Ferrari

■ INTRODUÇÃO

As urgências ginecológicas são relativamente comuns e incluem a gravidez ectópica, os cistos ovarianos hemorrágicos, a torção anexial e o abscesso tubovariano.

Na maioria dos casos, o quadro se apresenta como abdome agudo, caracterizado por dor abdominal súbita e aguda, causada por irritação peritoneal, que pode evoluir para o choque. Acomete principalmente as mulheres jovens em idade reprodutiva, sendo de fundamental importância a preservação da integridade pélvica nesses casos.

O quadro clínico, muitas vezes, está associado a náuseas e/ou vômitos e dor referida no ombro. O exame físico, frequentemente, mostra dor à palpação no andar inferior do abdome e/ou dor à mobilização do colo do útero.

O diagnóstico diferencial de maior relevância é com apendicite aguda. Assim, a participação do cirurgião geral será importante no diagnóstico e na conduta diante de alguns quadros de abdome agudo.

Muitas vezes, é possível evitar a realização de uma intervenção cirúrgica por se estar diante de quadro de dor à ovulação que, em virtude de sua intensidade na fossa ilíaca direita, poderá levantar a suspeita de apendicite aguda.

O papel da ultrassonografia na avaliação da dor pélvica em mulheres está bem estabelecido. O Colégio Americano de Radiologia recomenda que a ultrassonografia seja o primeiro exame de imagem nessa investigação. Quando o exame é inconclusivo e não esclarece o diagnóstico, indica-se a tomografia computadorizada ou a ressonância magnética. A ultrassonografia frequentemente está disponível, e seu custo é menor do que o dos outros dois métodos citados.

Cabe aos serviços de urgências ginecológicas identificar as pacientes de alto risco e aquelas que apresentam risco de morte ou de consequências à sua fertilidade futura, como gravidez ectópica complicada (risco de ruptura ou sangramento ativo), torção de anexo, doença inflamatória pélvica (DIP) complicada (abscesso tubovariano ou piossalpinge) e hemoperitônio. O diagnóstico tardio ou inadequado aumenta o risco de morbidade ou de mortalidade.

A laparoscopia é o procedimento ideal para o diagnóstico da dor pélvica aguda e o tratamento das emergências ginecológicas, frequentemente facilitando o diagnóstico e favorecendo o tratamento cirúrgico. A cirurgia laparoscópica é tão segura e eficaz quanto a laparotomia no tratamento de gravidez ectópica, cistos ovarianos, torção anexial e abscessos tubovarianos. O tratamento com laparoscopia resulta em menos tempo de hospitalização e em recuperação precoce.

No atendimento de urgência deve-se levar em conta a importância da preservação da função ovariana nas mulheres jovens e a baixa incidência de complicações associadas à laparoscopia. O atendimento de urgência e o tratamento efetivo previnem complicações e ajudam a preservar a fertilidade.

■ CISTO LÚTEO HEMORRÁGICO

A dor pode ocorrer secundariamente ao crescimento rápido dos cistos ou em razão de hemorragia ou ruptura.

Os cistos do corpo lúteo tendem a ser maiores, assintomáticos e hemorrágicos.

A dor pélvica pode ser decorrente do tamanho, da hemorragia intracística, da ruptura e do hemoperitônio.

Cistos lúteos hemorrágicos são relativamente comuns em mulheres em idade reprodutiva. Com frequência, hemorragia e ruptura de cisto hemorrágico são eventos fisiológicos e autolimitados. Em outras ocasiões, promovem hemoperitônio significativo e exigem intervenção cirúrgica.

Embora o percentual de intervenção cirúrgica fosse alto no passado (em torno de 80%), o percentual de conduta invasiva sofreu redução graças ao aprimoramento dos métodos propedêuticos.

Em estudo envolvendo 78 mulheres com diagnóstico de ruptura de cisto ovariano com hemoperitônio, Kim e cols. mostraram que:

- A maioria das pacientes foi submetida à conduta conservadora.
- Os fatores de risco para intervenção cirúrgica foram hipotensão arterial e excessivo hemoperitônio.
- Nas pacientes com os fatores de riscos supracitados, a taxa de intervenção cirúrgica foi de 80%, em contraste com 10% nas mulheres que não apresentavam essas intercorrências.

Segundo esses autores, dois fatores contribuíram para a redução do número de intervenções cirúrgicas: os avanços nos métodos de imagem, incluindo ultrassonografia e tomografia computadorizada, uma vez que no passado o quadro de corpo lúteo hemorrágico era interpretado como apendicite e gravidez ectópica, e as maiores disposição e segurança na conduta conservadora.

A laparoscopia é o método de escolha para abordagem cirúrgica, e a decisão por esse procedimento se dá quando são detectados alguns dos sinais discriminados a seguir:

- Comprometimento hemodinâmico.
- Diagnóstico incerto ou suspeita de torção do cisto.
- Piora dos sintomas após 48 horas.
- Aumento do hemoperitônio à ultrassonografia ou queda da concentração de hemoglobina.

Kim e cols. concluem que o tratamento conservador é efetivo na maioria das pacientes com ruptura de cistos ovarianos associada a hemoperitônio. Intervenção cirúrgica está indicada nos casos de queda da pressão diastólica e hemoperitônio extenso.

Nos serviços de pronto atendimento, costumam comparecer mulheres jovens com quadro de dor pélvica aguda, cuja ultrassonografia endovaginal mostra imagem de cisto ovariano, às vezes com suspeita de hemorragia e muitas vezes com a denominação de cisto complexo. A valorização dos sintomas, associada à imagem e, se necessário, à repetição da ultrassonografia, possibilitará a realização de conduta conservadora sem a necessidade de intervenção cirúrgica.

A laparoscopia é o procedimento cirúrgico padrão para a abordagem de casos de cistos hemorrágicos íntegros ou rotos.

A intervenção cirúrgica, exceto quando presentes os fatores de risco citados anteriormente, deve ser postergada. A abordagem laparoscópica de cisto hemorrágico é desafiadora, pois é necessário cauterizar os sítios de sangramento, o que, na maioria das vezes, leva à destruição importante do tecido ovariano, podendo, futuramente, comprometer a fertilidade da paciente.

Quando se opta pela conduta conservadora, observa-se que dentro de 30 a 60 dias o cisto é reabsorvido espontaneamente e o ovário retorna a suas dimensões usuais, sem o comprometimento de suas funções.

Nas mulheres que apresentam quadro de corpo lúteo hemorrágico frequentemente, com vários episódios ao longo do ano, a suspensão da ovulação, mediante o uso de contraceptivo hormonal cíclico ou contínuo, poderá ser uma boa opção.

■ TORÇÃO ANEXIAL

A torção anexial é incomum, com incidência de 2,7% nas mulheres em idade reprodutiva, e exige diagnóstico e tratamento de urgência.

A torção ovariana ou anexial pode ser considerada uma urgência cirúrgica tanto em caso de rotação parcial como total do ovário sobre seu pedículo, levando ao comprometimento do fluxo sanguíneo.

A presença de massa sólida, cística ou mista no anexo, de grandes dimensões, facilita a torção do anexo.

O diagnóstico tardio pode ocasionar perda do ovário, peritonite e, às vezes, a morte. Os sintomas incluem dores, náuseas e vômitos.

A ultrassonografia e o Doppler, especialmente podem revelar redução ou ausência de fluxo arterial ou venoso no anexo. No entanto, o fluxo sanguíneo normal poderá ser observado em cerca de 60% dos casos.

A torção pode ser incompleta ou intermitente, havendo restauração transitória do fluxo sanguíneo entre os episódios de torção.

O diagnóstico e o tratamento podem ser conduzidos por meio de laparoscopia, incluindo frequentemente a distorção do anexo, quando não há sinais de necrose. A retirada de cistos, quando presentes, evita nova torção. Entretanto, quando o anexo está comprometido, está indicada a realização da salpingo-ooforectomia.

■ ABSCESSO TUBOVARIANO

Doença inflamatória pélvica (DIP) é uma das infecções mais comuns na mulher não grávida, em idade reprodutiva, e permanece como importante problema de saúde pública.

Essa denominação abrange as endometrites, as salpingites, os abscessos tubovarianos e as peritonites. A peritonite aguda é o mais importante componente em virtude do impacto na fertilidade futura.

A DIP está associada a sequelas graves a longo prazo, incluindo infertilidade por fator tubário, gravidez ectópica e dor pélvica crônica.

A internação por DIP está justificada apenas nos casos em que as pacientes não respondem à antibioticoterapia, quando há necessidade de tratamento endovenoso ou em casos de abscessos tubovarianos.

Na presença de abscesso tubovariano, estaria indicada a laparoscopia, mas estudos recentes têm relatado excelentes resultados (em torno de 93%) com a drenagem guiada por ultrassonografia.

Vale ressaltar que a presença do DIU não altera a conduta e que não está indicada a sua retirada.

■ GRAVIDEZ ECTÓPICA

Atualmente, estima-se que a implantação do embrião fora da cavidade uterina ocorra em 2% de todas as gravidezes (essa taxa era de 0,5% em 1970).

A suspeita de gravidez ectópica deve ser sempre lembrada em mulheres com gonadotrofina coriônica humana (HCG) positiva e ausência de saco gestacional intrauterino à ultrassonografia endovaginal.

O tratamento de primeira linha da gravidez ectópica é o cirúrgico, destacando-se a preferência pela laparoscopia. Entretanto, o diagnóstico precoce de gravidez tubária possibilita a realização de tratamento conservador por meio de observação ou do uso de medicamento (metotrexato).

Quando se avaliam os custos dos tratamentos medicamentoso e cirúrgico, pode-se afirmar que na gravidez extrauterina inicial, em pacientes que apresentam estabilidade hemodinâmica (definidas como HCG < 1.500mUI/mL), é possível optar pelo tratamento medicamentoso. Os custos do tratamento das pacientes com HCG entre 1.500 e 3.000mUI/mL são similares. Caso os níveis de HCG estejam > 5.000mUI/mL, prefere-se o tratamento cirúrgico.

Quando se realiza a laparoscopia, se as condições da trompa assim permitirem, a primeira opção é a salpingostomia. Quando essa alternativa não é viável, deve-se optar pela salpingectomia. Em longo prazo, a taxa acumulada de gravidez futura é semelhante com as duas técnicas cirúrgicas.

Leitura complementar

Alkatout I, Honemeyer U, Strauss A et al. Clinical diagnosis and treatment of ectopic pregnancy. Obstet Gynecol Surv 2013; 68:571-81.

Bottomley C, Bourne T. Diagnosis and management of ovarian cyst accidents. Best Pract Res Clin Obstet Gynaecol 2009; 23:711-24.

Ebner F, Varga D, Sorg F et al. Treatment cost evaluation of extrauterine gravidity: a literature review of medical and surgical treatment costs. Arch Gynecol Obstet 2015; 291:493-8.

Gjelland K, Ekerhovd E, Granberg S. Transvaginal ultrasound-guided aspiration for treatment of tubo-ovarian abscess: a study of 302 cases. Am J Obstet Gynecol 2005; 193:1323-30.

Kim JH, Lee SM, Jo YR. Successful conservative management of ruptured ovarian cysts with hemoperitoneum in healthy women. PLoS ONE 2014; 9(3):e91971.

McWilliams GD, Hill MJ, Dietrich CS Gynecologic emergencies. Surg Clin North Am 2008; 88:265-83.

Mitchell C, Prabhu M. Pelvic inflammatory disease: current concepts in pathogenesis diagnosis and treatment. Infect Dis Clin North Am 2013; 27(1):21.

Sasaki KJ, Miller CE Adnexal torsion: review of the literature. J Minim Invasive Gynecol 2014; 21:196-202.

5

Controle da Dor no Serviço de Urgência Ginecológica

Gustavo Rodrigues Costa Lages
Michelle dos Santos Severino
Junio Rios Melo

■ INTRODUÇÃO

Na unidade de urgência, o ginecologista é chamado para atender uma série de casos complexos de urgência/emergência. Em unidade de urgência geral, a queixa de dor está presente em mais de 75% dos pacientes e é o motivo que mais comumente leva um paciente a procurar o serviço de urgência. A dor, em geral, é mal avaliada, subvalorizada e subtratada. Além da dor associada a doença ou trauma que motivou sua ida ao serviço de urgência, por vezes o paciente necessitará ser submetido a procedimentos diagnósticos e/ou terapêuticos dolorosos, frequentemente sem analgesia adequada.

Em um serviço de urgência canadense, dos pacientes que deram entrada com dor moderada ou forte, cerca de 35% tiveram alta com intensidade semelhante de dor. Em outro estudo prospectivo, em um serviço de emergências médicas em Chicago, 78% dos pacientes apresentavam dor como queixa principal. Apenas 15% receberam opioides a despeito da alta prevalência de dor de moderada a intensa. Aproximadamente metade dos pacientes não recebe receita de analgésicos no momento da alta.

Entretanto, é alta a expectativa de alívio da dor pelos pacientes à admissão no departamento de urgência. As crianças e os idosos são populações de risco para mau controle da dor. Não há diferença em relação ao gênero.

A dor é definida pela Associação Internacional para o Estudo da Dor (IASP na sigla em inglês) como "experiência sensorial e emocional desagradável, associada a dano presente ou potencial, ou descrita em termos de tal dano". Embora essa seja uma descrição técnica da dor, nela é reconhecida a natureza afetiva e psicológica da experiência dolorosa. Trata-se de uma experiência pessoal e subjetiva, a qual só pode ser descrita acuradamente pelo paciente.

A etiologia desse sintoma é, às vezes, difícil de ser estabelecida em virtude da variedade na intensidade, no caráter e na localização da dor. Por essa razão, um percentual elevado de casos termina sem diagnóstico. Nas últimas décadas, o avanço tecnológico tem contribuído muito no manejo de pacientes no departamento de urgência. Esses recursos são importantes para confirmações diagnósticas e para o tratamento específico da doença, não substituindo, entretanto, uma avaliação clínica que leve em conta as diversas dimensões da dor (sensorial-discriminativa, motivacional-afetiva e cognitivo-avaliativa). São frequentes as dissociações entre os exames complementares e a avaliação clínica, como, por exemplo, lombalgia e ressonância magnética.

A dor aguda é caracterizada por episódio súbito de dor intensa, de curta duração. Trata-se de "uma resposta normal, fisiológica, e relacionada com estímulo químico, térmico ou mecânico associado a cirurgia, traumatismo ou doença aguda". Apresenta importância vital por sinalizar a existência de algum problema. Sua classificação temporal tem como corte o intervalo de 3 meses, tempo médio de cicatrização tecidual no qual a dor ainda poderia ser atribuída a esse fenômeno. Após esse período, a dor é considerada crônica.

De acordo com sua fisiopatolgia, a dor pode ser classificada como nociceptiva, neuropática ou mista, quando há a associação dos dois componentes. A dor nociceptiva é dividida em somática e visceral. A dor nociceptiva somática é causada por estímulo sobre nociceptores de estruturas como pele, periósteo, cápsula articular, músculos, ligamentos e tendões. É referida como dolorosa, latejante, pulsátil ou opressiva. Pode ser localizada com precisão pela paciente. A dor nociceptiva visceral é descrita como câimbra, cólica, aperto ou latejante, e é difícil de ser localizada com a ponta do dedo pela paciente.

A dor nociceptiva envolve o processamento neuronal normal da dor, que ocorre quando as terminações nervosas livres são ativadas por lesão tecidual ou inflamação. A ativação dos nociceptores pelos mediadores químicos liberados pela lesão é o primeiro passo da nocicepção, sendo chamada *transdução*. Assim se forma um potencial de ação (impulso elétrico) que segue pelos neurônios com a *transmissão* do estímulo da periferia por um neurônio dito pseudounipolar, que tem seu corpo celular no gânglio da raiz dorsal, prolongando a condução do estímulo até o corno dorsal da medula. Trata-se de região rica em sinapses nervosas, onde se dá a *modulação* da dor. A inibição da condução de parte do estímulo é feita nesse ponto por sinapses com neurônios inibitórios descendentes, cujos neurotransmissores principais são a noradrenalina e a serotonina. Os opioides endógenos têm papel fundamental nesse processo. O restante do estímulo não bloqueado por esse sistema inibitório cruza a medula e ascende pelo trato espinotalâmico. No tálamo, a informação dolorosa é distribuida ao córtex somatossensitivo, aos lobos parietal e frontal e ao sistema límbico, ocorrendo o quarto processo, a *percepção*.

Com fármacos, bloqueios anestésicos e técnicas não farmacológicas é possível bloquear todas essas fases da dor.

A dor neuropática ocorre quando há uma doença ou disfunção do sistema nervoso, levando a um processo anormal do estímulo doloroso. Nesses casos, a paciente descreve a dor como em queimação ou lancinante, associada a parestesias, sensações paroxísticas de choque e sinais neurológicos positivos: alodinia (dor provocada por estímulo não doloroso) e hiperalgesia (dor de intensidade aumentada para um estímulo doloroso). Os sinais neurológicos negativos que podem acompanhar o quadro doloroso são perda de força nos músculos inervados pelo nervo ou raiz acometido e sensação de dormência na região. Manifestações autonômicas como edema e diferença de suor e temperatura podem estar presentes. Embora menos frequente no serviço de dor aguda, tem tratamento específico, justificando uma breve discussão. São exemplos de condições que podem cursar com dor neuropática:

- **Causa metabólica:** neuropatia dolorosa diabética.
- **Causa traumática:** síndrome dolorosa persistente após mastectomia ou neuralgia do ilioinguinal/genitofemoral após cesariana.
- **Causa infecciosa:** relacionada com infecção aguda por herpes-zóster ou cronificação da dor após infecção pelo vírus HIV.
- **Causa química:** quimioterápicos, antirretrovirais.
- **Causa compressiva:** síndrome do túnel do carpo.
- **Causa central:** após acidente vascular encefálico, traumatismo raquimedular.

Há na dor mista um componente neuropático e um nociceptivo, o que é frequente na dor relacionada com o câncer. Outro exemplo é a hérnia de disco. Nesse caso, há um componente nociceptivo, por estímulo químico do material extravasado do núcleo pulposo do disco, e um neuropático, pela compressão mecânica da raiz.

Há ainda um grupo de síndromes dolorosas que podem ser agrupadas como dor disfuncional. Trata-se de dor na ausência de lesão no sistema nervoso, sem sinais sensoriais negativos, e na ausência de qualquer inflamação. São exemplos a fibromialgia e a síndrome do cólon irritável.

Influências na dor relacionadas com o gênero têm sido tópico de grande interesse clínico e científico, especialmente nos últimos 15 anos. Evidências abundantes de estudos epidemiológicos recentes demonstram claramente que as mulheres apresentam risco substancialmente maior para diversas condições dolorosas, comparadas aos homens. Estima-se que 10% a 15% da população feminina sofram com dor crônica. Isso ocorre porque as mulheres têm maior probabilidade do que os homens de apresentar dores múltiplas simultaneamente, o que é um fator de risco para o aparecimento de novas síndromes dolorosas e dores generalizadas. Estudos sugerem que variações hormonais e diferenças anatomofuncionais no cérebro possam explicar as diferenças nas dores entre homens e mulheres. Enquanto as mulheres focam nos aspectos emocionais da experiência dolorosa, os homens se concentram nos aspectos físicos. A capacidade perceptiva na mulher é maior e seu limiar sensitivo é mais baixo do que no gênero masculino. As mulheres procuram mais os serviços de saúde para o tratamento da dor porque a intensidade da dor na mulher é relatada como mais intensa ou mesmo porque as mulheres tendem a cuidar mais de sua saúde.

Alguns quadros dolorosos são mais frequentes na mulher: fibromialgia, cervicalgia, cefaleia tensional, migrânea, distúrbios da articulação temporomandibular e dor nos ombros, entre outros. A dor na mulher provoca tanto alterações físicas como psíquicas, com altos níveis de incapacidade no dia a dia, no trabalho e no lazer.

Outros fatores relacionados com a dor em mulheres são os relatos de violência sexual e de violência doméstica, que se associam a catastrofização e vitimização psicológica.

Algumas condições dolorosas exclusivas da mulher, como dismenorreia e dor do parto, são consideradas normais pela sociedade. Outras, como mutilação genital, doenças ginecológicas e violência sexual, causam não apenas dor física, mas também dor emocional, moral e espiritual.

Alguns fatores contribuem para o controle inadequado da dor, como:

- Falta de ênfase no manejo da dor.
- Sistemas inadequados de melhora de qualidade no serviço de urgência.
- Literatura escassa sobre o controle da dor no serviço de urgência, especificamente para as mulheres, crianças e idosos.
- Medo dos efeitos adversos dos opioides: vício, abuso, depressão respiratória.
- Receio do paciente em tomar medicações fortes.
- Avaliação inadequada.
- Medo de mascarar o diagnóstico, especialmente para dor abdominal.

A Joint Commission on Accreditation of Healthcare Organizations (JCAHO), reconhecendo a dor como um problema de saúde maior, enfatizou a importância do manejo da dor, implantando padrões que criam novas expectativas para avaliação e manejo da dor:

- Reconhecer o direito do paciente de avaliação e manejo adequados da dor.
- Avaliar a existência e, se presente, a natureza e a intensidade da dor em todos os pacientes.
- Registrar os resultados das avaliações a fim de facilitar a avaliação regular e o acompanhamento.
- Determinar e assegurar a competência da equipe na avaliação e no manejo da dor e orientar todos os novos membros quanto a esses aspectos.
- Estabelecer políticas e procedimentos que sustentem ou embasem a prescrição apropriada de medicações efetivas para o controle da dor.
- Educar o paciente e seus familiares quanto ao manejo efetivo da dor.

Algumas queixas dolorosas frequentes no serviço de urgência ginecológica serão apresentadas no decorrer deste capítulo.

QUADROS DE DOR MAIS FREQUENTES

Dor nas mamas

A dor nas mamas é queixa comum entre as mulheres no período pré-menstrual. As dores mamárias podem ser causadas por traumatismos, processos inflamatórios e lesões benignas. Outra causa frequente é a doença oncológica da mama.

A síndrome dolorosa pós-mastectomia consiste em dor neuropática crônica conhecida por se desenvolver após cirurgia para tratamento do câncer de mama, podendo afetar de 20% a 50% das mulheres. Pode estar associada a alterações funcionais do membro superior em razão do esvaziamento axilar. A dor após o tratamento do câncer de mama é complicação reconhecida por seu impacto negativo na qualidade de vida, o que, associado à mutilação provocada pela retirada da mama, aumenta o sofrimento psicossocial.

Os casos de síndrome miofascial após cirurgias torácicas vem aumentando nos últimos anos. Dor crônica no pós-operatório de colocação de prótese de mama também tem sido relatada. A dor mamilar é a segunda causa mais frequente de desmame precoce nos EUA, podendo decorrer de mastites ou disfunções psicológicas.

Dor na gravidez

As alterações fisiológicas no corpo feminino durante o período gestacional, somadas à maior sensibilidade emocional experimentada no período, provocam dores muito frequentes na gravidez. Os achados mais comuns são cefaleia tensional e migrânea, sendo importante o diagnóstico diferencial com depressão, privação do sono, pré-eclâmpsia, hemorragia subaracnóidea e tumores cerebrais.

A dor lombar ocorre em 50% das grávidas. Além do ganho de peso, mecanismos neuronais e endócrinos estão envolvidos, alterando a estrutura ligamentar pélvica. Outra alteração comum é a sacroileíte. O manejo dessas dores inclui atividades diárias normais, fisioterapia, analgésicos e acupuntura. Na acupuntura devem ser evitados alguns pontos que estimulam o trabalho de parto.

A retenção de líquidos e o espessamento ligamentar podem provocar síndromes compressivas, sendo a síndrome do túnel do carpo a mais comum. O tratamento pode ser feito com o uso de órteses, podendo ser necessário tratamento cirúrgico. O nervo cutâneo lateral da coxa também pode ser comprimido, originando a meralgia parestésica, com dor e parestesia na face lateral da coxa. Em ambos os casos, bloqueios anestésicos com corticoides de depósito podem aliviar temporariamente os sintomas.

A dor abdominal inespecífica pode estar presente na gravidez e ser relacionada com aumento do volume uterino e deslocamento de estruturas abdominais. Alongamento e frouxidão dos ligamentos da sínfise púbica podem causar dor suprapúbica.

As causas de dor específicas da gestação são: torção ou ruptura de cistos ovarianos, gravidez ectópica, infecção pélvica, amnionite, ruptura uterina, placenta prévia e trabalho de parto prematuro.

Dor abdominopélvica

Dor pélvica e/ou no abdome inferior constitui a segunda queixa mais comum em ginecologia e é causa frequente de procura pelos serviços de urgência. Dor abdominal é a queixa principal em 5% das consultas em departamentos de emergências.

A dor pode ser localizada ou generalizada na região pelviperineal ou referida na região anterior e posterior da coxa, na região glútea, abdominal ou lombar, podendo ser ainda superficial ou profunda, de origem somática visceral, somática não visceral, neuropática ou psicogênica. Pode também ser classificada como aguda, cíclica ou crônica. A dor aguda tem duração autolimitada, podendo durar dias, semanas ou até 3 meses. A dor cíclica está relacionada com o ciclo menstrual, enquanto a dor crônica tem mais de 3 a 6 meses de duração.

O grande número de vísceras que compõem a pelve e o amplo arcabouço musculoesquelético que as sustenta e constitui seu envoltório também podem ser sede de afecções álgicas, o que justifica o fato de a dor pélvica apresentar expressões e etiologias variadas. A dor pelviperineal pode decorrer de afecções viscerais abdominais e pélvicas ou afecções sistêmicas. Pode estar relacionada com iatrogenias resultantes de intervenções terapêuticas ou procedimentos de investigação, condições secundárias relacionadas direta ou indiretamente com afecções pelviperineais primárias, ou pode não estar relacionada com condições aparentes. A intensidade da dor é descrita como moderada a intensa em 45% das pacientes.

Estima-se que 30% a 50% das 45 milhões de mulheres em idade fértil nos EUA sofram de dismenorreia ou dor cíclica. No Brasil, 10% das consultas ginecológicas e 33% das laparoscopias são realizadas em virtude da dor. Em estudo envolvendo 581 mulheres em idade fértil atendidas em serviços de assistência primária, a dor (não dismenorreica, dispareunia ou intestinal) foi referida por 39,1% das doentes em algum período de suas vidas; em 11,7%, a dor durou mais de 5 dias ao mês ou mais de 1 dia.

Dor pélvica é causa importante de absenteísmo no trabalho, limitando também as atividades no lar e comprometendo a vida sexual e a qualidade de vida. Vários procedimentos invasivos, como laparoscopia e histerectomia, são realizados para diagnóstico e/ou tratamento da dor. Aproximadamente 25% das doentes com dor pélvica são submetidas à histerectomia sem resolução do quadro doloroso.

O abdome agudo ginecológico é definido como dor abdominal repentina, originada de afecção ginecológica, que leva a paciente a procurar o médico. É classificado em cirúrgico ou clínico. O abdome agudo ginecológico cirúrgico impõe a necessidade de procedimento cirúrgico imediato, sendo a prenhez ectópica rota o tipo mais frequente. O abdome agudo ginecológico clínico inclui as ginecopatias que não necessitam cirurgia imediata, como doença inflamatória pélvica (DIP). A DIP ocorre, principalmente, em mulheres jovens e nulíparas, com incidência de 850 mil casos/ano nos EUA, ao passo que a prenhez ectópica ocorre em uma em cada 4.000 a 30 mil gestações. Na maioria das vezes, as emergências tocoginecológicas representam risco baixo para as pacientes; no entanto, a demora na indicação cirúrgica em caso de abdome agudo pode resultar em altas taxas de morbidade.

Em algumas ocasiões, as pacientes podem apresentar quadros de difícil diagnóstico. Embora se encontrem disponíveis vários métodos clínicos e exames diagnósticos complementares para avaliação dessas pacientes, a mulher em idade fértil merece atenção especial em virtude do amplo número de diagnósticos diferenciais e da possibilidade de apresentar sérias complicações em caso de diagnóstico equivocado.

Algumas causas comuns de abdome agudo incluem apendicite aguda, obstrução intestinal, hérnia e diverticulite aguda. As mulheres em idade fértil podem apresentar vários quadros clínicos que cursam com dor em abdome inferior e pelve, como DIP, endometriose, torção anexial, cisto ovariano roto e gravidez ectópica, confundindo o diagnóstico nessa população.

Afecções sistêmicas também podem provocar dor perineal ou pélvica. Há evidências de que transtornos emocionais interagem com maior significado na expressão da dor pelviperineal do que na dor oriunda de outras regiões do organismo. Em menos de 1% dos doentes, a causa é psicogênica; há, entretanto, grande influência de fatores psicocomportamentais na origem e/ou perpetuação do quadro doloroso. Com frequência, as causas concorrem para sua ocorrência.

A anamnese e o exame físico são fundamentais para o direcionamento da etiologia da dor. Além disso, uma investigação racional e de bom senso torna possível uma propedêutica criteriosa sem elevação dos custos.

Anamnese

Um questionário minucioso é essencial para se chegar ao fator etiológico. Inicia-se pela determinação do início da dor: insidioso ou abrupto. A dor de início súbito é mais comumente causada por ruptura, torção, hemorragia ou inflamação de algum órgão pélvico. Quando o surgimento é gradual, é mais provável a presença de um processo crônico, como endometriose ou neoplasia.

A dor deve ser localizada pela paciente, que deve apontar a região acometida com a mão ou utilizando um mapa para marcação. A dor de origem somática profunda, ou visceral, tem localização imprecisa, o que dificulta sua diferenciação.

O caráter da dor é outro ponto importante na anamnese. Dores intermitentes ou em cólicas sugerem contração de vísceras ocas, como úteros gravídicos ou miomas submucosos, trompas distendidas por gravidez ectópica, cólica uretral ou obstrução intestinal.

A intensidade da dor é sempre um fator de difícil avaliação em razão da variabilidade individual na percepção da dor. Podem ser utilizadas as escalas visual númerica (EVN), de cor ou visual analógica (EVA). Dores intensas podem significar irritação peritoneal ou infartos teciduais nos órgãos pélvicos.

A periodicidade da dor também deve ser definida. A dor cíclica tem relação com o ciclo menstrual e leva a pensar em patologias ginecológicas. Dores cíclicas são frequentemente funcionais e relacionadas com ovulação, tensão pré-menstrual ou dismenorreia.

A irradiação da dor pode indicar o grau de envolvimento do peritônio parietal. A dor referida é mais localizada, obedecendo a uma distribuição nervosa ou a um dermátomo do segmento espinhal que inerva a víscera envolvida.

A associação da dor pélvica a outros sintomas é particularmente útil na identificação da origem da queixa. Devem ser avaliadas febre, amenorreia e/ou outras alterações do ciclo menstrual e alterações da micção e da evacuação. É imprescindível o conhecimento de todos os eventos que precederam o início da dor, como relação sexual, atividade física e perda ponderal, entre outros.

Convém avaliar o passado clínico e cirúrgico, incluindo relatos de cirurgias pélvicas, abdominais e vasculares, e valorizar as histórias de má circulação e eventos troboembólicos. São muito importantes o passado de doença sexualmente transmissível (DST) e o contato com pessoa com tuberculose.

A história psicossocial e familiar deve ser abordada com cautela, preferencialmente sem o marido ou outro acompanhante. Cabe questionar sobre transtorno de humor, uso de substâncias ilícitas e abuso sexual e físico.

Exame físico

Segundo a Sociedade Internacional de Dor Pélvica (Carter, 2004), o exame físico deve constar de quatro etapas, ou seja, exame em posição ortostática, sentada, supina e em litotomia:

1. **Posição ortostática:** avaliar alterações posturais (lordoses e escolioses) e procurar por hérnias inguinais, femorais e de Spiegel.
2. **Posição sentada:** avaliar se há posição antálgica; pesquisar pontos dolorosos e pontos gatilhos da dor.
3. **Posição supina:**
   - Utilizar a manobra de flexão dos membros inferiores, o sinal do obturador (rotação interna do quadril) e a elevação dos membros inferiores (hérnia de disco, pinçamento nervoso) para diagnóstico diferencial com disfunções osteomusculares.
   - Avaliar hiperestesias e hipersensibilidade da pele e checar reflexos superficiais abdominais.
   - Realizar o teste de Carnett para diferenciar dor abdominal miofascial daquelas de origem intra-abdominal. Nesse teste, quando o ponto doloroso abdominal é palpado, pede-se à paciente que eleve a cabeça. Caso a dor aumente, considera-se como de origem miofascial; se diminuir, a dor é classificada como de origem intra-abdominal.
   - Procurar e palpar cicatrizes cirúrgicas.
   - Avaliar a sínfise púbica à procura de osteíte.
   - Exame abdominal habitual também deve ser realizado com palpação superficial e profunda, descompressão e percussão.

4. **Posição de litotomia:**
   - Inspeção da genitália externa à procura de hiperemia, leucorreia, abscessos, nodulações, fístulas etc.
   - Um teste sensorial básico deve ser feito para avaliação dos reflexos bulbocavernoso e anal.
   - Palpam-se o arco púbico, o monte de Vênus e a região inguinal à procura de nodulações e pontos dolorosos.
   - Exame especular com coleta de colpocitologia e material para bacterioscopia. As paredes vaginais e o fundo de saco anterior e posterior são examinados à procura de abaulamentos, feridas, escoriações, condilomatose e leucorreia.
   - O toque vaginal deve ser, inicialmente, unidigital, em razão do desconforto que pode causar. Palpa-se o vestíbulo vaginal suavemente para descartar vestibulite. Prossegue-se com a palpação dos músculos pélvicos, piriforme, coccígeo e obturador interno, seguida da palpação da vagina anterior, da uretra e do trígono vesical. O toque bimanual é então realizado para avaliação do formato, da consistência e da mobilidade do útero.
   - Toque retal.

Os exames complementares encontram-se relacionados no Quadro 5.1.

Os exames devem ser solicitados de acordo com a queixa e os achados do exame físico. Uma rotina básica de exames, valorizando ao máximo a anamnese e o exame físico, torna possível descartar diversas patologias e traçar um planejamento racional.

Os exames radiológicos são importantes para o diagnóstico das doenças ginecológicas agudas. A ecografia é a primeira técnica utilizada, embora, por vezes, não seja conclusiva. Exames mais complexos, de custo mais elevado, podem ser solicitados de acordo com os achados iniciais. Em caso de ecografia inconclusiva e alterações além do campo de visão da sonda transvaginal, ou se for necessária melhor caracterização da doença, deve-se solicitar tomografia computadorizada (TC) ou ressonância magnética (RM). A RM complementa a ecografia nos casos em que não são desejáveis o contraste iodado e a radiação (gestantes e crianças).

Quadro 5.1 Exames laboratoriais iniciais para avaliação da dor aguda abdominal e pélvica

Rotina laboratorial e imagem básica	Objetivos
EAS e urinocultura	Infecção do trato urinário, cristais, sedimentos anormais
Colpocitologia e bacterioscopia	Alterações cervicais, infecções subclínicas
Cultura da secreção vaginal	Doença inflamatória pélvica (DIP)
Sorologia para sífilis, HIV e hepatite B	Predisposição para DIP
Hemograma completo	Anemia, leucocitose, alterações plaquetárias
Glicemia	Diabetes e predisposição para imunossupressão
US abdominal e pélvica	Massas, anexos, útero, vias urinárias e biliares
RX de tórax e abdome	Fraturas, cálculos, obstrução intestinal, pneumoperitônio

As causas mais comuns de dor pélvica aguda são:

- **Abortamento:** o sintoma mais comum é o sangramento, porém dor sem sangramento pode ocorrer como primeiro sintoma. A dor é em cólica e intermitente. A ultrassonografia poderá esclarecer o diagnóstico.
- **Gravidez tubária:** a dor tende a ser unilateral e localizada no abdome inferior. Uma massa pode ser sentida lateralmente ao útero. Quando há a ruptura da trompa, ocorre dor aguda e intensa, frequentemente associada a síncope e choque. A dor regride para logo em seguida retornar em decorrência do sangue na cavidade peritoneal. A paciente sente-se fraca, tonta e adota a posição supina, o que favorece o escoamento do sangue para as goteiras parietocólicas e a área subdiagragmática, causando dor no ombro.
- **Síndrome de Allen-Maters:** dor causada pela ruptura da base do ligamento largo durante o trabalho de parto.
- **Ginatresia:** a obstrução do trato genital, congênita ou adquirida, pode provocar dor quando existe acúmulo de sangue ou de material purulento. Pacientes jovens com atresia genital baixa (hímen imperfurado, septo vaginal transverso, atresia cervical) podem apresentar dor abdominal cíclica de intensidade progressiva. Grandes hematocolpos podem formar-se antes do aparecimento da dor. Ginatresias adquiridas são ocasionalmente vistas em mulheres que sofreram cauterizações ou amputações do colo. Podem ocorrer ainda na paciente pós-menopausada por atrofia do colo, por neoplasias cervicais ou endometriais ou em consequência dos tratamentos cirúrgicos ou radioterápicos dessas patologias.
- **Leiomiomas:** não costumam causar dor. Quando a paciente portadora de leiomiomas apresenta dor pélvica aguda, é necessário afastar outra patologia pélvica coexistente. Se foram afastadas gravidez e patologia anexial ou extragenital, a dor pode ser atribuída ao mioma. Três complicações de miomas podem ocasionar dor: degeneração carnosa, torção de mioma pediculado e mioma submucoso parido.
- **Perfuração uterina:** deve ser suspeitada quando ocorre dor pélvica, após manipulação intrauterina com instrumental cirúrgico (sonda, dispositivo intrauterino [DIU], cureta e dilatador cervical). A parede uterina é relativamente insensível, de maneira que o ato da perfuração pode não ser sentido mesmo estando a paciente acordada. Portanto, o diagnóstico deve ser feito com base em eventos que ocorrem por ocasião dos acidentes, como irritação peritoneal, causada pela presença de sangue, ou peritonite por lesão intestinal.
- **Endometriose:** a endometriose está relacionada com dor pélvica de leve a grande intensidade, distúrbios menstruais e infertilidade. Resulta da presença de tecido endometrial funcionante fora da cavidade uterina ou de aderências. Os sintomas nem sempre são proporcionais ao grau de comprometimento da doença. Pacientes com endometriose avançada podem ser assintomáticas, enquanto pacientes jovens com poucos implantes no fundo de saco podem apresentar dor pré-menstrual intensa,

dismenorreia e dispareunia. Órgãos adjacentes, como bexiga, ureter e intestinos, estão frequentemente envolvidos, e a queixa inicial pode ser referente a esses órgãos. A ruptura de um endometrioma está associada a sintomas de abdome agudo, porém, com frequência, a dor é gradualmente crescente e crônica.

- **Doença inflamatória pélvica:** a dor é sintoma constante no estágio agudo da DIP. Inicialmente, pode ser unilateral, mas rapidamente se torna bilateral. No estágio agudo, em geral não existe massa palpável. A doença pode ser curada na fase aguda ou pode cronificar-se. Na fase crônica, a dor pode ser intermitente e piorar com as menstruações. A dispareunia está frequentemente presente. Distúrbios menstruais sugerem comprometimento ovariano, e a doença tubária pode levar à infertilidade. A doença aguda pode evoluir com a formação de abscesso pélvico. A dor é o sintoma mais importante. Dor retal sugere o envolvimento do fundo de saco e da parede posterior do reto. Por vezes, o abscesso pode drenar para o reto. Dor súbita e aguda em pacientes com abscesso pélvico significa ruptura do abscesso. Pode ser acompanhada de choque e rápida deterioração da condição da paciente.
- **Dores de origem ovariana:** os ovários são um órgão relativamente insensível. Assim, a dor associada a processo expansivo do ovário ocorre por ruptura, hemorragia, torção ou infecção. A dor decorrente da ruptura de um cisto de ovário irá depender de seu conteúdo e do sangramento no sítio da ruptura. A ruptura de um teratoma derrama material altamente irritante na cavidade peritoneal, promovendo peritonite química. Por outro lado, a ruptura de um cisto folicular é menos dolorosa, causando apenas uma reação aguda, que é rapidamente resolvida. A ruptura do corpo lúteo é geralmente associada a certo grau de sangramento intraperitoneal, acompanhado de queixas de dor. Torções de massas ovarianas ocorrem com frequência porque o ovário é parcialmente pediculado. Quando um tumor ovariano é pesado e apresenta conteúdo sólido e cístico, em virtude das características de seu conteúdo, as torções ocorrem com maior frequência. A torção pode ser intermitente, produzindo dor tipo em cólica, náuseas, vômitos e febre baixa. Se a torção é persistente, ocorrem trombose nos vasos infundibulopélvicos e necrose do tecido ovariano. Trata-se de abdome agudo cirúrgico. A infecção ovariana primária é rara. Ooforite por caxumba costuma ser dolorosa. Os abscessos ovarianos podem existir como complicação pós-operatória.
- **Dores de origem tubária:** a distensão aguda da trompa, como acontece na gravidez ectópica tubária, é causa de dor intensa, tipo cólica. A torção da trompa pode ocorrer na ausência de uma doença primária. Os sintomas assemelham-se aos de torção de cisto ovariano ou de mioma. A torção de uma trompa com hidrossalpinge antiga é menos provável por se tratar de processo inflamatório crônico com formação de aderências.
- **Causas urológicas:** superdistensão da bexiga, cistite aguda, calculose uretral e pielonefrite em rim pélvico podem ser causas de síndromes pélvicas dolorosas. Diante de paciente com quadro de dor pélvica, o trato urinário deve ser sempre investigado. A cistite aguda é marcada por maior frequência urinária, urgência, disúria e hematúria.

A dor é suprapúbica, relacionada com a micção e acompanhada de sensação uretral. A dor associada à calculose em ureter pélvico é geralmente referida em área uretral ou face interna da coxa. Inicia-se como uma sensação dolorosa que rapidamente se transforma em dor intensa do tipo cólica. Radiografia ou ultrassonografia aponta o cálculo. Algum grau de hidronefrose pode ser também demonstrado. A terapia com progesterona, na mulher, pode ser efetiva, dilatando o ureter e permitindo a passagem do cálculo. Um rim ectópico congênito, localizado na área retroperitoneal na frente do sacro, é mais suscetível a infecções em decorrência de estase e de fluxo retrógrado da bexiga.

- **Causas gastrointestinais:**
  - **Apendicite:** é a causa mais comum de dor pélvica de origem gastrointestinal na mulher. O primeiro sintoma costuma ser a dor abdominal, especialmente epigástrica e periumbilical, associada a náuseas e anorexia. Posteriormente, localiza-se na fossa ilíaca direita. Febre, calafrios, vômitos e constipação intestinal podem surgir. Nos casos em que o apêndice é retrocecal, o quadro clínico é atípico. O diagnóstico diferencial deve ser feito com salpingo-ooforite; no entanto, os sintomas gastrointestinais são mais importantes e persistentes na apendicite.
  - **Ileíte regional:** ocorre na mulher jovem. Apresenta-se como massa dolorosa no quadrante inferior direito, associada a disfunção intestinal. Pode simular o estado subagudo da apendicite ou sugerir abscesso apendicial. Constipação intestinal ou diarreia pode ocorrer com a exacerbação da doença. Trajetos fistulosos podem formar-se, dando origem a abscessos pélvicos. O diagnóstico é estabelecido pelas características radiográficas do íleo distal.
  - **Diverticulite:** ocorre mais frequentemente na mulher na perimenopausa ou na idosa. A dor pode sugerir apendicite, embora ocorra com mais frequência no quadrante inferior esquerdo do abdome. Torna-se gradativamente mais intensa e costuma ser acompanhada de diarreia e constipação intestinal, distensão abdominal, elevação da temperatura, leucocitose e sinais de irritação peritoneal. A TC é útil para selar o diagnóstico. O enema opaco está contraindicado.
  - **Obstrução intestinal:** as causas mais comuns de obstrução intestinal na mulher são aderências pós-cirúrgicas, hérnias, doença inflamatória intestinal e carcinoma intestinal ou ovariano. Em geral, é precedida de cólicas abdominais, seguidas de distensão, vômitos e obstipação intestinal. Os ruídos intestinais inicialmente estão aumentados, sobretudo no momento da cólica. Com a evolução da obstrução, os sons diminuem e sua ausência sugere isquemia. Nos estágios mais adiantados estão presentes leucocitose e febre. A radiografia de abdome pode determinar se a obstrução é parcial ou completa.
  - **Causas vasculares:** tromboflebite pélvica pode ocorrer após complicações obstétricas ou infecções de órgãos pélvicos, ou após cirurgias. A doença pode ser séptica ou primariamente trombótica. A dor não é a queixa mais comum, mas pode estar presente na doença grave. Febre, calafrios, taquicardia e dor pélvica

sugerem o diagnóstico. A ausência de massa pélvica, associada a aumento da sensibilidade da parede, ajuda a confirmar o diagnóstico. O tratamento consiste em anticoagulação.

Síndrome miofascial abdominal e mialgia do assoalho pélvico são caracterizadas por dor intensa e profunda originada em pontos dolorosos e hipersensíveis, envolvendo músculos e/ou fáscias musculares, podendo causar dor em repouso ou quando estimulados por movimentos. A dor é geralmente crônica, mas pode apresentar períodos de piora, levando à procura por serviços de emergência.

- **Causas sistêmicas:** várias doenças sistêmicas apresentam-se como síndromes dolorosas agudas. *Diabetes mellitus* (neuropatia), sífilis, porfiria, lúpus eritematoso sistêmico, poliarterite nodosa, síndrome de abstinência às drogas e púrpura de Henoch-Schoenlein devem ser considerados no diagnóstico diferencial das dores pélvicas.

Violência/maus-tratos e dor

Aproximadamente metade das mulheres e 35% dos homens podem ter sido vítimas de um ou vários atos sexuais não desejados; destes, a maioria foi praticada na infância ou na adolescência.

A dor crônica é queixa frequente entre adultos que relataram ter sofrido violência sexual na infância. Homens e mulheres que sofreram violência sexual na infância muitas vezes têm a saúde piorada em comparação com pessoas que não sofreram esse tipo de violência. As consequências dessa violência podem se manifestar apenas na vida adulta ou, se começarem ainda na infância, podem durar muito tempo após a violência ter terminado.

A dor relacionada com casos de violência pode variar de leve a incapacitante, e muitas vezes pode prejudicar seriamente a própria atividade sexual, sendo esse achado descrito com muita frequência na literatura.

Muitos estudos apresentam evidências de associação significativa entre dor crônica e violência sexual na infância. Algumas síndromes aparecem com frequência nos estudos: dor pélvica crônica, fibromialgia e síndrome do intestino irritável. Na última década, a dor lombar crônica também tem sido relatada como queixa comum. Inúmeras publicações estabeleceram a relação entre dor lombar e violência sexual.

Outras experiências adversas também podem ter efeitos de longo prazo, incluindo maus-tratos na infância (violência física), negligência (privações e necessidades traumáticas, como sede, fome, medos ou quedas), uso excessivo de substâncias tóxicas e atividade criminosa por parte dos pais.

A dor pélvica crônica (DPC) parece estar particularmente associada à violência sexual. Alguns estudos encontraram taxas significativamente elevadas de abuso sexual na infância entre pacientes com DPC: 64% desses pacientes teriam história de violência.

Há evidências da associação entre a violência sexual e algumas queixas ginecológicas, como dismenorreia e dor pélvica; no entanto, a origem da violência permanece oculta, uma vez que dificilmente a mulher vai relatar algum tipo de agressão que ocorre no lar. No contexto do casamento ou da união consensual, é frequente que a própria mulher vítima não se refira a certas ocorrências como forma de violência, considerando-as naturais na vida conjugal. Um estudo mostra que mesmo quando se tratou de um tipo de violência menos explícita, como se relacionar com o parceiro para satisfazê-lo mesmo "contra sua vontade", ou seja, em situações em que não estão presentes as "condições para caracterizar um estupro", também se verificou associação aos mesmos sintomas e disfunções observados nos casos de estupro.

O tratamento é um desafio e, na maioria dos casos, as pacientes podem levar muitos anos até obterem alívio ou remissão dos sintomas.

Dor aguda relacionada com o câncer

Dor aguda na paciente oncológica frequentemente sinaliza progressão da doença. Dor súbita e intensa deve ser reconhecida como uma emergência médica e imediatamente avaliada e tratada.

Além da medicação regular, em dose e intervalos corretos, é necessário deixar nos intervalos entre as doses a possibilidade de um resgate, caso haja escape de dor, em dose igual à sexta parte da dose diária total. Isso se torna particularmente importante quando a paciente está fazendo uso de medicação de longa duração, como fentanil transdérmico, oxicodona (no Brasil, até o momento, está disponível apenas a apresentação de liberação prolongada), morfina LC e metadona. Para esses cálculos é necessário fazer a conversão de dose.

As tabelas de conversão de opioides encontram-se amplamente disponíveis. De maneira simplificada, é necessário saber que a morfina VO é o medicamento padrão – potência 1. Para conversão de morfina EV em VO multiplica-se a dose por 3. A dose peridural é 10 vezes menor do que a venosa (30 vezes menor do que a oral); a dose subaracnóidea é 100 vezes menor do que a venosa. A oxicodona é 1,5 vez mais potente do que a morfina (p. ex., uma paciente em uso de 60mg de oxicodona a cada 12 horas recebe 120mg desse medicamento por dia, o que corresponde a 180mg de morfina VO/dia, 30mg de morfina VO a cada 4 horas ou 10mg de morfina EV a cada 4 horas ou em infusão contínua a 2,5mg/h).

Há tabelas específicas para conversão de fentanil transdérmico e morfina, mas pode-se considerar que um adesivo de 25μg/h de fentanil equivale a aproximadamente 60mg de morfina VO/dia. Há tabelas específicas para conversão de metadona em morfina. O coeficiente de conversão será tanto maior quanto maior for a dose. Para doses até 80mg, é possível considerar a metadona três vezes mais potente do que a morfina. Para converter metadona VO em EV divide-se a dose por 2. Quando o motivo da conversão de opioides é a tolerância, é importante saber que há tolerância cruzada parcial entre os opioides. Assim, após a conversão das doses, entra-se com 50% da dose calculada ou em torno de 20%, quando se está convertendo para metadona.

Na dor aguda por metástase óssea, bifosfonato e radioterapia são eficazes (nível de evidência 1, Cochrane). Outras boas opções são corticoides e anti-inflamatórios não esteroides (AINE).

Cólica renal

Nessa condição, mais frequente em pessoas do gênero masculino, o tratamento da crise deve ser realizado com medicação EV, por ter início de ação mais rápido. Dipirona, por seu potente efeito antiespasmódico, AINE e opioide constituem a base do tratamento (nível de evidência 1, Cochrane).

Cefaleia

A cefaleia é considerada a queixa álgica mais prevalente em serviços de urgência.

A adição de cafeína ao paracetamol melhora a analgesia na crise de cefaleia tipo tensional (nível de evidência 1). É possível que a associação dipirona/cafeína também apresente resultado semelhante. Entretanto, deve-se ter cuidado para evitar o uso excessivo de analgésicos. Os analgésicos simples, assim como os AINE, isolados ou em associações, são considerados efetivos no tratamento da cefaleia episódica tipo tensional (nível de evidência 2).

Os triptanos são efetivos no tratamento da migrânea intensa (nível de evidência 1). Convém prestar atenção ao uso frequente de modo a evitar cefaleia por uso excessivo de analgésicos.

As medidas listadas a seguir podem ser adotadas em casos de crise de migrânea no pronto-socorro (PS):

- Hidratação venosa: 2 a 3 litros em *bolus* ou 100mL/h, enquanto a paciente continuar no PS.
- Difenidramina EV, 12,5 a 25mg.
- Metoclopramida, 10mg, EV lento (nível 1 de evidência).
- Sulfato de magnésio, 0,5 a 1,0g, EV lento (30 minutos).
- Cetorolaco, 30mg EV.
- Se não houver melhora, metilprednisolona, 200mg, EV.

As medicações devem ser administradas em intervalos de 20 a 25 minutos entre elas, até que se obtenha a melhora da dor.

Clorpromazina também é eficaz (nível de evidência 2), com bons resultados em 75% dos pacientes.

Cefaleia pós-raquianestesia

Uma das primeiras complicações relacionadas com a raquianestesia, a cefaleia pós-punção dural foi descrita por Bier em 1898 no primeiro paciente a ser submetido com sucesso à raquianestesia: "Two hours after the operation his back and left leg became painful and the patient vomited and complained of severe headache. The pain and vomiting soon ceased, but headache was still present the next day." Pode ser também uma complicação iatrogênica, quando da tentativa de punção peridural com punção acidental da dura-máter. Caracteristicamente, a dor é intensificada quando a paciente se levanta e alivia com a posição supina. É bilateral, frontal em 25%, occipital em 27% e em ambas as regiões em 45% dos casos. É de forte intensidade em 67% dos casos. Rigidez cervical e nos ombros é observada em quase metade das pacientes. Náuseas são frequentes, assim como fotofobia, diplopia, hipoacusia e tontura. O uso de agulhas finas e de ponta romba reduziu a incidência dessa complicação (nível de evidência 1). Assim, a incidência de cefaleia pós-punção, de mais de 50% nos tempos de Bier, passou para menos de 1% no momento atual. Consideradas a população de maior risco, as gestantes têm incidência de 1,7%, mesmo com o uso de agulhas 27G tipo Whitacre.

Hidratação agressiva parece não influir na duração dos sintomas. As pacientes devem ser encorajadas a se manter hidratadas.

Devem ser usados AINE, analgésicos comuns e opioides. O alívio obtido é sempre imprevisível. O uso de cafeína, embora amplamente adotado, não recebe nenhum suporte da literatura que comprove seu benefício. A dose habitual é de 300mg ao dia (uma dose de café expresso contém 75mg de cafeína). Uma resposta temporária é frequentemete notada. Deve ser evitado em pacientes com história de convulsões, DHEG ou história de taquicardias supraventriculares. Um comprimido de Excedrin® contém 65mg de cafeína e 500mg de paracetamol.

Corticoides são potencialmente úteis – hidrocortisona, 100mg EV, a cada 6 ou 8 horas.

Há relatos de boa resposta à gabapentina, 400mg, três vezes ao dia, por 3 dias.

Amitriptilina pode ser usada. Em nosso serviço temos associado 25 a 75mg/dia de amitriptilina (Excedrin®) a cada 4 horas e a dexametasona, 4mg, a cada 6 ou 8 horas.

Não há evidência de que repouso no leito seja benéfico para prevenção ou tratamento de cefaleia pós-punção dural (nível de evidência 1, Cochrane).

Tampão sanguíneo peridural pode ser indicado em casos muito sintomáticos ou que não melhorem com o tratamento medicamentoso. Quanto mais precocemente realizado, maior a chance de êxito. Trata-se de técnica com taxa de sucesso de 90%. Caso não se obtenha boa resposta, pode-se fazer nova tentativa.

Opioide deve ser usado com muito cuidado em casos de cefaleia.

Hemorragia subaracnóidea (HSA)

A HSA consiste na associação de cefaleia intensa a sintomas neurológicos ou história de aneurisma cerebral. Cefaleia aguda alcança a intensidade maxima dentro de 1 hora, acompanhada de um ou mais dos seguintes fatores: paciente com 40 ou mais anos de idade; perda de consciência testemunhada; início durante o esforço; cefaleia sentinela ("em trovoada": pico instantâneo – até 25% das pacientes com esse sintoma terão HSA); dor ou rigidez de nuca; ou limitação da flexão cervical ao exame.

A cefaleia manifesta-se de modo isolado em quase metade das pacientes. Repentina, atinge grau máximo de intensidade logo no início ou dentro de alguns minutos. Cerca de 35% das pacientes perdem a consciência.

A suspeita leva à necessidade de avaliação emergencial. TC de crânio sem contraste é o exame inicialmente indicado. Em caso de dúvida na TC, indica-se punção liquórica.

Lombalgia aguda

Na avaliação clínica de uma paciente com queixa de lombalgia aguda deve-se ficar atento a alguns sinais e sintomas que podem sugerir gravidade (*red flags* – Quadro 5.2). Nesses casos, recomendam-se investigação com exame de imagem e o encaminhamento ao especialista.

Quadro 5.2 *Red flags* em lombalgia

Patologia	Achados
Câncer (atenção especial à mulher com história de câncer de mama)	História de câncer Perda de peso inexplicada Dor noturna ou em repouso Idade < 20 ou > 50 anos
Infecção	Febre Uso excessivo de substâncias EV Infecção bacteriana recente Imunossupressão Dor em repouso
Síndrome da cauda equina (hérnia de disco, abscesso ou hematoma peridural, câncer)	Incontinência ou retenção urinária e/ou fecal Anestesia em sela Fraqueza dos membros inferiores
Compressão grave de raiz	Fraqueza muscular importante Dor radicular Pé caído
Fratura vertebral	Uso prolongado de corticoides História de osteoporose Traumatismo leve em idosos
Aneurisma de aorta	Massa abdominal pulsátil Dor em repouso ou noturna Idade > 60 anos

Radiografia, TC e RM não estão rotineiramente indicadas. Para as pacientes que retornam ao serviço algumas após semanas sem melhora ou com piora da dor, fatores psíquicos que possam estar perpetuando a dor e levando ao risco de cronificação (*yellow flags*) devem ser investigados (Quadro 5.3). Tratamento multidisciplinar especializado é importante para essas pacientes.

Convém orientar a paciente a se manter ativa e a continuar a exercer normalmente suas atividades da vida diária, incluindo, se possível, o trabalho. Não se deve prescrever repouso no leito. Paracetamol (possivelmente dipirona) em intervalos regulares é a primeira escolha. Se necessário, associa-se AINE e, se essa medida ainda não for suficiente, associa-se relaxante muscular. Em alguns casos, pode ser considerada a prescrição de alguma associação comercial com os três fármacos.

Herpes-zóster

Agentes antivirais iniciados em até 72 horas após o início das lesões aceleram a resolução da dor aguda, embora não diminuam a incidência de dor crônica pós-herpética (nível de evidência 1, Cochrane).

A imunização de pessoas com mais de 60 anos de idade contra o vírus varicela-zóster reduz a incidência de infecção e de neuralgia pós-herpética (nível de evidência 2).

Doses baixas de amitriptilina (em torno de 25mg), por 90 dias a partir do início das lesões, reduzem a incidência de neuralgia pós-herpética (nível de evidência 2). Alternativamente, costuma-se usar gabapentina, 300 a 900mg (até o máximo de 3.600mg) com esse propósito e para tratamento mais efetivo da dor na fase aguda.

O tramadol é considerado uma boa escolha para o tratamento da dor (neuropática) secundária a infecção aguda pelo herpes-zóster.

Crise falcêmica

A anemia falciforme, expressão clínica da homozigose do gene da hemoglobina S, é uma anomalia genética importante no Brasil, sobretudo nas regiões que receberam maciços contingentes de escravos africanos. Trata-se da doença hereditária de maior prevalência no País, afetando cerca de 0,1% a 0,3% da população negroide e sendo observada também, em decorrência da alta taxa de miscigenação, em parcela cada vez

Quadro 5.3 *Yellow flags* em lombalgia

Psicológicas	Ansiedade e depressão Cinesiofobia
Relacionadas com o trabalho	Alto nível de exigência física Insatisfação com o trabalho
Sociais	Isolamento Problemas familiares
Outras	Envolvimento neurológico Intensidade da dor

mais significativa da população caucasoide brasileira. A falcização das hemácias determinada pela crise, além de causar anemia hemolítica crônica, ainda é responsável pela obstrução de vasos sanguíneos com crises de dor, infarto e necrose em diversos órgãos, como ossos e articulações, baço, pulmões e rins, entre outros.

O uso de corticoide parenteral parece reduzir a demanda por analgésicos e o tempo de internação hospitalar, sem efeitos colaterais mais importantes (nível de evidência 1, Cochrane).

Há evidência insuficiente quanto à melhora da dor por meio de repleção volêmica na crise falciforme (nível de evidência 1, Cochrane).

Hidroxiureia é efetiva em reduzir a frequência das crises agudas, as complicações que ameaçam a vida e a necessidade de transfusões nas crises (nível de evidência 1).

Uso excessivo de opioides

Após a opiofobia registrada nas décadas de 1970 e 1980, observou-se aumento expressivo do uso de opioide para tratamento de quadros diversos de dor crônica. Além disso, há relatos de tolerância crescente e mau uso da substância. Com frequência, depara-se na unidade de emergência com pacientes que fazem uso excessivo de opioides. Trata-se de situação conflituosa, sendo necessário encontrar um equilíbrio entre o direito da paciente a uma analgesia adequada e questões éticas, de segurança, envolvendo o uso excessivo e o uso para diversão.

■ TRATAMENTO

Uma vez iniciado quadro de dor aguda, independentemente de o diagnóstico estar definido ou não, esta deve ser ativamente tratada, mesmo durante a propedêutica da doença de base. Não é apropriado retardar a analgesia até que se estabeleça o diagnóstico. Historicamente, os cirurgiões sempre desencorajaram a analgesia efetiva nos casos de dor abdominal aguda. Muitos estudos demonstram a ausência de efeitos deletérios da terapêutica com opioides EV no que se refere a um diagnóstico apropriado (nível de evidência 1, Cochrane). A dor aguda está relacionada com um processo mórbido, de origem traumática ou inflamatória, e serve como sinal de alerta para a ocorrência de lesões. A resposta endocrinometabólica ao estresse é benéfica na tentativa de recuperação da paciente; no entanto, se exacerbada e persistente, pode ser prejudicial em virtude do intenso catabolismo que desencadeia.

Os efeitos adversos associados ao mau controle da dor são decorrentes da ativação do sistema nervoso simpático e do eixo tálamo-hipotálamo-hipófise e irão repercutir em diversos sistemas orgânicos:

- **Sistema cardiovascular:** hipertensão e taquicardia com risco aumentado de complicações, especialmente para pacientes cardiopatas e idosas (p. ex., infarto do miocárdio, arritmias).

- **Sistema pulmonar:** especialmente no pós-operatório de cirurgias abdominais altas e cirurgias torácicas e em casos de traumatismo de tórax com múltiplas fraturas de costela, a dor intensa promove hipoventilação, acúmulo de secreções e desenvolvimento de atelectasias, favorecendo o surgimento de pneumonia.
- **Sistema gastrointestinal:** íleo paralítico.
- **Sistema psíquico:** sofrimento e ansiedade extremos com risco de transtorno de estresse pós-traumático. Distúrbios do sono.
- **Coagulação:** estado de hipercoagulabilidade, aumentando a incidência de fenômenos tromboembólicos. Risco aumentado pelo imobilismo.
- **Sistema imunológico:** déficit imunológico, aumentando o risco de infecção.
- **Sistema metabólico:** hiperglicemia.

Além do risco de cronificação da dor e do aumento do tempo de internação hospitalar e dos custos, observam-se má qualidade e prejuízo nos processos de acreditação do serviço, além do risco de litígio.

No tratamento da dor aguda na mulher, é imprescindível avaliação clínica adequada. A intensidade da dor pode ser mensurada por meio da utilização de escalas simples, como a escala numérica visual (ENV) e a escala analógica visual (EAV) (Figura 5.1). Ambas apresentam boa correlação, sendo a primeira mais prática por não exigir qualquer instrumento e necessitando um mínimo de cognição da paciente. Na ENV, a paciente dá uma nota para sua dor, que pode variar de zero (ausência de dor) a 10 (pior dor imaginável). Na EAV, a paciente marca, com um cursor sobre uma régua lisa de 10cm, a intensidade de sua dor. A extremidade esquerda equivale à ausência de dor e a direita, à pior dor possível. A face da régua, voltada para o examinador, pode ser numerada para facilitar a leitura. Diversas adaptações foram feitas, como a demarcação de 1 a 10 e o uso de cores. Convém questionar a paciente sobre a intensidade da dor em repouso e incidental, ou seja, ao movimentar-se no leito, levantar-se, fazer fisioterapia, tossir etc. Com frequência, as pacientes encontram-se no leito e relatam um índice baixo que reflete sua dor naquele momento imóvel. Ao serem questionadas, afirmam que não conseguem aprofundar a respiração, participar efetivamente da fisioterapia ou deambular.

A dor deve ser avaliada à admissão, em intervalos regulares com os sinais vitais após cada intervenção, para certificação dos resultados e o ajuste da terapêutica. Essa prática é essencial para a obtenção do controle álgico adequado no pronto-atendimento.

Uma simples pergunta sobre a dor da paciente e a validação de seu relato estão relacionadas com a satisfação da paciente quanto ao manejo da dor no departamento de urgência.

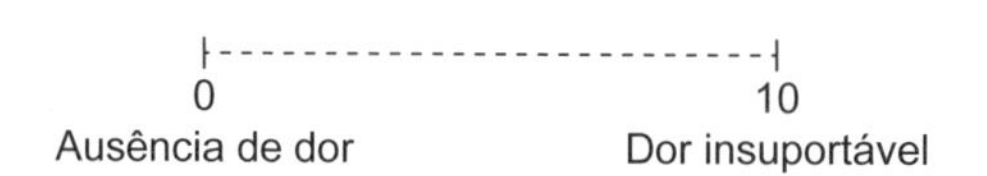

Figura 5.1 Escala analógica visual.

Em 1986, a Organização Mundial da Saúde (OMS) lançou a escada analgésica para tratamento da dor oncológica (Figura 5.2). Constituída de três degraus, essa escada orienta a escolha das medicações analgésicas com base na intensidade de dor experimentada pela paciente. No degrau 1 (dor leve – EAV 1 a 3), seria suficiente o uso de analgésicos comuns, associado ou não aos AINE. No segundo degrau (pacientes com dor moderada – EAV 4 a 7), a dor é tratada com a associação de opioides fracos aos AINE e aos analgésicos comuns. No terceiro grau (dor intensa – EAV 8 a 10), a dor é tratada com opioide forte associado a AINE e analgésicos comuns.

Adjuvantes podem ser associados em qualquer um dos três degraus, sendo representados por antidepressivos, anticonvulsivantes, neurolépticos, α2-agonistas e benzodiazepínicos, para tratamento de dor neuropática, para poupar o uso de opioide, para promover ansiólise e melhora do sono, entre outros objetivos. Essa medida se mostrou bastante eficaz, diminuindo substancialmente o uso de opioides e se traduzindo em melhor tratamento da dor oncológica. Com o tempo, a escada passou a ser usada para avaliação de dor crônica não oncológica e da dor aguda. No caso de dores agudas, o caminho é geralmente o inverso, especialmente nos casos de dor pós-operatória, ou seja, desce-se a escada. Há a previsão de dor inicial mais forte, a qual diminui de intensidade.

Outros aspectos abordados no protocolo da OMS e em sua revisão, em 1996, são muito importantes, como:

- Escolha do fármaco certo para a intensidade da dor apresentada pela paciente.
- Via de administração: no departamento de urgência, para titulação e controle rápido de um quadro de dor intensa, a via endovenosa (EV) é uma boa alternativa. Nos outros casos, não havendo impedimento, a via oral (VO) é a preferida. Outras vias possíveis são a subcutânea (SC) e a intramuscular (IM), a qual é considerada mais desconfortável e de absorção mais errática, especialmente na paciente hemodinamicamente instável, a via retal (IR), diversas vias tópicas e através de infiltrações e bloqueios anestésicos.

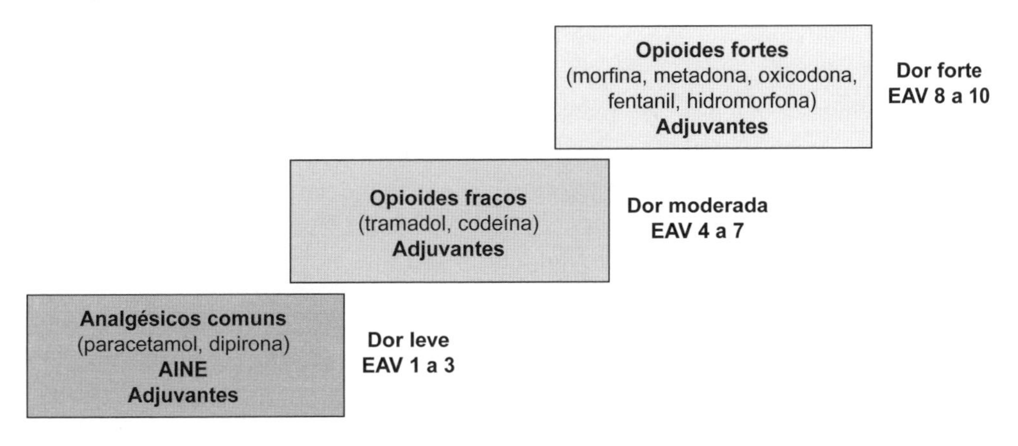

Figura 5.2 Escada analgésica da OMS.

- Dose correta: é grande a tendência de subestimativa e subtratamento da dor.
- Intervalos de dose corretos, respeitando as características farmacocinéticas do medicamento, e em intervalos fixos, quando houver a previsão de dor.
- Medicação de resgate em doses e intervalos corretos para os casos de falha com a prescrição fixa inicial, escape de dor e dor incidental. Pacientes com bom controle da dor que se intensifica no banho, na fisioterapia ou durante a troca de curativo, por exemplo, podem se beneficiar de uma dose extra.

Nas prescrições de analgesia pós-operatória, por exemplo, são comuns erros simultâneos em todas as etapas. Assim, para o pós-operatório de uma grande cirurgia prescreve-se codeína, 30mg, a cada 8 horas, se necessário, caracterizando um erro na escolha do medicamento, no intervalo (um tanto maior que sua meia-vida) e na opção, por demanda, ante a grande expectativa de dor intensa e contínua. Às vezes, a escolha é correta (morfina), mas são prescritas doses subanalgésicas com intervalos superiores a 4 horas, sem resgate e a critério, não fixa.

Não se recomenda a associação de dois medicamentos da mesma classe, como dois AINE, uma vez que não ocorre acréscimo no efeito analgésico e há aumento do risco de efeitos adversos.

O tratamento deve ser multimodal, a fim de otimizar a analgesia e reduzir a dose dos diversos fármacos, diminuindo especialmente os efeitos adversos relacionados com os opioides. Esse método consiste na associação de medicamentos com mecanismos de ação diferentes (opioide, analgésico comum, AINE, adjuvante) e/ou infiltrações/bloqueios anestésicos.

O tratamento deve ser individualizado.

Um resumo dos analgésicos mais utilizados é apresentado no Quadro 5.3.

Analgésicos comuns

Os analgésicos comuns têm efeitos antitérmico e analgésico, mas não apresentam efeito anti-inflamatório nas doses habituais. Podem ser utilizados isoladamente para o tratamento da dor de fraca a moderada intensidade ou em associações para o tratamento da dor moderada ou intensa. São medicações usadas há muito anos e apresentam bom perfil de segurança cardiovascular, renal e gastrointestinal, e até mesmo hepática, com algumas considerações quanto ao paracetamol, que é efetivo para dor aguda com incidência de efeitos adversos semelhantes a placebo (nível de evidência 1, revisão Cochrane).

São frequentemente associados a opioides fracos ou AINE, potencializando o efeito de ambos.

Paracetamol

O mecanismo de ação do paracetamol é pouco elucidado. Há um efeito central, possivelmente em uma terceira isoforma da enzima cicloxigenase (a COX-3). Demonstrou-se, também, uma ação pela ativação indireta de receptores canabinoides-1. No cérebro e na medula espinhal, sofre desacetilação para p-aminofenol, sendo conjugado com o ácido araquidônico para formar a N-araquidonoilfenolamina, conhecida como (AM404), um canabinoide endógeno.

O paracetamol tem sido considerado o principal responsável pelos casos de insuficiência hepática aguda e morte associados a medicamentos nos EUA e no Reino Unido, e a Associação Americana de Centros de Controle de Intoxicações o implica como o principal responsável isolado por mortes referidas aos centros desde 1994, em virtude da automedicação com grande consumo de paracetamol e seu uso concomitante a AINE e/ou opioide, extrapolando a dose de segurança diária.

A glutationa é considerada cofator importante na metabolização do metabólito intermediário tóxico do paracetamol para metabólito final. Desse modo, os pacientes desnutridos e os alcoolistas são suscetíveis à toxicidade. Idade avançada e o uso concomitante de fármacos hepatotóxicos também podem aumentar o risco.

O paracetamol é efetivo em casos de dor como osteoartrite, cefaleia, dor musculoesquelética e dismenorreia.

Dipirona

O mecanismo de ação da dipirona também não é completamente conhecido. Apresenta ação inibidora potente sobre a COX-3 e fraca sobre a COX-1 e a COX-2. Parece desempenhar um papel na inibição do processo de sensibilização central, mediante inibição da formação de prostaglandinas ($PGE_{1,}$ $PGF_{2\alpha}$, PGD_2 e PGE_2), por meio da ação nas enzimas cicloxigenases (COX-3) no gânglio dorsal.

Além de sua ação nas prostaglandinas nos níveis central e periférico, a dipirona EV resulta em aumento dos níveis centrais dos opioides endógenos.

O risco excessivo de agranulocitose é desmistificado em elegante revisão da Agência Nacional de Vigilância Sanitária (ANVISA).

Anti-inflamatórios (AINE)

Os prostanoides são importantes mediadores químicos da dor produzidos a partir da quebra de fosfolípides da membrana celular. A enzima fosfolipase A_2, mediante hidrólise, libera o ácido araquidônico dos fosfolípides de membrana. O processo é oxigenado pela enzima cicloxigenase, e o produto do processo é a liberação dos prostanoides. Há duas isoformas da enzima cicloxigenase, COX-1 e COX-2. De modo geral, a COX-1 está presente e é regularmente liberada em todo o corpo, sendo "constitutiva" em diversos órgãos e sistemas. Exerce importantes funções na homeostase, como agregação plaquetária e citoproteção no trato gastrointestinal e na perfusão renal. A COX-2 é induzida por processos inflamatórios, dor e câncer, mas é constitutiva nos rins, nos vasos sanguíneos e no sistema nervoso central.

Os AINE atuam bloqueando a enzima cicloxigenase de maneira não específica (não seletivos) ou seletiva (inibidores da COX-2 ou coxibes). Os AINE não específicos podem apresentar especificidade maior para a COX-2 do que outro não específico. Assim, por exemplo, para inibição da COX-1 pelo valdecoxibe é necessária uma dose > 200mg/kg, e para inibição da COX-2, 0,06mg/kg, ou seja, a especificidade é de 2.800. Trata-se de um coeficiente alto, por se tratar de um fármaco com inibição "seletiva" da COX-2. Para os AINE comuns, quanto maior esse número, mais se assemelham aos agentes seletivos.

Os AINE são amplamente utilizados em casos de dor aguda e crônica, especialmente na presença de um processo inflamatório evidente, sendo usados isoladamente em casos de dor de leve a moderada ou associados a opioides nos casos de dor de moderada a intensa. Seu uso crônico é limitado por seus efeitos adversos, sobretudo os cardiovasculares, gastrointestinais e renais. Apresentam efeito poupador de opioides, o que torna possível a redução da dose dos opioides e, consequentemente, dos efeitos colaterais atribuídos a estes. No entanto, as evidências desse benefício tão divulgado são fracas. Não há relatos de dependência física ou tolerância aos AINE, mas observa-se efeito-teto, ou seja, benefícios não são obtidos com doses maiores do que as preconizadas, mas apenas efeitos colaterais.

Os AINE são efetivos no tratamento da dor aguda nas seguintes condições: dor pós-operatória, dismenorreia, cólica renal, lombalgia (nível de evidência 1, revisão Cochrane) e cefaleia. Na cólica biliar, seu uso parenteral é tão efetivo quanto o dos opioides parenterais (nível de evidência 2).

Os principais fatores de risco para a ocorrência de complicações gastrointestinais são história prévia de úlcera péptica e idade > 65 anos.

O risco cardiovascular para essas pacientes varia de acordo com as características de cada AINE. O risco é maior com os inibidores seletivos da COX-2. Quanto aos não específicos, o risco irá variar de acordo com sua maior ou menor especificidade à COX-2. O naproxeno, ao contrário do diclofenaco, por sua baixa especificidade à COX-2, pode ser uma boa opção para pacientes com risco cardiovascular aumentado. Os anti-inflamatórios não devem ser prescritos para pacientes que apresentam alto risco cardiovascular, gastrointestinal ou renal.

Do ponto de vista prático, os anti-inflamatórios que bloqueiam seletivamente a COX-2 são geralmente preferidos para pacientes com úlcera péptica ou que apresentam fatores de risco para desenvolvê-la (alternativamente, pode-se associar um AINE convencional a um protetor gástrico, como os inibidores da bomba de prótons). Os inibidores COX-2 seletivos são também preferidos nas pacientes com risco aumentado de sangramento, como as que fazem uso de anticoagulantes e inibidores da adesão plaquetária. Como essa enzima é metabolizada nos rins, tem o mesmo potencial de lesão renal que os AINE convencionais. São proscritos para pacientes cardiopatas.

---

*Especificidade: medida *in vivo* da concentração relativa do medicamento necessária para inibição clinicamente relevante da COX-2, sem inibição da COX-1.

A eficácia dos AINE seletivos e não seletivos é semelhante (nível de evidência 1). A escolha deve ser fundamentada nas comorbidades apresentadas pela paciente.

Hipertensão é uma contraindicação relativa ao uso de AINE, especialmente coxibe.

Os coxibes parecem não induzir broncoespasmo em pacientes com história de agravamento de doença respiratória com o uso de ácido acetilsalicílico.

Como mencionado previamente, sempre que possível, prefere-se a administração por via oral. O uso parenteral ou retal de AINE não é mais eficaz nem se associa a menor número de efeitos adversos (nível de evidência 1, Cochrane).

Convém conhecer a classificação dos AINE conforme seus agrupamentos farmacológicos, pois a paciente com história de alergia a um AINE pode não ser alérgica a outro de grupo diferente, assim como a eficácia terapêutica interindividual pode ser maior com um ou outro grupo (Figura 5.3).

Opioides

Os opioides constituem o grupo de medicamentos mais importantes nos atendimentos de urgência/emergência.

Podem ser classificados como fracos (tramadol e codeína) ou fortes. Os opioides fracos apresentam efeito-teto, ou seja, uma dose máxima diária a partir da qual não demonstra mais benefício na analgesia, apenas aumento dos efeitos colaterais.

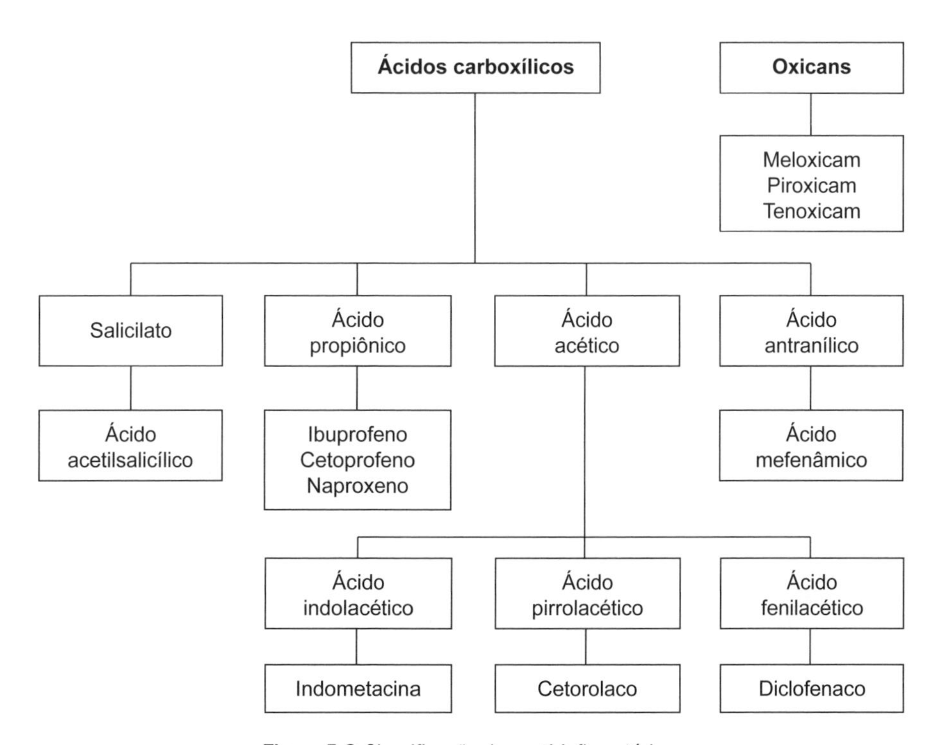

Figura 5.3 Classificação dos anti-inflamatórios.

O polimorfismo genético explica a grande variabilidade interindividual nas doses dos opioides.

Codeína

Trata-se de uma pró-droga que é convertida no fígado em morfina via CYP2D6. Dez a 30% da população não apresentam essa enzima, não demonstrando resposta analgésica à codeína.

A codeína parece ser o mais constipante dos opioides.

A associação codeína/paracetamol, com a prescrição dos dois agentes isoladamente ou em associação disponível no mercado (genérico, Tylex®, Paco®), é mais efetiva do que o uso isolado de cada substância (nível de evidência 1, Cochrane).

Tramadol

Além do efeito sobre os receptores opioides μ, o tramadol inibe a recaptação de noradrenalina e aumenta a disponibilidade de serotonina, à semelhança dos tricíclicos. Por isso, trata-se de uma boa opção na presença de um componente neuropático (NNT:3,8). Seu metabólito ativo, M1, é um analgésico mais potente do que o tramadol e é formado pela o-demetilação pela CYP2D6. Dessa maneira, encontram-se variações genéticas dessa enzima com diferentes respostas interpessoais.

A associação codeína/paracetamol, com a prescrição dos dois medicamentos isoladamente ou em associação disponível no mercado (Ultracet®, Paratram®), é mais efetiva do que o uso isolado de cada agente (nível de evidência 1, Cochrane). Cabe lembrar que algumas dessas associações apresentam 37,5mg de tramadol e 325mg de paracetamol.

Dentre os efeitos colaterais relacionados com os opioides, náuseas e vômitos se destacam com o uso de tramadol, em taxas similares às dos outros opioides. O tramadol, no entanto, causa menos episódios de constipação intestinal.

Nalbufina

Trata-se de um opioide agonista/antagonista. A nalbufina apresenta efeito analgésico por agonismo ao receptor κ e é antagonista μ. Desse modo, reverte os efeitos sobre os receptores μ quando associada a opioides agonistas μ. Logo, não deve ser associada a outros opioides nem prescrita para usuárias crônicas de opioide em virtude do risco de piora da dor e da síndrome de abstinência. Pode ser usada para reversão de efeitos adversos relacionados com opioides agonistas μ. Outra limitação para seu uso nos setores de urgência é o fato de ter dose-teto.

A dose habitual é de 10mg a cada 4 ou 6 horas, podendo chegar a 20mg/dose.

Morfina

A titulação da morfina deve ser cuidadosa e individualizada à beira do leito, visto que em indivíduos virgens de opioides a dose necessária para controle da dor pode variar em até 10 vezes de um indivíduo para outro.

As doses EV iniciais, dependendo da intensidade da dor, pode ser de até 0,1mg/kg no indivíduo não idoso e hígido, com acréscimos de 20% ou novas doses de 0,05mg/kg a cada 10 minutos. O pico de ação da morfina é rápido, não sendo necessários mais do que 10 ou 15 minutos para se avaliar se a dose administrada foi suficiente e, em caso negativo, para a administração de nova dose. Essa titulação deve ser continuada até que ocorra melhora da dor (EAV < 3) ou algum efeito adverso não permita o aumento da dose.

Em pacientes idosas ou debilitadas, pneumopatas, portadoras de síndrome da apneia obstrutiva do sono ou em uso de outros agentes depressores do sistema nervoso central (SNC), a dose inicial deve ser de até 0,05mg/kg ou, em todos os casos, inicia-se com doses de 2 a 3mg e continua-se com a titulação conforme descrito. A dose necessária para alívio da dor servirá de base para a definição da dose de manutenção.

Oxicodona

No Brasil, até o momento, a oxicodona encontra-se disponível apenas em comprimidos de liberação controlada. Pode ser usada em casos de dor aguda (p. ex., dor no pós-operatório); no entanto, os opioides de liberação rápida são preferíveis e de titulação mais fácil. A oxicodona é 1,5 vez mais potente do que a morfina.

Metadona

Opioide agonista μ com ação antagonista em receptores NMDA, a metadona apresenta início de ação rápido, mas meia-vida longa, sendo mais difícil de titular. Necessita-se de experiência para usá-la com segurança. Trata-se de uma boa opção para pacientes que apresentem componente de dor neuropática com pouca resposta à morfina. A metadona é três vezes mais potente do que a morfina.

Fentanil

Cem vezes mais potente do que a morfina, o fentanil tem meia-vida mais curta, sendo muito usado para analgesia em procedimentos realizados no setor de urgência. Para uso contínuo para analgesia, deve ser colocado em bomba de infusão. Inicia-se com 1 a 2,5μg/kg/h após *bolus* de 1 a 2μg/kg.

Meperidina (Dolantina®)

A meperidina consiste em um opioide agonista μ 10 vezes menos potente do que a morfina, parecendo apresentar maior potencial para êmese e maior possibilidade de causar dependência. A paciente costuma comparecer ao setor de pronto-atendimento relatando quadro de dor recorrente, como anemia falciforme, e afirmando que só a Dolantina® melhora a dor. Além disso, seu uso constante aumenta o risco de intoxicação do SNC por seu metabólito tóxico, a normeperidina. A naloxona não reverte a intoxicação e pode piorar os sintomas.

Acreditava-se que a meperidina seria mais efetiva do que os outros opioides no tratamento da cólica renal e ocasionaria menor contração do esfíncter de Oddi, porém estudos mais recentes não comprovaram nenhuma das supostas vantagens.

Não há justificativa para o uso de meperidina em qualquer cenário, salvo, em baixas doses, para tratamento de tremor após bloqueio sobre o neuroeixo (veja a conversão de opioides no tópico *Dor aguda relacionada com câncer*).

Tratamento de efeitos adversos relacionados com os opioides

Depressão respiratória

Causada pela redução da responsividade do centro respiratório ao aumento do CO_2, o mais raro e mais temido efeito adverso dos opioides pode, geralmente, ser evitado por meio da cuidadosa titulação da dose. Sua incidência é muito variável na literatura e relaciona-se com o método utilizado para definição de depressão respiratória. Em pacientes em uso de analgesia controlada pelo paciente (ACP), a incidência é de 11,5%, definida por dessaturação – monitorização por SpO_2.

Embora muito usada para monitorização de depressão respiratória, a frequência respiratória (FR) tem pouco valor, sendo comuns episódios de hipoxemia com FR normal. A depressão respiratória é frequentemente precedida por sedação, sendo este o melhor parâmetro para diagnóstico precoce. Procede-se à avaliação rotineira por meio de uma escala de sedação (RASS, Ramsay).

O tratamento baseia-se na gravidade e abrange desde a suspensão da dose e redução das demais com monitorização mais próxima, até reanimação cardiopulmonar (RCP), em casos de parada cardiorrespiratória (PCR). Naloxona é antagonista opioide: convém diluir uma ampola para 10mL de solução e administrar 1mL a cada 5 a 10 minutos, até a reversão do quadro. A paciente deverá ser monitorizada, pois a meia-vida da naloxona é mais curta do que a dos opioides. Às vezes, pode ser necessária infusão contínua.

Náuseas e vômitos

Náuseas e vômitos são frequentes. Em uma revisão com ACP, a incidência de náusea foi de 32% e a de vômito, 20,7%.

O uso de agentes com efeito poupador de opioides, como gabapentinoides e AINE, é efetivo na redução de efeitos adversos como náuseas e vômitos.

Metoclopramida, ondansetrona e dexametasona são eficazes. A combinação desses fármacos pode ser necessária, assim como a associação de um antagonista H_1. Bloqueadores do receptor NK1 também são efetivos.

A estimulação do ponto de acupuntura P6 reduz significativamente o risco de náuseas e vômitos e a necessidade de antieméticos.

Retenção urinária

Retenção urinária é mais frequente com o uso de opioides no neuroeixo. Sondagem vesical de alívio pode ser necessária. Naloxona, em doses tituladas, resolve o problema em 100% dos casos.

Prurido

Em um estudo com ACP, a incidência de prurido foi de 13,8%, o qual é frequente quando administrado via espinhal. Nalbufina, naloxona e droperidol são medicamentos efetivos. Antagonistas 5HT3 (ondansetrona) profiláticos reduzem a incidência de prurido em decorrência da administração de opioide no neuroeixo. A prometazina não é efetiva.

Cetamina

Pode melhorar a analgesia em pacientes com dor intensa e que não apresentam boa resposta aos opioides. Após *bolus* de 0,5mg/kg, inicia-se infusão contínua, inicialmente com 0,1 a 0,3µg/kg/h, titulando-se posteriormente a dose.

Canabinoides

Os canabinoides não são liberados no Brasil para manejo da dor. Podem ser efetivos em casos de dor relacionada com câncer, esclerose múltipla, dor neuropática crônica e dor associada ao HIV. Não há evidências que embasem seu uso em casos de dor aguda.

O Quadro 5.4 apresenta os principais agentes usados para o tratamento da dor nos serviços de urgência.

Tratamento da dor neuropática

A dor neuropática aguda pode estar relacionada com traumatismos, como no pós-operatório, e outras condições, como infecção por herpes-zóster e neuralgia do trigêmeo.

O diagnóstico e o subsequente tratamento apropriado podem impedir o desenvolvimento de dor crônica.

Os agentes de primeira escolha são:

- **Antidepressivos:** sua ação antálgica independe do efeito antidepressivo. O início de ação é mais rápido para o tratamento da dor do que para o da depressão.
- **Antidepressivos tricíclicos (ADT) (p. ex., amitriptilina – AMT):** podem ser iniciados com 10 ou 12,5mg, aumentando para 25mg ou, eventualmente, 50mg, 75mg, ou ainda mais, com uma tomada à noite. Agem em múltiplos receptores. Xerostomia (boca seca) é a principal causa de abandono do tratamento. Hipotensão postural representa um risco

Quadro 5.4 Medicamentos úteis no tratamento da dor na urgência

Classe	Medicamento	Dosagem	Via de administração
Analgésicos comuns	**Paracetamol**	500 e 750mg – comp. solução oral (15 gotas/mL): 200mg/mL (1 gota/13mg) – Dose: 500 a 750mg a cada 6h; dose máxima diária: 3 a 4g	VO
	Dipirona	500mg – comp. solução oral (20 gotas/mL): 500mg/mL (1 gota/25mg) 500mg/mL – ampola 2mL – Dose: 500mg a 1g a cada 6h; dose inicial: até 2 a 2,5g	VO IM, EV
AINE	**Diclofenaco sódico**	Comp. – 50mg Solução injetável 25mg/mL (75mg/3mL) Ampola Supositório 50mg Dose: 50mg a cada 8h	VO IM IR
	Ibuprofeno	Solução oral 20mg/mL Comprimido 200, 300, 400, 600mg. Em 3 ou 4 tomadas. Dose máxima diária: 3,2g	VO
	Indometacina	Cápsula 25 e 50mg Supositório 100mg A cada 8 ou 12h Dose máxima diária: 200mg	EV
	Naproxeno	Comp. 250, 500, 550mg a cada 8 ou 12h. Máx.: 1.250mg/dia. Limitar em 10 dias	VO
	Cetoprofeno	Pó para solução injetável 100mg – frasco. Diluir em 100mL de SF ou SGI e infundir em 20min Ampola 100mg/2mL Lisinato caps. de 160 e 320mg Caps. 50mg, 1 a 2 comp. a cada 12 ou 8h Comp. retard 200mg 1×/dia Supositório: 100mg Dose: 100mg 2 a 3×/dia	EV IM VO IR
	Cetorolaco Limitar o uso a 5 dias	Amp. 30mg/mL e 60mg/2mL a cada 8h Comp. 10mg – 1 a 2 comp. a cada 4 ou 6h Max: 40mg/dia	IM/EV SI
Opioides	**Morfina**	Comp. 10 e 30mg Comp. LC 30, 60, 100mg 12/12h Solução oral 10mg/mL (26 gotas/mL) Amp. 10mg/1mL Amp. 2mg/2mL Amp. 0,2mg/1mL	VO/EV/SC/IM Peridural Subaracnoide
	Fentanil	Solução injetável 0,05mg – frasco-ampola 10mg Solução injetável 0,05mg – ampola de 2mL	EV
	Metadona	Comp. 5 e 10mg Solução oral 1mg/mL, frasco/volume(manipulado) Amp. 10mg/mL Início: 2,5 a 5mg 2 a 4×/dia	VO EV
	Oxicodona	Comp. 10, 20 e 40mg Dose inicial: 10mg a cada 12h	VO
	Nalbufina (Nubain®)	Amp. 10mg/mL 10mg, máximo 20mg a cada 6h	IM, SC, EV

Quadro 5.4 Medicamentos úteis no tratamento da dor na urgência (*continuação*)

Classe	Medicamento	Dosagem	Via de administração
Opioides (*cont.*)	**Tramadol**	Cáp. 50mg Comp. retard 100mg (a cada 12h) Solução oral 100mg/mL (1mL/40 gotas) Solução injetável 50mg/mL – ampola 2mL 50 a 100mg a cada 6h. Dose máx. diária: 400mg	VO IM, EV
	Codeína	Comp. 30 e 60mg Solução oral 3mg/mL 30mg a cada 4 ou 6h. Dose máx. diária: 360mg	VO
ADJUVANTES (dor neuropática, potencialização bloqueios analgésicos etc.)			
Antidepressivos	**Amitriptilina**	Comp. 10 e 25mg Iniciar com 10, 12,5mg e progredir até 100mg	VO
	Nortriptilina	Cápsula 25 e 50mg	VO
	Venlafaxina	Comp. 37,5; 50, 75 e 150mg Dose média para dor: 150 a 225mg	VO
	Duloxetina	Comp. 30 e 60mg Dose média: 30 a 90mg	VO
Anticonvulsivantes	**Carbamazepina**	Comp. 200 e 400mg Solução oral xarope 20mg/mL Iniciar com 100 a 200mg à noite Aumentos progressivos Dose média: 600mg em 3 tomadas	VO
	Pregabalina	Cápsulas 50, 75 e 150mg Início 50 a 75mg/noite Progredir até 600mg em 2 tomadas Média: 150 a 300mg/dia	VO
	Gabapentina	Comp. 300, 400 e 600mg Iniciar com 300mg/noite Progredir para 900 a 2.700mg em 3 tomadas Dose máx. diária: 3,6g	VO
ANESTÉSICOS LOCAIS			
Anestésicos locais	**Bupivacaína 0,5%**	Solução injetável 5mg/mL – ampola 4mL isobárica	Intratecal
	Bupivacaína 0,5% com glicose	Solução injetável 5mg/mL ampola 4mL hiperbárica	Intratecal
	Bupivacaína 0,5% + adrenalina	Solução injetável 5mg/mL + 9,1mg/mL – frasco 20mL	Peridural, plexos, nervos periféricos, intra-articulares, infiltrações
	Bupivacaína 0,5%	Solução injetável 5mg/mL – frasco 20mL	Idem
	Lidocaína + adrenalina	Solução injetável 1% – 10mg/mL + 1.200.000UI/mL – frasco-ampola 20mL	Idem
	Lidocaína	Solução injetável 2% – ampola 5mL	Idem
	Ropivacaína	Solução injetável 10mg/mL – ampola 20mL	Idem

para os idosos. Bloqueios cardíacos constituem uma contraindicação ao uso, assim como glaucoma de ângulo fechado.

- **Inibidores seletivos da recaptação de serotonina e noradrenalina (ISRSN):** venlafaxina pode ser iniciada na dose de 75mg, eventualmente 37,5mg, e aumentada até 150 a 225mg. A duloxetina é iniciada na dose de 30mg e aumentada até 60 a 90mg/dia. Esses fármacos apresentam NNT um pouco maior (são menos efetivos), mas têm perfil de segurança melhor. Os principais efeitos adversos são náuseas e descompensação de hipertensão arterial sistêmica (HAS). A retirada da medicação deve ser feita gradativamente.
- **Ligantes da subunidade α-2-delta do canal de cálcio (gabapentinoides):** gabapentina deve ser iniciada com a dose de 300mg à noite ou, eventualmente, 100mg (em pacientes idosas). Aumenta-se a dose a cada 2 ou 3 dias. Dose terapêutica: 900 a 2.700mg/dia (máximo de 3.600mg/dia) em três tomadas. No caso da pregabalina, os incrementos de dose podem ser mais rápidos. Inicia-se com 50 ou 75mg/dia. A dose terapêutica situa-se entre 150 e 600mg/dia em duas tomadas. Os principais efeitos adversos são tontura e sonolência.

Sedação e analgesia para procedimentos no setor de urgência

Sedação e analgesia para procedimentos realizados no setor de urgência/emergência devem ser uma prática comum no sentido de aliviar a dor, a ansiedade e o sofrimento das pacientes. Essa prática exige do médico do setor de urgência habilidade no manejo avançado das vias aéreas e das técnicas de ressuscitação cardiovascular e respiratória. Algumas definições são importantes:

- **Sedação e analgesia para execução de procedimentos:** referem-se à administração de sedativos ou agentes dissociativos (cetamina), com ou sem analgésicos, para induzir um estado alterado de consciência que permita à paciente tolerar procedimentos dolorosos ou desagradáveis, preservando a função cardiorrespiratória.
- **Sedação mínima:** descreve a paciente com nível quase basal de alerta. A paciente responde normalmente aos comandos verbais. Embora a coordenação e as funções cognitivas possam estar prejudicadas, a função cardiorrespiratória encontra-se inalterada. Esse nível de sedação é usado no serviço de urgência para a realização de pequenos procedimentos.
- **Sedação moderada:** depressão do estado de consciência, farmacologicamente induzida, durante a qual as pacientes respondem a comandos verbais, necessitando ou não de estímulo tátil leve para isso. Não é necessária nenhuma intervenção para manter as vias aéreas pérvias, a ventilação espontânea é adequada, e a estabilidade hemodinâmica costuma ser mantida. Caracteriza-se por fala arrastada, ptose palpebral e resposta lentificada aos comandos verbais. A associação de benzodiazepínico a opioide é normalmente usada para esse fim.

Sedação para anestesia é um contínuo. Como não é possível prever com certeza em que nível se encontra a administração de agentes sedativos/analgésicos, deve haver um ajuste de doses desses agentes. Recomenda-se começar com doses pequenas e titular lentamente. Por exemplo, aspiram-se na mesma seringa 2mL de fentanil e 2mL (2mg) de midazolam. Inicialmente, são injetados 2mL da solução e esperam-se de 3 a 5 minutos. Se necessário, aplica-se mais 1mL e repete-se quando necessário. Caso se precise de mais sedativo, administra-se mais 0,5mL de cada medicamento ou mais 1mL de midazolam, até que se atinja o nível desejável de sedação. Assim, dificilmente serão necessárias outras manobras, a não ser levantar o queixo e estender o pescoço para correção de obstrução das vias aéreas.

Procede-se ao monitoramento com oximetria de pulso, eletrocardiograma e aferição da pressão arterial. Usa-se O_2 por cateter nasal (CN). Convém ter à mão a unidade bolsa-máscara, valva (AMBU), laringoscópio, tubos de diferentes tamanhos, material e medicamentos para reanimação, aspirador e sonda para aspiração. O material deve ser previamente testado.

- **Sedação dissociativa:** estado de catalepsia caracterizado por profunda analgesia e amnésia com manutenção dos reflexos de vias aéreas, respiração espontânea e estabilidade hemodinâmica. A cetamina é usada com muita frequência para esse fim. É útil para procedimentos em que há expectativa de dor intensa, assim como para aqueles que demandam imobilização em pacientes não colaborativos.

  A cetamina é potente analgésico que mantém a estabilidade hemodinâmica e a ventilação espontânea. Reações alucinógenas são frequentes. Recomenda-se a associação de pequena dose de midazolam rotineiramente para o controle dessas reações, misturando 50 a 100mg de cetamina com 5mg de midazolam ou, como outra opção, 50 a 100μg de fentanil em uma seringa de 10mL (completar com ABD); pode-se fazer um *bolus* inicial de 2mL com incrementos de 1mL até que seja atingido o plano desejado.
- **Sedação profunda:** consiste em depressão da consciência, farmacologicamente induzida, durante a qual as pacientes não são facilmente acordadas, mas respondem adequadamente após estímulos repetitivos ou dolorosos. A capacidade de manter ventilação espontânea pode estar suspensa. Pode ser necessária assistência para manter a via aérea pérvia e para ventilação. Podem ser registradas alterações na frequência cardíaca e na pressão arterial. Com esse propósito são usados sedativos de curta ação, como propofol, etomidato e midazolam. Para procedimentos dolorosos, associa-se um opioide.

  A associação propofol-cetamina é uma opção segura e eficaz (nível de evidência B). Pode-se, por exemplo, misturar 50mg de propofol a 50mg de cetamina ou 0,5 a 0,75mg/kg de cada agente em injeção lenta. Quando esses agentes são usados isoladamente, as doses iniciais costumam ser mais altas: 1mg/kg para ambos. A redução da dose é o que diminui os efeitos adversos de ambos os fármacos, como hipotensão e depressão respiratória, relacionadas com o propofol, e alucinações, agitação ao despertar e náuseas, relacionadas com a cetamina. Essas vantagens são demonstradas pelo maior grau de satisfação das pacientes quando recebem essa associação em relação ao uso isolado desses medicamentos.

Como uma alternativa ao propofol, pode ser usado o etomidato, na dose de 0,2mg/kg, que promove sedação semelhante à alcançada com o propofol, com início rápido e curta duração de ação. Tem pequeno efeito como depressor cardiovascular. Mioclonia de leve a intensa é frequente com a administração do etomidato, ocorrendo em 20% a 40% das pacientes. Em geral, não tem repercussão clínica. A associação de baixas doses de lidocaína sem vasoconstritor (0,5mg/kg) pode reduzir o risco de mioclonia, além de prevenir a dor associada à administração do medicamento.

Anestesia geral

A anestesia geral pode ser definida como a profundidade de sedação caracterizada por ausência de resposta a qualquer estímulo e ausência de reflexos protetores das vias aéreas. Pode haver repercussão hemodinâmica. Em geral, é necessária a ventilação com pressão positiva.

Não se recomenda adiar a realização de procedimentos no departamento de emergência para aguardar que se complete o jejum (nível de recomendação B). O jejum adotado para procedimentos realizados na sala de urgência não tem demonstrado reduzir o risco de êmese ou aspiração com a administração de sedativos/analgésicos. Vômito e aspiração pulmonar são raros no setor de urgência. As diretrizes para o jejum pré-operatório de outras sociedades, como as de anestesiologia, são dirigidas a pacientes sadias que receberão sedação/analgesia programada. Essas diretrizes são embasadas em extrapolação dos casos de anestesia geral na sala de cirurgia, nos quais a manipulação das vias aéreas para intubação e extubação aumenta o risco de aspiração.

Diversas diretrizes e revisões sistemáticas não encontraram evidências que ajudem a definir um tempo específico de jejum antes de sedação para procedimentos realizados no departamento de urgência/emergência.

Uma enfermeira treinada pode auxiliar a monitorização, e um clínico do setor de urgência/emergência pode ajudar a determinar os sedativos/analgésicos que serão administrados enquanto o ginecologista executa o procedimento.

Anestesia regional

Propostas por alguns autores como quarto degrau da escada da OMS, as técnicas de anestesia regional podem ser usadas em qualquer degrau, dependendo da relação risco-benefício.

Anestesia peridural

Pode ser usada para controle de dor intensa, especialmente de difícil controle, de qualquer segmento abaixo da cabeça. Pode ser realizada punção única com efeito analgésico, dependendo do agente utilizado, por cerca de 18 horas.

Alternativamente, pode-se usar cateter para infusão contínua ou intermitente de analgésicos. Essa técnica promove excelente analgesia.

O nível de punção é importante para analgesia adequada (Quadro 5.5).

Entre os agentes mais utilizados estão anestésicos locais, opioides e clonidina, frequentemente associados.

Anestésicos locais

São preferidos aqueles de longa duração. A lidocaína (curta duração) promove bloqueio motor mais intenso, menor duração, quando administrada em injeção única ou em *bolus* intermitentes, e maior neurotoxicidade em infusão contínua.

As soluções utilizadas contêm baixa concentração, possibilitando bloqueio sensitivo efetivo, com o mínimo de bloqueio motor e simpático, não prejudicando a deambulação nem resultando em instabilidade hemodinâmica secundária ao bloqueio simpático.

Consistem em soluções frequentemente utilizadas como dose de ataque inicial, *bolus* intermitente ou em infusão contínua:

- Bupivacaína 0,0625% a 0,125%, com ou sem vasoconstritor.
- Levobupivacaína 0,0625% a 0,125%, com ou sem vasoconstritor.
- Ropivacaína 0,1% a 0,2%.

Como dose de ataque inicial, calcula-se 1,5mL de anestésico local por dermátomo que se pretende bloquear. Em geral, serão usados de 10 a 20mL.

Para uso intermitente do cateter serão feitos *bolus* em torno de 10mL a cada 8 ou 12 horas; para infusão contínua, 4 a 8mL/h.

Duas variáveis serão controladas: concentração e volume ou fluxo. Quando o cateter está posicionado no nível adequado, mas não se consegue a cobertura completa dos dermátomos que se quer bloquear, aumenta-se o volume de *bolus* ou a taxa de infusão. Em caso de diminuição da sensibilidade tátil, bloqueio motor ou simpático (hipotensão), reduzem-se a concentração e, talvez, a velocidade de infusão. Em caso de dor, aumenta-se a concentração. Hipotensão com essas concentrações sugere hipovolemia. O *status* volêmico deve ser checado.

O anestésico local peridural bloqueia a condução do estímulo no nível medular. Reduz a resposta endocrinometabólica ao trauma, melhora o fluxo sanguíneo para os

Quadro 5.5 Nível de punção segundo a região a ser bloqueada

Extremidade superior	C2 a C8
Extremidade inferior	T12 a L4
Tórax	T2 a T8
Abdome superior	T4 a L1
Abdome inferior	T10 a L3

membros inferiores, esplâncnico e, quando torácico, coronariano. Reduz o risco de fenômenos tromboembólicos.

Opioides peridurais

Na década de 1970, com a descoberta de receptores opioides no corno dorsal da medula, o uso de opioides no neuroeixo se popularizou.

A morfina é absorvida pela dura-máter e a aracnoide, ganhando o espaço intratecal. Por ser hidrofílica, difunde-se rostralmente. Isso dispensa a necessidade de coincidir os dermátomos-alvo com o cateter peridural. Assim, com um cateter peridural lombar para administração de morfina, consegue-se uma boa analgesia para a mama. A dose média de morfina peridural é de 2 a 5mg, uma a duas vezes ao dia, cuja duração de ação é de 18 a 24 horas.

O fentanil e o sufentanil são opioides lipofílicos, fixando-se na membrana peridural e nas raízes locais. Parte é absorvida, sendo responsável por um possível defeito sistêmico. A infusão por cateter lombar não terá efeito em dermátomos torácicos.

A dose em *bolus* do fentanil peridural é de 25 a 200μg; em infusão contínua, 1 a 5μg/mL de solução.

A dose peridural do sufentanil é de 2,5 a 10μg; em infusão contínua, em torno de 0,8μg/mL de solução.

Em administração única, o efeito do fentanil e do sufentanil tem duração limitada a 4 a 6 horas.

O uso de opioides no neuroeixo promove analgesia de ótima qualidade com pequenas doses de opioide, reduzindo os efeitos adversos decorrentes do uso sistêmico, como sonolência e depressão respiratória. Alguns efeitos adversos, entretanto, são mais frequentes com a via espinhal, como náuseas e vômitos, prurido e retenção urinária.

O controle insuficiente da dor é indicação para aumento da dose do opioide. Diante dos efeitos adversos relacionados com o opioide (retenção urinária, prurido, constipação intestinal, sonolência), deve-se reduzir a dose ou suspendê-lo da solução. Em casos de efeitos graves, naloxona poderá ser usada.

A melhor solução anestésica consiste na associação de opioide a anestésico local.

O uso de anestésico local com vasoconstritor reduz a absorção sistêmica do anestésico local, possibilita a redução da dose e prolonga sua duração, além de aumentar a qualidade da analgesia. A adrenalina exerce atividade sobre os receptores adrenérgicos pré-sinápticos, contribuindo diretamente para a analgesia.

Clonidina peridural

A clonidina é um agonista $\alpha 2$-adrenérgico que se liga a esses receptores no neurônio aferente primário, na substância gelatinosa e nos diversos núcleos do tronco relacionados com a analgesia. Atenua a nocicepção transmitida pelas fibras a-δ e c, produzindo bloqueio de condução por aumentar a condutância ao K, hiperpolarizando a célula neural.

Reduz a frequência cardíaca mediante a inibição da liberação de noradrenalina e por efeito vagomimético. Seus efeitos hemodinâmicos atingem o pico em 2 horas e duram de 6 a 8 horas. A clonidina peridural produz hipoanalgesia segmentar com doses de 100 a 900μg (usamos, geralmente, 150μg), com início da analgesia 20 minutos após a administração e pico em 1 hora.

Sedação e boca seca são efeitos colaterais relacionados com a dose.

Em geral, a clonidina é usada em associação a anestésico local e opioide e não isoladamente. Tem efeito analgésico aditivo quando combinada com opioide, possibilitando o uso de dose menor do opioide.

São contraindicações ao bloqueio peridural: recusa da paciente, hipovolemia acentuada, instabilidade hemodinâmica, infecção sistêmica ou no sítio de punção e coagulopatia.

Bloqueio paracervical

Muito usado no passado para analgesia da primeira fase do trabalho de parto (e abandonado em razão das altas taxas de bradicardia fetal), o bloqueio paracervical consiste em uma técnica útil de analgesia para curetagem uterina e dilatação do colo. A técnica é simples e envolve a injeção submucosa de anestésico local no fórnix vaginal. A paciente é posicionada em litotomia. Com a agulha penetram-se 1 a 2cm e, após aspiração para evitar injeção intravascular, injetam-se 10mL de anestésico local de cada lado. Desse modo, bloqueia-se o plexo hipogástrico inferior (pélvico) e o uterino. As principais complicações são hematoma do paramétrio e injeção intravascular.

Bloqueio do nervo pudendo

O nervo pudendo origina-se das raízes sacrais (S2-S4) e inerva a cúpula vaginal, o períneo, o reto e parte da bexiga. É facilmente bloqueado no interior da vagina, onde faz uma alça em torno da espinha isquiática. A paciente é posicionada em litotomia. Infiltram-se 10mL de anestésico local atrás de cada ligamento sacroespinhal, localizado posteriormente à espinha isquiática. Ao ser atravessado o ligamento, sente-se a perda de resistência. Mais 5mL podem ser injetados enquanto se retira lentamente a agulha através da vagina. Esse procedimento pode ser útil para o reparo de lesões traumáticas de períneo, vulva e cúpula vaginal, assim como para diagnóstico e tratamento da neuralgia do pudendo. Deve-se aspirar sempre antes de injetar, de modo a diminuir o risco de injeção intravascular, e não aprofundar muito a agulha, para evitar lesão de reto.

Bloqueio intercostal

Os nervos intercostais são formados pela divisão anterior do nervo torácico. O nervo assume uma trajetória subcostal junto aos vasos sanguíneos. A partir da linha média axilar, o sulco intercostal passa a não existir e o nervo penetra o músculo intercostal interno. Esses nervos inervam a parede torácica de cada lado até a linha média. Os ramos inferiores a T6 inervam a parede abdominal.

O bloqueio intercostal é útil para anestesia em procedimentos sobre a mama, drenagem de tórax e para alívio da dor por herpes-zóster. A analgesia tem a duração de 8 a 12 horas.

A paciente é posicionada em decúbito dorsal horizontal (ou, alternativamente, em posição semiprona). As mãos da paciente são colocadas sob a cabeça. Em pacientes com mamas maiores, uma fita pode ser colocada na mama e no ombro contralateral, impedindo que a mama caia sobre o campo. Pinça-se a costela com o indicador e o polegar entre as linhas axilar posterior e média e entra-se com a agulha a 20 graus cefálicos, tangenciando a costela. Alternativamente, palpa-se a costela com o indicador e entra-se com a agulha em cima da costela (como um anteparo); assim que a agulha toca na costela, é deslizada caudalmente e avançada no sentido ligeiramente cefálico, entrando na fossa subcostal. A partir do momento em que se toca a costela, entra-se de 2 a 3mm com a agulha. Injetam-se 2mL de anestésico local por segmento. Clonidina pode ser acrescentada à solução. Na maioria das pacientes pode ser usada uma agulha hipodérmica 25×7. Eventualmente, em pacientes obesas, usa-se agulha de um cateter venoso 22G. O número de nervos que serão bloqueados depende da cobertura pretendida. Para bloqueio eficaz de um metâmero, são bloqueados três nervos. Essa técnica possibilita o bloqueio do segundo ao 12º nervo intercostal. O quadrante superior interno da mama não apresentará analgesia uniforme, pois recebe fibras do primeiro nervo intercostal e dos plexos cervical e braquial. Essa limitação pode ser minimizada com a infiltração da região infraclavicular.

Quando o procedimento é executado de maneira adequada e com atenção à dose de segurança do anestésico, episódios de pneumotórax e intoxicação sistêmica (região de grande absorção de anestésico) são raros.

Uso de medicação na gestação/lactação

Embora não seja uma ocorrência frequente (1% a 2% dos fatores ambientais), a teratogênese por medicamento pode ser evitada. A absorção dos fármacos pela placenta está condicionada ao baixo peso molecular, à não associação a seroproteínas, à lipossolubilidade e ao pH ligeiramente ácido.

A exposição do feto ao fármaco antes da quarta semana de gestação tem efeito tudo ou nada, ou seja, pode levar à perda do concepto por lesão do blastócito ou não determina mortalidade em razão da totipotencialidade das células embrionárias. Entre o 18º e o 55º dia de gestação, período da organogênese, que representa a fase mais crítica, podem ocorrer malformações irreparáveis. Mais tarde, os medicamentos podem influenciar o crescimento ou a função fisiológica fetal.

De maneira geral, os fármacos podem determinar malformações congênitas, síndromes perinatais ou alterações neurocomportamentais que se manifestam mais tardiamente.

Os AINE devem ser evitados no fim da gestação por inibirem as prostaglandinas, podendo prolongar a gestação. Podem promover o fechamento precoce do ducto arterioso, hipertensão pulmonar neonatal, oligúria fetal, oligoâmnio, dismorfoses faciais, distúrbios da homeostase fetal e contratura muscular.

Os estudos sobre as estimativas de risco com o uso de medicações durante a lactação e a gestação provêm de relatos de casos, estudos em animais e estudos epidemiológicos de coorte, o que limita a avaliação da segurança do uso de fármacos nas gestantes. Esses estudos apresentam vieses como estado clínico-nutricional da mãe, idade materna, uso de álcool ou substâncias ilícitas, tabagismo, idade gestacional e doses das medicações, entre outros. A Food and Drug Administration (FDA) desenvolveu uma classificação de riscos para nortear a prescrição em gestantes, a qual pode ser consultada no Quadro 5.6.

Alguns fatores influenciam, no bebê, o nível sérico do fármaco usado pela nutriz. Dentre os fatores maternos, seu estado clínico, em especial suas funções hepática e renal, tem importância especial para a eliminação do medicamento pela mãe. O epitélio

Quadro 5.6 Classificação de risco da FDA para o uso de fármacos em gestantes

Classificação	Exemplos
A Estudos controlados em gestantes não demonstraram risco para o feto. Há risco baixo de teratogenicidade	Multivitamínicos
B Estudos em animais não demonstraram risco de teratogenicidade, mas não há estudos com seres humanos com o fármaco ou Há estudos em animais que demonstraram risco letal, mas estudos controlados em humanos não demonstraram o risco	Paracetamol, dipirona, cafeína, ciclobenzaprina Lidocaína, bupivacaína Ácido mefenâmico, ibuprofeno, diclofenaco, naproxeno, indometacina, meloxicam, maprotilina Morfina, oxicodona
C Estudos demonstraram risco fetal em animais e não há estudos em humanos	AAS Codeína, tramadol, fentanil Gabapentina, lamotrigina, topiramato Clorpromazina, levomepromazina Venlafaxina, fluoxetina Carisoprodol, baclofeno Cetorolaco, tenoxicam
D Há evidência de risco fetal em humanos, mas o benefício do uso do fármaco pode tornar seu uso aceitável, apesar do risco	Amitriptilina, imipramina Diazepam Metadona Carbamazepina, ácido valproico
X O risco de uso do fármaco é proibitivo	– –

AAS: ácido acetilsalicílico.

alveolar mamário é mais permeável na primeira semana após o parto (fase de colostro), expondo ainda mais o recém-nascido. O leite de mães de recém-nascidos pré-termo é mais rico em proteínas e mais pobre em gordura. O pH do leite materno (6,6 a 6,8) é ácido em relação ao sanguíneo, o que favorece a concentração de substâncias que apresentam características básicas. Outras características relacionadas com o fármaco que favorecem sua passagem para o bebê incluem: baixo peso molecular, alta lipossolubilidade, pequena capacidade de ligação às proteínas plasmáticas, baixo grau de ionização, grande meia-vida de eliminação, alta biodisponibilidade e alta concentração sanguínea materna (relação direta com a dose). Com relação aos recém-nascidos/lactentes, a idade é o principal fator de proteção: quanto mais jovens, mais suscetíveis em virtude de seus sistemas de eliminação imaturos e da barreira hematoencefálica pouco desenvolvida. A taxa de absorção pelo trato gastrointestinal do bebê também é importante (relação com a biodisponibilidade do medicamento).

Para a prescrição, deve-se avaliar inicialmente o risco-benefício, devendo ser preferidos fármacos já liberados para uso em lactentes, medicação tópica, agentes de curta ação e medicamentos menos excretados no leite (p. ex., sertralina ou paroxetina à fluoxetina). É importante conhecer o pico sérico do medicamento, o qual coincide com o pico de concentração no leite materno. Assim, programa-se o uso da medicação de modo que seu pico plasmático não coincida com as mamadas. No caso de uso crônico de alguns agentes, como anticonvulsivantes, o controle do nível sérico plasmático pode ser importante.

O Quadro 5.7 mostra o perfil de segurança de alguns fármacos durante a lactação.

A maioria dos AINE, dipirona, paracetamol, fentanil e morfina podem ser utilizados na lactante. Convém evitar a meperidina. Dentre os anticonvulsivantes, deve-se preferir carbamazepina ou ácido valproico.

Medidas não farmacológicas

Acupuntura

A acupuntura pode ser efetiva em diversos cenários de dor aguda (nível de evidência 1), como, por exemplo, nos casos de cefaleia tipo tensional.

Existe evidência fraca de que possa reduzir a lombalgia e a dor pélvica na gravidez.

Estimulação elétrica nervosa transcutânea (TENS)

A TENS de alta frequência é efetiva em casos de dismenorreia primária (nível de recomendação 1, Cochrane).

Exercícios físicos

Os exercícios físicos reduzem a lombalgia e a dor pélvica durante a gravidez (nível de evidência 1).

Quadro 5.7 Nível de segurança do uso de medicamentos durante a amamentação

Medicamento	Comentário
Analgésicos comuns/AINE	
AAS	Uso criterioso. Evitar tratamento prolongado. Observar anorexia, anemia hemolítica, petéquias, tempo de sangramento prolongado e acidose metabólica no lactente. Risco em potencial de síndrome de Reye
Acido mefenâmico, celecoxibe, cetoprofeno, cetorolaco, diclofenaco, dipirona, ibuprofeno, paracetamol, piroxicam	Uso compatível com a amamentação
Indometacina	Uso criterioso durante a amamentação. Excretada em quantidades significativas no leite materno. Foi relatado um caso de convulsão no lactente
Meloxicam	Uso criterioso durante a amamentação. Não há dados sobre segurança para uso durante o período da lactação
Naproxeno	Uso criterioso durante a amamentação. Excretado em pequenas quantidades no leite materno; entretanto, há o relato de um caso de sangramento prolongado, hemorragias e anemia aguda em um recém-nascido de 7 dias
Opioides	A maioria dos opioides em doses isoladas e/ou ocasionais é excretada em pequenas quantidades no leite materno. Evitar doses repetidas em razão da provável acumulação na criança, principalmente em mães de recém-nascidos pré-termo. Evitar agentes opiáceos em mães que tiveram recém-nascidos com risco de apneia, bradicardia e/ou cianose. Se usados durante o parto, o recém-nascido pode nascer sonolento, o que poderá interferir com o início da amamentação
Alfentanil, fentanil, buprenorfina, nalbufina	Uso compatível com a amamentação
Codeína	Uso criterioso durante a amamentação. Efeitos colaterais raros nos recém-nascidos
Metadona	Uso criterioso durante a amamentação. Não há dados sobre a segurança de seu uso durante o período da lactação. Observar sedação no lactente
Morfina	Uso criterioso durante a amamentação. Em caso de dependência materna, suspender a amamentação. Em altas doses, observar sedação no lactente, apesar de não haver relatos desse efeito em crianças amamentadas
Tramadol	Uso criterioso durante a amamentação. Não há dados sobre a segurança de uso durante o período da lactação. Observar sedação no lactente
Oxicodona	Uso criterioso. Não há relatos de efeitos colaterais no lactente. Observar sedação no lactente
Anestésicos locais	
Lidocaína, ropivacaína, bupivacaína	Uso compatível com a amamentação
Anestésicos gerais	
Propofol, cetamina	Uso compatível com a amamentação

(*continua*)

Quadro 5.7 Nível de segurança do uso de medicamentos durante a amamentação (*continuação*)

Medicamento	Comentário
Antienxaquecosos	
Ergotamina	Uso criterioso durante a amamentação para uso por curtos períodos. Contraindicada para uso crônico. Evitar, se possível. Pode causar ergotismo (vômitos, diarreia, convulsões) e suprimir a lactação. Nos preparados comerciais, geralmente está associada a cafeína, analgésico e antiemético
Naratriptano (Naramig®)	Uso criterioso durante a amamentação. Não há dados sobre transferência para o leite materno. Pico de concentração no plasma materno em 2 a 3 horas após o uso
Rizatriptano (Maxalt®)	Uso criterioso durante a amamentação. Não há dados sobre a segurança de seu uso durante o período da lactação. Pico de concentração no plasma em 1 a 1,5 hora após o uso
Sumatriptano (Sumax®)	Uso criterioso durante a amamentação. Não há dados sobre a segurança de seu uso durante o período da lactação. Concentra-se no leite, mas não há relato de efeitos adversos em lactentes. Pico de concentração no plasma materno em 12 minutos após uso IM
Propranolol	Uso compatível com a amamentação. Evitar em mães cujos filhos apresentem doença de hiperatividade das vias aéreas inferiores (asma)
Anticonvulsivantes	São fármacos de uso criterioso quando em doses elevadas ou uso prolongado. Podem provocar sedação, sucção fraca e ganho ponderal insuficiente no lactente. Preferir carbamazepina ou ácido valproico
Gabapentina	Uso compatível com a amamentação
Pregabalina	Uso criterioso durante a amamentação. Não há dados sobre segurança para uso durante o período da lactação
Ácido valproico	Uso compatível com a amamentação
Carbamazepina	Uso compatível com a amamentação
Difenil-hidantoína (fenitoína)	Uso compatível com a amamentação
Fenobarbital	Uso criterioso durante a amamentação. Raros efeitos adversos no lactente. Observar sonolência
Lamotrigina (Lamictal®)	Uso criterioso durante a amamentação. Excretada no leite materno em quantidades significativas (30% da dose materna). Não há relatos de efeitos colaterais. Pico de concentração no plasma materno em 1 a 4 horas após o uso
Oxcarbazepina (Trileptal®)	Uso criterioso durante a amamentação. Não foram relatados efeitos colaterais no único estudo realizado com esse fármaco. Pico de concentração no plasma materno em 4 horas após o uso
Topiramato (Amato®)	Uso criterioso durante a amamentação. Não há relatos de efeitos colaterais em dois estudos publicados. Contudo, observar sedação no lactente
Antidepressivos estabilizadores do humor	Fármacos de uso criterioso quando em doses elevadas ou uso prolongado
Amitriptilina, nortriptilina, nitalopram, clomipramina, desipramina, fluoxetina, imipramina, paroxetina, sertralina, trazodona	Uso compatível com a amamentação
Bupropiona	Uso criterioso durante a amamentação

(*continua*)

Quadro 5.7 Nível de segurança do uso de medicamentos durante a amamentação (*continuação*)

Medicamento	Comentário
Carbonato de lítio	Uso criterioso durante a amamentação. Monitorizar os níveis séricos no lactente. Observar inquietação, fraqueza e hipotermia no lactente
Duloxetina	Uso criterioso durante a amamentação. Não há dados sobre a segurança de seu uso durante o período da lactação
Escitalopram (Lexapro®)	Uso compatível com a amamentação. Preferir o enantiômero S associado ao escitalopram no lugar do citalopram, pois as concentrações no leite materno são menores
Maprotilina (Ludiomil®)	Uso criterioso. Não há dados sobre a segurança de seu uso durante o período da lactação. Excretada para o leite materno em pequenas quantidades. Observar sedação no lactente, sobretudo em caso de uso prolongado do fármaco
Mianserina (Tolvon®)	Uso criterioso durante a amamentação. Não há dados sobre a segurança de seu uso durante o período da lactação
Mirtazapina	Uso criterioso. Não foram descritos efeitos adversos em lactentes. Contudo, existe risco potencial de sedação. Pico de concentração no plasma materno em 2 horas após o uso
Venlafaxina	Uso criterioso. Não há dados sobre transferência para o leite materno e segurança para uso durante a lactação
Antipsicóticos (neurolépticos)	Fármacos de uso criterioso quando em doses elevadas ou uso prolongado. Agem bloqueando receptores de dopamina, resultando em aumento dos níveis séricos de prolactina. Podem provocar sonolência e letargia no lactente. Há evidências de associação entre uso de fenotiazinas e risco de apneia e síndrome da morte súbita do lactente
Clorpromazina (Amplictil®)	Uso criterioso durante a amamentação. Apresenta meia-vida longa. Uso prolongado pela nutriz pode aumentar o risco de apneia e morte súbita na infância. A Academia Americana de Pediatria considera preocupante o uso desse fármaco durante a amamentação, cujo efeito na criança ainda não é conhecido. Observar letargia e sedação no lactente
Haloperidol	Uso compatível com a lactação
Levomepromazina (Neozine®)	Uso criterioso durante a amamentação. Não há dados sobre a segurança de seu uso durante o período da lactação. Observar sonolência e letargia no lactente
Olanzapina	Uso compatível com a amamentação. Estudos com crianças amamentadas não mostraram efeitos colaterais
Quetiapina	Uso compatível com a amamentação
Risperidona (Risperidon®)	Uso criterioso durante a amamentação. Não há relatos de efeito adverso no lactente, porém os estudos são escassos. Observar sonolência no lactente. Pico de concentração no plasma materno em 3 a 17 horas após o uso
Hipnóticos e ansiolíticos	São agentes de uso criterioso quando em doses elevadas ou uso prolongado. No lactente, podem provocar sedação, sucção fraca, ganho ponderal insuficiente e letargia. Primeira escolha: midazolam – curta duração
Alprazolam (Frontal®)	Uso criterioso. Evitar uso prolongado. Pode provocar sedação e sucção fraca no lactente. Pico de concentração no plasma materno em 1 a 2 horas após o uso
Bromazepam	Uso compatível com a amamentação. Observar efeitos colaterais no lactente
Clobazam (Urbanil®)	Uso criterioso. Não há dados sobre transferência para o leite materno. Observar sedação no lactente. Pico de concentração no leite em 1 a 2 horas após o uso

(*continua*)

Quadro 5.7 Nível de segurança do uso de medicamentos durante a amamentação (*continuação*)

Medicamento	Comentário
Clonazepam (Rivotril®)	Uso criterioso durante a amamentação. Excretado no leite materno, porém estudos mostraram baixa incidência de toxicidade em crianças amamentadas. Relato de apneia, cianose e hipotonia em uma criança cuja mãe fazia uso do medicamento durante a gravidez
Diazepam (Dienpax®/Valium®)	Uso criterioso. Metabólitos ativos e meia-vida prolongada. Relatos de letargia, sedação e sucção débil no lactente. Evitar uso prolongado. Pico de concentração no plasma materno em 1 a 2 horas após o uso
Clordiazepóxido (Psicosedin®)	Uso criterioso. Não há dados sobre transferência para o leite materno. Observar sedação no lactente. Pico de concentração no leite em 1 a 4 horas após o uso
Cloxazolam (Olcadil®)	Uso compatível com a amamentação
Lorazepam (Lorax®)	Uso criterioso durante a amamentação. Excretado no leite materno em pequenas quantidades. Evitar uso prolongado. Observar sedação no lactente. Pico de concentração no plasma materno em 2 horas após o uso
Midazolam	Uso compatível com a amamentação. Pico de concentração no plasma materno em 20 a 30 minutos após o uso

Quiropraxia

Existe fraca evidência de que a quiropraxia possa reduzir a lombalgia e a dor pélvica na gravidez.

Educação da paciente

Pacientes e acompanhantes que aprendem sobre a avaliação da dor e os riscos e efeitos adversos do tratamento, recebendo orientações para que comuniquem a efetividade do tratamento ou o início de efeitos adversos, terão mais sucesso no tratamento antálgico. Devem ser informados dos objetivos do tratamento e de seus benefícios.

Educação da equipe

A educação apropriada da equipe médica e de enfermagem é importante quando o serviço se utiliza de métodos mais sofisticados, como cateter peridural e ACP, para aumentar a efetividade e a segurança do manejo e para a obtenção de melhores resultados com os métodos convencionais. O desenvolvimento e a implementação de diretrizes melhoram a avaliação e a prescrição.

CONSIDERAÇÕES FINAIS

O alívio da dor é um direito humano fundamental, assim como uma boa prática clínica e ética. Diante da frequente associação de dor às condições mórbidas atendidas pelo ginecologista nos serviços de urgência, é necessário que ele esteja habilitado a uma avaliação cuidadosa e que assuma uma postura ativa quanto ao tratamento adequado da dor e à prevenção de todas as complicações relacionadas com o mau tratamento da dor.

Leitura complementar

Ballantyne JC, Cousins MJ, Gianbernadino MA. Managing acute pain in the developing world. Pain Clinical Updates 2011; 19(3).

Beaulieu P, Lussier D, Porreca F, Dickenson AH. Pharmacology of pain. International Association for the Study of Pain. IASP Press, 2010.

Becker RF, Oliveira EA de. Risk behavior in adolescence. Jornal de Pediatria, Porto Alegre, Nov. 2001; 77(supl.2):S125-S134.

Bruno RV, Oliveira LA de, Villafana G, Botelho BG. Atualização na abordagem da dor pélvica crônica. Femina 2007.

Cancer Pain Relief – second edition – with a guide to opiod availability. World Health Organization, Geneva, 1996. Disponível em: http://apps.who.int/iris/bitstream/10665/37896/1/9241544821.pdf.24.

Cangiani LM. Bloqueio intercostal na linha axilar média. In: Cangiani LM, Nakashima ER, Gonçalves TAM (eds.) Atlas de técnicas de bloqueios regionais. 3. ed. Sociedade Brasileira de Anestesiologia, 2013:227-32.

Chan FK, Abraham NS, Scheiman JM, Laine L. First International Working Party on Gastrointestinal and Cardiovascular Effects of Nonsteroidal Anti-Inflammatory Drugs and Anti-Platelet Agents. Management of patients on nonsteroidal anti-inflammatory drugs: a clinical practice recommendation from the First International Working Party on Gastrointestinal and Cardiovascular Effects of Nonsteroidal Anti-inflammatory Drugs and Anti-platelet Agents. Am J Gastroenterol 2008; 103:2908-18.

Cordell WH, Keene KK, Giles BK et al. The high prevalence of pain in emergency medical care. Am J Emerg Med 2002; 20:165-9.

Corrado AP, Chaia AA, Guerra CCC et al. Brasília 24 de julho de 2001. Painel Internacional de Avaliação da Segurança da Dipirona. Brasília, 3 e 4 de julho de 2001. Disponível em: http://www.anvisa.gov.br/divulga/informes/relatoriodipirona2.pdf.

Duarte M, Henrique H, Cunha TM. Radiologic features of gynecologic in woman with acute pelvic pain. Acta Radiológica Portuguesa Jul-Set 2011; XXIII(91):33-40.

Fillingim RB, King CD, da Silva MCR et al. Sex, Gender, and pain: a review of recent clinical and experimental finding. J Pain May 2009; 10(5):447-85.

Gadsden J, Todd KH. Regional anesthesia & acute pain management in the emergency department. In: Hadzic A (ed.) The New York School of Regional Anesthesia. Textbook of regional anesthesia and acute pain management. McGraw-Hill, 2007:955-66.

Gautier P, Jew E, Deschner, Santos AC. Part IV – Regional anesthesia for obstetric & gynecologic surgery. In: Hadzic A (ed.) The New York School of Regional Anesthesia. Textbook of regional anesthesia and acute pain management. McGraw-Hill, 2007:695-718.

Godwin SA, Burton JH, Gerardo CJ. Pain management and sedation/clinical policy. Clinical policy: procedural sedation and analgesia in the emergency department. Ann Emerg Med 2014; 63:247-58. Disponível em: http://dx.doi.org/10.1016/j.annemergmed.2013.10.015.

Guru V, Dubinsky I. The patient versus careguiver perception of acute pain in the emergency department. J Emerg Med 2000; 18:7-12.

Harrington BE. Postdural puncture headache. Advances in Anesthesia 2010; 28:111-46.

Katz J, Broadman LM, Rice LJ, Brown JW. Intercostal nerves unilateral block, pudendal nerve technique 1 – for women, paracervical block. In: Katz J (ed.) Atlas of regional anesthesia. Prentice-Hall International Inc. Sec. Ed., 1994:103-5, 138-40, 142-3.

Lin TY, Teixeira MJ, Ungaretti Jr A, Kaziyama HH, Boguchwal B. Dor pelviperineal. Rev Med (São Paulo) 2001; 80 (ed especial pt.2):351-74.

Macintyre PE, Scott DA, Schug SA et al. Acute pain management scientific evidence. Australian and New Zealand College of Anaesthestists and Faculty of Pain Medicine. 3. ed., 2010.

Ministério da Saúde – Secretaria de Atenção à Saúde – Departamento de Ações Programáticas e Estratégicas. Amamentação e uso de medicamentos e outras substâncias. 2. ed. da publicação "Amamentação e uso de drogas" Série A. Normas e Manuais Técnicos. Ed. MS. Brasília – DF 2010.

Moore RA, Derry S, McQuay HJ. Cyclo-oxygenase-2 selective inhibitors and nonsteroidal anti-inflammatory drugs: balancing gastrointestinal and cardiovascular risk. BMC Musculoskelet Disord 2007; 8:73.

Murta EFC et al. Análise retrospectiva de 287 casos de abdome agudo em ginecologia e obstetrícia. Rev Col Bras Cir, Rio de Janeiro, Fev. 2001; 28(1):44-7.

Raposo S, Nobre C, Dias M. Acute abdomen in ginecology. Acta Obstet Ginecol Port 2013; 7(2):83-8.

Rezende RM, França DS, Menezes GB. Different mechanisms underline the analgesic actions of paracetamol and dipyrone in a rat model of inflammatory pain. Br J Pharmacol 2008; 153(4):760-68.20.

Romão APMS, Romão GS, Gorayeb R, Nogueira. The psychological and sexual functioning of women with chronic pelvic pain: an update. AA Femina Jan 2009; 37(1).

Silva RBP, Ramalho AS, Cassorla RMS. Anemia falciforme como problema de saúde pública no Brasil. Rev Saúde Pública 1993; 27(1); 54-8.

Thomas SH, Silen W, Cheema F et al. Effects of morphine analgesia on diagnostic accuracy in emergency department patients with abdominal pain: a prospective randomized trial. J Am Coll Surg 2003; 196:18-31.

Todd KH, Miner JR. Acute pain managementin the emergency department. In: Sinatra RS, de Leon-Casasola, Ginsberg B, Viscusi ER (eds.) Acute pain management. Cambridge University Press, 2009:589-96.

Todd KH, Sloan EP, Chen C et al. Survey of pain etiology, management, and satisfaction in two urban emergency departments. Can J Emerg Med 2002; 4(4):252-6.

Warren DT, Liu SS. Analgesic adjuvants in neuraxial anesthesia. In: Hadzic A (ed.) The New York School of Regional Anesthesia. Textbook of regional anesthesia and acute pain management. Ed. McGraw-Hill, 2007:133-43.

Zakka TRM, Yeng LT, Teixeira WGJ. Dor na gestação e na lactação. In: Neto OA, Costa CMC, Siqueira JTT, Teixeira MJ (eds.) Dor – princípios e práticas. Porto Alegre: Artmed, 2009:933-42.

6

Princípios da Abordagem do Choque Hemorrágico

Sizenando Vieira Starling
Camila Issa de Azevedo
Amanda Baraldi de Souza

■ INTRODUÇÃO

A abordagem e, principalmente, o tratamento da paciente que sangra agudamente e em grande quantidade, independentemente da origem da hemorragia, permanecem controversos. Não existe um consenso bem definido com nível de evidência significativo, apesar dos grandes progressos realizados nessa área específica da medicina nas duas últimas décadas do século passado e no início deste século. Atualmente, muitos conceitos vêm sofrendo mudanças.

Os protocolos disponíveis para o tratamento do choque, particularmente do hemorrágico, começam a ser estabelecidos com maior evidência. Um bom exemplo dessa mudança é a orientação de que para a paciente que sangra continuamente é mais importante a interrupção do sangramento do que a reposição de volume, o que havia sido constatado por Cannon em artigo publicado no *JAMA* em 1918, quando escreveu que "fontes inacessíveis e incontroláveis de perda de sangue não devem ser tratadas com administração de líquidos até o momento do controle cirúrgico do local do sangramento".

O objetivo deste capítulo é mostrar, de maneira simples e transparente, a tendência atual na abordagem à paciente com choque hemorrágico independentemente de sua gravidade, sem entrar em detalhes menos relevantes e em controvérsias pouco significativas. Não serão abordados os outros tipos de choque.

EPIDEMIOLOGIA E RELEVÂNCIA

A abordagem às pacientes com hemorragia é uma necessidade frequente na prática médica. A morbimortalidade da paciente em choque permanece em níveis bastante elevados. Em serviço que atende pacientes traumatizados, o choque hemorrágico é considerado a segunda causa de óbito, sendo suplantado apenas pelo traumatismo cranioencefálico. Na medicina geral, está presente nos diversos tipos de hemorragia digestiva. O aparelho genital feminino também é sede de eventos hemorrágicos, sendo a ruptura de cisto de ovário e a gestação ectópica rota os mais frequentes, podendo promover instabilidade hemodinâmica, cuja gravidade depende da velocidade, do volume e da persistência do sangramento.

Durante a gestação, aborto espontâneo, descolamento de placenta e síndrome HELLP são causas de hemorragia que, invariavelmente, são responsáveis pela mortalidade fetal e, em algumas situações, também pela mortalidade materna. Portanto, o médico que trabalha em serviço de urgência e emergência deve estar apto a atender adequadamente esse tipo de paciente, seja para detectar a presença de choque hemorrágico, seja para diagnosticar sua origem e, no mínimo, iniciar seu tratamento.

Cabe ressaltar, entretanto, que a maioria dos eventos hemorrágicos é autolimitada. Como os mecanismos fisiopatológicos desencadeados pela perda volêmica atuam de maneira precoce e precisa (p. ex., vasoconstrição periférica e ativação do processo de coagulação), a perda sanguínea para espontaneamente. Isso ocorre, principalmente, quando o sangramento é de pequena ou média intensidade. Em certo número de pessoas, no entanto, o sangramento é intenso, repercutindo em sua condição hemodinâmica. Este capítulo aborda esse tipo específico de paciente.

DEFINIÇÃO E DIAGNÓSTICO

O choque consiste em uma síndrome clínica caracterizada pela diminuição crítica do aporte de oxigênio e nutrientes aos tecidos, levando ao comprometimento da função orgânica de maneira generalizada, em razão do sofrimento celular intenso, muitas vezes súbito e, se não tratado, persistente. Portanto, há no choque o comprometimento da atividade metabólica celular, tecidual e orgânica.

Existem vários tipos de choque: hipovolêmico, cardiogênico, obstrutivo e distributivo. O choque hipovolêmico é caracterizado por baixo volume intravascular, decorrente da perda de qualquer tipo de líquido, causando hipovolemia absoluta ou relativa. Quando isso acontece, o volume contido no espaço intravascular é insuficiente para manter a perfusão tecidual adequada. O choque hemorrágico ocorre quando existe perda sanguínea em grande volume e é o tipo mais comum de choque hipovolêmico.

Para a compreensão do mecanismo fisiopatológico do choque e seus desdobramentos é necessário conhecer, de maneira objetiva, a fisiologia cardíaca básica. O débito cardíaco (DC) é definido como volume de sangue bombeado pelo coração a cada minuto e é determinado pelo produto da frequência cardíaca (FC) pelo volume sistólico (VS); portanto, DC = FC × VS. O volume sistólico, ou seja, a quantidade de sangue bombeada a cada contração cardíaca, é determinado por pré-carga, contratilidade miocárdica e pós-carga. A pré-carga, o volume de retorno venoso para o coração, é determinada pela capacitância venosa, pelo estado de volemia e pela diferença entre a pressão venosa sistêmica média e a pressão do átrio direito. A diferença entre essas pressões determina o fluxo venoso.

A perda sanguínea compromete o volume venoso, diminui o gradiente pressórico e, consequentemente, reduz o retorno venoso. O volume sanguíneo venoso que retorna ao coração determina o estiramento das fibras musculares miocárdicas depois do enchimento ventricular no fim da diástole. O comprimento das fibras musculares ao final da diástole relaciona-se diretamente com as propriedades contráteis do músculo miocárdico. A contratilidade miocárdica é a bomba que movimenta o sistema. A pós-carga é a resistência vascular periférica.

As respostas circulatórias precoces à perda sanguínea constituem-se em um mecanismo de compensação. Inicialmente, o sistema cardiovascular libera citocinas e neuromediadores na tentativa de manter a perfusão tecidual. Dessa maneira, há alteração do tônus vascular e do desempenho cardíaco. Ocorre progressiva vasoconstrição da circulação cutânea, muscular e visceral para preservar o fluxo sanguíneo aos rins, ao coração e ao cérebro. Além disso, há aumento da frequência cardíaca, na tentativa de preservar o débito cardíaco. Por isso, na maioria das vezes, a taquicardia representa o sinal circulatório mensurável mais precoce do choque. As catecolaminas endógenas aumentam a resistência vascular periférica, com aumento da pressão sanguínea diastólica e redução da pressão de pulso. Essas alterações não resultam em aumentos da pressão orgânica.

Com o passar do tempo, caso persista a hemorragia, as células se tornam mal perfundidas com aporte de nutrientes e oxigenação inadequados para o metabolismo aeróbico e para a produção de energia. Inicialmente, a compensação se dá mediante a mudança para o metabolismo anaeróbico, o que leva à formação de ácido lático e ao desenvolvimento de acidose metabólica. Consequentemente, ocorre a elevação sérica de ácido lático, que representa um dos indicadores da gravidade da hipoxemia periférica. Essa hipoxia causa danos irreversíveis ao meio intracelular. Lisossomos se rompem e liberam enzimas que digerem outros elementos estruturais intracelulares. A água e o sódio entram na célula, produzindo edema. Se o processo não é revertido ocorrem, em sequência, lesão celular progressiva, agravamento do edema tecidual e morte celular.

Dentro de limites, esses mecanismos de compensação preservam o retorno venoso nas fases iniciais do choque hemorrágico, mediante a redistribuição do volume sanguíneo no sistema venoso, o que não contribui para modificar a pressão venosa sistêmica média. Entretanto, seu efeito é limitado. Em situação de hipovolemia grave, com perda de sangue > 40% do volume sanguíneo total, esses mecanismos fisiológicos compensadores estão prejudicados e são incapazes de manter a perfusão cerebral e cardíaca.

O diagnóstico de choque hipovolêmico é eminentemente clínico, fundamentado, portanto, em anamnese detalhada e exame físico objetivo. O choque deve ser reconhecido durante a avaliação inicial do paciente. A existência de um foco de hemorragia deve, obrigatoriamente, ser pensada e pesquisada (confirmada ou descartada) em pessoas previamente hígidas com queixa de perda súbita de consciência ou queda supostamente causada por hipotensão postural. Quando existe história de exteriorização do sangramento (melena, enterorragia, hematêmese, metrorragia, sangramento externo etc.), o diagnóstico e a origem da perda volêmica são conhecidos. Quando a origem do sangramento é oculta, ou seja, está localizado em uma cavidade (abdominal ou torácica) ou em um espaço contido (retroperitônio, pelve, membro inferior), os achados do exame físico são fundamentais para o diagnóstico de choque e para se certificar do local de origem da perda volêmica.

No exame físico, é fundamental a avaliação minuciosa da condição circulatória para identificação cuidadosa do choque e para estimativa do provável volume da perda sanguínea (Quadro 6.1). Deve-se dar atenção especial aos sinais de hipoperfusão tecidual, como alteração do estado mental (p. ex., agitação), alterações cardíacas (p. ex., taquicardia) e, principalmente, alterações renais (p. ex., oligúria em pacientes sem insuficiência renal prévia) (Quadro 6.2).

Basear-se na pressão sistólica como indicador de choque resulta no reconhecimento tardio deste, uma vez que os mecanismos de compensação podem evitar uma queda mensurável da pressão sistólica para perdas de até 30% da volemia. Convém sempre lembrar que os sinais mais precoces de perda de volume sanguíneo são a taquicardia e a vasoconstrição cutânea; portanto, todas as pacientes com história de perda volêmica que se encontrem frias e taquicárdicas devem ser consideradas em estado de choque hemorrágico até que se prove o contrário.

Quadro 6.1 Classes de hemorragia

Parâmetro avaliado	Classe I	Classe II	Classe III	Classe IV
Perda sanguínea (mL)	Até 750	750 a 1.500	1.500 a 2.000	> 2.000
Perda sanguínea (%VS)	Até 15%	15% a 30%	30% a 40%	> 40%
Frequência de pulso	< 100	> 100	> 120	> 140
Pressão arterial	Normal	Normal	Diminuída	Diminuída
Pressão de pulso	Normal/ aumentada	Diminuída	Diminuída	Diminuída
Frequência respiratória (irpm)	14 a 20	20 a 30	30 a 40	> 35
Diurese (mL/h)	> 30	20 a 30	< 15	Desprezível
Estado mental/SNC	Ansiedade leve	Ansiedade moderada	Ansiedade e confusão	Confusão e letargia
Reposição volêmica	Cristaloide	Cristaloide	Cristaloide e sangue	Cristaloide e sangue

VS: volume sanguíneo; irpm: incursões respiratórias por minuto; SNC: sistema nervoso central.

Quadro 6.2 Principais manifestações clínicas da hipoperfusão aguda

Sistema	Sinais
Nervoso central	Alteração do nível de consciência (rebaixamento, quadros confusionais, agitação etc.)
Cardiocirculatório	Taquicardia, hipotensão arterial, tempo de enchimento capilar lentificado, extremidades frias
Respiratório	Taquipneia, dispneia, hipoxia, hiper- ou hipoventilação
Excretor	Oligúria (débito urinário, < 0,5mL/kg/h por mais de 2 horas consecutivas)
Pele	Palidez cutânea e mucosas hipocoradas
Digestório	Estase, hipomotilidade

Em situações bem definidas, cabe recorrer a exames complementares para a determinação da sede da hemorragia. Nessas circunstâncias, atualmente, a punção abdominal (menos frequentemente), a ultrassonografia e a tomografia computadorizada se revestem de enorme importância para a determinação da origem e da etiologia do sangramento. A escolha do método a ser empregado para o diagnóstico, quando necessário, depende da presença ou não de estabilidade hemodinâmica do paciente e logicamente, para que possa ser utilizado, da disponibilidade desse recurso propedêutico.

Os exames laboratoriais auxiliam a avaliação da oferta de oxigênio e sua adequação ao metabolismo tecidual. A dosagem dos níveis séricos de hemoglobina e o hematócrito, apesar de sua importância e da necessidade de realização de rotina, não são métodos apropriados nem confiáveis para a estimativa da perda sanguínea aguda ou para o diagnóstico do choque. Um hematócrito normal não descarta a possibilidade de perdas sanguíneas significativas. O valor do déficit de base na gasometria arterial e a elevação do lactato são mais úteis para a determinação da presença e gravidade do choque e da extensão da hipoxia tecidual, devendo, portanto, ser sempre solicitados. A avaliação seriada desses parâmetros pode ser utilizada para monitorização da resposta da paciente ao tratamento instituído.

■ PONTOS CRÍTICOS

- A maioria dos sangramentos para espontaneamente. Essas pacientes não costumam apresentar hipotensão no exame inicial ou, na pior das hipóteses, são estabilizadas após infusão de baixo volume de solução eletrolítica.
- Todas as pacientes com sinais de perda sanguínea que estão taquicárdicas devem ser consideradas como em estado de choque.
- A hipotensão é um sinal tardio de choque hemorrágico.
- A monitorização do volume urinário da paciente em choque é essencial para o acompanhamento da resposta ao tratamento instituído.
- Quem perde grande quantidade de sangue necessita receber sangue ou hemocomponentes precocemente.

- Em alguns casos, cirurgia é necessária para parar o sangramento, e quanto mais precocemente realizada, melhor o prognóstico da paciente.
- Na primeira punção para acesso venoso é essencial a coleta de amostra de sangue para tipagem sanguínea, fator Rh e prova cruzada.
- O déficit de base e a dosagem do lactato sérico são ótimos marcadores da perfusão tissular e da presença de hipoxia celular. Sua dosagem seriada deve ser estimulada.
- Em pacientes com sangramento oculto, a ultrassonografia abdominal é o exame de escolha para descartar o abdome como fonte da hemorragia, quando a paciente se encontra hemodinamicamente instável.
- A taquicardia não é sinal precoce de perda volêmica em crianças, atletas e gestantes, em virtude da grande reserva fisiológica.

CONDUTA

Muitas questões precisam ser definidas na abordagem ao choque hipovolêmico: quais o volume e a velocidade de infusão da solução a ser infundida? Que tipo de líquido deve ser utilizado: solução eletrolítica, coloide ou hemocomponentes? Existe uma solução ideal? Quando usar hemocomponentes e qual a melhor proporção de concentrado de hemácias (CH) para plasma fresco congelado (PFC): 1:1, 2:1 ou 4:1? Quando se utilizam hemocomponentes, plaquetas devem ser usadas desde o início? Ainda não existem respostas bem estabelecidas, com nível de evidência adequado, para a maior parte dessas questões. Entretanto, estudos clínicos multicêntricos e trabalhos experimentais evidenciam certa tendência, que será discutida a seguir.

O diagnóstico e o tratamento do choque hemorrágico devem ser realizados simultaneamente. Para a maioria das pacientes com história de perda sanguínea, o tratamento é instituído como se o choque fosse hipovolêmico. O princípio básico e prioritário a ser seguido no tratamento é: primeiro interromper o sangramento e, depois, repor as perdas de volume. A infusão contínua de grande quantidade de líquidos na tentativa de alcançar a pressão arterial normal não substitui o controle definitivo da hemorragia.

O sangramento de ferimentos externos pode ser controlado apenas com compressão local. Inicialmente, é imprescindível obter acesso venoso adequado e avaliar a perfusão tecidual. O acesso ao sistema vascular deve ser obtido rapidamente assim que houver suspeita de perda sanguínea acentuada de qualquer origem. A melhor maneira de fazê-lo é mediante a inserção de cateteres curtos e calibrosos em veias periféricas. Assim que se consegue o acesso venoso, são coletadas amostras de sangue para tipagem sanguínea, prova cruzada e exames laboratoriais adequados.

Como não existe uma fórmula ideal para a reposição de volume em pacientes em choque, o médico deve manter-se constantemente alerta e observar cuidadosamente a reação da paciente ao tratamento inicial, pois se trata de um processo dinâmico. Um sangramento que cessou espontaneamente pode recomeçar a qualquer momento. A melhor opção consiste em monitorizar adequadamente e examinar constantemente a paciente, analisando sua resposta ao tratamento iniciado. A monitorização deve ser realizada o mais rápido possível, lançando mão de todos os recursos tecnológicos disponíveis (eletrocardiógrafo, oxímetro de pulso, capnógrafo, pressão intra-arterial, diurese horária etc.).

É imprescindível a mensuração do débito urinário horário mediante inserção de cateter vesical de demora em todas as pacientes em choque. Durante a administração inicial de líquido, observa-se a resposta da paciente, e as decisões terapêuticas posteriores são fundamentadas nessa resposta (Quadro 6.3). Dessa maneira, opta-se pelo tipo de líquido que a paciente necessita receber e pela velocidade em que deve ser administrado (Quadro 6.3). O objetivo da reposição de volume é a restauração da perfusão dos órgãos. É necessário tratamento cuidadoso e equilibrado, com reavaliações frequentes em curtos intervalos de tempo.

Na reposição volêmica inicial, são utilizadas soluções eletrolíticas isotônicas, como Ringer lactato ou soro fisiológico, preferencialmente aquecidas. Esse tipo de líquido promove a expansão intravascular transitória e contribui para a estabilização do volume vascular mediante a reposição das perdas para o meio externo, o interstício e o compartimento intracelular. A velocidade inicial de infusão da solução eletrolítica aquecida depende do grau de perda volêmica da paciente e se as manobras iniciais para interromper o sangramento foram ou não eficazes. Idealmente, não se deve realizar reposição volêmica agressiva até que tenha sido obtido o controle definitivo da hemorragia; caso contrário, poderá haver maior perda de sangue. A dose habitual inicial é de 500mL a um litro no adulto.

Deve-se ter o cuidado de não infundir grandes volumes de soluções eletrolíticas em curto intervalo de tempo em pacientes que ainda apresentam sinais de perda volêmica

Quadro 6.3 Resposta à reposição volêmica inicial

Parâmetro avaliado	Resposta rápida	Resposta transitória	Resposta mínima ou sem resposta
Sinais vitais	Retorno ao normal	Melhora transitória, recidiva da redução da PA e aumento da FC	Continuam anormais
Perda sanguínea estimada	Mínima (10% a 20%)	Moderada e persistente (20% a 40%)	Grave (> 40%)
Necessidade de mais cristaloides	Baixa	Alta	Alta
Necessidade de sangue	Baixa	Moderada ou alta	Imediata
Preparo de sangue	Tipado e com prova cruzada	Tipo específico	Liberado em caráter de emergência
Necessidade de cirurgia	Possível	Provável	Muito provável
Presença precoce do cirurgião	Sim	Sim	Sim

PA: pressão arterial; FC: frequência cardíaca.

contínua. Em outras palavras, as pacientes hipotensas não devem receber grande volume em pequeno espaço de tempo. A reposição de grandes quantidades de solução eletrolítica em pequeno intervalo de tempo agrava o sangramento porque piora a resposta inflamatória, desaloja o coágulo inicial, que é bem constituído e tem boa aderência ao endotélio dos vasos, e propicia o aparecimento de coagulopatia dilucional. Não existe espaço para a utilização de solução hipertônica, e o uso de coloides deve ser evitado o máximo possível (quanto a isso, já existe um nível de evidência adequado).

Convém ter em mente que a reposição volêmica é um meio utilizado para determinado fim. Em pacientes com sangramento ativo contínuo, não repor rapidamente grande quantidade de volume, até que seja feito o controle eficaz do sangramento, melhora o resultado e o prognóstico do paciente. Essa abordagem, que consiste em avaliar e colocar de um lado da balança a restauração da perfusão dos órgãos e os riscos inerentes ao aumento da hemorragia do outro, aceitando-se uma pressão sanguínea abaixo dos níveis normais, denomina-se *reanimação controlada*, *reanimação hipotensiva* ou *hipotensão permissiva*. Os objetivos desse tipo de reposição são: manter a oxigenação cerebral adequada, estabilizar a pressão arterial sistólica em torno de 80mmHg e obter um pulso periférico (radial) palpável.

A paciente que perdeu grande quantidade de sangue precisa receber sangue. Atualmente, não existe sangue total para ser transfundido. Este é fracionado em hemocomponentes nos hemocentros, onde ficam devidamente armazenados e são disponibilizados de acordo com a demanda. A decisão quanto ao início da transfusão em pacientes em choque hemorrágico baseia-se na resposta da paciente à reposição volêmica inicial e, principalmente, na presença de sinais de perda de grande quantidade de sangue, ou seja, pacientes que já se apresentam desde o início do atendimento com classe de hemorragia ≥ III (ver Quadro 6.1).

Portanto, todas as pacientes com hipotensão arterial precisam receber hemocomponentes, de preferência o mais rápido possível. Os objetivos da transfusão são: repor volume, fornecer fatores de coagulação e restabelecer a capacidade de transporte de oxigênio. Prefere-se como alternativa o sangue tipo específico com todas as provas cruzadas realizadas; entretanto, em virtude do tempo escasso, pode não ser possível a espera pela tipagem sanguínea. Nesses casos, está indicado o uso concentrado de hemácias tipo O.

Em mulheres em idade fértil, deve-se optar pelo fator Rh negativo para prevenir sensibilização e futuras complicações. Em relação à proporção de concentrado de hemácias:plasma fresco congelado:plaquetas, ainda não existe uma definição universalmente aceita. Atualmente, a maioria dos protocolos de transfusão maciça recomenda as proporções de 1:1:1 ou 1:1, só fornecendo plaquetas com base em sua dosagem. Entretanto, este é um tema que suscita muitas discussões, e o nível de evidência ainda é baixo.

Com o objetivo de evitar hipotermia, muito frequente em casos de choque hemorrágico, os eletrólitos e os hemocomponentes devem estar, quando possível, aquecidos para administração em pacientes que serão submetidas à reposição volêmica. Para aquecer os hemocomponentes devem ser utilizados os aquecedores de fluidos endovenosos. As soluções eletrolíticas podem ser aquecidas em forno de micro-ondas. A temperatura ideal gira em torno de 39ºC.

Graves hemorragias consomem os fatores de coagulação e podem ocasionar coagulopatia precocemente. A reposição maciça de volume, utilizando soluções eletrolíticas, contribui para a diluição das plaquetas e dos fatores de coagulação e, associada aos efeitos adversos da hipotermia na agregação das plaquetas e na cascata de coagulação, propicia a instalação da coagulopatia. Em virtude desses distúrbios de coagulação, as pacientes portadoras de hemorragia classe IV que serão submetidas à transfusão devem receber, também, plaquetas, plasma fresco congelado (fatores de coagulação), crioprecipitado, fibrinogênio e antifibrinolíticos. Essa reposição deve ser monitorizada e, se possível, fundamentada no coagulograma e, principalmente, no estudo da formação do coágulo por meio da tromboelastografia (TEG) ou da tromboelastometria rotativa (RoTEM).

■ CONSIDERAÇÕES FINAIS

Apesar de todo o progresso da medicina e do preparo dos profissionais da saúde para prestar atendimento às pacientes que sangram agudamente, a mortalidade continua elevada. Muitas dúvidas precisam ser equacionadas e mais bem resolvidas. Atualmente, este tema representa um grande foco de discussão na literatura médica e nos congressos. Nessa área da medicina, o avanço é lento, mas contínuo. Uma certeza, entretanto, permanece: quanto mais precocemente diagnosticado o choque hipovolêmico, identificado o local da hemorragia e estancado o sangramento, melhor será o prognóstico da paciente. Em resumo, o tempo é o grande inimigo da paciente que sangra continuamente.

Leitura complementar

Abramson D et al. Lactate clearance and survival following injury. J Trauma 1993 Oct; 35(4):584-8; discussion 588-9.

Bickell et al. Immediate versus delayed fluid resuscitation for hypotensive patients with penetrating torso injuries. N Engl J Med 1994 Oct 27; 331(17):1105-9.

Brohi K et al. Acute traumatic coagulopathy. J Trauma 2003 Jun; 54(6):1127-30.

Davis JW et al. Admission base deficit predicts transfusion requirements and risk of complications. J Trauma 1996 Nov; 41(5):769-74.

Dutton et al. Hypotensive resuscitation during active hemorrhage: impact on in-hospital mortality. J Trauma 2002 Jun; 52(6):1141-6.

Floccard B et al. Early coagulopathy in trauma patients: an on-scene and hospital admission study. Injury 2012 Jan; 43(1):26-32. Epub 2010 Nov 26.

Hess JR, Holcomb JB, Hoyt DB. Damage control resuscitation: the need for specific blood products to treat the coagulopathy of trauma. Transfusion 2006 May; 46(5):685-6.

Holcomb JB, Jenkins D, Rhee P et al. Damage control resuscitation: directly addressing the early coagulopathy of trauma. J Trauma 2007 Feb; 62(2):307-10.

Morrison CA et al. Hypotensive resuscitation strategy reduces transfusion requirements and severe postoperative coagulopathy in trauma patients with hemorrhagic shock: preliminary results of a randomized controlled trial. J Trauma 2011 Mar; 70(3):652-63.

Rahbar E, Fox EE, del Junco DJ et al. PROMMTT Study Group. Early resuscitation intensity as a surrogate for bleeding severity and early mortality in the PROMMTT study. J Trauma Acute Care Surg 2013 Jul; 75(1 Suppl 1):S16-23.

Spahn DR et al. Management of bleeding and coagulopathy following major trauma: an updated European guideline. Crit Care 2013 Apr 19; 17(2):R76.

7

Princípios da Abordagem do Choque Séptico

Saulo Fernandes Saturnino

■ EPIDEMIOLOGIA E RELEVÂNCIA

A incidência de sepse tem aumentado nos últimos anos, e essa síndrome representa a principal causa de morte em unidades de terapia intensiva em todo o mundo. Sua letalidade, extremamente variável de acordo com a região geográfica e o *status* econômico dos países, pode atingir níveis superiores a 60% em sua forma de apresentação mais grave, o choque séptico. Estudo norte-americano publicado em 2001 reporta incidência de 3 casos por 1.000 habitantes e custos de US$ 16,7 bilhões anualmente.

Os dados nacionais, a despeito das dificuldades na realização de estudos de base populacional no país, preocupam pela alta mortalidade observada, principalmente, em hospitais públicos e em determinadas regiões geográficas. Obviamente, informações epidemiológicas sobre a ocorrência de sepse em subgrupos específicos – como em pacientes ginecológicas e obstétricas – são ainda mais escassas. Todavia, dados relevantes sobre a morbidade materna devem ser ressaltados: em estudo realizado em 27 maternidades brasileiras de referência, 5,3% dos casos estão relacionados com infecções graves, com mortalidade de 26,3%. Esse cenário reforça a importância do diagnóstico precoce e da abordagem adequada.

■ DEFINIÇÃO E DIAGNÓSTICO

Os pormenores fisiopatológicos envolvidos na sepse estão além do escopo deste capítulo. No entanto, pode-se afirmar sumariamente que a origem dessa síndrome reside em resposta orgânica inadequada à infecção, que passa de inicialmente apropriada para amplificada e desequilibrada. O excesso de atividade pró-inflamatória inicial, com predomínio de atividade anti-inflamatória, ocasiona disfunções orgânicas e aumenta a suscetibilidade a novas infecções. Desse modo, podemos supor que, mais do que vítima da própria infecção, a paciente séptica é atingida por "fogo amigo".

As definições clínicas de sepse estão passando por mudanças importantes. Embora ainda sejam utilizados os conceitos estabelecidos consensualmente em 1992, reconheceu-se a necessidade de definições mais específicas com base em mensurações objetivas da atividade inflamatória que surge com a infecção. Esse consenso definiu sepse como infecção suspeita ou confirmada associada a dois ou mais critérios de resposta inflamatória sistêmica; sepse grave foi definida como sepse associada a disfunções orgânicas, e choque séptico, como sepse grave associada a hipotensão refratária à reposição volêmica inicial (Quadro 7.1).

Tentativas infrutíferas de melhorar a acurácia e a especificidade diagnóstica foram feitas em 2003 com a introdução de novas variáveis clínicas e inflamatórias. De acordo com dados publicados recentemente, as definições de consenso não são somente inespecíficas, mas inadequadas, e podem levar à perda do diagnóstico de sepse em uma de cada oito pacientes que preencham esses critérios.

Em breve deverão ser publicados novos conceitos sobre a sepse, que tenderão a restringir esse diagnóstico às pacientes que apresentem foco infeccioso suspeito e sejam portadoras de disfunções orgânicas, independentemente da presença de sinais de resposta

Quadro 7.1 Definições de sepse, sepse grave e choque séptico*

Critérios diagnósticos – Consensos de 1992/2003
ACCP-SCCM **Síndrome de resposta inflamatória sistêmica** Variáveis gerais: febre ou hipotermia, FC > 90, FR > 20, alteração do estado mental, hiperglicemia na ausência de diabetes Variáveis inflamatórias: leucócitos > 12.000, < 4.000 ou normais com mais de 10% de formas imaturas, elevação de PCR ou procalcitonina
Sepse Processo infeccioso confirmado ou suspeito, acompanhado de dois ou mais sinais de síndrome de resposta inflamatória sistêmica
Sepse grave Sepse acompanhada de hipoperfusão tissular ou disfunção orgânica atribuída à infecção: PAS < 90, PAM < 70, queda de 40mmHg na PAS basal, PaO_2/FiO_2 < 250 na ausência de pneumonia ou < 200 em pneumonia, plaquetas < 100.000, elevação de creatinina, diurese < 0,5mL/kg/h, elevação de bilirrubinas, lactato ou coagulopatia
Choque séptico Sepse grave acompanhada de hipotensão sem resposta à infusão volêmica inicial

*Para as prováveis novas definições que serão publicadas em breve (veja o texto).
FC: frequência cardíaca; FR: frequência respiratória; PCR: proteína C reativa; PAS: pressão arterial sistólica; PAM: pressão arterial média; PaO_2: pressão arterial de oxigênio; FiO_2: fração inspirada de oxigênio.

inflamatória sistêmica. Choque séptico seria a denominação do subgrupo que necessita de suporte vasopressor ou mantém hiperlactatemia, a despeito da expansão volêmica inicial.

Tão importantes quanto o diagnóstico da síndrome sepse e choque séptico são a determinação do foco infeccioso de origem e a estratificação da gravidade, ou seja, a detecção de disfunções orgânicas. Para isso são importantes a anamnese e um exame físico direcionado e cuidadoso, incluindo avaliação do nível de consciência, pesquisa clínica do foco e mensuração da diurese durante a observação inicial. Além dos dados clínicos, são essenciais dosagens laboratoriais básicas, como gasometria arterial, lactato, hemograma completo, PCR e procalcitonina, coagulograma, bilirrubinas, proteínas, ureia, creatinina, urinálise, glicemia e culturas. A investigação radiológica do foco infeccioso pode ser necessária, especialmente, mas não somente, em situações ginecológicas e obstétricas, e recursos como ultrassonografia, tomografia computadorizada e ressonância magnética devem estar disponíveis.

PONTOS CRÍTICOS

O alto grau de suspeição clínica de sepse é fundamental para o diagnóstico, principalmente em pacientes que apresentam foco infeccioso confirmado ou suspeito, associado a dois ou mais sinais de resposta inflamatória sistêmica: hipo- ou hipertermia, frequência cardíaca > 90bpm, frequência respiratória > 20irpm, leucocitose, leucopenia ou desvio à esquerda, e hiperglicemia na ausência de diabetes. Esses requisitos serão essenciais apenas se o diagnóstico for embasado nos critérios correntes com base no consenso de 1992. De acordo com esse mesmo critério, caso esses sinais estejam associados a disfunções orgânicas, a paciente poderia ser considerada com sepse grave; se as novas definições confirmarem essa tendência, o diagnóstico de sepse poderá ser feito apenas na presença de disfunções orgânicas, independentemente dos sinais de resposta inflamatória sistêmica. A partir do diagnóstico, os seguintes pontos devem fazer parte necessariamente do planejamento da abordagem inicial:

- Coleta de hemoculturas e culturas direcionadas ao foco provável.
- Início precoce de antimicrobianos direcionados.
- Expansão volêmica inicial.
- Pesquisa de disfunções orgânicas para estabelecimento de prognóstico, nível de suporte necessário e alocação das pacientes.
- Propedêutica para confirmação do foco infeccioso provável.
- Abordagem adequada de foco que necessite drenagem ou intervenção cirúrgica.

PARTICULARIDADES DA SEPSE NA GRAVIDEZ

De acordo com a Organização Mundial da Saúde, a sepse está entre as quatro principais causas de morte durante a gravidez. Sua incidência, bem como a de outras complicações, está diretamente relacionada com as condições socioeconômicas e os cuidados no período pré-natal.

As etiologias do processo infeccioso nesse subgrupo de pacientes podem ser subdivididas em relacionadas com alterações anatomofisiológicas e manipulações do trato urogenital e alterações da resposta imune celular. Dentro dessas subdivisões encontram-se as patologias infecciosas mais frequentes (Quadro 7.2).

O processo diagnóstico pode se tornar particularmente complicado nas pacientes grávidas, uma vez que taquipneia e taquicardia, determinado nível de vasodilatação e elevação do débito cardíaco podem ocorrer fisiologicamente na gravidez. Desse modo, e em consonância com as tendências dos novos conceitos para sepse, a detecção de disfunções orgânicas deve ser valorizada.

Atenção especial deve ser dada ao acompanhamento fetal durante o tratamento. Embora a melhor medida para garantir o bem-estar fetal seja a estabilização das condições maternas, uma série de recursos respiratórios – como pressão positiva ao final da expiração (PEEP) em pacientes intubadas – e hemodinâmicos – como vasopressores – utilizados para esse fim pode comprometer a perfusão placentária e o bem-estar fetal. São necessários o acompanhamento pelo especialista e a utilização de recursos como dopplerfluxometria e cardiotocografia, a seu critério.

■ CONDUÇÃO

Uma vez estabelecido o diagnóstico de sepse ou choque séptico na unidade de emergência, ações imediatas, coordenadas e sequenciais devem ser implementadas, além de adotados esforços institucionais para o estabelecimento de diretrizes (Quadro 7.3) e programas de educação continuada. Exames para detecção de disfunções orgânicas, hemoculturas e culturas direcionadas ao foco devem ser imediatamente solicitados. Concomitantemente, expansão volêmica com 20 a 30mL/kg de peso deve ser iniciada rapidamente, com soluções cristaloides preferencialmente balanceadas – Ringer lactato, Plasma-Lyte® ou similares – que contenham níveis de cloretos e diferença de íons fortes

Quadro 7.2 Principais processos infecciosos na gravidez

Relacionados com alterações anatomofisiológicas e intervenções	Relacionados com alteração na resposta imune celular
Corioamnionite	Infecção do trato urinário com ou sem pielonefrite
Endometrite pós-parto	Listeriose
Infecções de feridas cirúrgicas	Malária
Abscesso pélvico	Hepatites virais
Aborto séptico	Herpes
Tromboflebite séptica	Varicela
Sepse puerperal	Influenza A e B
Pielonefrite	H1N1
Fasciite necrosante	

mais semelhantes aos do plasma humano. Até pouco tempo atrás, a abordagem denominada *Early goal-directed therapy* (EGDT) objetivava alcançar níveis de pressão arterial média, pressão venosa central, hemoglobina e saturação venosa central que poderiam, se atingidos, reduzir a mortalidade da paciente séptica. Com base nesse trabalho, essas metas foram incorporadas às últimas diretrizes da *Surviving Sepsis Campaign*. Todavia, três trabalhos multicêntricos recentes, realizados quase que concomitantemente no Reino Unido, nos EUA e na Austrália e Nova Zelândia, compararam essa estratégia com a abordagem convencional e concluíram que não há diferença quanto aos desfechos clínicos problemáticos, invalidando essa recomendação. Os alvos atuais a serem atingidos na unidade de emergência são: pressão arterial média de 65mmHg, diurese > 0,5mL/kg/h, melhora da perfusão capilar e da taquicardia e avaliação do impacto sobre os níveis de lactato.

A escolha do antimicrobiano deve contemplar o espectro adequado. Dados como foco infeccioso suspeito, penetração no sítio suposto, origem comunitária ou nosocomial da paciente, exposição recente a antimicrobianos, exposição a cuidados de saúde, segurança do feto e presença de fatores determinantes de imunossupressão devem direcionar a opção para um esquema antimicrobiano específico. Em caso de foco indeterminado, o espectro deve ser amplo. Cabe ressaltar que a administração deve ser feita obrigatoriamente na primeira hora da assistência à paciente, preferencialmente após coleta de culturas e, se possível, antes que os níveis de lactato alcancem 4mmol/L. A coleta de marcadores inflamatórios como a PCR e a procalcitonia pode ser útil no acompanhamento da terapia e no eventual descalonamento da terapia antimicrobiana posteriormente.

Todas as pacientes com sepse devem ser internadas. A presença de disfunções orgânicas serve como fator prognóstico e ajuda na alocação em unidades hospitalares específicas. Acidose, BEecf (*base excess in the extracellular fluid*) alterado, hiperlactatemia, hiperbilirrubinemia, alterações da coagulação, hiperglicemia, elevação de escórias nitrogenadas ou de marcadores de lesão renal aguda, oligúria, relação PaO_2/FiO_2 alterada e dessaturação ou aumento do volume minuto para manutenção dos níveis de oxigenação são marcadores específicos de disfunções orgânicas. Escores para mensuração dessas disfunções, como o SOFA, podem ser úteis na uniformização e sistematização dessa avaliação, bem como no acompanhamento prognóstico. Em virtude da necessidade de monitorização de vários parâmetros, das intervenções guiadas por essa monitorização e da eventual necessidade de suporte invasivo, essas pacientes devem ser internadas em unidade de terapia intensiva. Um fator determinante de prognóstico favorável é a precocidade desse encaminhamento.

O estabelecimento do foco infeccioso que originou a sepse é essencial, pois propicia antibioticoterapia direcionada e, portanto, menos chances de falência da cobertura antimicrobiana. Eventualmente, a definição do foco anatômico primário da infecção pode exigir investigação radiológica. A abordagem cirúrgica aberta ou percutânea é necessária e deve ser iniciada, preferencialmente, dentro das 12 primeiras horas após o diagnóstico.

Quadro 7.3 Sepse – Ações críticas na unidade de emergência*

Ações imediatas e simultâneas
Coleta de duas amostras de hemoculturas em sítios diferentes
Coleta de culturas dirigidas ao foco clinicamente suspeito
Coleta de amostras laboratoriais para caracterizar disfunção orgânica e hipoperfusão: lactato e gasometria arteriais, bilirrubinas, coagulograma, hemograma completo, glicemia, PCR e/ou procalcitonina
Infusão de 20 a 30mL/kg de cristaloides balanceados para expansão volêmica
Oferecer oxigênio suplementar em concentrações dependentes da saturimetria e do padrão respiratório
Em caso de insuficiência respiratória aguda, intubação em seguida às medidas de estabilização hemodinâmica inicial
Ações dentro da primeira hora de assistência
Administração de antibióticos direcionados ao foco suspeito, preferencialmente antes de o lactato alcançar 4mmol/L
Início da mensuração de débito urinário de maneira invasiva ou não invasiva
Verificação do impacto da expansão volêmica na frequência cardíaca, na perfusão capilar e na pressão arterial. Em caso de hipotensão à admissão, o alvo é PAM > 65mmHg
Solicitar propedêutica radiológica básica (radiografia simples e ultrassonografia à beira do leito) para definição de foco, caso necessária
Ações dentro das primeiras 6 horas de assistência
Avaliação do impacto da infusão volêmica na diurese: alvo > 0,5mL/kg/h
Avaliação do impacto da infusão volêmica na perfusão por meio de PAM e lactato
Definição do grau de comprometimento das funções orgânicas pelas variáveis clínicas e laboratoriais e pelos níveis de lactato
Vasopressores – preferencialmente noradrenalina – se PAM < 65mmHg apesar da expansão volêmica
Programação de propedêutica radiológica adicional, caso o foco não esteja definido
Encaminhamento à unidade de terapia intensiva (caso a gravidade inicial não tenha indicado admissão anteriormente)

*Hospital das Clínicas – UFMG.
PAM: pressão arterial média.

CONSIDERAÇÕES FINAIS

Sepse e choque séptico representam espectros de gravidade da mesma síndrome, que tem alta morbimortalidade. Diagnóstico, intervenções e alocação adequada precoces melhoram o prognóstico. A atuação conjunta de emergencistas, ginecologistas e intensivistas, com base em protocolos institucionais, é a melhor maneira de alcançar os melhores resultados.

Leitura complementar

Angus DC, Linde-Zwirble WT, Lidicker J, Clermont G, Carcillo J, Pinsky MR. Epidemiology of severe sepsis in the United States: analysis of incidence, outcome, and associated costs of care. Crit Care Med 2001 Jul; 29(7):1303-10.

ARISE Investigators; ANZICS Clinical Trials Group Goal-directed resuscitation for patients with early septic shock. N Engl J Med 2014 Oct 16; 371(16):1496-506.

Bone RC, Balk RA, Cerra FB et al. Definitions for sepsis and organ failure and guidelines for the use of innovative therapies in sepsis. The ACCP/SCCM Consensus Conference Committee. American College of Chest Physicians/Society of Critical Care Medicine. Chest 1992 Jun; 101(6):1644-55.

Cohen J. The immunopathogenesis of sepsis. Nature 2002 Dec 19-26; 420(6917):885-91.

Dellinger RP, Levy MM, Rhodes A et al. Surviving sepsis campaign: international guidelines for management of severe sepsis and septic shock: 2012. Crit Care Med 2013 Feb; 41(2):580-637.

Drewry AM, Hotchkiss RS. Sepsis: revising definitions of sepsis. Nat Rev Nephrol 2015 Jun; 11(6):326-8.

Jones AE, Trzeciak S, Kline JA. The Sequential Organ Failure Assessment score for predicting outcome in patients with severe sepsis and evidence of hypoperfusion at the time of emergency department presentation. Crit Care Med 2009 May; 37(5):1649-54.

Kaukonen KM, Bailey M, Pilcher D, Cooper DJ, Bellomo R. Systemic inflammatory response syndrome criteria in defining severe sepsis. N Engl J Med 2015 Apr 23; 372(17):1629-38.

Khan KS, Wojdyla D, Say L, Gülmezoglu AM, Van Look PF. WHO analysis of causes of maternal death: a systematic review. Lancet 2006 Apr 1; 367(9516):1066-74.

Levy MM, Fink MP, Marshall JC, Abraham E, Angus D, Cook D. 2001 SCCM/ESICM/ACCP/ATS/SIS International Sepsis Definitions Conference. Intensive Care Med 2003 Apr; 29(4):530-8.

Morgan J, Roberts S. Maternal sepsis. Obstet Gynecol Clin North Am 2013 Mar; 40(1):69-87.

Mouncey PR, Osborn TM, Power GS. Protocolised Management In Sepsis (ProMISe): a multicentre randomised controlled trial of the clinical effectiveness and cost-effectiveness of early, goal-directed, protocolised resuscitation for emerging septic shock. Health Technol Assess 2015 Nov; 19(97):1-150.

Pfitscher LC, Cecatti JG, Haddad SM et al. The role of infection and sepsis in the Brazilian Network for Surveillance of Severe Maternal Morbidity. Trop Med Int Health 2016 Feb; 21(2):183-93.

ProCESS Investigators A randomized trial of protocol-based care for early septic shock. N Engl J Med 2014 May 1; 370(18):1683-93.

Puskarich MA, Trzeciak S, Shapiro NI et al. Association between timing of antibiotic administration and mortality from septic shock in patients treated with a quantitative resuscitation protocol. Crit Care Med 2011 Sep; 39(9):2066-71.

Rivers E, Nguyen B, Havstad S et al. Early goal-directed therapy in the treatment of severe sepsis and septic shock. N Engl J Med 2001; 345:1368-77.

Saturnino SF, Andrade MV. Toll-like receptors, new horizons in sepsis. Curr Mol Med 2007 Aug; 7(5):522-31.

Taniguchi LU, Bierrenbach AL, Toscano CM, Schettino GPP, Azevedo LCP. Sepsis-related deaths in Brazil: an analysis of the National Mortality Registry from 2002 to 2010. Crit Care 2014; 18(6):608.

8

Princípios da Abordagem da Insuficiência Respiratória

Paulo César Rodrigues Pinto Corrêa

■ EPIDEMIOLOGIA E RELEVÂNCIA

Carson e cols. realizaram estudo epidemiológico em que utilizaram o banco de dados com o registro das altas dos pacientes de 18 anos de idade ou mais admitidos em hospitais não psiquiátricos e não federais do estado da Carolina do Norte, nos EUA. Esse banco de dados foi criado em 1989. Os autores identificaram os pacientes que necessitaram ventilação mecânica em unidades de tratamento intensivo (UTI) por meio dos códigos de procedimento, nos anos de 1996 a 2002, e verificaram que a necessidade de ventilação mecânica aumentou de 284/100 mil pessoas em 1996 para 314/100 mil em 2002. Essa estimativa consiste em medidas ajustadas para o crescimento da população, e mesmo assim foi registrado aumento significativo, da ordem de 11%. Esse aumento ocorreu na maioria dos grupos etários, sendo os maiores aumentos relativos encontrados nos grupos de pacientes de 65 anos de idade ou mais, valendo ressaltar que as taxas de mortalidade ajustadas não se modificaram no período do estudo.

Cabe mencionar que uma coorte retrospectiva de mais de 60 mil pacientes mostrou que o risco de insuficiência respiratória cresce com o aumento da idade; em pessoas com mais de 65 anos de idade, o aumento do risco passa a ser exponencial.

Com o envelhecimento da população brasileira, pode-se esperar que a insuficiência respiratória se torne ainda mais comum nos próximos 20 a 30 anos, devendo o ginecologista manter-se atualizado a respeito dos princípios de seu manejo.

DEFINIÇÃO E DIAGNÓSTICO

Dispneia é definida pela American Thoracic Society (ATS) como uma sensação subjetiva de desconforto respiratório que consiste em sensações qualitativamente distintas, as quais variam em intensidade. Essa sensação deriva da interação de múltiplos fatores (fisiológicos, psicológicos, sociais, ambientais) e pode induzir respostas fisiológicas e comportamentais secundárias. Em outras palavras, dispneia é uma sensação subjetiva de falta de ar, redução do fôlego ou fadiga.

A respiração é composta por dois processos distintos: ventilação alveolar e trocas gasosas alveolocapilares. O segundo processo fornece oxigênio para o sangue e elimina deste o dióxido de carbono. Para que as trocas gasosas se processem adequadamente, deve haver uma relação adequada entre os alvéolos ventilados e a perfusão dos capilares correspondentes. Quando há alvéolos não ventilados, mas que continuam a ser perfundidos, diz-se que há baixa V/Q (*shunt*). Por outro lado, quando há alvéolos ventilados, mas não perfundidos, diz-se que há alta V/Q (espaço morto). Esses dois seriam os pontos extremos de um *continuum*, o qual inclui situações em que ocorrem alvéolos com ventilação reduzida e perfusão sanguínea mantida (efeito *shunt*), bem como alvéolos bem ventilados, mas pouco perfundidos (efeito espaço-morto).

A insuficiência respiratória (IR) não é uma doença em si, mas uma consequência dos problemas que interferem com a capacidade de respirar. Ocorre por alteração de um ou de ambos os processos que compõem a respiração. Portanto, pode ocorrer por insuficiência ventilatória, pela incapacidade de realização adequada das trocas gasosas ou em virtude de ambas as causas.

Tipicamente, a IR afeta inicialmente um dos dois processos. Quando a insuficiência respiratória se torna grave o suficiente, ambas as funções são afetadas.

Pacientes com IR costumam se queixar de dispneia e expressam elevações das frequências respiratória e cardíaca. Assim, frequência respiratória > 30irpm, acompanhada de dispneia, batimento de asas do nariz e aumento do esforço respiratório, é sinal indicativo de insuficiência respiratória. Cianose está presente quando as concentrações sanguíneas da hemoglobina reduzida (ou não oxigenada) excedem 5g/dL. O exame físico do tórax deve ser detalhado, envolvendo, além de percussão e ausculta, verificação da ocorrência de cornagem, análise do padrão respiratório, presença ou não de enfisema subcutâneo, tiragem, uso de músculos acessórios da respiração e presença de movimento paradoxal do abdome. A presença de assincronia toracoabdominal na inspiração, com expansão do tórax e retração simultânea das porções superiores da parede abdominal, é sinal de fadiga diafragmática e de risco iminente de apneia, estando indicada instituição de ventilação mecânica.

PONTOS CRÍTICOS

Os tecidos necessitam de oxigênio. Para que o recebam, é necessário que ocorram, sequencialmente e de modo adequado, a ventilação, as trocas gasosas e a distribuição do oxigênio pela circulação. Hipoxia tecidual ocorre dentro de 4 minutos de falha de qualquer um desses sistemas, porque as reservas de oxigênio nos pulmões e nos tecidos são relativamente pequenas.

O leitor deve ter clareza quanto à diferença dos termos hipoxemia e hipoxia. O termo hipoxemia mais frequentemente (e corretamente) denota baixa pressão parcial de oxigênio (PO_2) no sangue arterial (PaO_2), mas algumas vezes pode ser encontrado na literatura significando baixa PO_2 nos capilares, no sistema venoso ou nos capilares pulmonares. O mesmo termo é às vezes utilizado para expressar baixo teor em O_2 do sangue ou redução da saturação da hemoglobina com oxigênio. Hipoxemia deve ser diferenciada de hipoxia, que consiste na liberação reduzida de O_2 para os tecidos ou nos efeitos da diminuição da oferta de O_2 para os tecidos. É correto afirmar que hipoxia é a resultante de hipoxemia grave, mas também pode ser uma consequência da baixa entrega de O_2 devido a baixo débito cardíaco, anemia, choque séptico ou intoxicação por monóxido de carbono, situações em que a PaO_2 pode estar normal ou mesmo elevada.

Praticamente todo o oxigênio é transportado para os tecidos combinado à hemoglobina, a qual está situada no interior das hemácias. A curva de dissociação da hemoglobina oxigenada (ou oxi-hemoglobina) apresenta formato sigmoide, ou seja, em diferentes pressões parciais de O_2 há modificação não linear da porcentagem de saturação da hemoglobina pelo O_2. Essa curva clássica dos livros de Fisiologia e Bioquímica mostra que a quantidade de O_2 transportada pela hemoglobina aumenta rapidamente até uma PaO_2 de 50mmHg. Acima de aproximadamente 60mmHg, a curva de dissociação da oxi-hemoglobina (CDOHb) se torna achatada, ou seja, se ocorrer aumento adicional da PaO_2 a partir desse ponto, haverá acréscimo correspondente muito pequeno da SpO_2. Esse fenômeno é mostrado no Quadro 8.1.

A CDOHb é desviada para a esquerda quando ocorre hipotermia ou alcalemia. Nesse caso, a P50 (PaO_2 em que a hemoglobina é 50% saturada) será $< 26{,}6$mmHg; nessa situação, a SpO_2 pode levar à superestimativa da PaO_2. Por outro lado, febre e acidemia desviam a CDOHb para a direita (P50 $> 26{,}6$mmHg), fazendo com que a SpO2 ocasione a subestimativa da PaO_2.

Quadro 8.1 Correspondência entre PaO_2 e SpO_2 em uma curva de dissociação da hemoglobina que está em sua posição normal

Pressão parcial de O_2 (PaO_2)	SpO_2 correspondente
26,6mmHg	50%
40mmHg*	75%
60mmHg	90%
70mmHg	92%
100mmHg	97%

*Valor do sangue venoso normal (ou sangue venoso misto).
Fonte: Hasan, 2013.

Uma avaliação preliminar das trocas gasosas é possibilitada pela oximetria de pulso (OP), a qual monitoriza a saturação de oxigênio. Em outras palavras, a OP se constitui apenas em uma estimativa da PaO_2. Mais importante do que isso, o ginecologista que atende na urgência deve ter em mente que, como o segmento superior da CDOHb é achatado, grandes mudanças na PaO_2 podem ocorrer nessa parte da curva sem que aconteçam mudanças importantes na SpO_2.

A OP é considerada o principal avanço na monitorização dos pacientes desde o advento da eletrocardiografia. Promove o monitoramento da oxigenação em tempo real, de maneira contínua, simples e não invasiva. A OP baseia-se em dois princípios fundamentais:

- **Espectrofotometria:** o espectro de absorção da luz da hemoglobina oxigenada e reduzida é diferente.
- **Pletismografia óptica:** usada para apresentar no *display* do oxímetro a amplitude do pulso e a frequência cardíaca.

O oxímetro de pulso é composto por um monitor (o qual contém um microprocessador, o visor ou *display* e a bateria) e um sensor, que detecta o pulso. O visor mostra a saturação de oxigênio, a frequência de pulso e a onda de pulso (ou indicador de pulso) detectadas pelo sensor. O sensor do oxímetro de pulso convencional (também chamado transmissão) compreende dois diodos emissores de luz, um que emite luz vermelha e o outro, luz infravermelha, além de um detector (ou fotodetector). Os emissores e o detector são colocados de modo que um fique de frente para o outro, através de tecido humano interposto de cerca de 5 a 10mm de espessura. Os diodos do oxímetro são ligados e desligados em sequência rápida, sendo feitas cerca de 600 medidas a cada segundo da transmissão das luzes vermelha e infravermelha e da iluminação ambiente. Após correção para a luz ambiente, a razão da luz vermelha para a infravermelha é determinada e a correspondente saturação da oxi-hemoglobina é apresentada no *display* a partir de uma tabela previamente determinada de modo empírico. O valor que aparece no *display* é uma média com base nos 3 a 6 segundos precedentes de registro, sendo atualizado a cada 0,5 a 1,0 segundo, aproximadamente. Alguns alarmes avisam sobre a ocorrência de baixa saturação de oxigênio (alarme padrão é configurado em 90% de SpO_2) e de extremos de frequência cardíaca.

A acurácia é de ± 2% em saturações de hemoglobina que estão na faixa de 70% a 99%. Em outras palavras, a maioria dos oxímetros fornece uma leitura até 2% acima ou até 2% abaixo da real saturação do paciente (obtida pela gasometria arterial). Assim, se a leitura no oxímetro de pulso for de 91%, esta pode de fato estar situada em qualquer valor entre 89% e 93%. As causas de erro nas estimativas da oxigenação pela oximetria de pulso convencional podem ser encontradas no Quadro 8.2.

Os sinais oximétricos podem ser melhorados mediante o aumento da perfusão, o que pode ser obtido pela aplicação de calor ou esfregando-se vigorosamente o local. Caso haja dúvida se a oximetria está refletindo o valor real da oxigenação do paciente, pode-se tentar obter um local diferente para posicionamento do sensor do oxímetro

Quadro 8.2 Causas de erro na estimativa da SpO_2 pelos oxímetros de pulso convencionais

Causas de erro da estimativa	Comentários
Má perfusão e pequena amplitude de pulso	Causas de sinal fraco incluem edema de extremidades, hipotermia e hipovolemia
Movimento, presença de vibrações em frequências que caem dentro da faixa de FC (0,5 a 3,5Hz) e pulsação venosa substancial	Esses fatores afetam a transmissão da luz; pulsação venosa substancial ocorre em casos de congestão venosa ou insuficiência tricúspide
Presença de carboxi-hemoglobina, a qual superestima a verdadeira concentração de oxi-hemoglobina	Carboxi-hemoglobina absorve a luz no mesmo comprimento de onda que a oxi-hemoglobina
Presença de outras disemoglobinas	Exemplo: meta-hemoglobina
Presença de esmalte de unhas	Subestima a verdadeira concentração de oxi-hemoglobina
Luz ambiente excessiva, especialmente lâmpadas de xenônio	Afeta o desempenho do detector do oxímetro

FC: frequência cardíaca.

(especialmente o lóbulo da orelha) ou o uso de um oxímetro diferente. Em caso de persistência da dúvida, coleta-se material para gasometria arterial. Vale lembrar que a OP não fornece nenhuma informação sobre a ventilação.

Uma nova tecnologia de oxímetros ainda em desenvolvimento, os chamados oxímetros de pulso de reflectância, utiliza-se de ondas de luz geradas por lâmpadas LED (*light emitting diodes* ou diodos emissores de luz).

Pádua e Martinez definem a IR como uma condição clínica em que o sistema respiratório não consegue manter os valores da pressão arterial de oxigênio (PaO_2) e/ou da pressão arterial de gás carbônico ($PaCO_2$) adequados a certa demanda metabólica. Nesses casos é essencial a obtenção de gasometria arterial.

O valor normal da PaO_2 em adultos jovens é de aproximadamente 95mmHg. Esse valor normal diminui progressivamente com a idade, sendo de aproximadamente 85mmHg aos 60 anos de idade.

Considera-se que as trocas gasosas estão inadequadas quando a PaO_2 é < 60mmHg em indivíduos jovens respirando ar ambiente no nível do mar ou, ainda, quando a $PaCO_2$ ultrapassa 45mmHg na presença de pH $< 7,35$.

Valores confiáveis de gases arteriais são obtidos apenas com gasometrias coletadas pelo menos 20 minutos após a mudança da fração inspirada de oxigênio ou da administração de medicações inalatórias ou procedimentos fisioterapêuticos. A amostra sanguínea deve ser transportada ao laboratório em gelo e prontamente analisada após sua chegada ao laboratório.

Os valores normais dos diversos parâmetros mostrados pela gasometria arterial são apresentados no Quadro 8.3, em pacientes no nível do mar.

A insuficiência respiratória (IR) que ocorre por insuficiência ventilatória é hipercápnica (ou seja, há aumento do $PaCO_2$), enquanto a IR decorrente da incapacidade de realizar adequadamente as trocas gasosas é hipoxêmica. Cabe conhecer a sinonímia dos

Quadro 8.3 Faixa de normalidade dos diversos parâmetros da gasometria arterial, em pacientes no nível do mar, a 37°C

Variável	Faixa da normalidade
pH	7,35 a 7,45
$PaCO_2$	35 a 45mmHg
PaO_2	Depende da idade*
Saturação de O_2	$\geq$ 95%
HCO_3^-	22 a 26mEq/L
Base excess (BE, ou excesso de base)	– 2 a + 2

* Veja o texto.

tipos de IR: classicamente, encontramos em diversos textos sua classificação em tipo I (hipoxêmica) e tipo II (hipercápnica).

Na IR tipo I, também denominada alveolocapilar, os distúrbios fisiopatológicos levam à instalação de hipoxemia, mas a ventilação está mantida. Caracteriza-se, portanto, pela presença de quedas da PaO_2 (e da saturação de oxigênio) com valores normais ou reduzidos da $PaCO_2$. Abrange doenças que afetam primariamente os vasos, os alvéolos e o interstício pulmonar. Exemplos dessas condições seriam casos de pneumonias extensas ou da síndrome da angústia respiratória aguda (SARA).

Nos casos de IR tipo II (ou insuficiência ventilatória) ocorre elevação dos níveis de gás carbônico por falência ventilatória. Além disso, também é comum hipoxemia em pacientes que estão respirando ar ambiente. A gasometria é extremamente útil na diferenciação da insuficiência respiratória aguda da crônica, o que pode ser feito mediante análise do pH sanguíneo. Na insuficiência respiratória aguda, o pH estará baixo (acidose respiratória), uma vez que ainda não há retenção de bicarbonato pelos rins. Por outro lado, na insuficiência respiratória crônica encontra-se elevação da $PaCO_2$ com bicarbonato elevado e pH normal. Pode estar presente em pacientes com pulmão normal, como, por exemplo, na presença de depressão do sistema nervoso central e nas doenças neuromusculares.

A IR pode ser também caracterizada pela presença de uma relação $PaO_2/FiO_2 < 300$, onde FiO_2 corresponde à fração inspirada de oxigênio, em números absolutos. Simplificando, a fração inspirada de oxigênio seria a porcentagem de oxigênio em uma mistura gasosa. O ar ambiente contém 21% de oxigênio, ou $FiO_2 = 0,21$. Assim, um paciente que apresente à gasometria $PaO_2 = 55mmHg$ e respire ar ambiente ($FiO_2 = 0,21$) terá relação $PaO_2/FiO_2 = 55/0,21 = 261,90$. Está caracterizada, portanto, a presença do quadro de insuficiência respiratória (a qual já poderia ter sido caracterizada também pela PaO_2, cujo valor estava < 60mmHg no exemplo citado).

Além do reconhecimento da presença de IR, também é possível proceder à avaliação da gravidade da disfunção respiratória pela magnitude da alteração na relação entre a PaO_2 e a FiO_2 (PaO_2/FiO_2), como mostrado no Quadro 8.4.

Quadro 8.4 Avaliação da gravidade da disfunção respiratória pela relação PaO_2/FiO_2

	Disfunção leve	Disfunção moderada	Disfunção acentuada
PaO_2/FiO_2	> 250	150 a 250	< 150

■ CONDUÇÃO

O tratamento da IR deve ser individualizado em função das causas desencadeantes e dos mecanismos fisiopatológicos envolvidos. O tratamento da IR aguda é basicamente de suporte.

O manejo inclui três grupos diferentes de intervenções e será discutido a seguir:

Manutenção das vias aéreas pérvias e profilaxia da aspiração

Pacientes que apresentem alteração da consciência devem ser posicionadas em decúbito lateral com a cabeça abaixada e a mandíbula puxada para a frente, de modo a evitar a obstrução pela língua. Com essa manobra, muitas vezes pode ser identificado corpo estranho ou que o vômito foi a causa da obstrução alta.

Pacientes com intubação traqueal ou traqueostomia, particularmente quando sedadas ou em coma, devem ter suas vias aéreas periodicamente aspiradas, uma vez que rolhas ou tampões de secreção podem obstruir a luz do tubo traqueal ou da traqueostomia.

Oxigenoterapia

A administração de oxigênio (O_2) suplementar está indicada nos casos de IR aguda, quando a PaO_2 está < 60mmHg, o que corresponde a uma saturação (SaO_2) $< 90\%$. O objetivo é manter uma $PaO_2 > 60$mmHg com a menor FiO_2 possível.

Em pacientes com IR do tipo I, deve-se considerar a instalação de ventilação mecânica quando a PaO_2 se mantiver < 60mmHg apesar do uso de altas FiO_2.

A oferta de O_2 pode ser feita por uma variedade de dispositivos, os quais fornecem valores diversos da FiO_2. A administração de oxigênio pode ser feita através de três grandes grupos de sistemas: os de baixo fluxo, os com reservatório e os sistemas de alto fluxo.

As cânulas e os cateteres nasais são exemplos de dispositivos de baixo fluxo. As cânulas (ou óculos nasais) constituem o sistema de oferta de O_2 mais comumente usado, consistindo em dois pequenas pinos, os quais são inseridos cerca de 1cm em cada narina e ligados ao fluxômetro. A fração inspirada de oxigênio (FiO_2) de uma pessoa respirando ar ambiente é de 21% ou 21mL/dL, ou 0,21. Para o cálculo da FiO_2 obtida por administração de fluxos de oxigênio por cânula nasal entre 1 e 5L/mm usa-se a fórmula: $FiO_2 = 20\% + (4 \times \text{fluxo de oxigênio em litros})$. Assim, fluxos entre 1 e 5L/min produzirão FiO_2 de 24% a 40%.

Cânulas nasais fornecem valores variáveis de FiO_2, não apenas em função da regulação do fluxo de gás (1 a 5 litros por minuto), como também do padrão respiratório (ventilação minuto) apresentado pelas pacientes. Esse sistema está indicado para pacientes que necessitam FiO_2 de até 40% de oxigênio ou para aquelas que não toleram máscaras faciais. O uso de fluxos ≥ 6L/min por cânulas nasais tradicionais não é recomendável em virtude dos riscos de ressecamento da mucosa, formação de crostas de secreções, epistaxe e perfuração do septo nasal.

Por outro lado, as máscaras simples e as máscaras com bolsas são exemplos de sistemas com reservatório. As máscaras simples, à semelhança das cânulas nasais, produzem oferta variável de O_2. Produzem bom "selamento" ao redor da boca e do nariz da paciente e contêm orifícios para permitir a saída do ar expirado. São utilizados fluxos de 7 a 10L/min, o que possibilita atingir FiO_2 de até 55%.

As máscaras de Venturi, os nebulizadores e os chamados "tubos T" são exemplos de sistemas de alto fluxo. As máscaras de Venturi tornam possível atingir uma FiO_2 de até 60% de maneira bastante precisa, não sendo a FiO_2 afetada pelo padrão respiratório da paciente. A acurácia equivale a ± 2% da FiO_2 estipulada.

Após instituída a oxigenoterapia, é necessária a coleta de nova gasometria arterial para reavaliação. Considerando os graus de hipoxemia e hipercapnia e o pH mostrados na nova gasometria, além da existência de comorbidades, da necessidade de vigilância e do tipo de suporte ventilatório oferecido (não invasivo ou invasivo), o médico do serviço de urgência deverá determinar o local onde a assistência será mais adequada: na própria emergência, na enfermaria ou na UTI.

Outros tratamentos

Dependendo dos fatores desencadeantes de IR e dos mecanismos fisiopatológicos envolvidos, broncodilatadores, corticoides, diuréticos, antibióticos e procedimentos cirúrgicos poderão fazer parte do rol de intervenções utilizadas.

■ CONSIDERAÇÕES FINAIS

O foco primário do profissional que atua em serviço de urgências deve estar na busca da estabilização do paciente, reduzindo o risco imediato à vida. Apenas depois de obter essa estabilização o médico passará a buscar o diagnóstico etiológico específico. Assim, a IR aguda é uma grave anormalidade, cujo diagnóstico é estabelecido em três etapas. A primeira consiste em sua suspeição, com base nos dados do exame físico, tratando, em seguida, de obter uma oximetria de pulso. A segunda etapa consiste na confirmação do diagnóstico por meio da gasometria arterial. Na etapa seguinte são iniciados o tratamento e a busca pela identificação da etiologia específica.

Leitura complementar

American Thoracic Society. Dyspnea mechanisms, assessment, and management: a consensus statement. Am J Resp Crit Care 1999; 159(1):321-40.

American Thoracic Society. Respiratory failure. In: Breathing in America: diseases, progress, and hope. New York: American Thoracic Society, 2010:207-15. Disponível em: http://www.thoracic.org/patients/patient-resources/breathing-in-america/resources/chapter-20-respiratory-failure.pdf. Acesso em 30/09/2015.

Bateman NT, Leach RM. ABC of oxygen: acute oxygen therapy. BMJ 1998; 317:798-801. Disponível em: http://www.ncbi.nlm.nih.gov/pmc/articles/PMC1113909. Acesso em 30/09/2015.

Behrendt CE. Acute respiratory failure in the United States: incidence and 31-day survival. Chest 2000; 118:1100-5.

Bongard FS, Sue DY, Vintch JRE (eds.) Current diagnosis & treatment: critical care. 3. ed. New York/Chicago/San Francisco: McGraw-Hill Education/Medical, 2008.

Carson SS, Cox CE, Holmes GM, Howard A, Carey TS. The changing epidemiology of mechanical ventilation: a population-based study. J Intensive Care Med 2006; 21:173-82.

Hanning CD, Alexander-Williams JM. Pulse oximetry: a practical review. BMJ 1995; 311:367-70. Disponível em: http://www.ncbi.nlm.nih.gov/pmc/articles/PMC2550433/pdf/bmj00604-0031.pdf. Acesso em 02/11/2015.

Hasan A. The non-invasive monitoring of blood oxygen and carbon dioxide levels. In: Hasan A (ed.) Handbook of blood gas/acid-base interpretation. London: Springer-Verlag, 2013:51-93.

Menna Barreto SS, Fiterman J, Andrade Lima M (eds.) Prática pneumológica. Rio de Janeiro: Guanabara Koogan, 2010.

Pádua AI, Alvares F, Martinez JAB. Insuficiência respiratória. Medicina, Ribeirão Preto, abr./dez. 2003; 36:205-13.

Pádua AI, Martinez JAB. Modos de assistência ventilatória. Medicina, Ribeirão Preto, abr./jun. 2001; 34:133-42.

West JB. Pulmonary pathophysiology: the essentials. 8. ed. Philadelphia: Lippincott Williams & Wilkins, 2013.

9

Princípios da Terapia Antimicrobiana

Tania Mara Giarolla de Matos
Lucas Giarolla Gonçalves de Matos

■ EPIDEMIOLOGIA E RELEVÂNCIA

As infecções do trato genital estão entre as queixas mais comuns relatadas pelas pacientes ginecológicas. Fatores relacionados com o hospedeiro, o meio ambiente e o microrganismo estão envolvidos no estabelecimento de uma infecção, porém o mecanismo de defesa do hospedeiro é o fator preponderante na evolução clínica dessa infecção (Figura 9.1).

Por vezes, essa infecção pode ameaçar a vida, tornando necessário o tratamento hospitalar imediato, como é o caso dos abscessos pélvicos. Desse modo, o uso adequado e racional de antimicrobianos pode ser de extrema importância na evolução clínica de uma paciente crítica.

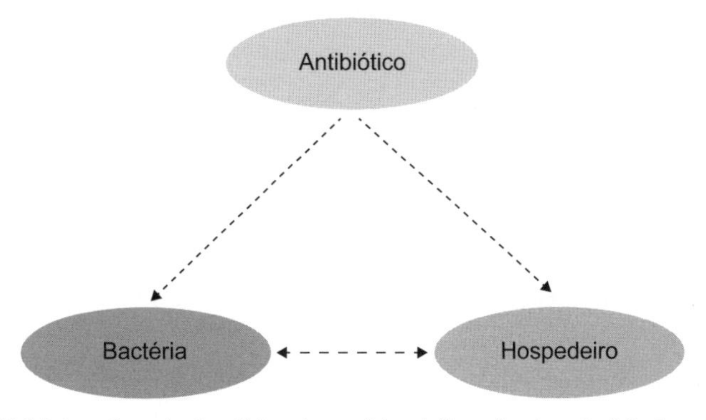

Figura 9.1 Interação entre bactéria e hospedeiro, influenciando a decisão terapêutica.

A escolha do fármaco deve ser fundamentada em alguns princípios universais, como:

- Alta eficácia (no mínimo 95%).
- Baixo custo.
- Tolerância e toxicidade aceitáveis.
- Desenvolvimento improvável ou tardio de resistência do microrganismo.

Convém levar em consideração, também, fatores relacionados com a paciente que podem influenciar a escolha do antimicrobiano, como localização e natureza da infecção (farmacocinética), porta de entrada, idade, história de alergia, gravidez, aleitamento, germes esperados para a infecção em questão, funções renal e hepática, capacidade de indução/seleção de resistência, uso prévio de antimicrobianos, internações recentes, grau de estabilidade clínica da paciente, medicações concomitantes e potência microbiológica (farmacodinâmica).

Considerados os princípios citados, o antimicrobiano deve apresentar, idealmente, as seguintes características:

- Ação bactericida.
- Espectro o mais específico possível.
- Menor concentração inibitória mínima (CIM).
- Maior nível no local da infecção.
- Melhor comodidade posológica.
- Compatibilidade com o estado clínico apresentado pela paciente.

A escolha adequada dos antibióticos e quimioterápicos possibilitará controle e cura das doenças infecciosas, alterando a evolução natural dessas doenças de maneira marcante.

Entretanto, desde a descoberta da penicilina, alguns microrganismos patógenos desenvolveram mecanismos para driblar o efeito bactericida dessas substâncias, o que ocasionou a resistência adquirida aos antimicrobianos, a qual vem se tornando problema cada vez mais preocupante na prática clínica.

O uso excessivo e de maneira indiscriminada em seres humanos e animais é o principal fator para o surgimento de resistência.

Portanto, o uso de antimicrobianos com base em princípios corretos é fundamental para o sucesso terapêutico.

■ DEFINIÇÕES

- **Antibióticos:** substâncias produzidas por microrganismos que eliminam outros microrganismos ou inibem seu crescimento.
- **Quimioterápicos:** compostos químicos sintéticos empregados para tratamento ou prevenção de doenças causadas por agentes infecciosos.

- **Antimicrobianos:** todos os fármacos destinados ao tratamento de processos infecciosos, sejam eles antibióticos ou quimioterápicos.
- **Ação bactericida:** capacidade do antimicrobiano de reduzir e eliminar a contagem do microrganismo no hospedeiro.
- **Ação bacteriostática**: capacidade do antimicrobiano de impedir a proliferação do microrganismo no hospedeiro (Figura 9.2).
- **Concentração inibitória mínima (CIM):** a menor concentração capaz de inibir o crescimento bacteriano. As bactérias cuja CIM determinada *in vitro* não pode ser obtida *in vivo* são consideradas resistentes ao antimicrobiano.

A combinação de antimicrobianos pode produzir sinergismo (ocorre inibição do crescimento bacteriano com 25% ou menos da CIM de cada agente isolado), efeito aditivo (quando é necessário atingir metade da CIM para inibir o crescimento bacteriano) ou indiferentismo ou antagonismo (inibe menos que a administração isolada do fármaco). Combinações racionais aumentam a eficácia e diminuem a toxicidade, ampliam o espectro em infecções por múltiplos germes, previnem o surgimento de resistência, evitam a inativação do antimicrobiano por betalactamases ou reduzem a metabolização do antimicrobiano.

Com relação à associação de antimicrobianos bactericidas ou bacteriostáticos, a maioria dos autores propõe que promova os seguintes resultados:

- **Bactericida + bactericida:** ocorre sinergismo entre os fármacos, ou seja, um potencializa a ação do outro (p. ex., a associação de aminoglicosídeos a penicilinas).

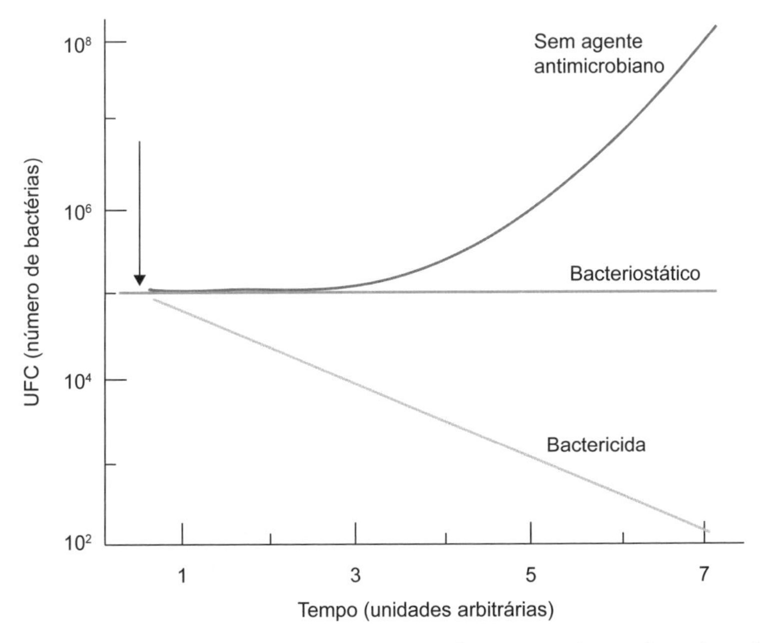

Figura 9.2 Gráfico ilustrando os efeitos bactericida e bacteriostático no crescimento bacteriano. (UFC: unidade formadora de colônias.)

- **Bacteriostático + bacteriostático:** ocorre sinergismo entre os fármacos (p. ex., sulfas associadas à trimetoprima). Nesses casos, a associação pode até se tornar bactericida.
- **Bactericida + bacteriostático:** nessa associação ocorre antagonismo entre os fármacos envolvidos. Os principais autores relatam que os agentes bactericidas, principalmente os inibidores da parede celular, como é o caso das penicilinas, necessitam certo padrão de crescimento microbiano para atuar. Quando os microrganismos estão crescendo, a síntese de parede celular, a síntese proteica e outras vias metabólicas biossintéticas funcionam a todo vapor, mas com o uso de uma substância de efeito bacteriostático o metabolismo microbiano não propicia as condições necessárias para a atuação do bactericida.

A associação de antimicrobianos deve ser estabelecida a critério do médico assistente com base nos princípios da utilização; no entanto, sempre que factível, deve-se evitar a associação de antimicrobianos, restringindo-a a situações especiais.

PONTOS CRÍTICOS

A identificação do agente isolado da paciente torna possível a indicação de tratamento específico, orientado pelos testes de eficácia microbiológica. Quando o antimicrobiano é administrado antes do isolamento do germe, o que acontece com certa frequência no ambiente de urgência, o tratamento é indicado empiricamente, levando em consideração a coloração pelo Gram, o conhecimento prévio da microbiota prevalente no sítio da infecção e o conhecimento do padrão epidemiológico de resistência bacteriana. A ação bacteriostática ou bactericida importa apenas em algumas situações, como em pacientes imunodeprimidos e infecções muito graves. Deve-se dar preferência aos antimicrobianos de espectro mais reduzido, capaz de cobrir os germes envolvidos, de modo a evitar superinfecção e indução de resistência bacteriana. A grande maioria das infecções pode ser tratada com um único agente antimicrobiano, mas em algumas situações está justificada a associação de outro fármaco que favoreça seu efeito, melhorando os desfechos clínicos.

CONDUÇÃO

Para a condução de pacientes com suspeita de infecção oriunda de outro hospital, é mandatória a obtenção do relatório da instituição de origem, com ênfase em dados de exames microbiológicos, procedimentos invasivos e tratamentos antimicrobianos, realizados no local. Na ausência dessas informações, convém tentar obter o perfil da microbiota do hospital de origem para auxiliar o estabelecimento do esquema terapêutico, uma vez que a microbiota residente pode variar consideravelmente entre as instituições de saúde. Outra opção consiste na solicitação de novos exames microbiológicos, em razão da crescente prevalência de microrganismos resistentes (enterococos resistentes à vancomicina [VRE], bacilos gram-negativos resistentes a carbapenêmicos e, até mesmo, polimixina, *C. difficile* e fungos) e de tuberculose, principalmente em imunodeprimidos.

Outro ponto a ser destacado é que a gravidade presente ou potencial de cada caso deve ser sempre considerada. Uma doença localizada deve ser abordada de maneira mais conservadora do que infecções potencialmente septicêmicas ou septicêmicas. Nessas situações, uma abordagem mais rápida e agressiva deve ser adotada em virtude da potencial ameaça à vida. Alguns estados, como pneumonias graves e sepses de foco urinário ou uterino, exigem terapêutica precoce, o que não implica a exclusão de exames microbiológicos oportunos, como hemocultura. Muitas vezes, essas situações ameaçadoras podem exigir a associação de antimicrobianos, principalmente nas infecções de origem sabidamente polimicrobiana, como abscesso tubovariano. Entretanto, em algumas situações, um único antimicrobiano pode ser eficaz.

Uma vez identificado e caracterizado o padrão de sensibilidade do agente, o esquema inicial poderá, obviamente, ser modificado de acordo com os dados obtidos. Um esquema mais simples ou de espectro antimicrobiano mais estreito pode ser suficiente para dar continuidade ao tratamento e, portanto, deve-se modificar o esquema inicial, de amplo espectro.

Quanto às pacientes críticas, vale ressaltar que:

- Toda paciente em estado grave ou potencialmente grave necessita vigilância clínica continuada e adequada e, em muitos casos, suporte de vida em terapia intensiva.
- Há situações em que o foco infeccioso deverá ser removido por cirurgia, pois a terapia antimicrobiana isoladamente pode ser incapaz de promover melhora clínica em tempo hábil, como nos casos de abscessos tubovarianos e endometrites.
- O foco infeccioso muitas vezes pode ser proveniente de acessos vasculares, cateteres e drenos. Nesses casos, devem ser geralmente retirados e enviados para análise microbiológica.
- O esquema terapêutico deve ser sempre reavaliado e, se necessário, poderá ser modificado com a ajuda de exames de imagem e microbiológicos.

TERAPIA ANTIMICROBIANA PROFILÁTICA

A terapia antimicrobiana profilática normalmente é necessária quando uma paciente se submete a um tipo específico de procedimento e deve ser guiada de acordo com os agentes causais mais comumente relacionados com o procedimento adotado.

A necessidade varia segundo o potencial de contaminação da operação, o sítio/órgão manipulado, a profundidade da infecção e a natureza do processo infeccioso (Quadro 9.1).

Nas operações limpas, pressupondo-se a correta esterilidade do material, sem abandono da técnica, não há necessidade de profilaxia; entretanto, caso se instale uma infecção, um agente causal prevalente é *S. aureus*, geralmente oriundo da pele da paciente ou da equipe cirúrgica.

Quando há perfuração dos tratos digestório, urinário ou genital, predominam bacilos gram-negativos, enterococos ou anaeróbios. Os anaeróbios predominam também quando, em razão da doença de base ou do procedimento, ocorre comprometimento da irrigação do órgão ou tecido operado, o que pode levar a um componente necrosante, com a presença de gás ou odor fétido. Em procedimentos com prótese ou corpo estranho, além do *S. aureus*, outro agente comumente encontrado é o *S. epidermidis*.

A profilaxia antibiótica para procedimentos cirúrgicos deve ser feita por no máximo 24 horas, à exceção de cirurgias cardíacas, nas quais se admite o prazo de até 48 horas. A dose efetiva do antimicrobiano deverá ser administrada antes da incisão, preferencialmente durante a indução anestésica e por via endovenosa.

Assim, nas *cirurgias limpas*, a profilaxia só estará indicada nas pacientes com fatores de risco, como diabéticas, desnutridas, portadoras de insuficiência renal, imunocomprometidas, cardiopatas e portadoras de próteses valvares, e em casos de implantação de próteses, entre outros.

Em caso de *cirurgia potencialmente contaminada*, a profilaxia estará indicada na maioria dos casos. Em *cirurgias contaminadas*, o inóculo bacteriano é alto; portanto, deve-se avaliar a necessidade da terapia antimicrobiana em vez da profilaxia.

Nas *cirurgias infectadas*, está indicada terapia antimicrobiana, e não apenas a profilaxia.

Quadro 9.1 Tipos de cirurgia conforme seu potencial de contaminação

Tipos de cirurgia	Aspectos intraoperatórios
Limpa	Sem abertura dos tratos respiratório, digestório, genital ou urinário Não são detectados processos inflamatórios Não ocorre abandono da técnica asséptica Cirurgia eletiva
Potencialmente contaminada	Abertura dos tratos respiratório, digestório, genital ou urinário Não são detectados processos inflamatórios Ocorre pequeno descuido com a técnica de assepsia
Contaminada	Extravasamento de secreções do trato digestório Abertura do trato urogenital ou biliar em vigência de infecção Processo inflamatório presente Grande abandono da técnica asséptica Traumatismos penetrantes
Infectada	Extravasamento importante e não controlado de secreções viscerais Presença de secreção purulenta com contaminação da cavidade Traumatismos penetrantes com mais de 4h de evolução Feridas traumáticas com tecidos desvitalizados e/ou corpo estranho

■ CONSIDERAÇÕES FINAIS

Para o uso dos antimicrobianos devem ser seguidos alguns princípios básicos e fundamentais para o sucesso terapêutico. Esses princípios foram esquematizados por Reese e cols. em uma sequência de perguntas:

- Com base nos achados clínicos, está indicado o uso de antimicrobiano? Se existe infecção bacteriana evidente, esta é localizada ou apresenta sintomas de repercussão clínica ou de gravidade (febre, adenopatias, prostração, bacteriemia)? Os sinais e sintomas sugerem infecção bacteriana provável ou infecção viral? Convém considerar a urgência da situação para o início de antibioticoterapia empírica: infecções localizadas, como pneumonia, infecção dos tratos urinário e biliar, sinais de sepse, paciente leucopênico febril, possibilidade de endocardite aguda, meningite bacteriana e celulite necrosante aguda.
- Foram obtidas amostras apropriadas para bacterioscopia e cultura antes de iniciado antimicrobiano empírico? Devem ser coletadas amostras de sangue, escarro, urina, fluidos corporais e exsudatos e realizadas culturas para aeróbios e anaeróbios.
- Qual o organismo mais provável? Convém considerar características epidemiológicas, como infecção adquirida na comunidade ou em hospital, uso prévio de antimicrobianos e culturas prévias, além de achados locais (geniturinários, pulmonares, pele, trato biliar), idade e gravidade da doença.
- Qual o melhor agente antimicrobiano para a paciente? Considerando o germe identificado ou presumido, qual a primeira escolha segundo a eficácia microbiológica *in vitro* e confirmada em ensaios clínicos? Pode ser usado nessa paciente, considerando alergia, penetração no sítio da infecção, efeitos adversos potenciais, contraindicações, comodidade de uso e custo?
- É apropriada a associação de antimicrobianos? Há necessidade de ampliação do espectro de ação em virtude da probabilidade de infecção mista? Objetiva aumento da eficácia (sinergismo) ou prevenção de emergência de resistência?
- Fatores relacionados com o hospedeiro (gravidez/lactação, função renal, função hepática, imunidade, próteses, fatores genéticos) podem modificar a escolha ou o esquema terapêutico?
- Qual é a melhor via? A via endovenosa está indicada quando é desejável alto nível plasmático (sepse, meningite), na presença de hipotensão e diabetes, mas deve ser trocada pela oral tão logo a paciente apresente melhora clínica, para completar o curso do tratamento.
- Qual é a dose apropriada? Atingirá a concentração plasmática de pelo menos duas vezes a CIM, considerando a menor dose eficaz, os efeitos adversos, os casos de superinfecção e o custo?
- O esquema inicial deverá ser modificado após o resultado das culturas? Convém substituir por antimicrobiano de menor espectro de acordo com o antibiograma; em caso de culturas negativas, considerar outros diagnósticos; diferenciar colonização de infecção.

As respostas a essas perguntas favorecem o uso racional de antimicrobianos, o que é fundamental para diminuir a pressão seletiva que leva ao surgimento de resistência, bem como para a obtenção de resultado clínico satisfatório e a redução do custo do tratamento.

Leitura complementar

Eyk NV. Antibiotic prophylaxis in gynaecologic procedures. SOGC Clinical Practice Guideline, Obstet Gynaecol Can 2012; 34(4):382-91.

Girão JE et al. Protocolos para uso racional de antimicrobianos em adultos. Volume I – Ginecologia e Obstetrícia. RDS, 2013.

Levin ASS et al. Guia de utilização de anti-infecciosos e recomendações para prevenção de infecções hospitalares. 5. ed., São Paulo: Hospital das Clínicas, 2011.

Moreira LB. Principles for rational use of anti-microbials; Revista AMRIGS, Porto Alegre, abr.-jun. 2004; 48(2):118-20.

Reese RE, Betts RF, Gumustop B. Handbook of antibiotics. 3. ed. Philadelphia: Lippincott Williams & Wilkins, 2000.

Triginelli AS, Silva Filho AL. Manual de clínica cirúrgica em ginecologia – pré, per e pós-operatório. Rio de Janeiro: Medsi, 2004.

10

Cuidados Paliativos em Casos de Câncer Ginecológico

Arilto Eleutério da Silva Júnior
Kazue Noguchi
Thiago Assunção Faria de Menezes

■ EPIDEMIOLOGIA E RELEVÂNCIA

A transição demográfica e epidemiológica tem determinado transformações no perfil de morbimortalidade da população brasileira. Até a primeira metade do século XX, as doenças infecciosas transmissíveis eram as causas de morte mais frequentes e, atualmente, as doenças crônicas não transmissíveis são epidêmicas, em particular as enfermidades cardiovasculares, neoplasias e diabetes.

De acordo com as estimativas do Instituto Nacional do Câncer (INCA) para os anos 2014 e 2015 são esperados, aproximadamente, 576 mil casos novos de câncer, incluindo os casos de câncer de pele não melanoma, que consistem no tipo mais incidente para ambos os gêneros (182 mil casos novos), seguido por câncer de mama feminina (75 mil), cólon e reto (33 mil), pulmão (27 mil), estômago (20 mil) e colo do útero (15 mil), configurando-se como uma condição crônica de saúde. O diagnóstico tardio do câncer dificulta o tratamento com o objetivo curativo, reduzindo a sobrevida e a qualidade de vida. A evolução e a degeneração, bem como as condições crônicas de saúde, aumentam a demanda por assistência contínua e permanente. Diante da impossibilidade de cura da doença, devem ser implementadas medidas que visem ao bem-estar do paciente a partir da prática dos cuidados paliativos (CP).

Segundo a definição da Organização Mundial da Saúde (OMS), consideram-se elegíveis para CP todos os pacientes portadores de doenças graves, progressivas e incuráveis que ameacem a continuidade da vida por evolução natural do processo de adoecer, que pode se arrastar por meses ou anos.

Verifica-se um esforço mundial para a divulgação dos CP de modo a disseminar seu conhecimento, sobretudo para os generalistas e para as especialidades que lidam diariamente com portadores de doenças crônico-terminais.

O Programa de Desenvolvimento de Lideranças de 2011 e 2012, patrocinado pela American Society of Clinical Oncology (ASCO), adotou como foco a implementação de cuidado paliativo em um modelo integrado de cuidado em um *continuum* do paciente com câncer. Em um conceito mais amplo, a OMS tem se esforçado para adotar esses cuidados em todos os pacientes crônicos, de modo a abranger outras patologias, como insuficiências cardíaca, hepática e renal. Os especialistas partem do entendimento de que problemas no fim da vida têm origem na má condução do processo do adoecer desde a primeira abordagem.

DEFINIÇÃO

O conceito mais amplo de cuidado paliativo, de acordo com a OMS, pode ser entendido como "cuidado especializado, multidisciplinar, a pacientes com doenças sérias e crônicas, focado no alívio de sintomas, da dor e do estresse do paciente, com o objetivo de promover a qualidade de vida do paciente e de seu cuidador".

Os CP constituem uma especialidade médica interdisciplinar que objetiva a melhoria da qualidade de vida do paciente e de seus familiares, por meio de prevenção e alívio do sofrimento, bem como apoiar a melhor qualidade possível de vida para os pacientes e suas famílias que enfrentam uma doença grave.

Os princípios primários desses serviços são: gestão de sintomas, comunicação consistente e sustentada, apoio psicossocial, espiritual e prático entre o paciente e todos os cuidadores e coordenação entre os locais de atendimento. Esses serviços podem atuar em todos os estágios da doença e não estão limitados aos cuidados no fim da vida. Seus atendimentos devem ser oferecidos rotineiramente também para os tratamentos curativos e modificadores da doença para pacientes com doenças graves.

A inclusão dos pacientes em CP se dá por meio de avaliação em escalas, sinais e sintomas que possam identificar o processo de morte em fases precoces, mas ainda envolve julgamentos fisiológicos e sociais muito complexos. Uma das ferramentas disponíveis para avaliação do prognóstico e para as decisões pertinentes a cada fase do cuidado diz respeito à capacidade funcional do paciente, questão fundamentada em parâmetros como as escalas de desempenho.

Schipper introduziu o conceito de qualidade de vida relacionada com a saúde. Esse conceito aborda dimensões básicas, como *performance status*, funcionamento físico, emocional e social, sintomas da doença e efeitos adversos do tratamento.

Esses parâmetros triam e estratificam grupos de risco (escores já bem validados externamente para pacientes oncológicos) e são amplamente utilizados, sobretudo em instituições universitárias. Trata-se de uma das ferramentas de mais fácil utilização para identificação e quantificação de pacientes com impacto psicológico causado pelas doenças de base (Quadro 10.1).

Escores de 1 a 4 não demandam investigação, mas escores > 5 devem ser abordados por equipe multidisciplinar. O escore elevado ajuda a tirar pacientes com ganho real de atenção dos CP e acende o alarme para que o grupo foque na "família doente".

A escala de *performance status* de Karnofsky (Quadro 10.2) foi desenvolvida com o objetivo de documentar a capacidade clínica de os pacientes com câncer executarem atividades básicas, reafirmando que esses são pacientes elegíveis para CP, a menos que exista ganho previsivelmente benéfico em sustentar terapia para a doença de base.

Outro instrumento útil para mensuração das condições clínicas do paciente é a escala de *performance* paliativa (PPS), desenvolvida em 1996 em Victoria, Colúmbia Britânica, e revista em 2002. Pacientes com escala de Karnofsky < 60% têm indicação precoce de receber cuidados paliativos. Já o desempenho de 60% a 40% nessa escala é um indicador

Quadro 10.1 Critérios para indicação de cuidados paliativos à apresentação inicial

Critérios primários
Expectativa de vida < 12 meses
Admissões hospitalares frequentes
Admissões desencadeadas por dificuldade de controle de sintomas físicos ou psicológicos
Alta complexidade de cuidados (dependência funcional, necessidade de atenção domiciliar)
Declínio funcional, intolerância alimentar ou perda substancial de peso
Critérios secundários
Paciente proveniente de clínica ou instituições de longa permanência
Pacientes idosos, portadores de síndrome demencial, fratura femoral
Câncer metastático ou localmente avançado, incurável
Uso crônico de oxigênio domiciliar
Vítimas de parada cardiorrespiratória
Limitação social

Quadro 10.2 Escala de *performance status* de Karnofsky

100%	**Sem sinais ou queixas, sem evidência de doença**
90%	Sinais e sintomas mínimos; capaz de executar suas atividades com esforço
80%	Sinais e sintomas maiores, executa suas atividades com esforço
70%	Cuida de si própria, não é capaz de trabalhar
60%	Necessita de assistência ocasional; capaz de trabalhar
50%	Necessita de assistência considerável e cuidados médicos frequentes
40%	Necessita de cuidados médicos especiais
30%	Extremamente incapacitada, necessita de hospitalização, mas sem iminência de morte
20%	Muito doente, necessita de suporte
10%	Moribunda, morte iminente

Quadro 10.3 Escala de avaliação de sintomas de Edmonton (adaptada)

Escala de Avaliação de Sintomas de Edmonton (ESAS-r)		
Por favor, circule o número que melhor descreve como você está se sentindo agora:		
Sem dor	0 1 2 3 4 5 6 7 8 9 10	Pior dor possível
Sem cansaço Cansaço = falta de energia	0 1 2 3 4 5 6 7 8 9 10	Pior cansaço possível
Sem sonolência Sonolência = sentir-se com sono	0 1 2 3 4 5 6 7 8 9 10	Pior sonolência possível
Sem náusea	0 1 2 3 4 5 6 7 8 9 10	Pior náusea possível
Com apetite	0 1 2 3 4 5 6 7 8 9 10	Pior falta de apetite possível
Sem falta de ar	0 1 2 3 4 5 6 7 8 9 10	Pior falta de ar possível
Sem depressão Depressão = sentir-se triste	0 1 2 3 4 5 6 7 8 9 10	Pior depressão possível
Sem ansiedade Ansiedade = sentir-se nervoso	0 1 2 3 4 5 6 7 8 9 10	Pior ansiedade possível
Com bem-estar Bem-estar/mal-estar = como você se sente em geral	0 1 2 3 4 5 6 7 8 9 10	Pior mal-estar possível
Sem________ Outro problema (p. ex., prisão de ventre)	0 1 2 3 4 5 6 7 8 9 10	Pior________possível

de agravo, e os pacientes nesse estágio são elegíveis para cuidados paliativos predominantemente. Os pacientes com capacidade física < 40% têm indicação de CP exclusivo.

O consenso de cuidados paliativos do NCCN, publicado em 2016, pode nos ajudar a ficar atentos a critérios que indiquem possíveis candidatos à abordagem precoce dos CP. Esses critérios chamam a atenção para os pacientes com histórico de internações frequentes, declínio funcional progressivo, necessidades de cuidados complexos e baixo suporte social.

Outra ferramenta de uso prático pode ser o *checklist* de sintomas de Roterdã, no qual são avaliados sintomas associados a quimioterapia e radioterapia.

A escala de sintomas de Edmonton (Quadro 10.3) deve ser aplicada inicialmente pelo enfermeiro de cuidados paliativos e reavaliada a cada consulta, de maneira objetiva, para a determinação do plano de cuidados de cada paciente.

As modalidades de cuidados paliativos são: ambulatório, internação hospitalar, hospedaria e internação domiciliar. A modalidade hospedaria é destinada aos pacientes mais estáveis, com grau variado de dependência funcional e sintomas bem controlados. Normalmente, é destinada a pacientes que não contam com o auxílio de cuidador habilitado. A modalidade internação domiciliar destina-se aos portadores de doença avançada, em progressão, com necessidade contínua de monitoramento dos sintomas. Os pacientes são acompanhados periodicamente por equipe multidisciplinar de saúde.

O acompanhamento ambulatorial destina-se ao atendimento de pacientes com doença avançada de maneira precoce, mas com capacidade funcional preservada.

■ PONTOS CRÍTICOS

A função principal dos cuidados paliativos é o alívio da dor e de outros sintomas físicos, psicológicos e emocionais. A dor é um precipitante potente de delírio, e a adequação do manejo da dor está associada a riscos significativamente reduzidos dessa complicação hospitalar comum e grave. Intervenções relacionadas com cuidados paliativos podem melhorar a gestão da dor e outros sintomas nos pacientes.

Atualmente, trabalha-se com o conceito de "dor total". O entendimento desse conceito passa pela percepção de que o físico, o social, o espiritual e o psicológico do paciente interagem e sofrem influências mútuas.

O apoio psicossocial, espiritual e no período de luto é elemento-chave dos cuidados paliativos. O sofrimento psicológico, em particular a depressão, é prevalente em pacientes com doenças avançadas e pode ser decorrente de sintomas físicos, do estresse causado pela doença prolongada, da angústia existencial ou da preocupação com os membros da família. A depressão não tratada está associada à diminuição da capacidade funcional, à pior qualidade de vida e ao desejo de acelerar a morte.

A espiritualidade desempenha um papel importante ao lidar com doenças graves ou terminais e com o luto antecipado tanto para o paciente como para os cuidadores. A angústia espiritual está fortemente relacionada com o desejo de acelerar a morte.

■ CONDUÇÃO

Quando se propõe a discutir cuidados paliativos em ginecologia, convém se ater a detalhes da atenção às pacientes que apresentam os diferentes tipos de tumores que acometem o aparelho ginecológico.

Nas pacientes com câncer de ovário, por exemplo, a estratégia inicial consiste basicamente em cirurgia. A quimioterapia sistêmica exerce um papel de destaque no contexto de doença inoperável, para citorredução e para possibilitar a realização de cirurgia em um segundo tempo, ou ainda na conduta paliativa, em casos de doença metastática. A qualidade de vida das pacientes operadas pode apresentar rápida deterioração em função da síndrome de menopausa induzida. Revestem-se de fundamental importância o manejo da osteoporose e dos fogachos e a abordagem do risco cardiovascular. A adoção de terapias específicas, como suplementação de cálcio, vitamina D, alendronato e tibolona, deve ser avaliada.

Por outro lado, as pacientes podem apresentar progressão da doença, sobretudo carcinomatose peritoneal. Além da dor em cólica, são frequentes episódios de náusea, vômitos, dificuldade de ingestão alimentar, constipação intestinal e síndrome caquexia-astenia.

O câncer de colo uterino é o segundo tipo de câncer mais comum em mulheres em todo o mundo, com registro de cerca de meio milhão de diagnósticos e 273 mortes a cada ano. Pacientes com câncer de colo uterino, sobretudo até o estádio Ib, são abordadas inicialmente com tratamento cirúrgico exclusivo. Em estádios mais avançados está indicada a associação de quimiorradioterapia. Não é incomum, como consequência do tratamento, a ocorrência de distúrbios urinários, disfunção sexual e lesão actínica. Do mesmo modo, pode ocorrer disfunção renal, aguda ou crônica, em geral por obstrução ureteral. Outra causa importante de perda da qualidade de vida é a invasão de plexo nervoso por doença, com consequente dor neuropática importante em membros inferiores, acometimento ósseo, sobretudo na pelve, e trombose venosa profunda, com síndrome pós-trombótica.

A cirurgia de exenteração pélvica para os cânceres refratários ou recorrentes costuma estar associada a alta morbimortalidade. Em pacientes bem selecionadas, pode ser de grande importância para paliação dos sintomas. Em outras, pode promover chance real de cura, o que não seria possível com outras medidas. Há carência de dados que ofereçam evidências seguras sobre os subgrupos de pacientes que poderão se beneficiar dessa estratégia.

Casos de tumores na vagina e na vulva ainda são frequentes em países em desenvolvimento e estão fortemente associados ao papilomavírus humano (HPV). O diagnóstico em estádios avançados é a regra, muitas vezes por fatores culturais, por omissão ou por vergonha da condição clínica apresentada. A doença evolui com prurido, infecção secundária e odor intenso. Essas pacientes, além da doença, sofrem com o isolamento social e os transtornos de humor.

Estudo multicêntrico com mais de 9.000 pacientes relatou que dor, dispneia, ansiedade e depressão foram os eventos mais incidentes em pacientes hospitalizadas em centro de atenção terciária nos EUA.

A depressão incide em até 60% das pacientes com doença terminal. Nesses casos, o uso precoce de antidepressivos específicos, individualizados de acordo com os efeitos adversos e as comorbidades, e suporte psicoterapêutico promovem benefícios importantes.

Insônia, ansiedade, depressão, medo, perda da imagem corporal e frustração sexual são sintomas encontrados em diferentes proporções. É necessária grande sensibilidade na condução dessas mulheres. O auxílio espiritual e a medicina integrativa podem ser abordagens úteis, sempre respeitando a vontade e a abertura do paciente e de seus familiares.

Náuseas e vômitos são sintomas frequentes em pacientes com câncer, seja em função de efeitos adversos de quimioterapia, seja como resultado de alterações metabólicas, obstrutivas e metástases no sistema nervoso central. Em um pequeno estudo, Menato e cols. tentaram comparar o tratamento clínico das síndromes de obstrução intestinal em pacientes com câncer de ovário com o tratamento cirúrgico. Os dados do acompanhamento de 40 pacientes mostraram melhor controle da dor e menor índice de internação nas pacientes operadas, bem como maior tempo de sobrevida.

Por outro lado, metanálise realizada pela *Cochrane Database* em 2010 comparou cirurgia com suporte clínico no contexto de abdome obstrutivo em pacientes com câncer ovariano e não conseguiu apontar benefício de uma ou de outra modalidade. O manejo dessas pacientes deve ser direcionado para a resolução do fator causal, mas convém dosar o nível de intervenção de acordo com a preferência da paciente, a probabilidade de sucesso na eventualidade de cirurgia ou ainda quanto ao prognóstico.

A dor é o sintoma mais frequentemente relatado por pacientes graves no estágio final da vida. O uso de narcóticos, radioterapia e medicação adjuvante, como corticoides, é essencial. Cerca de 80% das pacientes crônicas são subtratadas no que se refere à dor. Uma anamnese pormenorizada com pesquisa das características da dor, os fatores agravantes e de alívio, a duração e as comorbidades, guiará a estratégia analgésica (Quadro 10.4).

Outros sintomas frequentes em pacientes terminais são a perda de apetite e a fadiga. O controle da doença, por meio de quimioterapia ou citorredução cirúrgica, pode melhorar esses sintomas. Vários medicamentos foram estudados, mas apenas corticoides e progestogênios mostraram benefício no estímulo ao apetite.

Edema e ascite são outros sintomas muito observados em pacientes com cânceres ginecológicos. O bloqueio da circulação venosa e linfática por compressão extrínseca, tumoral ou linfonodal é visto com frequência. Cerca de 13% das pacientes que recebem tratamento para o câncer do endométrio, nas múltiplas modalidades, desenvolvem linfedema. A incidência parece aumentar de acordo com o número de linfonodos ressecados e a extensão do campo de radioterapia. Assim, são cruciais drenagem linfática regular,

Quadro 10.4 Estratégias de controle de dor no paciente oncológico

Estratégia	
Tratar diferentes tipos de dor de maneiras diferentes. Pode ser necessário uso de abordagem multimodal e combinada	Dor neuropática; anticonvulsivantes, antidepressivos, gabapentinoides, estimulação transcutânea Inflamação aguda; corticoides Ansiedade e depressão: ansiolíticos e antidepressivos Dor nociceptiva; escala OMS de dor – anti-inflamatórios > opioides fortes Metástases ósseas: considerar radioterapia Considerar bloqueio e cateter epidural se necessário
Dar a medicação em horários regulares	Garantir uma dose basal com medicamento fixo e usar dose de resgate se necessário, com ajustes a cada 24 horas
Usar a via menos invasiva de administração disponível	Via oral, tópica (transdérmica/*patches*) e sublingual são preferíveis às outras vias
Ajustar para conforto e objetivos individuais	O paciente é o melhor juiz para guiar seu controle álgico. A tolerância individual é muito variável
Ser liberal quanto à associação de outras terapias	Considerar o uso de massagem, calor, fisioterapia, terapias integrativas e atenção espiritual
Antecipar efeitos adversos e se planejar	Constipação intestinal, sonolência e náusea são muito frequentes, e os familiares devem ser alertados de modo a melhorar os desfechos
Acompanhar de maneira seriada e modificar o tratamento quando necessário	Usar escalas de dor em cada atendimento; acessar pioras ou melhorar. Escalonar ou descalonar terapias conforme evolução

uso de meias de compressão e mesmo educação quanto ao posicionamento dos membros. No manejo da ascite, opta-se por paracentese de alívio e, em casos selecionados, a associação de diuréticos de alça a poupadores de potássio pode trazer benefício.

Enquanto alguns pesquisadores constataram que o uso de quimioterapia é benéfico no manejo da ascite relacionada com câncer de ovário, outros demonstraram que tratamentos agressivos afetam de maneira negativa a qualidade de vida desses pacientes. Portanto, há carência de metanálises que apontem com evidências mais robustas os subgrupos que receberiam mais vantagens com a quimioterapia.

A constipação intestinal incide em até 30% das pacientes. Dentre seus precipitantes, citam-se o uso de opioides, a imobilidade e a obstrução extrínseca. Dieta rica em fibras e hidratação frequente em pequenos volumes, bem como o uso de extrato de sene para prevenção, exercem papel fundamental e devem ser estimulados. Catárticos e emolientes também podem ser usados, se necessários, além de clisteres e supositórios glicerinados.

A compressão da coluna lombossacra, levando à síndrome da cauda equina, a infiltração tumoral da bexiga ou fístulas retovaginais ou vesicovaginais causam grande sofrimento e isolamento social. Nesses casos, a incontinência e a retenção urinária podem ser abordadas por meio de cateteres de alívio, cirurgias corretivas ou mesmo nefrostomia. A infecção do trato urinário é muito frequente nesses indivíduos. Especial atenção deve ser dada à pele da região genital, na qual é essencial o uso de cremes de barreira.

Muitas vezes, o sangramento vaginal é considerado o primeiro sintoma do câncer de colo uterino e do endométrio. A metrorragia pode ser ameaçadora, não raro com repercussão hematimétrica e hemodinâmica importante.

Nesse sentido, várias são as opções de tratamento. Sangramentos menores podem ser acessados com tamponamento, uso tópico de adrenalina ou radioterapia hemostática. O ácido tranexâmico é um agente sistêmico muito usado em casos de traumatismo e pode ser considerado uma estratégia salvadora, assim como a embolização ou, em casos frustros, a ligadura de vasos pélvicos. Contudo, o sangramento pode ser o evento final e esperado de vários tipos de câncer ginecológico. Como implica grande sensibilização, familiares e profissionais da assistência devem ser preparados para essa eventualidade.

A dispneia, sintoma frequente e muito angustiante, tem múltiplas causas, como anemia, infecção, acometimento pleural ou pulmonar, derrames ou descompensação de insuficiência cardíaca. O uso de diuréticos pode ser necessário no contexto de congestão importante. Quanto à paliação, oxigenoterapia, uso de morfina e ventilação não invasiva podem ser armas possíveis.

A abordagem conjunta com cirurgia torácica deve ser considerada quando se pensa em procedimento cirúrgico, como toracocentese e/ou pleurodese, com discussão do potencial de dano e benefício desses procedimentos ao se avaliarem a perspectiva de vida, o tamanho da cirurgia e outras comorbidades.

Fatores culturais, religiosos e espirituais, em combinação com experiências prévias, determinam o modo como a paciente e a família vivenciarão o processo de morte. Sempre que possível, devem-se oferecer informações, abordar os medos e confortar.

Saber se comunicar de modo solícito e, sobretudo, ter tempo e sensibilidade para escutar são fundamentais na condução da terminalidade.

■ CONSIDERAÇÕES FINAIS

O objetivo primário do cuidado paliativo consiste na estratégia de condução sintomática, respeitando os valores e as preferências da paciente e de seus cuidadores. A paliação deve ser compreendida como alívio do sofrimento relacionado com a doença em questão e não deve ser lembrada somente no fim da vida.

Metas claras de atendimento para os médicos, as pacientes e suas famílias são essenciais para a prestação de cuidados médicos. Metas traçadas a partir do prognóstico, bem orientadas e estabelecidas, auxiliam o controle da ansiedade dos enfermos e familiares ao lidar com as situações adversas.

No momento da discussão e no início dos CP, revestem-se de grande importância conversas com a paciente, a família, os acompanhantes e as equipes médica e multiprofissional que assistam o doente. Essas conversas devem ser registradas em prontuário físico e, se for o caso, decisões conjuntas podem ser firmadas em documentos próprios (termo de consentimento).

Para o profissional médico que assiste a paciente é muito importante a história natural da doença, o que tem sido feito para alterá-la e os próximos passos do plano de cuidados. São fundamentais conversas francas com as pessoas envolvidas, devendo ser sempre respeitada a receptividade para o diálogo aberto e usadas palavras adequadas para ser entendido desde o início do convívio com a paciente e seus familiares.

Diante de um cenário de urgência como, por exemplo, um serviço de pronto-atendimento (ou outra porta de entrada em uma instituição), o entendimento da família e dos acompanhantes sobre a situação da paciente e seu prognóstico é fundamental para a melhor prestação dos cuidados.

A maior parte dos conflitos entre os plantonistas dos serviços de pronto-atendimento e os médicos assistentes ou os familiares se dá por falta de comunicação, seja entre as equipes médicas, seja entre o médico e a família. Informações desencontradas e possíveis transtornos podem ser evitados por meio de conversas prévias entre o médico assistente e as pessoas envolvidas nos cuidados com a paciente.

Portanto, é fundamental que o médico responsável tenha a seu lado a família e a equipe multidisciplinar. Somente assim, com médico, cuidadores e família trabalhando no mesmo sentido, o melhor cuidado à paciente poderá ser efetivamente realizado. Vale lembrar que o entendimento entre as partes se dá com um diálogo claro, coerente, e com uma relação de confiança, que é papel do médico assistente criar.

Durante o curso dos CP, a equipe responsável deve criar uma atmosfera de tranquilidade, conforto e respeito, para que a paciente tenha condições de aproveitar o tempo que lhe resta entre a família, os amigos e os entes queridos. Quando uma paciente consegue organizar sua vida pessoal, profissional e financeira a fim de deixar a família em situação segura após sua morte, toda a equipe de cuidados de suporte se sente gratificada. Situações de sucessão familiar em empresa, partilha de bens etc. podem ser organizadas pela paciente quando esta goza de conforto e cuidados que lhe proporcionem clareza de raciocínio.

Os programas de cuidados paliativos, em virtude de sua abordagem interdisciplinar, ajudam os doentes e as famílias a entenderem e recuperarem o controle sobre seus planos de saúde e pessoal, ajudando na elaboração e coordenação de seus cuidados. O papel dos cuidados paliativos começa com o diagnóstico de uma enfermidade grave e se prolonga até o suporte aos familiares no momento do luto, e com paciência, dedicação e vontade de ajudar ao próximo, qualquer ser humano, seja ele médico ou não, pode realizar cuidados paliativos.

Leitura complementar

Cochrane Database 2014 Feb 4; 2.

Cochrane Database 2010 Jul 7.

Estimativa 2014: incidência de câncer no Brasil. Rio de Janeiro: INCA, 2014.

J Clin Oncol 2013; 31:3076-82.

Manual de cuidados paliativos ANCP. 2. ed ANCP, 2012.

Nat Can Cont Progr: Policies and man guid. 2. ed. Geneva: WHO, 2002.

Palliate Med 2011; 25:36.

Saúde Debate 2015; 39(106): 881-92.

Supportive Care Cancer 2015 Nov, 23(11):3157-63.

The oncologist Jun 2000; 5:302-11.

11

Atendimento Ginecológico de Urgência na Infância

Maria Virgínia Furquim Werneck Marinho
Cláudia Lúcia Barbosa Salomão
João Tadeu Leite dos Reis

■ INTRODUÇÃO

As situações de emergência ginecológica na infância são motivo de muito estresse não apenas para a paciente, mas para a família e os profissionais de saúde, principalmente por tratar-se de indivíduo incapaz, indefeso, muitas vezes sem condições de apresentar uma história. Além disso, algumas situações, principalmente nos casos de sangramento e traumatismo genital na infância, trazem à tona a possibilidade de violência sexual e devem ser avaliados e tratados de maneira cuidadosa.

A avaliação ginecológica na infância exige paciência, sensibilidade, capacidade de estabelecer vínculo com a criança e os pais e conhecimento técnico acerca das peculiaridades da genitália feminina na infância. Quando realizada em situação de emergência, torna-se um desafio ainda maior, principalmente em virtude da dificuldade em se obter a cooperação da criança, muitas vezes tornando necessária a execução do exame sob sedação para abordagem correta do quadro.

As características anatômicas da genitália externa, a ausência do estímulo estrogênico e o contato frequente com irritantes tornam a criança mais suscetível a afecções e traumatismos. Além disso, cabe lembrar o comportamento de risco da criança ao brincar e a higiene precária como fatores predisponentes.

Neste capítulo foram selecionadas as urgências em ginecologia mais frequentes na infância, não sendo descritas as relacionadas com aspectos do desenvolvimento puberal e as malformações congênitas, que não se configuram em emergência e devem ser conduzidas em ambiente ambulatorial.

Questões relacionadas com a violência sexual serão citadas, mas, por sua relevância clínica, pelas implicações psicossociais e pela complexidade de sua condução, merecem um capítulo específico (veja o Capítulo 24).

As seguintes situações relacionadas com emergências ginecológicas na infância serão discutidas neste capítulo:

- Vulvovaginites.
- Sangramento genital.
- Traumatismo genital.
- Dor pélvico-abdominal.

VULVOVAGINITES

Principal motivo de procura por atendimento ginecológico na infância, as vulvovaginites agudas incluem as infecções bacterianas, a irritação vulvar e as lesões dermatológicas. Os principais fatores predisponentes nessa faixa etária são as características anatômicas da genitália na infância, a falta de estímulo estrogênico, a má higiene genital e o uso de roupas inadequadas.

Os sintomas mais frequentes são: corrimento (até 90% dos casos), hiperemia (80% dos casos), ardor (70% dos casos), prurido (55% dos casos) e disúria (20% dos casos), sendo o sangramento genital associado evento pouco comum, representando cerca de 5% a 10% dos casos.

As vulvovaginites de causa inespecífica, sem agente causal definido, são as mais frequentes na infância e geralmente cursam de maneira insidiosa e lenta, não demandando atendimento de emergência.

As vulvovaginites bacterianas agudas podem apresentar-se de modo abrupto e bastante sintomático, com dor e até hematúria; nesses casos, geralmente se associam à presença de microrganismos patogênicos da pele ou da orofaringe, como *Haemophilus influenzae* e *Streptococcus* beta-hemolíticos do grupo A, e mais raramente à *Shigella flexneri*. História de infecção recente na pele, na orofaringe ou intestinal pode ajudar a esclarecer a origem do patógeno.

Vale destacar que a *Candida* não é agente comumente encontrado na infância, mas pode estar presente em pacientes com fatores predisponentes, como uso de fraldas, uso recente de antibióticos, diabetes e imunossupressão.

Na infância, o achado de microrganismo de transmissão sexual, como *Neisseria gonorrhoeae* ou *Chlamydia trachomatis*, na genitália deve ser sempre encarado como violência sexual.

Os achados clínicos nas vulvovaginites agudas incluem hiperemia intensa, geralmente simétrica, escoriações na região genital, secreção abundante e, mais raramente, sangramento. Na presença de lesão característica de condiloma, molusco contagioso, vulvite herpética, vulvovaginite consistente com gonorreia, clamídia, *Gardnerella vagi-*

nalis e *Trichomonas vaginalis*, é imprescindível a pesquisa laboratorial para confirmação diagnóstica e condução do caso como violência sexual.

Nos casos que cursam com sangramento é importante identificar sua origem e investigar a possibilidade de corpo estranho vaginal ou infecção do trato urinário ou intestinal. Exames de urina rotina e urocultura e parasitológico de fezes e coprocultura devem ser solicitados em caso de disúria ou sintomas intestinais associados. É fundamental a coleta de secreção vaginal para investigação microbiológica e definição do agente envolvido por meio de exame a fresco, Gram e cultura. É preferível a realização de cultura em meio específico, tendo em mente o microrganismo procurado. No entanto, é considerada adequada a pesquisa em meios inespecíficos, uma vez que muitos agentes respiratórios (*H. influenzae*, *S. pyogenes*, *Staphylococcus aureus*) e entéricos (*Shigella*, *Escherichia coli*) crescem bem nesses meios e são causa frequente de vulvovaginite e de possível sangramento genital. Os meios inespecíficos de cultura mais usados são ágar sangue, ágar chocolate e MacKonkey que, quando associados, possibilitam a procura por bactérias gram-positivas e gram-negativas.

O tratamento das vulvovaginites em situações de emergência deve ser instituído, de acordo com a etiologia, com antibióticos, antifúngicos e antiparasitários. Antibióticos sistêmicos devem ser prontamente iniciados na vigência de cultura vaginal positiva para agente patogênico específico ou predominante. Analgésicos, cremes à base de corticoides e banhos de assento com permanganato de potássio ou cloridrato de benzidamina podem ser prescritos para alívio dos sintomas. Em todos os casos, devem ser passadas à criança e a seus cuidadores orientações sobre os cuidados básicos de higiene e o uso adequado de roupas íntimas.

Como úlceras vulvares não associadas à violência sexual são raras na infância, é fundamental proceder ao diagnóstico de exclusão das doenças sexualmente transmissíveis. Essas úlceras podem estar associadas a quadros sistêmicos, como mononucleose, herpes, síndrome de Behçet e doença de Crohn. O diagnóstico etiológico é difícil, sendo relevante uma anamnese detalhada, avaliando a evolução do quadro, a presença de acometimento sistêmico, o caráter recorrente ou não e outras patologias associadas. No exame, além da avaliação do estado geral, principalmente da pele e da orofaringe, convém identificar o aspecto da úlcera e o número de lesões. Cultura da secreção da úlcera e biópsia podem ser necessárias para elucidação diagnóstica e terapêutica adequada. O tratamento dos sintomas consiste em uso de analgésicos, banhos de assento e repouso. Em casos graves, com muitas dores e retenção urinária, pode ser necessária a internação da paciente para cateterismo vesical e medicação sintomática. Nos casos de herpes vulvar, a terapêutica antiviral deve ser instituída prontamente.

Entre as dermatites agudas citam-se as de origem alérgica ou de ação irritante local, como o uso de roupas íntimas de tecido sintético, sabonetes ou substâncias para higiene íntima e fraldas, e má higiene. Quando associadas a infecção secundária, por fungo ou bactéria, constituem quadro agudo e devem ser tratadas com medicação específica. Vale ressaltar a necessidade de cuidados com a higiene e o vestuário, afastando-se alérgenos e irritantes que agem como desencadeadores do processo. Em casos recorrentes, devem ser investigados diabetes e imunossupressão, além de negligência e abandono de menor.

O líquen escleroatrófico, dermatose de etiologia incerta, pode acometer a região genital e formar áreas esbranquiçadas de epitélio atrófico, pruriginosas, geralmente de evolução insidiosa. Eventualmente, pode haver escoriação, sangramento e infecção sobreposta, constituindo quadro de emergência. O tratamento consiste em medidas de higiene, corticoides, em caso de prurido intenso, creme à base de progesterona natural a 0,3% em base hidrófila com vitaminas A e E e antibióticos, em caso de infecção sobreposta.

Vulvovaginites de repetição podem deflagrar a ocorrência de sinéquias vulvares ou coalescência de pequenos lábios na infância. Embora na maioria das vezes não constituam urgência ginecológica, eventualmente podem associar-se a disúria, infecção urinária e, mais raramente, obstrução urinária aguda. Nesses casos, a conduta é cirúrgica, consistindo em abertura do vestíbulo vaginal e drenagem da urina. Em seguida, deve-se dar início ao tratamento clínico com estrogênio local e medidas de higiene, além de monitoramento com exame de urina rotina e urocultura. As recorrências são frequentes, sendo fundamental o seguimento ambulatorial.

SANGRAMENTO GENITAL

O sangramento genital na infância, sem sinais de desenvolvimento puberal, constitui evento raro e deve ser sempre investigado, pois pode estar presente em patologias graves e em casos de violência sexual. Entre as causas mais frequentes citam-se traumatismos, vulvovaginites agudas, corpo estranho e tumores.

O achado de corpo estranho vaginal não é evento incomum na infância e está frequentemente associado a corrimento persistente, de odor fétido, com hiperemia e ardor, resistente aos tratamentos locais e sistêmicos. Habitualmente, trata-se de pequenos objetos do cotidiano da criança, como pedaços de papel, tecidos, grãos, brinquedos etc. Raramente pode caracterizar situação de emergência, quando associado a traumatismo vulvovaginal, sangramento e infecção. O achado de imagem radiopaca à radiografia pélvica ou alterações na textura da parede vaginal à ecografia pode colaborar para a elucidação do quadro, mas é fundamental a boa visualização da cavidade vaginal para o diagnóstico e a remoção do corpo estranho. Em crianças maiores e colaborativas é possível a lavagem da cavidade vaginal com soro fisiológico, por meio de sonda uretral sob pressão moderada, no intuito de mobilizar pequenos objetos e facilitar sua extração.

A vaginoscopia sob sedação é o método de escolha para o manejo do quadro, uma vez que possibilita a exploração do ambiente vaginal, a remoção do corpo estranho e a avaliação de lacerações, hematomas ou sangramento em curso. Na presença de objeto grande ou pontiagudo, pode haver lesão da parede vaginal e perfuração de bexiga, reto e peritônio, sendo importante o preparo da cavidade vaginal com estrogênio tópico para aumentar o trofismo da mucosa e evitar traumatismo durante o procedimento de extração.

Evento raro, o prolapso de uretra caracteriza-se pela eversão da mucosa uretral distal através do meato uretral, podendo ser parcial ou total. Pode ser confundido com traumatismo e tumor vulvar. Ao exame físico, apresenta-se como imagem arroxeada, edemaciada e anelar, com centro retraído. Casos não complicados podem ser tratados de maneira conservadora com banhos de assento e estrogênio tópico, mas naqueles em que há sangramento, disúria ou obstrução urinária impõe-se o tratamento cirúrgico com ressecção da mucosa prolapsada.

Os hemangiomas cavernosos da vulva podem apresentar sangramento abrupto e volumoso, em geral após traumatismo local, e demandam conduta cirúrgica.

Tumores vaginais benignos, como os pólipos himenais ou de parede vaginal, podem sofrer traumatismos e apresentar sangramento variável, também demandando ressecção cirúrgica.

Tumores malignos sangrantes, principalmente sarcoma botrioide ou rabdomiossarcoma, podem apresentar-se com sangramento profuso e abrupto. O diagnóstico é clínico, mas a ultrassonografia, a tomografia computadorizada e a ressonância magnética podem mostrar massa na porção superior da vagina. Sua condução na emergência consiste na contenção da hemorragia e no encaminhamento para serviço oncológico para manejo adequado com quimioterapia, remoção cirúrgica e/ou radioterapia.

■ TRAUMATISMOS GENITAIS

Eventos relativamente frequentes na infância, os traumatismos genitais são decorrentes principalmente da natureza irrequieta da faixa etária e da falta de percepção dos responsáveis por cuidar da criança quanto aos riscos a que estão expostas. Esses traumatismos constituem situação de grande apreensão em virtude da dor, do sangramento profuso e da dificuldade em se estabelecer de imediato a extensão das lesões.

Os traumatismos acidentais podem ser restritos à região genital, como na queda "a cavaleiro", ou podem ser extensos, envolvendo vulva, lábios, clitóris, vagina, uretra, região anal ou até mesmo a perfuração de vísceras e do peritônio, como em caso de politraumatismo por objeto perfurocortante.

Todos os casos de traumatismo genital impõem a suspeita de violência sexual e devem ser avaliados com cuidado para que não se estabeleça um subdiagnóstico ou um superdiagnóstico. Basta ter em mente que os males causados por uma ou outra situação muitas vezes se equivalem. Cabe à equipe de atendimento determinar os passos que tornem possível a definição do quadro. Situações de maus-tratos podem passar despercebidas na emergência por conta da ausência de traumatismo agudo, mas podem estar associadas a vulvovaginites recorrentes, corpo estranho, disúria e constipação intestinal, além de alterações de comportamento.

Traumatismo compressivo

Tipo mais frequente de traumatismo genital na infância, é decorrente da compressão dos tecidos moles da vulva contra os ossos pélvicos por queda sobre objetos rombos, como bicicleta, brinquedos em *playground*, borda da banheira ou vaso sanitário, corrimão de escadas ou móveis. Também chamado "queda a cavaleiro", geralmente consiste em lesões não penetrantes com laceração linear, sem acometimento do hímen e da vagina. Cursa com equimoses, abrasões e/ou lacerações. Lacerações extensas ou com sangramento exigem sutura cirúrgica. Hematomas pequenos e estáveis, com anatomia preservada, sem dificuldade para urinar ou evacuar, podem ser tratados de maneira conservadora, com analgésicos, bolsas de gelo e repouso.

Quando o hematoma é extenso e/ou evolutivo, a conduta é cirúrgica, para drenagem, identificação e clampagem da origem do sangramento. Nos casos em que há dificuldade de urinar é fundamental a internação para observação com cateterismo vesical de demora.

Traumatismo penetrante

Em virtude do trauma causado por objeto pontiagudo ou superfície perfurante, como cercas, móveis, canos, aspersores de irrigação etc., o traumatismo penetrante geralmente acontece no ambiente doméstico ou na escola. Além do comprometimento da genitália externa, pode haver comprometimento de vagina, uretra, ânus, bexiga, reto e cavidade peritoneal. Os achados podem ser confundidos com os do traumatismo ocasionado por violência sexual aguda. O quadro clínico é variável, mas costuma haver sangramento profuso, edema e dor. O exame sob sedação é importante, pois é fundamental identificar as condições hemodinâmicas, a extensão da lesão, a origem do sangramento e se há acometimento de vísceras e peritônio. Definido o quadro, procede-se à reparação cirúrgica necessária. Em caso de acometimento de vísceras, e quando o hematoma é estável, pode-se optar pela conduta expectante, sob internação e monitoramento das funções vitais.

Hematomas volumosos podem levar a compressão das vias urinárias, disúria, dor à defecação e tenesmo retal, podendo ser necessária cirurgia para drenagem e hemostasia dos vasos. Às vezes, é possível a adoção de conduta não cirúrgica, com colocação de tampão de gaze estéril por até 48 horas, bolsas de gelo no períneo e repouso. Além disso, está indicado o uso de anti-inflamatórios para alívio da dor e antibióticos de largo espectro, em virtude do risco de infecção secundária. Na vigência de obstrução uretral, deve-se proceder ao cateterismo uretral.

Insuflação genital

A insuflação genital costuma ser causada por distensão da parede vaginal por líquidos sob pressão, geralmente durante a prática de atividades esportivas na água, como esqui aquático, *jet ski*, em parques aquáticos ou nos jatos de banheira de hidromassagem.

O principal sintoma é a dor. Muitas vezes, pode não haver traumatismo externo, mas a avaliação da cavidade vaginal sob sedação revela a presença de hematoma e edema da parede. É fundamental o acompanhamento da evolução do hematoma, pois, embora não seja frequente, pode haver laceração e ruptura da parede vaginal.

Politraumatismo

O politraumatismo está presente em acidentes em que ocorre lesão pélvica: cerca de 3% dos traumatismos pélvicos cursam com lesão geniturinária. As fraturas dos ossos pélvicos podem levar à laceração de estruturas da genitália interna e vasos sanguíneos pélvicos. Quadro de gravidade variável, coloca em risco a vida da criança, devendo ser abordado por equipe multidisciplinar. Diante da suspeita de comprometimento dos órgãos abdominais é necessária laparotomia exploradora.

Queimaduras

As queimaduras podem ser acidentais ou intencionais, nos casos de violência ou violência sexual crônica. As acidentais costumam ser superficiais e estão relacionadas com a queda de comida ou líquido quentes, sendo geralmente associadas às atividades habituais da criança. Restringem-se às regiões pélvica e genital e à parte superior das pernas. Nesses casos, procede-se à avalição da extensão das queimaduras e ao tratamento analgésico e curativo. O uso de antibióticos é restrito aos casos de infecção secundária.

As queimaduras intencionais costumam ser mais profundas e podem ser causadas por líquido quente, cigarro, ferro de passar roupa, secador de cabelo e, em geral, estão presentes não apenas na área genital, mas na face, nas mãos, nos pés, nas nádegas ou nas costas, entre outras regiões. Há relatos de queimaduras vaginais por corpo estranho quente ou pilhas. Estão relacionadas com ambientes de violência doméstica ou violência crônica, podendo ser resultado de "castigo" por mau comportamento ou descontrole de esfíncteres. O quadro clínico é variável, podendo ser bastante grave ou até mesmo fatal, dependendo da extensão. Os casos devem ser conduzidos por equipe multidisciplinar e tratados segundo protocolo de violência sexual. O Conselho Tutelar deve ser acionado para proteção imediata do menor.

Traumatismo por mordida animal ou humana

O traumatismo genital por mordedura é evento pouco frequente, sendo fundamental afastar a possibilidade de violência sexual. Devem ser avaliadas a localização, a profundidade da mordida e a presença de lesão de vasos (principalmente em caso de mordida de animal). Deve-se lavar abundantemente a área, tratar as abrasões e escoriações e não suturar, salvo em casos de hematoma evolutivo. Devem ser administradas vacinas antitetânica e antirrábica e instituída antibioticoterapia, pois são frequentes as infecções secundárias, tipo celulite.

DOR PÉLVICO-ABDOMINAL

A dor pélvico-abdominal é evento relativamente frequente no atendimento de emergência à criança. Constitui um verdadeiro desafio diagnóstico, uma vez que a apresentação clínica, as etiologias envolvidas, o diagnóstico e o manejo diferem muito da mesma situação encontrada nos adultos. É fundamental o conhecimento dos diagnósticos possíveis e da possibilidade de acometimento de múltiplos órgãos. A abordagem deve ser cuidadosa, porém rápida, pois o diagnóstico diferencial inclui doenças que colocam em risco a vida da criança. O tempo decorrido entre o início dos sintomas e a intervenção é o principal fator prognóstico para algumas situações de emergência cirúrgica.

Entre as causas ginecológicas citam-se cistos ovarianos, infecções pélvicas, torção anexial e obstrução do trato genital associada às malformações mullerianas. Por outro lado, as causas não ginecológicas mais frequentemente associadas à dor pélvico-abdominal na infância são: apendicite aguda, obstrução intestinal, perfuração intestinal, vólvulos, constipação intestinal, infecção urinária e litíase renal.

Em crianças, as massas ovarianas são principalmente decorrentes de cistos funcionais (foliculares: 60%) e neoplasias (40%). Dois terços das neoplasias são benignos, comumente teratomas, ao passo que um terço é maligno. Evento raro na infância, porém altamente relevante, pois quase sempre resulta em perda do ovário, a torção anexial pode estar associada à presença de cisto ou tumor ovariano. Como fator predisponente cita-se o fato de a tuba uterina ser relativamente mais longa e o ovário mais móvel na infância. Pode ser total ou parcial. Caracteriza-se por dor de início súbito, intensa, acompanhada por náuseas, vômitos e comprometimento do estado geral. Nos casos de torção parcial, os sintomas podem ser insidiosos, em "ondas", intermitentes, até a torção total. Mais frequentes entre os 7 e os 11 anos de idade, acometem mais comumente o anexo direito.

Para o diagnóstico clínico devem ser levados em consideração a história da dor, sua localização, natureza, intensidade, irradiação, fatores que pioram a dor e a presença de febre, diarreia, vômitos, disúria etc.

Ao exame do abdome, observam-se massa abdominal dolorosa à palpação e sinais de irritação peritoneal. O toque retal revela a presença de massa na pelve.

O diagnóstico laboratorial inclui hemograma, que pode cursar com leucocitose sem desvio, urina rotina, Gram de gota e urocultura.

A ultrassonografia é o método de escolha para avaliação da pelve na infância e, nos casos em que há suspeita de torção anexial, é fundamental para a identificação das dimensões e da ecotextura ovariana, para o diagnóstico de imagens nodulares de caráter cístico ou sólido e para detecção de fluxo alterado ao *Power Doppler* e de líquido livre na pelve. O volume do ovário torcido geralmente se encontra aumentado em cerca de 10 vezes em relação ao ovário contralateral, apresentando ecotextura heterogênea, com múltiplos folículos na periferia, e áreas ecogênicas de permeio. O valor do Doppler é controverso, uma vez que costuma ser difícil a determinação do fluxo ovariano na infância, além de poder haver fluxo no ovário parcialmente torcido.

A ressonância magnética e a tomografia computadorizada podem ser úteis nos casos em que a ultrassonografia é inconclusiva. Dá-se preferência à ressonância na infância, por não envolver radiação ionizante. Os achados de imagem dependem do tempo de evolução da torção ovariana, e os sinais mais comuns são: aumento de volume do ovário comprometido, folículos dispostos perifericamente e detecção de hemorragia parenquimatosa ovariana.

O diagnóstico precoce e o tratamento adequado são essenciais para minimizar o risco de perda funcional do ovário após a torção. O tratamento é cirúrgico, sendo a via laparoscópica a primeira escolha. Tradicionalmente, a conduta consiste em ooforectomia, mas na infância tem sido cada vez mais frequente a cirurgia conservadora com destorção do anexo. Nos casos em que há suspeita de tumor ovariano prefere-se a laparotomia. Em crianças, recomenda-se a ooforopexia do ovário contralateral normal no momento da cirurgia, em virtude da possibilidade de torção. O atraso diagnóstico é o principal responsável pela quantidade muito pequena de ovários torcidos salvos durante a cirurgia.

No fim da puberdade, a presença de dor pélvico-abdominal de caráter cíclico e intensidade progressiva, sem menarca, pode estar associada a defeito mulleriano obstrutivo. A presença de massa pélvica pode significar hematocolpo ou hematometra, e pode ser confundida com tumor genital.

ANAMNESE

- Proceder à avaliação clínica cuidadosa e procurar diminuir o medo e a ansiedade por meio de suporte emocional.
- Coletar história clínica detalhada e compatível com os achados ao exame físico.
- Avaliar a história de outras situações de emergência, doenças pregressas, cirurgias e uso de medicamentos.
- Identificar o ambiente doméstico e a situação da criança na família (quem é o responsável e quem é o cuidador); investigar hábitos de higiene, atividade física, escola, alimentação e sono.
- Suspeitar de negligência ou violência sexual quando houver inconsistência entre a história e o exame físico ou história de atendimento frequente na emergência.
- Nos casos de vulvovaginites, identificar a presença de infecções prévias de vias aéreas superiores ou intestinais e o uso recente de medicamentos, principalmente antibióticos e corticoides.
- Na vigência de sangramento, identificar início, duração e intensidade do sintoma, comprometimento do estado geral da paciente e acometimento de outros órgãos.
- Caracterizar corretamente a natureza do objeto que causou o traumatismo genital e a possibilidade de traumatismo interno e de infecções associadas.
- Nos casos de dor pélvico-abdominal, identificar início dos sintomas, natureza, características, localização, fatores que interferem na dor, como andar, urinar e defecar, e a presença de febre, diarreia ou vômitos.

EXAME FÍSICO

- Avaliar as condições clínicas gerais e os sinais vitais e identificar outros sinais de trauma.
- Identificar as estruturas anatômicas das genitálias interna e externa.
- Manter em mente que a anatomia da genitália na infância difere significativamente da encontrada na mulher adulta, observando-se ausência de pelos e do coxim gorduroso dos grandes lábios e do monte pubiano, distância pequena entre o ânus e o vestíbulo vaginal, pequenos lábios pouco definidos, mucosa vulvovaginal atrófica, hímen delgado e com orifício pequeno e bem definido.
- Nas vulvovaginites, avaliar a presença de hiperemia, edema, escoriações e lacerações e identificar a natureza da secreção, suas características, a presença de material purulento, sangue e a presença de parasitas.
- Nos casos de traumatismo genital, avaliar corretamente sua extensão e a presença de sangramento em curso, hematomas, lacerações e lesões de vísceras.
- Irrigar a região genital com solução salina morna em seringa para higienização e melhor visualização das lesões.
- Compressas de gelo podem ser utilizadas para diminuir o sangramento "em lençol".
- Solução de lidocaína a 2% pode ser útil para diminuir a dor e o desconforto, facilitando a realização do exame.
- Nos traumatismos menores, sem sangramento e com a criança cooperativa é possível realizar o exame sem a necessidade de sedação. Na vigência de traumatismo extenso, sangramento profuso com dificuldade na identificação correta de sua origem, dor intensa, hematoma em expansão, suspeita de lesão de vísceras ou quadro clínico instável, é imprescindível a realização do exame sob sedação.
- Realizar colpovirgoscopia para avaliação da integridade da parede vaginal, do fundo de saco e do colo uterino. Caso não haja um colpovirgoscópio disponível, pode-se utilizar histeroscópio, cistoscópio ou até mesmo um espéculo nasal.
- Na dor pélvico-abdominal, pode haver ou não massa palpável no andar inferior do abdome, mas a dor é um sintoma sempre presente, em geral associada a sinais de irritação peritoneal. O toque retal realizado por profissional experiente pode demonstrar a presença de massa pélvica.
- As opções diagnósticas e terapêuticas para cada situação foram discutidas ao longo do texto para facilitar a compreensão.

CONSIDERAÇÕES FINAIS

As emergências ginecológicas na infância constituem um grande desafio para os profissionais de saúde e devem ser avaliadas por equipe multidisciplinar, visando ao diagnóstico e tratamento corretos e levando em consideração a preservação da integridade física e o futuro reprodutivo da criança. Devem ser cuidadosamente investigadas, pois podem estar presentes em situações que colocam em risco a vida da criança e estar relacionadas com situações sociais e psíquicas graves, como negligência, maus-tratos e violência sexual.

Leitura complementar

Aribarg A, Phupoong V. Vaginal bleeding in young children. Southeast Asian J Trop Med Public Health 2003 Mar; 34(1):208-12.

Ballouthey Q et al. Benefits of primary surgical resection for symptomatic urethral prolapse in children. J Pediatric Urol 2014 Feb; 10(1):94-7.

David L et al. Genital hemorrhage in girls befor puberty. Apropos of 33 cases. SEm Hop 1984 Apr 19; 60(17): 1195-9.

Emans MRL. Goldstein's pediatric and adolescent gynecology. 6. ed. USA: Lippincott, Williams & Wilkins, 2012.

Hertweck P, Yoost J. Common problems in pediatric and adolescent gynecology. Expert Rev Obstet Gynecol 2010; 5(3):311-28.

Imai A, Horibe S, Tamaya T. Genital bleeding in premenarcheal children. Int J Gynaecol Obestet 1995 Apr; 49(1):41-5.

Joishy M et al. Do we need to treat vulvaginitis in prepubertal girls? BMJ 2005 January 22; 330(7484):186-8.

Martins WP et al. Ultrassonografia pélvica em crianças e adolescentes. Radiol Bras São Paulo 2009 Nov./ Dec.; 42(6).

Nacif VMF et al. Vulvovaginitis in children and teens: relevance of clinical diagnosis. DST – J Bras Doenças Sex Transm 2013; 25(2):99-102.

Rome ES. Vulvovaginitis and other common vulvar disorders in children. Endocr Dev 2012; 22:72-83.

Smith YR, Berman DR, Quint EH. Premenarchal vaginal discharge: findings of procedures to rule out foreign bodies. J Pediatric Adolesc Gynecol 2002 aug; 15(4):227-30.

Van Eyk N et al. Pediatric vulvaginal disorders: a diagnostic approach and rewiew of the literature. J Obstet Gynaecol Can 2009; 31(9):850-62.

12

Atendimento Ginecológico de Urgência à Mulher Idosa

Myrian Celani
Rogéria Andrade Werneck
Juliana Silva Barra
Edgar Nunes de Moraes

■ EPIDEMIOLOGIA E RELEVÂNCIA

A população mundial com mais de 60 anos de idade vem crescendo mais rapidamente do que os demais grupos, não apenas em virtude do aumento da expectativa de vida, mas em razão, também, do declínio da natalidade. O envelhecimento da população brasileira segue o mesmo caminho. Em 2010, de acordo com o Instituto Brasileiro de Geografia e Estatística (IBGE), 10,8% da população brasileira encontravam-se acima dos 60 anos de idade. O percentual da participação relativa da população com 65 anos ou mais também aumentou de 5,9% em 2000 para 7,4% em 2010. Em 2025 são esperados 32 milhões de pessoas com 60 anos ou mais de idade, o que fará do Brasil o sexto país em número de idosos.

Em relação ao envelhecimento da população feminina, no Brasil, o número de mulheres com 60 anos ou mais aumentou de 8.011.358 em 2000 para 11.438.702 em 2010. Isso representa um crescimento de 26,48% e corresponde a 11,75% da população feminina brasileira (97.348.809 mulheres, em 2010 – IBGE).

Segundo a Organização Mundial da Saúde (OMS), senectude ou senilidade é o período de vida que se segue ao climatério e tem início aos 65 anos de idade. O comprometimento da qualidade de vida de uma pessoa não inicia com a senectude, mas em torno dos 75 anos, e a expectativa de vida da mulher brasileira em 2014, segundo o IBGE, foi de 78,6 anos (sendo de 74,9 anos a média para ambos os sexos). Além disso, observa-se uma feminilização do envelhecimento, uma vez que mais de 55,5% das pessoas com 60 ou mais anos de idade são mulheres. Desse modo, é imprescindível que tanto os médicos do setor primário como os das emergências conheçam as doenças que acometem a mulher na senectude.

APARELHO GENITURINÁRIO DA MULHER IDOSA

A avaliação ginecológica da idosa deve levar em consideração as mudanças fisiológicas, anatômicas e hormonais do sistema geniturinário. Os rins apresentam massa reduzida (principalmente relacionada com o córtex renal), afilamento da membrana basal, esclerose glomerular focal e expansão mesangial. Ocorre a substituição do tecido glomerular não funcional por tecido conjuntivo e fibrose, reduzindo o número de néfrons viáveis. A vascularização renal é reduzida em razão do afilamento das arteríolas renais e das alterações vasculares pertinentes à idade e extrínsecas aos rins.

O período pós-menopausal caracteriza-se pela redução dos volumes uterino e ovariano, que passam a produzir androstenediona (convertida em estrona pelo tecido adiposo) em vez de estrogênio e progesterona.

O hipoestrogenismo ocasiona atrofia genital, perda da rugosidade da mucosa e da lubrificação vaginal, redução da vascularização local, frouxidão dos ligamentos pélvicos e redução do tônus esfincteriano. O estado pós-menopausal, associado à ação de longa data de fatores como a ação da gravidade, tocotraumatismos e aumento de peso, pode causar prolapso genital – útero, vagina, bexiga, reto ou suas associações – e incontinência esfincteriana. Além do afilamento epitelial e da redução de sua vascularização, o glicogênio local diminui, resultando em redução de ácido lático e aumento do pH vaginal. A microbiota que protege a vagina é alterada, o que favorece a colonização vaginal principalmente pelos anaeróbios. A agregação desses fatores leva à redução das barreiras protetoras contra infecções e ao aumento do risco de doenças sexualmente transmissíveis.

ABORDAGEM DA IDOSA NA SALA DE EMERGÊNCIA

Em idosas, a coleta de dados clínicos pode ser dificultada pela presença de demência, confusão mental ou pela complexidade clínica de suas comorbidades. Por vários motivos, elas não se queixam e/ou não discutem seus problemas ginecológicos com familiares e/ou cuidadores ou com seu médico no atendimento primário. Este, por sua vez, por considerar desnecessário e/ou por desconhecimento, não examina e não encaminha essas pacientes para exame ginecológico de rotina. Na sala de emergência, a anamnese básica de ginecologia deve conter informações como: data da última menstruação, sangramento após a menopausa, uso de terapia hormonal, paridade, tipos de partos, última citologia oncótica, história de cirurgias pélvicas prévias, incontinências urinária e/ou fecal e vida sexual. Convém investigar a atividade sexual da idosa, visto que 51% das mulheres com 60 anos ou mais têm vida sexual ativa. Entre as mulheres de 80 anos de idade ou mais, 25% são sexualmente ativas. Além disso, o médico precisa atentar para questões psicossociais, uma vez que se trata de mulheres sujeitas a abusos e violência doméstica e sexual.

EXAME FÍSICO

O exame físico da mulher idosa é dificultado pelas alterações relacionadas com o envelhecimento. Essas pacientes apresentam algum grau de imobilidade, além de redução da flexibilidade, o que as impede de se posicionar em litotomia. Nesses casos, a paciente pode ser examinada em posição supina, com auxílio de apoio sob as nádegas, e com os membros inferiores flexionados e em abdução. Recomenda-se a presença de acompanhante, cuidador ou auxiliar de enfermagem no momento do exame, tanto para auxiliar o posicionamento como para o conforto da paciente. A vagina é ressecada e apresenta elasticidade reduzida, tornando desconfortável o exame especular. Por esse motivo, usa-se sempre espéculo vaginal número 01 associado a lubrificantes à base de água ou lidocaína a 2% em gel, e realiza-se exame de toque vaginal preferencialmente com apenas um dedo dentro da vagina. O toque retal deve sempre ser feito para avaliação da presença de tumores retais e infiltrações neoplásicas.

PRINCIPAIS URGÊNCIAS GENITURINÁRIAS NA SENILIDADE

A literatura médica não fornece dados estatísticos sobre a incidência de queixas ginecológicas de urgência na senilidade. Por esse motivo, e com finalidade didática, as urgências ginecológicas na mulher idosa serão divididas em: violência sexual, dor pélvica, emergências nos casos de câncer, alterações vulvares e sangramentos vaginais.

Violência sexual

O abuso psíquico, físico e sexual de idosas tem aumentado muito na última década, com consequências importantes para a vítima. Nos EUA, essa incidência varia de 2,2% a 6,9%. No Brasil, ainda não existem estatísticas publicadas apenas sobre as mulheres idosas.

Uma das principais preocupações mundiais na saúde pública consiste na violência perpetrada por parceiro íntimo. Em 11% dos crimes contra mulheres com mais de 55 anos de idade, o parceiro íntimo ou o cônjuge estava envolvido. Essas idosas, quando comparadas com as que não sofreram violência, têm risco maior de apresentar doenças sexualmente transmissíveis e HIV. Espera-se que com o envelhecimento da geração *baby boom*, a incidência e a prevalência dos casos de violência cometida por parceiro íntimo aumentem.

A notificação dos casos de violência pela vítima é dificultada não apenas por causa do estigma do abuso, mas também pela vergonha e pelo medo de represálias. As queixas costumam ser vagas, como sintomas de depressão, insônia, dor abdominal, distúrbios gastrointestinais, disúria, sangramentos e corrimento (Quadro 12.1).

Quadro 12.1 Indicadores em potencial de violência sexual contra a idosa: manifestações clínicas

Queixas geniturinárias: persistentes ou vagas
Uso de álcool
Uso de drogas
Marcha anormal
Mudanças súbitas de comportamento
Roupas íntimas rasgadas com manchas em geral e/ou manchadas de sangue
Dor ou prurido genital
Contusões e/ou sangramentos genitais e/ou anais
Sinais de doenças sexualmente transmissíveis

Fonte: Jones JS, Montgomery M. Gynecologic disorders in the older patient. Acad Emerg Med 1994.

O traumatismo físico, após violência sexual, é o principal motivo de atendimento médico nas urgências, sendo o sangramento vaginal uma das queixas. Em virtude da perda da elasticidade vaginal, três em cada quatro mulheres vítimas de estupro apresentam lesão local. Destas, uma em cada quatro necessita submeter-se a procedimento para sutura da lesão.

No Brasil, hospitais de referência no atendimento a vítimas de abuso sexual seguem protocolos nacionais de prevenção, seguimento e acolhimento dessas pessoas.

Dor pélvica aguda

Nos setores de urgência, a queixa mais frequente é a dor, sendo a dor pélvica aguda uma das mais comuns. Caracteriza-se por início súbito, aumento progressivo e evolução curta. Pode estar associada a respostas reflexas autônomas, como sudorese, náuseas e vômitos.

Para melhor compreensão e com fins didáticos, a dor pélvica aguda pode ser subclassificada quanto à localização, ao caráter, à intensidade e à associação a outros sintomas (Quadro 12.2).

O diagnóstico provável deve ser rápido e preciso, pois atrasos aumentam a morbidade e a mortalidade. A paciente deve ser avaliada quanto à marcha e à postura desde sua entrada e durante sua permanência no consultório. Uma paciente sudorética, apática e pálida apresenta-se com distúrbio metabólico e/ou perdendo sangue; se estiver com dor, estará inquieta, mas se estiver com peritonite, estará imóvel, em posição antálgica. Anamnese e exame físico detalhado são decisivos, seguidos por aferição dos dados vitais, exame por aparelhos, exame do abdome com inspeção, palpação, ausculta, realização dos sinais de Blumberg, Rovising, obturador e do íleo-psoas, inspeção da genitália externa, da uretra e da musculatura perineal, exame especular, toque vaginal e, finalmente, toque retal.

Abdome agudo

O abdome agudo ginecológico geralmente representa baixo risco de vida; entretanto, o atraso no diagnóstico e no tratamento aumenta sua morbimortalidade. As queixas

Quadro 12.2 Dor pélvica

	Tipo	Localização	Acomete
1. Localização	Somática	Precisa	Pele Músculos da parede abdominal Fáscias da parede abdominal Tecido subcutâneo
	Visceral	Vaga Profunda Mal localizada	Vísceras abdominais Estruturas musculares Estruturas nervosas Estruturas linfáticas Tecido conjuntivo de sustentação
	Referida	Longe do órgão acometido Superficial Com hiperestesia cutânea	
	No abdome	Periumbilical T9-T10	Intestino Apêndice Porção alta dos ureteres Ovários
		Suprapúbica T11-T12 Hipogástrica T11-T12 Pélvica S3-S4 e T10-T11	Porção baixa dos ureteres Cólon Bexiga Útero Colo Tubas uterinas Ovários
	No ombro		Irritação diafragmática por sangue, pus e/ou conteúdo intestinal
2. Caráter	Início rápido	Perfuração de víscera oca	
	Cólica ou câimbras intensas	Contração muscular Obstrução de víscera oca Distensão do útero ou da tuba Cólica uretral	
	Contínua em todo o abdome	Líquido na cavidade peritoneal Massa pélvica preexistente comprimindo órgãos adjacentes	
3. Intensidade	Dor hiperaguda Dor aguda	Grave Resolução rápida Pode aguardar 24 a 48 horas desde que a paciente não esteja grave	
4. Dor associada	Sangramento vaginal	Alteração no trato genital feminino	
	Febre e calafrios	DIP Acometimento sistêmico	
	Anorexia, náuseas e vômitos	Doenças do trato intestinal Doença pélvica maligna Doenças pélvicas agudas	
	Síncope, colapso e choque	Hemorragia intraperitoneal Instabilidade secundária	

clínicas variam muito, mas a sintomatologia predominante é a de dor pélvica. Ao exame físico, os sinais de peritonite nunca são diagnósticos, mas apenas confirmatórios, e a gravidade do quadro não tem correlação com a intensidade da reação ao exame.

Doença inflamatória pélvica (DIP) e abscesso pélvico

Com a liberação sexual, ao longo dos últimos 30 anos, mulheres cada vez mais velhas mantêm relações sexuais com parceiros cada vez mais jovens. Em geral, esses relacionamentos não são estáveis e as relações sexuais são desprotegidas. Esse comportamento social, associado às alterações geniturinárias próprias da idade, aumenta o risco de doenças sexualmente transmissíveis, como síndrome da imunodeficiência adquirida (AIDS), hepatite, papiloma (HPV) e DIP.

A DIP costuma ser causada por uma infecção ascendente, via vaginal, raramente associada a outras infecções intra-abdominais, como apendicite. Os abscessos pélvicos, por sua vez, podem estar associados a uma gama de doenças contíguas ou não. Existem muitos relatos na literatura de abscessos pélvicos associados a várias afecções, como tumor do colo uterino infectado, tuberculose pélvica e miomas degenerados e infectados.

As clínicas da DIP e do abscesso pélvico se confundem, diferindo apenas quanto à etiologia e à propagação. As queixas e os achados clínicos incluem: dolorimento agudo no andar inferior do abdome, corrimento e/ou sangramento vaginal ou cervical, febre (> 38ºC), dispareunia, presença ou não de massa palpável e dolorimento à mobilização do colo. A incidência de piometra é < 1%.

Como o diagnóstico clínico é difícil, uma vez que os sintomas não são específicos, é essencial a realização de propedêutica complementar para a conclusão diagnóstica. A avaliação laboratorial inclui a realização de hemograma (leucocitose em 57% dos casos), dosagem de proteína C reativa (elevada em 71% dos casos) e velocidade de hemossedimentação (VHS – elevada em 70% dos casos). A ultrassonografia transvaginal tem sensibilidade de até 85% e a ressonância magnética tem sensibilidade de 95% para conclusão diagnóstica.

De acordo com o Centro para o Controle de Doenças (CDC), o diagnóstico definitivo de DIP é estabelecido quando a histologia confirma endometrite ou a imagem visibiliza tubas uterinas espessadas e líquido tubovariano e/ou livre na pelve.

O tratamento pode ser clínico (antibioticoterapia) e/ou cirúrgico, variando de acordo com a gravidade do quadro e a presença de abscesso íntegro ou roto.

Torção anexial

A torção anexial é definida como a rotação dos componentes anexiais em torno de seu próprio eixo, levando à obstrução venosa, arterial ou linfática. A torção é unilateral em 95% das vezes, com 60% dos casos ocorrendo à direita, em virtude de o cólon pélvico ocupar espaço à esquerda ou pela hipermobilidade do ceco e do íleo terminal à direita.

A torção anexial é a quinta causa de abdome agudo ginecológico e responde por 2,7% de todos os casos ginecológicos cirúrgicos emergenciais. Em geral, ocorre em pacientes com história prévia de massas ovarianas sólidas, mistas ou císticas, miomas pediculados ou após salpingotripsia e outras cirurgias abdominopélvicas anteriores. A incidência máxima em mulheres com mais de 52 anos de idade é de 19% a 20%.

A queixa principal é de dor em baixo-ventre, inicialmente intermitente, cortante, que agudiza subitamente, podendo irradiar-se para dorso, virilha, períneo e/ou face medial da coxa. Pode ser acompanhada por alterações urinárias e/ou intestinais, náuseas e vômitos. Se houver necrose tecidual, a temperatura axilar pode estar normal ou discretamente elevada. Os exames laboratoriais poderão ser normais ou com VHS pouco elevada e discreta leucocitose.

O exame do abdome evidencia desde discreto dolorimento abaixo da cicatriz umbilical até sinais de peritonite. O achado mais importante consiste na presença de massa pélvica com volume ≥ 5cm.

O diagnóstico por imagem é inespecífico. A ultrassonografia transvaginal é capaz de detectar a presença de massas, aumento de edema ovariano e líquido livre na pelve. Atualmente está sendo estudado um marcador específico para torção anexial, denominado "sinal do redemoinho". Trata-se de imagem arredondada e com múltiplos anéis em seu interior, vista ao Doppler do pedículo torcido. A tomografia computadorizada apresenta alta especificidade e baixa sensibilidade para o diagnóstico de infartos. A ressonância magnética tem uma vantagem substancial ao diagnosticar o infarto hemorrágico no tecido torcido. No entanto, o padrão-ouro, tanto para diagnóstico como para tratamento, é a laparoscopia.

Como os achados clínicos, físicos e laboratoriais são inespecíficos, o diagnóstico costuma ser tardio, o que aumenta a morbidade e a perda de tecidos. O diagnóstico precoce evita danos estruturais; em adultos, a recuperação do órgão é possível em 10% dos casos. Na maioria das vezes, no entanto, o diagnóstico definitivo é estabelecido durante a cirurgia.

Em geral, o tratamento cirúrgico é fundamentado na impressão visual do cirurgião. Entretanto, o diagnóstico visual do cirurgião é um preditor pobre de dano vascular irreversível. No passado, o tratamento consistia na retirada do órgão acometido. Atualmente, a abordagem cirúrgica deve ser realizada precocemente, tentando preservar o órgão o máximo possível. O diagnóstico diferencial deve ser feito com cólica renal, diverticulite, apendicite e tumores ovarianos.

Prolapso agudo dos órgãos pélvicos e prolapso agudo de cúpula vaginal

As paredes vaginais e as estruturas circundantes sofrem herniação através do canal vaginal em direção ao introito, em virtude da perda de apoio do tecido muscular, dos ligamentos e do tecido aponeurótico. Vários são os fatores predisponentes, como hipoestrogenismo, número de gestações, assistência obstétrica inadequada durante os partos, além de fatores precipitantes, como obesidade e aumento da pressão intra-abdominal (ascite, tosse crônica, constipação intestinal crônica). A maioria é adquirida e pode ser evitada com medidas preventivas.

Quando existe falência atrófica de todos os tecidos de sustentação e do assoalho pélvico, a descida dos órgãos pélvicos pode ser súbita e de evolução rápida, sendo acompanhada de dor aguda e intensa na região vaginal ou dorsal, associada a retenção urinária aguda (4% a 80%). A anúria é complicação rara, podendo ser decorrente de compressão ureteral pelos vasos uterinos, estrangulamento ureteral grave, compressão ureteral contra os músculos elevadores do ânus e alongamento e estreitamento do ureter distal. Em alguns casos pode haver ruptura espontânea da bexiga.

O prolapso de cúpula vaginal ocorre imediatamente ou alguns anos após histerectomia total. A causa, em geral, é a fixação insuficiente da cúpula vaginal durante a cirurgia de retirada do útero ou a fragilidade dos elementos de fixação. Em ambos os casos, a incidência é maior em pessoas mais idosas, sendo a prevalência de 41%.

O tratamento imediato consiste na tentativa de colocar a estrutura prolapsada em seu sítio habitual, para desobstrução do sistema urinário. As cirurgias são consideradas o tratamento ideal e definitivo para os prolapsos. Entretanto, em pacientes com alto risco cirúrgico e/ou anestésico, uma solução satisfatória do quadro pode ser obtida com o posicionamento de um pessário permanente.

Retenção urinária

A retenção urinária aguda é definida como a incapacidade súbita de urinar, acompanhada de dor suprapúbica importante. O diagnóstico é dificultado pelas potenciais deficiências cognitivas das pacientes e a presença de várias comorbidades concomitantes. Sua incidência é rara. A etiologia da retenção urinária, na idosa, consiste em condições associadas ao envelhecimento, como doenças neurológicas, doenças obstrutivas, prolapso pélvico, *diabetes mellitus*, hipoatividade do detrusor, apendicite, polifarmácia e constipação intestinal. O diagnóstico diferencial é vasto.

O início dos sintomas de retenção pode ser gradual e passar despercebido pelos cuidadores e/ou familiares. As pacientes chegam às urgências com dor importante e sudoréticas. O diagnóstico deve ser feito com rapidez, seguido de tratamento imediato. Após descompressão vesical, a urina deve ser enviada para análise no intuito de afastar infecção de trato urinário. Os principais objetivos do tratamento são: redução dos sintomas, prevenção da infecção do trato urinário e prevenção da deterioração do trato superior.

A conduta e o tratamento devem ser individualizados com base no grau de retenção, no grau de incômodo, nos objetivos do tratamento, nas comorbidades associadas e na causa subjacente da retenção. As pacientes deverão ser avaliadas até que se determinem a causa da retenção e quais delas serão submetidas a cateterismo intermitente com cateter vesical de alívio ou uso contínuo de cateter vesical de demora.

Infecção do trato urinário (ITU)

A infecção do trato urinário (ITU) é uma das principais causas de retenção urinária na idosa. Cerca de 30% dos episódios bacterianos em pacientes com mais de 65 anos de idade ocorrem no trato urinário. Trata-se da infecção bacteriana mais comum, correspondendo a um milhão de atendimentos em serviços de emergência nos EUA e resultando em 100 mil internações anuais.

O pH vaginal se eleva em virtude da redução dos níveis de estrogênio e, consequentemente, de glicogênio. Isso favorece a colonização de uropatógenos no epitélio vaginal, o que facilita a instalação de infecção urinária.

A diferenciação entre ITU e bacteriúria assintomática é necessária para avaliação da prescrição de tratamento antimicrobiano. Ambas são prevalentes na senectude. A bacteriúria assintomática em idosas é transitória, com incidência de 55%, não está associada a morbidade e mortalidade e, geralmente, se resolve sem nenhum tratamento.

A ITU apresenta clínica variada, desde sintomas clássicos – como disúria, aumento da frequência urinária, urgência e polaciúria – até sintomas vagos – como delírio, tonturas e fraqueza. O diagnóstico é estabelecido a partir das queixas clínicas e de evidência laboratorial de ITU. Nas idosas, 25% das ITU são polimicrobianas, sendo *E. coli, Klebsiella, Proteus, Enterobacter* e *Pseudomonas* os germes mais comuns. Os fatores de risco para recorrência de ITU são diabetes, cirurgias uroginecológicas, incontinência urinária e retenção urinária.

As idosas com clínica de pielonefrite ou sepse devem ser internadas imediatamente para tratamento com antibioticoterapia por via venosa.

Herpes-zóster

O herpes-zóster é uma infecção viral comum, causada pelo vírus da varicela-zóster e caracterizada por erupção vesicular dolorosa e unilateral, correspondendo a uma raiz nervosa (dermátomo). A retenção urinária associada ao herpes-zóster é rara e está relacionada com infecção provocada pelo vírus no dermátomo S2-S4, resultando em arreflexia do detrusor em 4 a 19 dias após o aparecimento das lesões de pele. O quadro tem a duração de 4 a 8 semanas e independe da gravidade das lesões cutâneas.

O tratamento consiste em cateterismo uretral intermitente com cateter vesical de alívio ou posicionamento de cateter vesical de demora até a recuperação total. Apresenta bom prognóstico.

Emergências nos casos de câncer

Emergências oncológicas são situações direta ou indiretamente relacionadas com a doença de base e/ou com seu tratamento e implicam risco de morte ou deterioração da saúde da paciente.

As queixas das pacientes com câncer, nos setores de emergência, estão geralmente ligadas à evolução e/ou às complicações secundárias ao tratamento da doença. Quando o tumor ainda não foi diagnosticado, as queixas são de dor, massa pélvica e prurido. Quando a doença já se encontra em estágio mais avançado, as queixas são decorrentes da invasão do tumor, como sangramento, dor, náuseas, vômitos, fenômenos tromboembólicos, ascite, obstrução ureteral e constipação e/ou obstrução intestinal. Também existem queixas decorrentes das complicações do tratamento, como edema, candidíase aguda, sangramento retal e enterite pós-radioterapia. Para o tratamento devem ser considerados os riscos e benefícios para a paciente e avaliadas a possibilidade de cura, a reversibilidade da doença, a expectativa de vida e, finalmente, se existe algum tratamento paliativo.

O prurido pode não ser considerado uma questão de urgência, mas o desconforto pode ser tão grande que as pacientes recorrem às emergências. O tratamento costuma ser sintomático, sendo o seguimento realizado em regime ambulatorial.

A maior parte dos sangramentos pode ser resolvida ambulatorialmente. Quando há risco de comprometimento hemodinâmico, a paciente deve ser internada e o tratamento deve ser individualizado, levando-se em conta a localização do tumor e o vulto do sangramento.

A obstrução intestinal responde por 42% das complicações de câncer de ovário. O tratamento dependerá do diagnóstico da causa da obstrução, ou seja, se foi ocasionada por neoplasia, por aderências ou por outros fatores. O tratamento abrange desde cirurgia até cuidados paliativos com alimentação parenteral e sintomáticos.

Nos casos de dor e massa pélvica, além dos exames laboratoriais, deve ser realizado exame de imagem. Se uma massa for detectada, o próximo passo será determinar se existe ou não a necessidade de cirurgia de emergência (torção anexial, abscesso, apendicite).

Principalmente por fatores tumorais, os doentes oncológicos apresentam maior risco de tromboembolismo, mesmo com o uso preventivo de anticoagulante. A embolia pulmonar deve ser sempre lembrada nos casos de dispneia de início súbito, tosse, dor pleural, crepitações e choque cardiovascular.

A obstrução ureteral pode ser secundária a cirurgia e/ou radioterapia ou decorrente da compressão do tumor. O tratamento é emergencial nos casos em que o comprometimento ureteral é bilateral, levando à anúria e à insuficiência renal.

Nos casos de neoplasia avançada com carcinomatose peritoneal, deve-se obter o diagnóstico preciso da origem neoplásica para que seja estabelecida a abordagem terapêutica necessária. Nos casos em que existe ascite, esta deve ser drenada na tentativa de melhorar a dispneia, a anorexia, a dor e as náuseas. O derrame pleural que leva à dispneia importante também deve ser drenado.

Alterações vulvares

Em geral, as idosas são menos propensas a relatar sintomas relacionados com o trato genital e a ser examinadas por ginecologistas. Por isso, nas urgências é grande o número de atendimentos a idosas com problemas que poderiam ser resolvidos nos cuidados primários.

O prurido vulvar não é considerado uma urgência, mas, na prática, muitas pacientes recorrem aos atendimentos de urgência em virtude do desconforto que provoca. As causas mais comuns de prurido vulvar são: vulvovaginite atrófica, vulvovaginite irritativa, candidíase aguda, líquen escleroso e câncer vulvar.

Vulvovaginite atrófica

A queda fisiológica do estrogênio ocasiona diminuição da elasticidade do tecido conjuntivo vaginal, adelgaçamento da mucosa e predomínio das células parabasais e de leucócitos. O ambiente vaginal é alcalino e a vascularização está diminuída.

A sintomatologia consiste em corrimento, ardor, dispareunia e sangramento. O adelgaçamento da mucosa vaginal corresponde a 15% das causas de sangramentos na pós-menopausa.

O epitélio da bexiga e da uretra também se atrofia, o que torna a porção distal da uretra pouco elástica. Essas alterações são responsáveis pela "síndrome uretral", que consiste em ardor miccional, urgência, noctúria e hesitação para urinar, além de dor e pressão no baixo-ventre, que melhoram após urinar.

Vulvovaginite irritativa

A incontinência urinária, que infelizmente é prevalente na população feminina geriátrica, pode favorecer uma dermatite de contato. A urina age como irritante e aumenta a umidade vulvar, o que facilita a penetração de substâncias irritantes na pele.

O aumento de peso e as doenças debilitantes, como artrite e sequelas de acidente vascular encefálico, podem prejudicar a capacidade da mulher de proceder à higiene perineal adequada, o que pode resultar em exposição prolongada da pele vulvar a substâncias irritantes e patógenos infecciosos.

O tratamento consiste, primordialmente, em cuidados higiênicos.

Candidíase aguda

A deficiência de estrogênio é consequência inevitável do envelhecimento. Em sua ausência, o epitélio vaginal torna-se fino, as células epiteliais que contêm glicogênio diminuem acentuadamente ou desaparecem, a produção de ácido lático sofre redução, o pH vaginal diminui sua acidez, e a proteção vaginal também diminui, o que aumenta a colonização vaginal, principalmente por anaeróbios.

A cândida vive normalmente na vagina de 10% a 25% das pacientes saudáveis e seu controle depende de outros microrganismos presentes na microbiota habitual. No entanto, o desequilíbrio inevitável e próprio do envelhecimento favorece a ocorrência de vulvovaginite por cândida. Outros fatores próprios da senectude, como incontinência urinária, higiene íntima incorreta, uso de medicamentos, como corticoides e antibióticos, além de doenças como diabetes, predispõem ainda mais ao aparecimento de candidíase vulvovaginal.

As queixas clínicas consistem em irritação em virtude do prurido, que piora à noite e é exacerbada pelo calor, além de ardor, disúria e dispareunia. A vulva geralmente se encontra edemaciada, hiperemiada, com sinais de coçadura. Às vezes, encontram-se úlceras e lesões pustulopapulares.

O tratamento consiste em cuidados gerais, evitando os fatores predisponentes e controlando as doenças de base, e no uso de medicamentos locais para alívio dos sintomas e sistêmicos. A paciente deverá ser alertada de que inicialmente poderá apresentar piora do ardor local em virtude da ação do medicamento.

Líquen escleroatrófico

O líquen escleroatrófico é afecção vulvar inflamatória crônica, em que ocorrem diminuição da espessura epitelial e destruição arquitetural. Uma das principais dermatoses vulvares, sua incidência é de 1,7%, mas sua prevalência é desconhecida. A etiologia também é desconhecida, mas tem sido discutido se a causa estaria ligada à infecção por uma espiroqueta, a *Borrelia burgdorferi*.

A queixa clínica mais comum é o prurido, tão intenso que leva à perda de sono, associada a sangramento, queimação e dispareunia.

Ao exame, a pele vulvar apresenta-se fina e com placas acrômicas, bordas bem definidas e áreas de escoriação e fissuras. O processo tem distribuição simétrica, à semelhança de um espelho, e acomete pequenos e grandes lábios e regiões clitoriana e perianal, sem contudo invadir a vagina. Esse tipo de distribuição é denominado "buraco de fechadura" ou formato de 8. O acometimento vaginal é raríssimo, sendo observado em pacientes mais graves. A lesão é persistente em 80% dos casos e a evolução para atrofia ocorre em 18% a 35% das pacientes, sendo 4% a 6% dos casos ligados a câncer vulvar avançado. O diagnóstico diferencial deve ser feito com vitiligo, líquen plano, HPV, carcinoma espinocelular e doença de Paget. O tratamento visa coibir o prurido.

Câncer vulvar

Embora a maioria das alterações vulvares seja benigna, a neoplasia vulvar é mais provável nas pacientes geriátricas. O câncer de vulva avançado pode estar associado a doenças benignas da vagina, como o líquen escleroatrófico. Por isso, o exame vulvar é imprescindível e deve fazer parte do exame de rotina em geriatria.

Úlceras de Lipschutz

As úlceras de Lipschutz consistem em úlceras genitais simples ou múltiplas, arredondadas e com base suja, provavelmente causadas pelo *Bacillus crassus*. A sintomatologia inicial é de doença infecciosa: febre alta, calafrios, ardência e prurido no local onde surgem as úlceras. Localizam-se principalmente no vestíbulo vulvar e na face interna dos pequenos lábios. O processo é autolimitado. Raramente acometem pacientes idosas. Os exames laboratoriais costumam ser inespecíficos. O tratamento consiste apenas em cuidados higiênicos, pois a doença evolui para cura espontânea.

Úlceras por herpesvírus

Trata-se de um processo inflamatório agudo ou crônico recorrente, causado pelo vírus do herpes simples. Nas infecções primárias, os sintomas consistirão em prurido e queimação, podendo haver sintomas sistêmicos, como febre, cefaleia e mal-estar. Entre 24 e 72 horas surgem as erupções vesiculares. Quando as vesículas se rompem, aparecem pequenas úlceras difusas, muito dolorosas, e que podem coalescer. Essas lesões persistirão por 2 a 6 semanas.

Nas infecções recidivantes, o desconforto é menor, geralmente não há alterações sistêmicas, e as lesões são idênticas às infecções primárias. Persistem, em média, por 1 a 2 semanas.

O tratamento baseia-se no controle dos sintomas, mediante administração de analgésicos e antipruriginosos, compressas locais frias e banhos de assento com água e sal. O tratamento sistêmico é feito com antivirais, como o aciclovir. O diagnóstico diferencial deve ser feito com sífilis.

Úlceras traumáticas

As lesões vulvares por traumatismos têm incidência de 3,7%. Em todos os casos de traumatismo é necessária avaliação vaginal, uretral, anal e da pelve óssea. A incidência de traumatismo urológico é de 30%. Algumas lesões na parte superior da vagina podem progredir para a cavidade peritoneal e provocar lesões na bexiga e no intestino.

As causas mais comuns são: queda a cavaleiro, acidentes de trânsito, agressão sexual, roupas apertadas e depilação. Em geral, o diagnóstico e a avaliação da extensão do traumatismo são clínicos. Em alguns casos, contudo, o exame ultrassonográfico transperineal pode ser necessário para determinação da extensão da lesão e para auxiliar a conduta a ser tomada.

O tratamento pode ser conservador (maioria) ou cirúrgico. O tratamento clínico visa diminuir o edema e consiste em repouso e uso de compressas locais. O tratamento cirúrgico está indicado quando o hematoma se estende até o períneo e/ou a parede suprapúbica; quando há compressão uretral; nos casos em que há infecção local; quando ocorre expansão do hematoma; e nos casos de lacerações. Nos casos de lacerações e de cirurgia, devem ser administrados antibiótico profilático e vacina contra tétano.

Fasciite necrosante

Infecção invasiva, rara, caracteriza-se por rápida progressão e elevada taxa de mortalidade, variando de 12% a 76%, sendo a taxa ginecológica de 33%. Esse índice se mantém inalterado desde a publicação de Meleney, em 1924. A fasciite perineal geralmente é mais grave e duplica a taxa de mortalidade.

Em sua etiologia estão envolvidos múltiplos patógenos, como estreptococos, estafilococos e bacilos gram-negativos. Entre as comorbidades estão diabetes, arterioesclerose, doença renal crônica, obesidade, imunossupressão, alcoolismo com doença hepática associada e desnutrição. Eventos que reduzem a defesa e aumentam o risco de fasciite: idade avançada, cirurgia recente, uso de agentes EV, víscera perfurada, diverticulite, drenagem percutânea de abcesso intra-abdominal, história de exposição à radiação e uso de materiais sintéticos nas cirurgias de assoalho pélvico de idosas. Deve-se ter cuidado com pacientes geriátricas em uso prolongado de pessários e com erosões e escoriações vaginais.

Existem quatro tipos específicos de fasciite necrosante:

- **Tipo I:** polimicrobiana, corresponde a cerca de 70% a 80% dos casos. Costuma surgir após traumatismo ou cirurgia. Progride lentamente e tem melhor prognóstico. Envolve anaeróbios facultativos e obrigatórios, cocos gram-positivos e bactérias gram-negativas.
- **Tipo II:** monomicrobiana, corresponde a cerca de 20% a 30% dos casos. Surge em pessoas previamente saudáveis. Muito agressiva, causa toxicidade sistêmica e apresenta rápida progressão. Costuma ser causada por *S. pyogenes*, *S. aureus* ou *S. agalactiae*.
- **Tipo III:** mais comum na Ásia, é causada por bactérias gram-negativas marinhas. Apresenta alta mortalidade: 30% a 40%.
- **Tipo IV:** fúngica, surge após traumatismo em imunocomprometidos. Exibe quadro agressivo, rápida extensão e mortalidade alta (> 47%).

À ectoscopia, surgem formações bolhosas, edema e alterações inflamatórias. A necrose fascial subjacente ultrapassa os limites do envolvimento cutâneo visível.

As queixas são: pele com sensação de "anestesia", dor sem alívio, ausência de dor no tecido abaixo da pele, descoloração da pele, mau odor e bolhas. O quadro pode estar associado a febre, taquicardia e sinais de toxemia sistêmica. Mais tarde podem surgir escurecimento na pele e crepitação. A secreção marrom-escura das bolhas é indicativa da lesão, mas secreção purulenta não deve ser considerada como ausência de lesão. Não há testes laboratoriais específicos; estes apenas ajudam a monitorizar a melhora da infecção e avaliar o equilíbrio dos eletrólitos. O diagnóstico é clínico, e apenas o tratamento cirúrgico agressivo, em combinação com antibiótico de largo espectro, oferece uma oportunidade de cura, visto que a doença evolui rapidamente.

O tratamento cirúrgico consiste em desbridamento da lesão até que se identifique tecido bem vascularizado. A ferida cirúrgica é apenas tamponada com gaze umedecida. O fechamento ocorre por segunda intenção.

Gangrena de Fournier

Relatada pela primeira vez em 1764 por Baurienne, em 1877 a mesma doença foi descrita por Avicena e em 1883 por Fournier. Fournier enfatizou três características principais da doença: início súbito, rápida progressão para gangrena e nenhuma causa visível.

Trata-se de uma fasciite polimicrobiana (aeróbio e anaeróbio) que acomete as regiões perianal e perineal. As infecções se desenvolvem nos lábios vulvares e se disseminam para o períneo, as nádegas e a parede abdominal. O processo infeccioso conduz a trombose dos vasos cutâneos e subcutâneos, resultando em gangrena na pele. Quando ocorre na região anorretal, a gangrena de Fournier apresenta múltiplas etiologias, sendo a principal delas a infecção anorretal.

Os fatores predisponentes são: atraso no diagnóstico, tratamentos iniciais inadequados ou insuficientes e a coexistência de doenças como diabetes. A progressão da doença ocorre de duas maneiras: hematógena, através da artéria pudenda interna, e pelos planos faciais ao longo da aponeurose do períneo.

Apresenta-se clinicamente por meio de febre com vários dias de evolução, dor abdominal inespecífica, dor perianal ou perineal e sinal de sepse. O tratamento é semelhante ao da fasciite, ou seja, desbridamento urgente e antibioticoterapia. Atualmente, alguns centros começaram a usar oxigenoterapia hiperbárica como complementação do tratamento cirúrgico.

Prolapso da uretra

O prolapso de uretra caracteriza-se pelo deslizamento externo da mucosa uretral em toda a volta do meato uretral. Trata-se de condição rara e benigna, com incidência de 1:3.000, e está presente nos dois extremos da vida reprodutiva da mulher.

A etiologia não é precisa, mas diversas teorias têm sido propostas, como aumento da pressão intra-abdominal (p. ex., em virtude do paroxismo da tosse), infecção, mobilidade uretral excessiva, mucosa volumosa, déficit neuromuscular, desnutrição nos idosos, falha de fixação entre as camadas musculares da uretra, dissinergia uretrodetrussora, baixos níveis de estrogênio e violência sexual. Atualmente, há relatos de prolapso uretral como resultado de injeção uretral de agentes de volume para incontinência urinária de esforço e após teste urodinâmico.

Na pós-menopausa, o sangramento vaginal é o sintoma mais comum, embora disúria, hematúria, frequência urinária, urgência e noctúria também possam estar presentes. O diagnóstico é eminentemente clínico e não necessita testes de diagnóstico elaborados. A apresentação clássica consiste em uma massa rosada que circunda simetricamente a uretra, podendo sangrar ao contato. No entanto, quando existe trombose do plexo venoso uretral distal, essa “massa” pode adquirir coloração vinhosa, associada a desconforto local intenso e sangramento discreto, constituindo o quadro de prolapso uretral estrangulado. O diagnóstico diferencial deve ser feito com carúncula uretral, prolapso de bexiga, divertículos uretrais, prolapso de ureterocele, doença maligna uretral ou vaginal, condiloma e rabdomiossarcoma.

Não existe um tratamento de escolha; porém, inicialmente, deve-se tentar reduzir a congestão local com compressas frias e controlar a infecção e a atrofia da mucosa vaginal com antibióticos tópicos e cremes à base de estrogênio. Em seguida, é efetuada a correção cirúrgica indicada para o caso. De acordo com a literatura, a excisão cirúrgica permanece como a terapia mais definitiva, completa e mais anatômica.

Sangramento vaginal

O sangramento vaginal incide em 20% das mulheres com mais de 65 anos de idade. Representa baixo risco de morte, mas, como em toda doença, o diagnóstico tardio e/ou o tratamento inadequado aumentam muito a morbidade.

Todo sangramento vaginal em mulher idosa, até que se prove o contrário, é suspeito de malignidade, apesar de a causa mais comum ser a atrofia vaginal. As outras causas são doenças sistêmicas, corpo estranho, traumatismo e violência sexual, infecção, distúrbio de coagulação, pólipos, hiperplasia de endométrio (22%) e neoplasias.

O diagnóstico pode ser feito por meio da aspiração do conteúdo uterino, através da Pipelle®, com sensibilidade de 98% para detecção de câncer de endométrio e de 81% no caso de hiperplasia atípica. O exame de imagem de escolha na urgência é a ultrassonografia pélvica e/ou transvaginal.

O tratamento visa garantir a estabilidade hemodinâmica. Os meios cirúrgicos utilizados devem ser úteis tanto para o diagnóstico como para o tratamento. Nos casos em que o sangramento é discreto, está indicada histeroscopia. Quando o sangramento é profuso, o método mais rápido para coibi-lo é a curetagem uterina.

Nos casos de sangramento intra-abdominal, se não houver contraindicação anestésica ou choque hipovolêmico, estará indicada laparoscopia, enquanto a laparotomia deverá ser indicada apenas nos casos em que haja alguma contraindicação à laparoscopia.

Corpo estranho vaginal

A introdução de corpos estranhos nos orifícios corporais não é rara, mas sua prevalência real é desconhecida em razão da dificuldade em se diagnosticar a presença desse corpo.

Os motivos não psicopatológicos para introdução de corpo estranho na vagina incluem desventuras exploratórias como atos isolados conduzidos por simples curiosidade, inserções por outras pessoas em práticas sexuais, maus-tratos e violência sexual. Além disso, o objeto pode ter sido inserido para tratamento e esquecido, como os pessários.

Raramente os pacientes vão ao médico relatando ter inserido um "corpo estranho" na vagina. Em geral, as queixas são clássicas e inconclusivas: sangramento vaginal (50%), resíduo vaginal tinto de sangue (18%) e/ou com odor forte, retenção ou incontinência urinária e dor abdominal.

Quanto mais tempo se passar entre a introdução do objeto e sua retirada, maiores serão as complicações secundárias e menor a possibilidade de identificação do objeto introduzido.

Nos pacientes com mais de 65 anos de idade, o diagnóstico de inserção de corpo estranho é raro, uma vez que o exame ginecológico não faz parte da rotina de exames. Além disso, as idosas não relatam a inserção de corpo estranho e, se o fazem, são menosprezadas, em virtude do conteúdo delirante da senilidade.

Em geral, a etiologia e o número de objetos colocados só serão conhecidos após a retirada que, na grande maioria dos casos, é realizada com a paciente anestesiada.

A radiografia de abdome detecta apenas os objetos metálicos. A ultrassonografia consegue visualizar o objeto, mas não precisa o número de objetos e se a vagina está íntegra ou não. O melhor método de imagem para diagnóstico é a ressonância magnética, que detecta corpo estranho de qualquer material e consegue determinar o número de objetos e se a parede vaginal está íntegra.

Lesão do fundo de saco de Douglas

A lesão do fundo de saco de Douglas é evento raro (menos de 1%) nos atendimentos de urgência.

Em 99,6% dos casos relatados, ocorreram dor aguda e sangramento de moderado a abundante, após ou durante relação sexual consensual ou não.

Em geral, as lesões ocorrem no fundo de saco posterior, no lado direito, uma vez que o útero costuma se encontrar discretamente desviado para a direita, abrindo o fórnice para a direita, com isso facilitando a penetração nessa região. Ao mesmo tempo, o fundo de saco, o local mais frágil da face endopélvica, está distendido, o que facilitará a laceração dessa área. Além disso, pode haver falta de lubrificação, atrofia da mucosa vaginal, uso de pessário por muitos anos, disparidade no tamanho dos órgãos genitais, uso de brinquedos sexuais e penetração muito vigorosa. Outros locais de laceração são a porção superior da vagina e ao longo do eixo vaginal. As complicações mais graves incluem hematoma retroperitoneal, hemoperitônio, pneumoperitônio e evisceração.

Evisceração

Evisceração vaginal é evento raro (6,6% dos casos) que ocorre quando o conteúdo abdominal sofre herniação decorrente de defeito ou ruptura da parede vaginal. Em um terço dos casos as alças intestinais estão encarceradas. A incidência de evisceração espontânea é de 3,3% nas mulheres pós-menopausadas com disfunção do assoalho pélvico e de 73% naquelas submetidas a cirurgia ginecológica, a maioria (54% a 63%) após cirurgia por via vaginal e apenas 5% por via laparoscópica. Cerca de 20% das pacientes necessitam ressecção intestinal. O índice de mortalidade é de 6%, e o diagnóstico precoce previne maior morbidade.

Os fatores que contribuem para evisceração são: hipoestrogenismo, disfunção do assoalho pélvico, enterocele e tecido hipovascular pós-radioterapia. As causas são: idade avançada, aumento da pressão intra-abdominal (tosse, esforço durante as evacuações, levantamento de peso, trabalho extenuante), enterocele, introdução de corpos estranhos na vagina, estupro, lesão iatrogênica, cirurgia anterior, principalmente por via vaginal, má técnica cirúrgica, retomada precoce das relações sexuais após cirurgia e pós-radioterapia.

As queixas são proporcionais à gravidade do quadro: sangramento após algum esforço, logo após as relações sexuais ou espontâneo, dor aguda, sensação de plenitude na área genital, massa vulvar, náuseas e/ou vômitos.

Na maioria das pacientes, a laceração vaginal é única, no fundo de saco de Douglas, com comprimento de 1 a 5cm. Em caso de uma segunda laceração, esta se localiza na parede lateral da vagina e pode medir até 2cm. As alças intestinais ultrapassam o fundo de saco de Douglas através da laceração e atingem a vulva, com o íleo sendo o segmento intestinal mais comumente acometido.

O tratamento consiste em reposição volêmica, proteção das vísceras expostas por meio de compressas úmidas, profilaxia antibacteriana e cirurgia de urgência. Dependendo do volume e das condições das alças, a via pode ser vaginal, laparoscópica ou por laparotomia. Cada caso deve ser individualizado, e o procedimento cirúrgico depende do volume, do estado e da vitalidade dos órgãos eviscerados.

Pólipos endometriais

Os pólipos consistem em crescimentos localizados de tecido endometrial cobertos por epitélio, com quantidade variável de glândulas, estroma e vasos sanguíneos. São mais comuns nas mulheres entre os 40 e os 50 anos de idade, com pico de incidência na faixa etária de 51 a 70 anos. A etiologia consiste em alterações na concentração dos receptores hormonais, desequilíbrios hormonais e inflamações.

Em geral, são assintomáticos e diagnosticados acidentalmente durante exames de rotina, como ultrassonografia transvaginal ou histeroscopia. São solitários em 80% dos casos, mas podem ser múltiplos e estar associados a pólipos cervicais.

Os fatores de risco para o desenvolvimento de pólipos endometriais com suspeita de malignidade são: avanço da idade, hipertensão arterial, pólipos > 1,5cm e uso do tamoxifeno.

O risco de transformação maligna é variável (0,8% a 4,8%), sendo a prevalência de pólipos pré-malignos ou malignos 5,31 vezes maior em mulheres com mais de 60 anos de idade do que nas mulheres de 40 a 59 anos de idade.

Para diagnóstico e tratamento, a histeroscopia é o padrão-ouro não apenas por possibilitar a avaliação de toda a cavidade uterina, mas também por poder, nos casos de dúvida, ser realizada com histeroscópios de baixo calibre, em ambiente ambulatorial. Além disso, a segurança do método é grande. Segundo um relato, 90% dos pacientes estudados não apresentaram quaisquer efeitos secundários a curto e médio prazo, e os 10% restantes apresentaram apenas pequenas complicações.

A recorrência pós-polipectomia depende da experiência, da técnica, do treinamento e das características do cirurgião envolvido. O tratamento em pacientes sintomáticas e naquelas com pólipos > 15mm, pólipos múltiplos, obesas, hipertensas, com *diabetes mellitus* e/ou com sangramento consiste na remoção por histeroscopia. O tratamento conservador de patologia intrauterina só pode ser considerado quando excluída a possibilidade de malignidade.

Hiperplasia do endométrio

A hiperplasia de endométrio representa várias alterações morfológicas, das glândulas endometriais e do estroma, que vão desde aumento exagerado até carcinoma *in situ*. Apresenta alta taxa de recorrência, além de alto risco de transformação maligna (até 50%).

O diagnóstico é estabelecido por meio de ultrassonografia transvaginal, com sensibilidade de 96% e especificidade de 85% para detecção precoce de doenças do endométrio. Os achados ultrassonográficos de suspeição de malignidade são: heterogeneidade da estrutura interna, contorno externo irregular, intensidade da vascularização endometrial, fluido na cavidade uterina, inclusões polipoides e registro de sinais vasculares na zona subendometrial.

O estudo multicêntrico Nordic mostrou que, em mulheres com sangramento pós-menopausa, o risco de alteração histológica em endométrio que mede < 4mm à ultrassonografia transvaginal é de 5,5%. Assim, em mulheres que apresentam esse quadro, parece justificada a realização de biópsia endometrial.

Atrofia do endométrio

A atrofia do endométrio é uma das principais causas de sangramento na senectude. A superfície endometrial encontra-se atrófica e colapsada, contendo pouco ou nenhum fluido para evitar atrito intracavitário. Isso resulta em microerosões do epitélio superficial e reação inflamatória local, o que o torna suscetível a sangramentos.

O objetivo principal da avaliação endometrial é excluir o câncer de endométrio. O sangramento uterino decorrente de atrofia endometrial tem bom prognóstico. Costuma ser pequeno, autolimitado e não necessita tratamento adjuvante.

Os métodos utilizados para o diagnóstico das causas de sangramento uterino na senectude são biópsia aspirativa, ultrassonografia transvaginal e histeroscopia.

Recomenda-se biópsia endometrial para avaliação inicial em todas as mulheres idosas com sangramento uterino, em razão de sua alta sensibilidade, baixo custo e risco reduzido de complicações. O tratamento do sangramento dependerá de sua causa.

À histeroscopia, o endométrio atrófico é branco-amarelado, com superfície lisa e brilhante; a vascularização é reduzida; os vasos são curtos e finos; e os orifícios glandulares não são visíveis. Em casos de inflamação, achados adicionais podem incluir eritema, petéquias e vasos sanguíneos friáveis, sangrantes e visíveis através do epitélio.

A ultrassonografia transvaginal é alternativa aceitável para avaliação inicial em idosas que não tolerem a realização de biópsia endometrial. O câncer de endométrio pode ser excluído em mulheres pós-menopausadas com endométrio fino e homogêneo à ultrassonografia. No entanto, a biópsia endometrial é necessária em caso de: endométrio ≥ 4mm, endométrio heterogêneo (difuso ou focal) ou inadequadamente visualizado e se houver persistência de sangramento uterino. Sangramento uterino persistente pode sugerir câncer de endométrio, mesmo na presença de endométrio fino (< 4mm).

Câncer de endométrio

A incidência de câncer de endométrio nos países industrializados é de 43,4%, sendo o terceiro em prevalência nas mulheres com mais de 65 anos de idade. O índice de mortalidade é inferior a 12%. A principal característica desse tumor é a exposição prolongada ao estrogênio, como em casos de menopausa tardia, nuliparidade, hipertensão arterial, uso de tamoxifeno, dieta rica em gorduras, diabetes e história familiar de câncer de mama, de ovário e colorretal não poliposo. A queixa de sangramento indolor, intermitente, de pequena monta está presente em 90% dos casos, podendo estar associada a perda de peso e alteração urinária e/ou intestinal.

A ultrassonografia transvaginal auxilia a avaliação das características endometriais, mas ainda não se mostra eficaz na redução da mortalidade. A histeroscopia, por sua vez, é o padrão-ouro para diagnóstico de câncer endometrial, em virtude de sua capacidade de visualizar diretamente o endométrio e realizar biópsias dirigidas. As pacientes sob risco maior de desenvolver carcinoma devem ser encontradas diretamente para avaliação invasiva.

■ ARMADILHAS

Apendicite aguda simulando retenção urinária

A apendicite aguda pode ser mascarada por sinais e sintomas de retenção urinária. Em geral, a idosa queixa-se de dor no baixo-ventre, às vezes de disúria e, finalmente, de retenção urinária. Pode estar associada a anorexia, náuseas, vômitos e febre.

Acredita-se que as lesões inflamatórias no interior da cavidade pélvica possam alterar a espasticidade do pavimento pélvico, bem como o esfíncter uretral, levando à sintomatologia urológica.

Com base na alta taxa de erros de diagnóstico (66,7%) e de complicações (83,3%), o diagnóstico inicial de retenção urinária deve ser questionado quando, após o cateterismo, apenas pequeno volume de urina residual é encontrado e não há alívio rápido dos sintomas.

O exame de urina rotina pode detectar hematúria. Os exames de imagem, como ultrassonografia abdominal e tomografia computadorizada, estabelecem o diagnóstico de apendicite.

Síndrome de Münchausen

A diferença entre uma doença real e uma imaginária pode ser extraordinariamente difícil de estabelecer e exige habilidade e avaliação clínica muito cuidadosa.

As pacientes com síndrome de Münchausen produzem intencionalmente sintomas físicos sem ganho óbvio para estar sob cuidados médicos. Alguns autores consideram que o objetivo da paciente é conduzir o médico a uma falha de diagnóstico e de terapia. Sua prevalência é desconhecida.

Na síndrome de Münchausen "por procuração", a doença é "fabricada" por um filho ou parente próximo em uma idosa vulnerável e dependente. A fabricação pode ser apenas verbal e/ou mediante a administração de medicamentos, provocando diarreia, vômitos, convulsões e até mesmo apneia. Em seguida, essa idosa é levada a um médico para diagnóstico e tratamento. O intuito do agressor não é prejudicar o idoso, mas receber melhor atenção médica. As causas e os fundamentos da síndrome são malcompreendidos.

Alguns elementos se repetem entre as pacientes que fabricam a doença (síndrome de Münchausen) e as pessoas que fabricam a doença em terceiros (síndrome de Münchausen por procuração), como negligência, maus-tratos ou abandono pelos pais e hospitalização na adolescência ou quando criança.

Somatização

Como muitas pessoas já fingiram estar doentes em algum momento de suas vidas para fugir de uma situação difícil, não é surpresa que as idosas se utilizem desse subterfúgio. Entretanto, esse fingimento pode durar mais tempo, o que passa a ser descrito como somatização.

Somatização pode ser definida como o surgimento de sintomas físicos sem explicação médica em pacientes com doença física ou não. Os médicos dos serviços de urgência, na tentativa de descobrir uma doença orgânica, realizam vários exames e procedimentos, o que leva a alto risco de iatrogenia e até mesmo de morte.

A somatização pode ser aguda ou transitória, como a ocorrência de diarreia antes de ministrar uma aula, desaparecendo após o estresse. Entretanto, se o estresse persiste, pode levar a um quadro depressivo, associado a longos períodos de expressão de sintomas físicos. Na somatização crônica, o paciente será incapaz de efetuar qualquer trabalho, pois considera seu estado extremamente grave.

A prevalência de transtornos somáticos nos hospitais de emergência e nos cuidados primários é alta. Os sintomas mais comuns são dor no abdome, no peito e nas costas, cefaleia, tosse, constipação intestinal, fadiga, tontura, edema, dormência e perda de peso.

Quando a somatização é marcada por ganho externo evidente e é consciente, denomina-se simulação. A paciente tenta ludibriar e tem a intenção consciente de enganar e fingir.

Por outro lado, a somatização que é marcada por ganho externo óbvio, mas não é consciente, denomina-se conversão. A falta de consciência a diferencia do fingimento.

Os "transtornos de somatização" ocorrem em pacientes que não têm ganho evidente, bem como não demonstram a produção consciente de sintomas. Esses pacientes manifestam profunda convicção quanto a sua doença.

A hipocondria também é considerada uma manifestação de somatização. As pacientes não têm ganhos óbvios e também não apresentam a produção consciente dos sintomas, mas creem persistentemente que a doença é grave. Em geral, na velhice, a hipocondria está associada a uma depressão subjacente. A crença na doença é tão persistente e inabalável que chega a ser delirante.

O importante é ter consciência de que não existe avaliação padrão-ouro para qualquer dos sintomas aqui apresentados.

Leitura complementar

Abdel-Kader K, Palevsky PM. Acute kidney injury in the elderly. Clin Geriatr Med 2009; 25(3):331-58.

Ben-Chetrit, Melmed RN. Recurrent hypoglycemia in multiple myeloma: a case of Munchausen syndrome by proxy in an elderly patient. J Intern Med 1998; 244(2):175-8.

Buckler A, Bernhard J. Screening for intimate partner violence and abuse of elderly and vulnerable adults. Am Fam Physician 2013; 87(8):577-8.

Câmara FP. Infecção urinária. In: Camargos AF, Melo VH (eds.). Ginecologia ambulatorial. Belo Horizonte: COOPMED, 2001:445-7.

Celani M. Avaliação da dilatação fluxomediada da artéria braquial em mulheres climatéricas em uso da tibolona por curta duração. Faculdade de Medicina, Universidade Federal de Minas Gerais, Belo Horizonte, 2015.

Celani M, Barra AA, BARRA JS. Dor pélvica aguda. In: Camargos AF, MELO VH. Ginecologia ambulatorial. Belo Horizonte: COOPMED, 2001:303-9.

Celani MFS, Tavares RT, Dias MR. Doenças benignas da vulva. In: Camargos AF, Melo VH (eds.). Ginecologia ambulatorial. Belo Horizonte: COOPMED, 2001:323-37.

Chandavarkar U, Kuperman J, Muderspach L et al. Postmenopausal endometrial cancer: Reevaluating the role of endometrial echo complex. Gynecol Oncol 2011; 120:S11.

Costa-Paiva L, Antunes Junior A, Pinto-Neto AM. Conduta atual em pólipos endometriais. Rev Bras Ginecol Obstet 2013; 35(4):143-5.

Daniels RV, McCuskey C. Abnormal vaginal bleeding in the nonpregnant patient. Emerg Med Clin N Am 2003; 21:751-72.

Deluca E, Montanelli M, Eufemio G, Medrano C, Giangrande M. Quistes de ovario en la urgencia: ¿un dilema terapéutico para el cirujano general?/Ovarian cysts in the urgency: a therapeutic dilemma for the general surgeon? Prensa Med Argent 2006; 93(6):350-4.

Ding DC, Hsu S, Kao SP. Isolated torsion of the hydrosalpinx in a postmenopausal woman. JSLS 2007; 11(2):252-4.

Donaldson JF, Tait C, Rad M et al. Obstructive uropathy and vesicovaginal fistula secondary to a retained sex toy in the vagina. J Sex Med 2014; 11(10):2595-600.

Eckert LO. Acute vulvovaginitis. N Engl J Med 2006; 355:1244-52.

Faro S, Faro JP. Necrotizing soft-tissue infections in obstetric and gynecologic patients. Clin Obstet Gynecol 2012; 55(4):875-87.

Ferenczy A. Pathophysiology of endometrial bleeding. Maturitas 2003; 45:1.

Fletcher H, Bambury I, Williams M. Post-coital posterior fornix perforation with pertitonitis and haemoperitoneum. Int J Surgery Case Reports 2013; 4:153-5.

Fonseca E. Histeroscopia ambulatorial associada à biópsia de endométrio em mulheres com sangramento pós-menopausa. (Tese.) Campinas.

Frioux SM, Blinman T, Christian CW. Vaginal lacerations from consensual intercourse in adolescents. Child Abuse Negl 2011; 35(1):69-73.

Godoy Junior CE, Antunes Júnior A, Morais SS et al. Accuracy of sonography and hysteroscopy in the diagnosis of premalignant and malignant polyps in postmenopausal women. Rev Bras Ginecol Obstet 2013; 35(6):243-8.

Goncharenko VM, Beniuk VA, Kalenska OV et al. Predictive diagnosis of endometrial hyperplasia and personalized therapeutic strategy in women of fertile age. EPMA J 2013; 4(1):24.

González-Medrano MG et al. [Uterine spontaneous secondary perforation to pyometra in a patient with cervicouterine cancer: report of a case]. Ginecol Obstet Mex 2013; 81(7):425-9.

Houry D, Abbott JT. Ovarian torsion: a fifteen-year review. Ann Emerg Med 2001; 38(2):156-9.

IBGE. Informação Demográfica e Socioeconômica. Indicadores Sociais Municipais. Uma análise dos resultados do universo do censo demográfico 2010. Rio de Janeiro: Ministério do Planejamento, Orçamento e Gestão; Instituto Brasileiro de Geografia e Estatística – IBGE; Diretoria de Pesquisas; Coordenação de População e Indicadores Sociais. 2011, 149 p.

Instituto Brasileiro de Geografia e Estatística – IBGE. Censo 2010. Disponível em: www.ibge.gov.br.

Jaluvka V, Novak A. Vaginal foreign bodies in women in postmenopause and in senium. European Journal of Obstetrics & Gynecology and Reproductive Biology 1995; 61(2):167-9.

Jeng CJ, Wang LR. Vaginal laceration and hemorrhagic shock during consensual sexual intercourse. J Sex Marital Ther 2007; 33(3):249.

Jiménez-Lopez JS, Miguel AGS, Tejerizo-Garcia A et al. Effectiveness of transcervical hysteroscopic endometrial resection based on the prevention of the recurrence of endometrial polyps in post-menopausal women. BMC Women's Health 2015; 15:20.

Jones ISC, O'Connor A. Emergency medicine. Emergency Medicine Australasia 2013; 25(1):36-9.

Jones JS, Montgomery M. Gynecologic disorders in the older patient. Acad Emerg Med 1994; 1(6):580-7.

Karlsson B, Granberg S, Wikland M et al. Transvaginal ultrasonography of the endometrium in women with postmenopausal bleeding–a Nordic multicenter study. Am J Obstet Gynecol 1995; 172(5):1488-94.

Kato H, Kanematsu M, Uchiyama M, Yano R, Furui T, Morishige K. Diffusion-weighted imaging of ovarian torsion: usefulness of apparent diffusion coefficient (ADC) values for the detection of hemorrhagic infarction. Magnetic Resonance in Medical Sciences 2014; 13(1):39-44.

Klein I, Dekel Y, Stein A. Spontaneous postmenopausal urethral prolapse treated surgically and successfully. Case Reports in Urology 2014; 2.

Lamaita HC. Distopias genitais. In: Camargos AF, Melo VH eds.). Ginecologia ambulatorial. Belo Horizonte: COOPMED, 2001:437-3.

Lewiss RE, Saul T, Teng J. Gynecological disorders in geriatric emergency medicine. Am J Hosp Palliat Care 2009; 26(3):219-27.

Lewiss RE, Turandot S, Teng J. Review Article: gynecological disorders in geriatric emergency medicine. American Journal Hospice and Palliative Medicine 2009; 26(3):219-27.

Liu CC, Yen DHT, Lu CL, Chern CH, Lee CH. Acute urinary retention in the elderly: an unusual presentation of appendicitis with a high perforation risk. Gerontology 2002; 48:387-91.

Lurain JR. Câncer uterino. In: Berek JS, Adashi EY, Hillard PA (eds.). Novak tratado de ginecologia. Rio de Janeiro: Guanabara Koogan, 1996:749-86.

Mahfouz IA, Sayer T, Phillips C. Conservative management of spontaneous rupture of the urinary bladder. Int Urogynecol J 2011; 22(5):629-31.

Malik RD, Cohn JA, Bales GT. Urinary retention in elderly women: diagnosis & management. Curr Urol Rep.

Marques SA, Hostense J. Herpes zoster-associated acute urinary retention in immunocompetent patient. Anais Brasileiros de Dermatologia 2014; 89(6): 985-7.

Mehta NJ, Khan IA. Cardiac Munchausen syndrome. Chest 2002; 122(5):1649-53.

Melamed Y, Dalyahu Y, Vaiman R, Bzura G, Bleich A. Foreign objects in the vagina of a mentally ill woman – case series. General Hospital Psychiatry 2007; 29(3):270-72.

Milam MR, Stauble E, Milam RA. Atypical presentation of abdominal group A streptococcal-necrotizing fasciitis after pessary removal. Int Urogynecol 2012; 23(2):241-2.

Mindrup SR, Kealey GP, Fallon B. Hyperbaeic oxugen for the treatment of fournier's gangrene. J Urol 2005; 173(6):1975-7.

Mody L, Juthani-Mehta M. Urinary tract infections in older women: clinical review. JAMA 2014; 311(8):844-54.

Moraes EN. Atenção à saúde do idoso: aspectos conceituais/ Health care for the elderly: conceptual aspects. Brasília-DF: Organização Pan-Americana da Saúde – OPAS. Ministério da Saúde, 2012:98.

Moroney JW, Zahn CM. Common gynecologic problems in geriatric-aged women. Clinical Obstetrics and Gynecology 2007; 50(3):687-708.

Motta EV, Neme RM, Santos ALU, Peixoto S, Pinotti JA. Torção anexial: diagnóstico e conduta/Adnexal torsion: diagnosis and management. Rev Ginecol Obstet 1999; 10(4):213-7.

Moyer VA, Force USPST. Screening for intimate partner violence and abuse of elderly and vulnerable adults: U.S. preventive services task force recommendation statement. Ann Intern Med 2013; 158(6):478-86.

Muraoka M, Nagano H, Takagi K. Evisceration occurred 1 year after vaginal vault repair for relapsed pelvic organ prolapse. J Obstet Gynaecol Res 2012; 38(7):1028-31.

Murta EFCT, Barcelos FS, Macêdo AC, Manfrin A. Análise retrospectiva de 287 casos de abdome agudo em ginecologia e obstetrícia. Rev Col Bras Cir Rio de Janeiro 2001; 28:44-7.

Muruzábal JC, Aguirre S, Aranda S, Elizalde FJ. Urgencias en ginecología oncológica/Emergencies in oncological gynaecology. Anales Sis San Navarra 2009; 32(1):7-18.

Nathan L. Vulvovaginal disorders in the elderly woman. Clin Obstet Gynecol 1996; 39(4):933-45.

Navve D, Hershkovitz R, Zetounie E, Klein Z, Tepper R. Medial or lateral location of the whirlpool sign in adnexal torsion: clinical importance. J Ultrasound Med 2013; 32(9):1631-4.

Paradisi R, Rossi S, Scifo MC et al. Recurrence of endometrial polyps. Gynecol Obstet Invest 2014; 78(1):26-32.

Platte RO, Minassian VA. Urethral prolapse formation after urodynamic testing: a case report. Int Urogynecol J 2012; 23(6):801-3.

Puppo A, Naselli A, Centurioni MG. Vesicovaginal fistula caused by a vaginal foreign body in a 72-year--old woman: case report and literature review. Int Urogynecol J Pelvic Floor Dysfunct 2009; 20(11): 1387-9.

Pushkar DY, Vasilchenko MI, Kasyan GR. Necrotising fasciitis after hysterectomy and concomitant transvaginal mesh repair in a patient with pelvic organ prolapse. Int Urogynecol 2013; 24(10):1765-7.

Quiróz-Guadarrama CD, Martinez-Ordaz JL, Rojano-Rodríguez ME et al. Eviceración vaginal. Informe de un caso y revision de la bibliografia. Ginecol Obstet Mex 2013; 81:349-52.

Rio SMP. Corrimento vaginal. In: Camargos AF, Melo VH (eds.). Ginecologia ambulatorial. Belo Horizonte: COOPMED, 2001:411-20.

Rock JA, Thompson JD. Te linde ginecologia operatória. 8. ed. Rio de Janeiro: Guanabara Koogan, 1999.

Rodriguez AA, González AB, Cachay MEA et al. Obstructive anuria secondry to uterine prolapse. Actas Urol Esp 2002; 26(9):703-7.

Rubinstein I. Urologia feminina. 1. ed. São Paulo: BYK, 1999.

Schindlbeck C, Dziura D, Mylonas I. Diagnosis of pelvic inflammatory disease (PID): intra-operative findings and comparison of vaginal and intra-abdominal cultures. Arch Gynecol Obstet 2014; 289(6):1263-9.

Sierra-Luzuriaga G, Sierra-Montenegro E, Cruz-Lavallen V. Synergic necrotizing fasciite of anoperineal and external gnitalia:progression to Fournier's gangrene? Cir Cir 2005; 73(5):369-73.

Silva-Filho AL, Santos-Filho AS, Figueiredo-Netto O, Triginelli SA. Uncommon complications of sacrospinous fixation for treatment vaginal vault prolapse. Arch Gynecol Obstet 2005; 27(4):358-62.

Unruh BT, Nejad SH, Stern TW, Stern TA. Insertion of foreign bodies (polyembolokoilamania): underpinnings and management strategies. The primary care companion for CNS disorders. Prim Care Companion CNS Disord 2012; 14(1).

Walker EA. Medically unexplained physical symtoms. Clin Obstet Gynecol 1997; 40(3):589-600.

Wang J, Wieslander C, Hansen G et al. Thin endometrial echo complex on ultrasound does not reliably exclude type 2 endometrial cancers. Gynecol Oncol 2006; 101:120.

White C. Genital injuries in adults. Best Practice & Research Clinical Obstetrics & Gynaecology 2013; 27(1):113-30.

Wilkinson EJ, Stone IK. Atlas de doenças da vulva. Rio de Janeiro: Revinter, 1997.

Woo FMC, Linden JA, Lowenstein RA, Varghese JC. Subtle vaginal evisceration resulting in smalll bowel evisceration: case report. Journal of Emergency Medicine 2012; 43(2):e125-28.

Zamboni MT, Palominos GS, NÚÑEZ FV et al. Manejo conservador de la torsión anexial: ¿una alternativa o una obligación frente a un posible error de apreciación por parte del cirujano? Rev Chil Obstet Ginecol 2011; 76(4):248-56.

Zendell K, Edwards L. Lichen sclerosus with vaginal involvement. Report of 2 cases and review of the literature. JAMA Dermatol 2013; 149(10):1199-202.

Seção II

EMERGÊNCIAS CLÍNICO-CIRÚRGICAS NA MULHER

13

Abordagem e Diagnósticos Diferenciais da Dor Pélvica Aguda na Mulher

Mariana Mitraud Ottoni Guedes
Rívia Mara Lamaita
Cláudia Lourdes Soares Laranjeira

■ INTRODUÇÃO

A expressão dor pélvica é usada para descrever a dor referida ou localizada na região inferior do tronco, ou seja, bexiga, intestino, reto e órgãos reprodutivos femininos.

Um problema frequente nos consultórios ginecológicos, a dor pélvica pode ser aguda ou crônica.

■ RELEVÂNCIA

A dor pélvica aguda responde por 10% a 40% das queixas ginecológicas e muito frequentemente tem origem nos órgãos reprodutivos. A prevalência da dor pélvica crônica, por sua vez, é estimada em cerca de 23% das mulheres no menacme. Algumas entidades podem ocasionar esse tipo de dor, como contrações uterinas decorrentes da menstruação ou pequenos implantes endometriais, mas geralmente estão ocultas aos exames de imagem e podem ser apenas suspeitadas. A ultrassonografia endovaginal costuma ser o primeiro exame de imagem utilizado para a abordagem de mulheres com dor pélvica aguda e apresenta boa sensibilidade para o diagnóstico etiológico adequado.

■ DEFINIÇÃO

A dor aguda é caracterizada por sensação dolorosa abrupta, muitas vezes intensa e relacionada com enfarte, perfuração, inflamação, obstrução ou ruptura de órgãos.

O mecanismo da dor depende basicamente de quatro tipos de estímulos: distensão ou tensão, levando à percepção dos estímulos agressivos à viscera (nocicepção); inflamação mediada por citocinas, histamina, prostaglandinas e outros fatores inflamatórios; isquemia por mecanismos semelhantes à inflamação; e dor neoplásica, decorrente de invasão nervosa.

As características clínicas relacionadas com o local de origem da dor podem ser classificadas em três categorias:

- **Dor visceral:** ocorre quando estímulos nocivos afetam uma víscera abdominal. A dor geralmente é incômoda, em cólicas ou queimação, e mal localizada na linha média ventral em virtude de a inervação para a maioria das vísceras ser multissegmentar. São comuns efeitos autonômicos secundários, como sudorese, agitação, náuseas, vômitos e palidez.
- **Dor parietal:** ocorre quando estímulos irritam o peritônio parietal. A dor costuma ser mais intensa e localizada mais precisamente na região da lesão e, em geral, é agravada pela movimentação da paciente.
- **Dor referida:** apresenta-se em áreas distantes do local da lesão. Isso acontece porque o sítio remoto da dor apresenta os mesmos mecanismos neurossensoriais do órgão envolvido, o que leva à dor referida.

A dor pélvica aguda é caracterizada por um quadro presente há menos de 7 dias e exige rapidez no diagnóstico diferencial com outros sistemas. O diagnóstico adequado conduz a tratamentos clínicos ou cirúrgicos mais eficientes. Muitas vezes é difícil a definição do quadro, mesmo com o emprego de exames complementares de maior complexidade, o que leva à realização de intervenções cirúrgicas desnecessárias ou mesmo ao atraso no início do tratamento.

■ INVESTIGAÇÃO

História clínica

Na abordagem à paciente com dor pélvica aguda são importantes: avaliação cuidadosa com história e exame clínico detalhados; identificação das condições de risco imediato a que está exposta essa paciente; e a adoção de critérios precisos para o emprego da propedêutica complementar disponível.

É imprescindível considerar a possibilidade de gravidez em todas as mulheres que se encontram no menacme e que apresentam quadro de dor aguda, pois distúrbios do ciclo gravídico-puerperal podem, com frequência, ser a causa determinante desse tipo de sintoma.

Na consulta, deve-se obter uma história completa sobre a queixa de dor, incluindo sua localização, irradiação, intensidade, fatores que a agravam e aliviam, sintomas associados e o contexto em que surgiu (Quadro 13.1). É importante avaliar a data da última menstrua-

Quadro 13.1 Localização e intensidade da dor em diferentes diagnósticos

	Dor FID	Dor FIE	Dor FID e FIE	Febre	Náusea e vômito	Leucocitose	Choque
Apendicite	+++	+/–	+/–	+	+/–	+	+/–
DIP	+	+	+	+/–	+	+/–	+/–
Abscesso tubovariano	+/–	+/–	+/–	+/–	+/–	+/–	+/–
Endometriose	+/–	+/–	+/–	–	–	–	–
Cisto ovariano	+/–	+/–	–	–	+/–	+/–	+/–
Torção anexial	+/–	+/–	–	–	+	–	raro
Complicação de leiomiomas	+/–	+/–	+	–	–	–	raro
Gravidez ectópica	+/–	+/–	+/–	–	–	–	+/–

FID: fossa ilíaca direita; FIE: fossa ilíaca esquerda; DIP: doença inflamatória pélvica.
Fonte: adaptado de Boyd CA, Riall TS. Unexpected gynecologic findings during abdominal surgery. Curr Probl Surg 2012.

ção, as características do ciclo menstrual e sua intensidade, a prática de relações sexuais e o uso correto de métodos contraceptivos. Convém averiguar morbidades crônicas, antecedentes de doenças, internações ou cirurgias, bem como gestações e partos.

Pontos-chave

- **Origem:** quando e como começou a dor? Houve alguma modificação ao longo do tempo?
- **Localização:** localiza-se em alguma região específica?
- **Duração:** qual a duração da dor?
- **Característica:** dor (visceral, somática ou neural) – cólica, queimação, pontada, fincada.
- **Fatores de alívio ou agravamento.**
- **Sintomas associados:** ginecológicos, gastrointestinais, urológicos, neurológicos.
- **Irradiação:** há irradiação para outras áreas?
- **Intensidade:** escala de 0 a 10 ou leve, moderada ou intensa?

Exame físico

No exame físico devem ser avaliados o estado geral da paciente, a estabilidade hemodinâmica e a presença de postura antálgica e realizada ausculta pulmonar e cardíaca, que é de fundamental importância para o afastamento de causas extra-abdominais de abdome agudo, como pneumonia de base.

O exame do abdome deve incluir:

- **Inspeção:** pode revelar a presença de distensão, hérnias, equimoses ou cicatrizes. Cabe a observação dos seguintes sinais: o sinal de Cullen, que corresponde à presença de equimose na região periumbilical, comum em quadros de pancreatite aguda, e o sinal de Grey-Turner, em que se observa equimose nos flancos, sendo encontrado em quadros de pancreatite aguda e outras afecções.

- **Ausculta:** a detecção dos ruídos hidroaéreos produzidos no abdome pode ter importante significado diagnóstico. Ruídos hiperativos ou de timbre metálico podem sugerir obstrução intestinal. A redução ou abolição dos ruídos por um período de ausculta de 3 minutos está associada à presença de peritonite. O achado de peristaltismo normal em uma paciente com quadro abdominal incaracterístico não exclui a causa cirúrgica, mas torna possível maior tempo de observação.
- **Percussão:** importante na comprovação da existência de dor, na determinação do ponto mais doloroso e no reconhecimento da presença de líquido ou timpanismo em virtude da presença de ar livre no abdome ou no interior das vísceras.
- **Palpação:** o envolvimento do peritônio parietal em um processo inflamatório ou irritativo implica a ocorrência de hiperalgesia à palpação na mesma região anatômica onde se situa o processo patológico. Pode haver contratura dos músculos abdominais, a qual é vista e palpada quando um processo irritativo atinge os troncos nervosos dessa musculatura, o que costuma ocorrer com o peritônio parietal subjacente. Esse processo difere da defesa muscular que é desencadeada pela palpação. Os seguintes testes são possíveis para avaliação da dor: teste do psoas, que consiste na extensão da coxa, provocando dor; teste do obturador, no qual o movimento de rotação interna da coxa previamente fletida causa dor referida na região hipogástrica, significando que o obturador, constituinte do assoalho pélvico, tem sua face irritada por processo inflamatório; e o sinal de Blumberg, em que a compressão até o limite máximo da parede abdominal, seguida de descompressão súbita, produz a dor causada pela irritação peritoneal.
- **Exame especular e toques retal e vaginal:** os órgãos pélvicos e a genitália externa e interna devem ser examinados para avaliação de causas genitais, como sangramentos, leucorreias não fisiológicas, lesões ou traumas, bem como para avaliação de causas urológicas ou retais de abdome agudo.

Exames complementares

Os exames complementares são solicitados de acordo com o exame clínico realizado de maneira minuciosa e com a necessidade de esclarecimento diagnóstico. A propedêutica laboratorial restringe-se a um número limitado de exames, dentre os quais podem ser destacados os seguintes:

Exames laboratoriais

- **Hemograma completo:** a leucocitose é achado comum nos quadros de abdome agudo inflamatório. Um hematócrito baixo, com volume corpuscular médio (VCM) normal, sugere perda aguda de sangue. Sua avaliação seriada pode auxiliar o diagnóstico e a avaliação da evolução do processo patológico.

- **Exame de urina:** especialmente em mulheres, é fundamental afastar a possibilidade de infecção urinária; além disso, o achado de hematúria pode sugerir quadro de nefrolitíase.
- **Gonadotrofina coriônica humana (HCG):** deve ser realizada em todas as mulheres em idade reprodutiva.
- **Amilase:** altos níveis séricos de amilase em pacientes com quadro clínico de pancreatite sugerem fortemente essa doença.
- **Velocidade de hemossedimentação (VHS):** é importante no diagnóstico diferencial entre apendicite aguda e doença inflamatória pélvica (DIP), estando muito elevada na vigência desta última.

Exames de imagem

- **Radiografia de tórax:** a presença de pneumoperitônio sugere perfuração de víscera oca. Pode ocorrer no pós-operatório de laparotomias, sem significado patológico. Importante na avaliação de causas extra-abdominais de abdome agudo, como pneumonia de lobo inferior e pneumotórax.
- **Radiografia de abdome:** realizada em ortostatismo e decúbito dorsal. São considerados achados anormais nas radiografias simples de abdome: pneumoperitônio, presença de ar no intestino delgado (também encontrado no recém-nascido e em casos de uso de entorpecentes e laxantes), níveis hidroaéreos, apagamento da sombra renal e do músculo psoas e alça em sentinela.
- **Ultrassonografia abdominal, pélvica ou transvaginal:** exame inócuo, sem contraindicações e de baixo custo, encontra-se disponível na maioria dos hospitais. Pode auxiliar a determinação da etiologia do abdome agudo. O exame é limitado pela presença de distensão abdominal por gases. O achado ultrassonográfico de líquido livre na cavidade abdominal, associado à história e ao exame clínico da paciente, muitas vezes possibilita o diagnóstico de hemoperitônio, dispensando a realização de punção abdominal. A ultrassonografia pela via transvaginal (USTV) promove maior detalhamento para avaliação da genitália interna e da vascularização pélvica, principalmente por meio da dopplervelocimetria, e identifica massas pélvicas, anexiais ou cistos.
- **Tomografia computadorizada de abdome:** vem ganhando importância na elucidação diagnóstica e tem se tornado uma extensão do exame físico. Ideal para o diagnóstico de pancreatite aguda e abdome agudo vascular e para o estudo de coleções líquidas intra-abdominais. Oferece uma visão detalhada da anatomia do abdome, havendo, na maioria das vezes, a necessidade de contraste por via oral ou venosa.

- **Videolaparoscopia:** a laparoscopia torna possível a visualização direta dos órgãos abdominais, apresentando alta capacidade diagnóstica em pacientes com suspeita clínica de abdome agudo. Está indicada especialmente naquelas mulheres em idade reprodutiva que permaneçam com quadro abdominal duvidoso mesmo após a realização dos exames clínicos e laboratoriais. Deverá ainda ser realizada para o diagnóstico diferencial das afecções anexiais. Possibilita a diferenciação entre apendicite aguda e salpingite aguda ou ruptura de folículo ovariano. Apesar de ser considerada um exame invasivo, complicações são incomuns.

PRINCÍPIOS DO TRATAMENTO

O tratamento poderá ser clínico ou cirúrgico, a depender da causa estabelecida. O tratamento completo de todo tipo de abdome agudo cirúrgico depende sempre de um diagnóstico clínico completo e de uma indicação cirúrgica precisa, aliada a uma técnica operatória adequada. Alguns cuidados se revestem de extrema importância:

- Ressuscitação volêmica dos pacientes com sinais e sintomas de hipovolemia deve preceder a indução anestésica.
- Correção dos distúrbios hidroeletrolíticos, dos níveis de hemoglobina e dos distúrbios de coagulação antes da cirurgia, caso o quadro clínico do paciente permita.
- Utilização de antibioticoprofilaxia ou terapia.
- Em caso de dúvida diagnóstica, opta-se pelas laparotomias medianas.
- Nos casos de peritonite, coleta-se material para exame bacteriológico.
- Convém buscar uma cirurgia objetiva, simples e rápida.

A classificação das hemorragias, com base na porcentagem de perda aguda de sangue, tem por objetivo o entendimento das manifestações fisiológicas e clínicas do choque hemorrágico, além de ser útil para a instituição do tratamento. A hemorragia da classe I assemelha-se à doação de uma unidade de sangue. A hemorragia da classe II é uma hemorragia não complicada; a da classe III consiste em uma hemorragia complicada, e a da classe IV representa uma condição de risco de morte iminente.

A avaliação cuidadosa do estado circulatório da paciente é importante para a identificação das manifestações iniciais do choque, que incluem taquicardia e vasoconstrição cutânea. A adoção apenas da pressão arterial sistólica como indicador de choque pode ocasionar atraso em seu reconhecimento. Os mecanismos compensatórios podem minimizar a queda da pressão sistólica até uma perda de 30% do volume circulante.

Uma perda sanguínea aguda maciça pode produzir apenas pequena diminuição no hematócrito ou na hemoglobina. Muitas vezes um hematócrito muito baixo pode sugerir perda sanguínea significativa ou anemia prévia, enquanto um hematócrito normal não exclui perda sanguínea. Desse modo, as dosagens de hemoglobina e hematócrito não são úteis para estimativa da perda sanguínea aguda, sendo inapropriadas para o diagnóstico do choque.

Ao exame clínico de uma paciente com suspeita de choque hemorrágico, as seguintes alterações devem ser avaliadas e corrigidas:

- **Vias aéreas e respiração:** convém estabelecer uma via aérea patente e ventilação e oxigenação adequadas, mantendo uma saturação de oxigênio acima de 95%. Deve-se oferecer oxigênio suplementar por cateter nasal ou máscara facial.
- **Circulação:** avaliação da perfusão cutânea, amplitude do pulso, frequência cardíaca, pressão arterial e frequência respiratória. Recomendam-se a adoção de medidas de controle da hemorragia e a manutenção de dois acessos venosos periféricos em membros superiores.
- **Exame neurológico:** avaliação do estado de consciência.
- **Prevenir hipotermia:** por meio de aquecimento da paciente e infusão de soluções aquecidas.
- **Cateterismo vesical:** para monitorização da diurese.

ETIOLOGIA

Torna-se necessário diferenciar as causas ginecológicas das não ginecológicas. As principais causas ginecológicas associadas são: gravidez ectópica, massas, anexos (torções, rupturas) e DIP. Outros diagnósticos diferenciais podem ser encontrados no sistema gastrointestinal (apendicite, obstrução intestinal, diverticulite aguda, entre outros) e no sistema urinário (pielonefrite, cistite e litíase renal) (Quadro 13.2)

As causas ginecológicas de dor pélvica aguda mais comuns na mulher podem ser caracterizadas como:

Anomalias mullerianas obstrutivas

A ausência de desenvolvimento dos ductos de Müller leva à agenesia de tubas, útero e porção superior da vagina. Esses ductos estão muito próximos aos de Wolff, podendo haver a associação de anomalias congênitas de rins e ureteres. Em geral, as anomalias mullerianas são assintomáticas. As obstrutivas podem se manifestar como dor ginecológica na infância e principalmente na adolescência. Antes da menarca, podem se apresentar com mucocolpo. A partir da menarca, a obstrução ao fluxo menstrual leva a hematocolpos, hematométrio e hematossalpinge.

O diagnóstico é frequentemente fornecido pela história e pelo exame físico. A investigação complementar para confirmação da existência de anomalia mulleriana inclui a ultrassonografia, a ressonância nuclear magnética e/ou a videolaparoscopia. A urografia excretora pode revelar a coexistência de anomalias do trato urinário.

Quadro 13.2 Diagnóstico diferencial da dor pélvica em mulheres não gestantes

Causas ginecológicas	Causas não ginecológicas
Infecciosas	**Gastrointestinais**
Vaginite	Apendicite aguda
Cervicite	Linfadenite mesentérica
Endometrite	Diverticulite
Abscesso tubovariano	Doença inflamatória intestinal
Doença inflamatória pélvica	Síndrome do intestino irritável
Ovarianas	Obstrução intestinal
Torção ovariana	Abscesso intra-abdominal
Ruptura de cisto ovariano	Carcinoma colorretal
Tumor ovariano	**Urinárias**
Mittelschmerz	Cistite
Cervicais	Cólica renal
Pólipo cervical	Câncer de bexiga
Estenose cervical	**Musculoesqueléticas**
Câncer cervical	Dor na parede abdominal
Uterinas	Lombalgia
Mioma uterino	Fibromialgia
Mioma uterino degenerado	Dor muscular
Adenomiose	Síndrome do piriforme
Câncer endometrial	**Neurológicas**
Extrauterinas	Radiculopatia
Endometriose	Espondilose
Aderências	**Psicológicas**
Ovário acessório residual	Distúrbios de personalidade

Fonte: adaptado de Collings JI, Borm NA. Gynecologic pain and vaginal bleeding. In: Emergency medicine: Clinical essentials. 2013.

Ovulação dolorosa (*Mittelschmerz*)

Conhecida como a “dor do meio”, a ovulação dolorosa ocorre no período ovulatório em 50% das mulheres com ciclos regulares e com dismenorreia. Está relacionada com distensão e ruptura do folículo durante o processo da ovulação. A irritação peritoneal local é causada por sangramento (hemoperitônio) e extravasamento do líquido folicular. A dor costuma ser unilateral e estar associada a náuseas e vômitos. Quando ocorre à direita, pode simular sintomas e sinais de apendicite aguda. Em geral, costuma durar apenas algumas horas, mas pode persistir por 2 a 3 dias. O tratamento é sintomático, consistindo na utilização de anti-inflamatórios e analgésicos.

Doença inflamatória pélvica (DIP)

Síndrome clínica atribuída à disseminação ascendente de microrganismos da vagina e do colo do útero para o endométrio, as tubas e as estruturas contíguas, fora do ciclo gravídico-puerperal, a DIP afeta mulheres, principalmente as mais jovens, aumentando significativamente as taxas de complicações, como infertilidade, gravidez ectópica e dor pélvica crônica.

O diagnóstico pode ser difícil em razão da grande variedade de apresentações clínicas. O diagnóstico clínico apresenta valor preditivo positivo para DIP, em comparação com a videolaparoscopia, de 65% a 90%. A acurácia desse diagnóstico é maior naquelas pacientes de risco, como jovens sexualmente ativas com história de doença sexualmente transmissível e populações com alta prevalência de clamídia e gonorreia.

O diagnóstico de DIP deve ser fundamentado nos critérios do Centro de Controle de Doenças dos EUA (CDC), sendo necessária a presença dos três critérios maiores somados a um dos critérios menores. Os critérios elaborados por si só definem o diagnóstico. Um diagnóstico rápido, com o estabelecimento precoce do tratamento, é o ideal na tentativa de preservar o futuro reprodutivo da mulher. A DIP é uma das causas de abdome agudo inflamatório, sendo importante o diagnóstico diferencial com apendicite aguda. A dúvida diagnóstica constitui uma das indicações da videolaparoscopia.

Doenças anexiais

Os cistos ovarianos estão sujeitos a torção, infarto, hemorragia e ruptura, que podem se manifestar com dor abdominal e irritação peritoneal pélvica. A torção anexial ocasiona obstrução ao retorno venoso com ingurgitamento e trombose, seguidos de oclusão arterial nas torções completas. Pode evoluir para isquemia e necrose tecidual. As pacientes apresentam dor súbita em um dos quadrantes inferiores do abdome, acompanhada de náuseas, vômitos, febre e leucocitose. A ultrassonografia pélvica usualmente identifica uma imagem anexial, que pode se associar ao achado de redução do fluxo sanguíneo ovariano ao Doppler. No entanto, a presença de fluxo sanguíneo normal ao Doppler nem sempre exclui a possibilidade de torção.

O diagnóstico diferencial depende da idade da paciente e inclui gravidez ectópica e apendicite aguda. Exige diagnóstico precoce, pois um atraso na intervenção pode comprometer o futuro reprodutivo da paciente.

O cisto ovariano roto ou hemorrágico pode originar um quadro de dor abdominal de início súbito, aguda e intensa, localizada em região anexial. Apresenta sinais de irritação peritoneal e em 80% dos casos é acompanhada por náuseas e vômitos. O tratamento pode ser conservador nas pacientes com sangramento autolimitado e estabilidade hemodinâmica. Podem ser empregadas técnicas cirúrgicas conservadoras com hemostasia do cisto ovariano ou radical por meio da anexectomia.

Complicações de miomas uterinos

Complicações de leiomiomas uterinos podem causar dor aguda em caso de torção do pedículo de um mioma subseroso ou sua degeneração hemorrágica. Dor abdominal aguda, febre e leucocitose podem ocorrer quando há comprometimento vascular e degeneração de miomas. O exame ultrassonográfico possibilita o diagnóstico e o acompanhamento das degenerações miomatosas. Por outro lado, a ressonância magnética torna possível a avaliação mais adequada dos leiomiomas do que a ultrassonografia.

Gravidez ectópica

A gravidez ectópica constitui uma das causas de abdome agudo hemorrágico, podendo representar uma condição clínica com risco de morte iminente. Apesar do aprimoramento dos métodos de diagnóstico, sua realização em fases mais precoces ainda tem sido considerada um problema, estimando-se que apenas 50% dos diagnósticos são estabelecidos na primeira visita ao médico. Não existe associação significativa entre a frequência cardíaca e pressão arterial e o volume do hemoperitônio da gravidez ectópica rota. Cerca de 20% das pacientes sem alterações nos sinais vitais apresentam hemorragia classe IV à laparotomia.

O diagnóstico precoce é importante para preservação da fertilidade materna e para diminuição do grande número de óbitos relacionados com gravidezes ectópicas. A primeira meta dos exames laboratoriais em caso de uma possível gravidez ectópica consiste em determinar se a paciente está grávida. A detecção da HCG é a chave para o estabelecimento do estado gravídico. Apesar de a HCG produzida na gravidez ectópica tender a ser menor do que na gravidez intrauterina em idades gestacionais comparáveis, uma única dosagem de HCG é um dado inespecífico para o diagnóstico.

A USTV é mais sensível para o diagnóstico de gestação (ectópica ou intrauterina) do que a ultrassonografia transabdominal. Com 5 a 6 semanas de gestação ou HCG superior a 2.000mUI/mL (zona discriminatória), a sensiblidade da USTV em diagnosticar uma gravidez intrauterina viável é de aproximadamente 100%. A não identificação de uma gestação intrauterina pela USTV acima da zona discriminatória sugere uma gestação inviável.

Síndrome do hiperestímulo ovariano

A síndrome do hiperestímulo ovariano (SHO) é uma condição fisiológica e iatrogênica consequente à estimulação ovariana farmacológica, especialmente quando são utilizadas as gonadotrofinas. O mecanismo patológico principal da SHO consiste no aumento da permeabilidade capilar, resultando no extravasamento de líquido do espaço vascular para o terceiro espaço. Os fatores de risco para a ocorrência da SHO são: pacientes jovens, baixo peso corporal, síndrome dos ovários policísticos, altas doses de gonadotrofinas, níveis elevados ou aumento súbito do estradiol, episódios prévios de

Quadro 13.3 Causas comuns de dor pélvica na mulher

Diagnóstico	Sinais/sintomas	Achados nos exames de imagem
Cisto ovariano	Dor cíclica, aumento do volume ovariano ao exame físico	Cisto anexial Líquido livre na pelve
Gravidez ectópica	HCG positiva Sangramento vaginal	Ausência de gestação intrauterina Pseudossaco gestacional Líquido livre na pelve Gestação extrauterina ou reação decidual
Doença inflamatória pélvica	Sensibilidade à mobilização cervical Leucorreia purulenta	Hidrossalpinge frequentemente bilateral
Torção ovariana	Dor abrupta	Aumento do volume ovariano localizado em posição não habitual Diminuição do fluxo sanguíneo Troca de fluxos sanguíneos
Endometriose	Dor pélvica cíclica	Cistos densos Aderências pélvicas
Leiomioma uterino	Aumento do volume uterino ao exame físico	Massa uterina com possibilidade de degeneração
Ruptura uterina	Cesariana recente ou parto normal pós-cesariana	Ruptura da parede anterior do útero
Migração do DIU	História de inserção de DIU	DIU fora da cavidade endometrial
Cistite	Sintomas miccionais Hematúria, piúria	Ar no lúmen ou mucosa da bexiga Espessamento da parede vesical

DIU: dispositivo intrauterino.
Fonte: adaptado de Dalrymple NC, Oliphant M, Leyendecker JR. Imaging evaluation of acute abdominal pain. In: Problem solving in abdominal imaging. 2009.

SHO e grande número de folículos em desenvolvimento e de oócitos retirados durante procedimento de reprodução assistida.

Clinicamente, a SHO manifesta-se com sintomas relacionados com o acúmulo de líquido no terceiro espaço, ou seja, edema, ascite derrame pleural e/ou pericárdico, hemoconcentração, leucocitose, hipovolemia, oligúria, distúrbio hidroeletrolítico, náuseas, vômitos e dispneia, dentre outros, que variam de intensidade conforme a gravidade do quadro.

Dentre as causas não ginecológicas, a *apendicite aguda* é o principal diagnóstico de dor pélvica aguda abdominal ou pélvica. Acomete todas as faixas etárias e, quando acontece no menacme, pode ser confundida com doenças ginecológicas, levando a diagnósticos e tratamentos inadequados.

O sintoma mais comum é a dor abdominal de início repentino, que geralmente se associa a anorexia, náuseas, vômitos e diarreia, ou que pode ser precedida por esses sintomas. Classicamente apresenta-se como um quadro de dor periumbilical que migra para a fossa ilíaca direita, podendo não se associar a febre e leucocitose, presentes em cerca de 30% dos casos.

O exame clínico detecta sinais de irritação peritoneal em fossa ilíaca direita (FID), e o exame ginecológico tende a ser normal, podendo apresentar dor à mobilização em anexo direito.

Nos casos em que a apresentação clínica não é suficiente para estabelecer o diagnóstico, utilizam-se os métodos de imagem. O apêndice aparece na imagem como um alvo com um lúmen anecoico, circundado por parede hipoecoica e espessada, maior que 2mm. Embora a avaliação por ultrassonografia seja mais fácil e isenta de radiação, a tomografia computadorizada apresenta maiores sensibilidade, acurácia e valor preditivo negativo (96% *versus* 76%, 94% *versus* 83% e 94% *versus* 76%, respectivamente).

O tratamento consiste na remoção cirúrgica do órgão, seja por laparotomia específica, seja por videolaparoscopia.

■ CONSIDERAÇÕES FINAIS

O diagnóstico, a abordagem e a conduta diante de um quadro de dor abdominal aguda na mulher são amplos e devem ser cuidadosamente avaliados caso a caso.

O fluxograma apresentado na Figura 13.1 auxilia a abordagem das pacientes afligidas por esse sintoma.

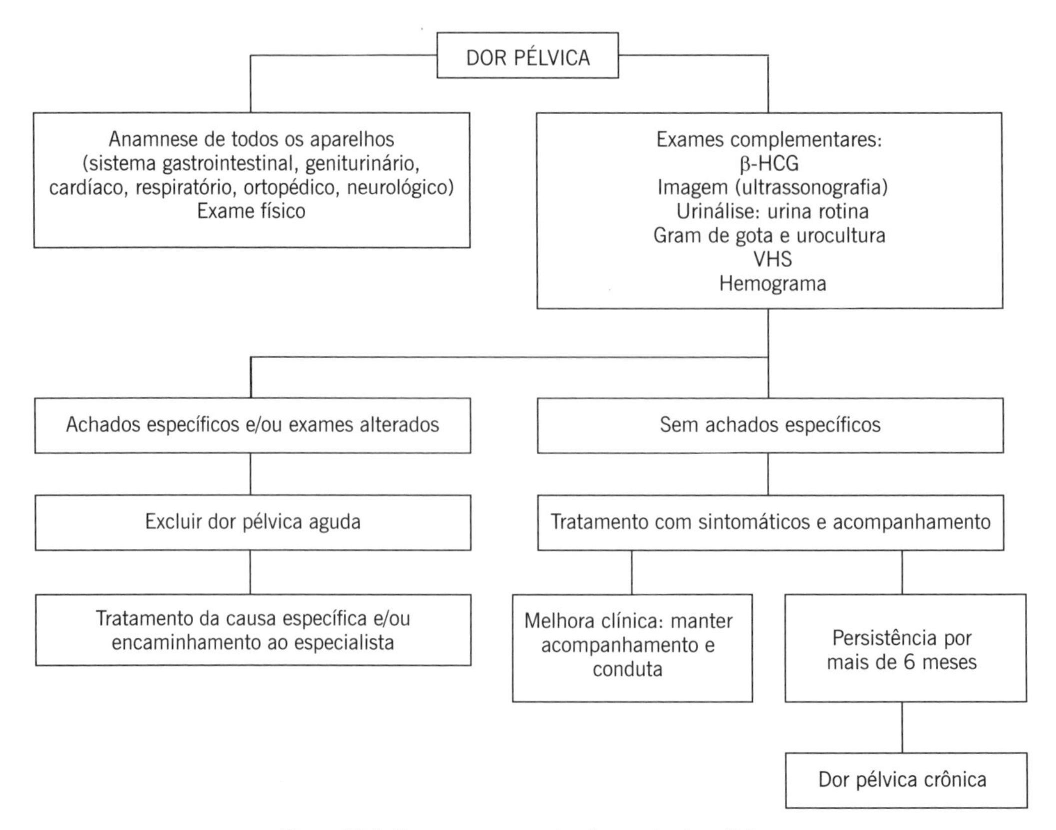

Figura 13.1 Fluxograma para abordagem da dor pélvica.

Leitura complementar

Berek JS. Berek e Novak – Tratado de ginecologia. 14. ed. Rio de Janeiro: Guanabara Koogan, 2008.

Bergqvist A. Current drug therapy recommendations for the treatment of endometriosis. Drugs 1999 Jul; 58(1):39-50. [Medline].

Boyd CA, Riall TS. Unexpected gynecologic findings during abdominal surgery. Curr Probl Surg. 2012 Apr;49(4):195-251.

Braverman PK. Sexually transmitted diseases in adolescents. Med Clin North Am 2000 Jul; 84(4):869-89, vi-vii. [Medline].

Clinical Effectiveness Group. UK national guideline for the management of pelvic inflammatory Disease 2011. London (UK): British Association for Sexual Health and HIV, 2011 Jun. 18 p.

Collings JL, Borm NA. Gynecologic pain and vaginal bleeding. In: Adams JG. (ed.) Emergency medicine: Clinical essentials. 2 ed. Philadelphia PA: Elsevier Saunders. 2013.

Cunningham et al. Williams gynecology. 23. ed. New York: McGraw Hill Medical, 2014.

Dalrymple NC, Oliphant M, Leyendecker JR. Imaging evaluation of acute abdominal pain. In: Problem solving in abdominal imaging, 1 ed. Philadelphia PA: Elsevier Saunders. 2009.

Demco LA. Pain referral patterns in the pelvis. J Am Assoc Gynecol Laparosc 2000 May; 7(2):181-3. [Medline].

Economy KE, Laufer MR. Pelvic pain. Adolesc Med 1999 Jun; 10(2):291-304. [Medline].

Everaert K, Devulder J, De Muynck M et al. The pain cycle: implications for the diagnosis and treatment of pelvic pain syndromes. Int Urogynecol J Pelvic Floor Dysfunct 2001; 12(1):9-14. [Medline].

Finnerup NB, Otto M, McQuay HJ et al. Algorithm for neuropathic pain treatment: an evidence based proposal. Pain 2005 Dec 5; 118(3):289-305. [Medline].

George JW, Skaggs CD, Thompson PA, Nelson DM, Gavard JA, Gross GA. A randomized controlled trial comparing a multimodal intervention and standard obstetrics care for low back and pelvic pain in pregnancy. Am J Obstet Gynecol 2012 Oct 23. [Medline].

Hewitt GD, Brown RT. Acute and chronic pelvic pain in female adolescents. Med Clin North Am 2000 Jul; 84(4):1009-25. [Medline].

Holley RL, Richter HE, Wang L. Neurologic disease presenting as chronic pelvic pain. South Med J 1999 Nov; 92(11):1105-7. [Medline].

Howard FM, Perry PC, Carter JE (eds.) Pelvic pain: diagnosis and management. Baltimore, Md: Lippincott Williams & Wilkins, 2000.

Howard FM. Abuse history and chronic pain in women: I. Prevalences of sexual abuse and physical abuse. Obstet Gynecol 1995 Jan; 85(1):158-9. [Medline].

Jamieson DJ, Steege JF. The prevalence of dysmenorrhea, dyspareunia, pelvic pain, and irritable bowel syndrome in primary care practices. Obstet Gynecol 1996 Jan;87(1):55-8. [Medline].

Large RG. Psychological aspects of pain. Ann Rheum Dis 1996 Jun; 55(6):340-5. [Medline].

Leyland N, Casper R, Laberge P, Singh SS, Allen L, Arendas K. Endometriosis: diagnosis and management. J Obstet Gynaecol Can 2010 Jul; 32(7 Suppl 2):S1-32.

Nickel JC, Tripp DA. Clinical and psychological parameters associated with pain pattern phenotypes in women with interstitial cystitis/bladder pain syndrome. J Urol 2015 Jan; 193(1):138-44. [Medline].

Rickert VI, Kozlowski KJ. Pelvic pain. A SAFE approach. Obstet Gynecol Clin North Am 2000 Mar; 27(1):181-93. [Medline].

Robert R, Prat-Pradal D, Labat JJ. Anatomic basis of chronic perineal pain: role of the pudendal nerve. Surg Radiol Anat 1998; 20(2):93-8. [Medline].

Silva-Filho AL, Lamaita RM, Marques CFM, Marques GM, Triginelli AS. Emergências cirúrgicas não obstétricas na gravidez. Femina 2005; 33 (2): p. 141-6.

Stewart P, Slade P. Comparative study of pelvic and non-pelvic pain/the prevalence of chronic pelvic pain. Br J Obstet Gynaecol 1998 Dec; 105(12):1338-9. [Medline].

Stone AR, Kim JH. Pelvic, perineal, and genital pain. Gershwin ME, Hamilton ME (eds.) The pain management handbook: a concise guide to diagnosis and treatment. Totowa, NJ: Humana Press, 1998: 147-63.

Stovall DW. Transvaginal ultrasound findings in women with chronic pelvic pain. Obstet Gynecol 2000 Apr 1; 95(4 Suppl 1):S57.

Summitt RL Jr. Urogynecologic causes of chronic pelvic pain. Obstet Gynecol Clin North Am 1993 Dec; 20(4):685-98. [Medline].

Suskind AM, Berry SH, Ewing BA, Elliott MN, Suttorp MJ, Clemens JQ. The prevalence and overlap of interstitial cystitis/bladder pain syndrome and chronic prostatitis/chronic pelvic pain syndrome in men: results of the RAND Interstitial Cystitis Epidemiology Male Study. J Urol 2012 Nov 16. [Medline].

Walker JJ, Irvine G. How should we approach the management of pelvic pain?. Gynecol Obstet Invest 1998; 45 Suppl 1:6-10; discussion 10-1, 35. [Medline].

Winkel CA, Scialli AR. Safety of medical and surgical management of chronic pelvic pain and endometriosis. Obstet Gynecol 2001 Apr; 97(4 Suppl 1):S28.

14

Infecção Urinária na Mulher

Mucio Barata Diniz
Liv Braga de Paula

■ INTRODUÇÃO E EPIDEMIOLOGIA

As infecções urinárias são responsáveis por oito milhões de visitas médicas a cada ano nos EUA, constituindo causa frequente de atendimentos em unidades de urgência. São muito mais frequentes entre as mulheres do que entre os homens (14:1), em virtude de fatores anatômicos e funcionais, e a grande maioria dos casos ocorre por via ascendente. A uretra feminina é curta, e seu terço distal é sempre contaminado, o que facilita a ascensão de bactérias da vagina e do reto, que atingem a bexiga durante a relação sexual.

A expressão infecção do trato urinário (ITU) refere-se à colonização de qualquer parte do trato urinário. As ITU podem ser classificadas como altas (pielonefrite) ou baixas (cistite) ou, ainda, como complicadas ou não complicadas. As ITU são consideradas complicadas quando acometem pacientes grávidas ou com alteração funcional ou estrutural do trato urinário. A ITU mais frequente é a cistite (caracterizada por disúria e polaciúria).

Bacteriúria assintomática consiste na presença de bactérias na urina de mulher assintomática (com contagem de 100 mil bactérias/mL), sendo ideal a realização de duas culturas para confirmação diagnóstica.

A ITU de repetição caracteriza-se pela ocorrência de três episódios ou mais por ano. Nesses casos, deve ser feito exame de imagem para descartar alterações anatômicas ou funcionais do trato urinário. Entretanto, a maioria dos casos não demonstra nenhuma causa tratável (p. ex., cálculos ou malformações).

As enterobactérias são responsáveis por 75% a 95% dos casos de ITU. As mais comuns são *Escherichia coli* e outras enterobactérias, como *Proteus mirabilis, Klebsiella pneumoniae* e *Staphylococcus saprofiticus.*

Considerando-se o aumento significativo da resistência bacteriana aos antimicrobianos nos últimos anos e a alta prevalência dessa patologia, as condutas adotadas em casos de ITU devem tentar minimizar o aumento da resistência bacteriana.

DIAGNÓSTICO

O diagnóstico de ITU é normalmente fundamentado em sintomas locais ou sistêmicos, associados a cultura de urina. A ITU é classificada como complicada ou não complicada de acordo com as características apresentadas pela paciente.

A probabilidade de cistite em pacientes com menos de 65 anos de idade que apresentam pelo menos três sintomas (disúria, polaciúria, urgência, dor suprapúbica, hematúria) e sem corrimento vaginal é > 90% e justifica o tratamento empírico e sem coleta de material. Nos casos de cistite, pode haver o relato de hematúria ou alteração do odor da urina, mas são raros sintomas sistêmicos como febre ou calafrio.

No exame de urina rotina pode ser avaliada a presença de piúria, bacteriúria e hematúria, além de positividade para o nitrito e para a esterase leucocitária. Esses dados, no entanto, têm sensibilidade e especificidade muito variáveis.

A urocultura com crescimento > 100 mil colônias é indicativa de infecção, assim como o crescimento entre 100 e 100 mil colônias em indivíduos sintomáticos.

A presença de febre e/ou dor lombar sugere a possibilidade de pielonefrite, que se constitui em uma forma de infecção renal mais grave, podendo coexistir sintomas como náuseas, vômitos, queda do estado geral e punhopercussão dolorosa. Diante da suspeita desse tipo de infecção, a coleta de cultura de urina é mandatória, bem como nos casos de ITU de repetição, ou quando se suspeita de resistência bacteriana.

A pielonefrite pode ser tratada ambulatorialmente nas pacientes que apresentam poucos sintomas gerais e que toleram a dieta. Nos demais casos, recomenda-se a internação para hidratação e uso de antibiótico EV.

Sintomas típicos de ITU nem sempre estão presentes no idoso. A presença de um dos seguintes sintomas pode tornar necessária uma investigação: incontinência de aparecimento recente, confusão mental ou piora de confusão mental, *delirium* recente, febre e dor costovertebral.

O tratamento da bacteriúria assistomática no idoso não é necessário na maioria dos casos. Por outro lado, na gravidez, o tratamento é mandatório em virtude do risco aumentado de pielonefrite, baixo peso ao nascer e parto prematuro.

TRATAMENTO

O tratamento de ITU não complicadas em mulheres (cistite) pode consistir no uso de antimicrobiano por 3 dias. Nesses casos, o aumento da duração do tratamento não foi associado a menores taxas de cura da infecção, além de apresentar maior incidência de efeitos colaterais.

A escolha do antibiótico deve ser feita de acordo com a suscetibilidade bacteriana local. Os seguintes esquemas são considerados de primeira e segunda linhas e levam em consideração o uso correto na tentativa de prevenir a resistência bacteriana:

- **Esquemas de primeira linha:**
  - **Nitrofurantoína:** 100mg a cada 12 horas por 5 dias (pequena resistência e eficácia comparável aos esquemas de 3 dias).
  - **Sulfametoxazol/trimetoprima:** 800/160mg a cada 12 horas por 3 dias (se o índice de resistência local não ultrapassar 20% e se a cultura mostrar sensibilidade).
  - **Fosfomicina:** 3g em dose única.
- **Esquemas de segunda linha:**
  - **Quinolonas:** apesar da alta eficácia nos regimes de 3 dias para cistite, devem ser reservadas para os casos mais graves.
  - **Ciprofloxacina:** 250mg a cada 12 horas por 3 dias.
  - **Norfloxacina:** 400mg a cada 12 horas por 3 dias.
  - **Levofloxacina:** 500mg a cada 24 horas por 3 dias.
  - **Amoxicilina-clavulanato:** 160/800mg a cada 12 horas por 3 dias.
  - Esses esquemas apresentam menos eficácia, mas podem ser usados quando os outros não são indicados.
- **Pielonefrite (tratamento ambulatorial):**
  - **Ciprofloxacina:** 500mg a cada 12 horas por 7 a 14 dias.
  - **Norfloxacina:** 400mg a cada 12 horas por 7 a 14 dias.
  - **Levofloxacina:** 500 ou 750mg a cada 24 horas por 7 a 14 dias.
  - **Sulfametoxazol/trimetoprima:** 800/160mg a cada 12 horas por 14 dias.
- **Pielonefrite com sintomas gerais (internação):**
  - **Ciprofloxacina:** 400mg a cada 12 horas EV.
  - **Ceftriaxona:** 1g a cada 12 horas EV.
  - **Gentamicina:** 1mg/kg a cada 8 horas.

ITU na gravidez

Alterações fisiológicas do trato urinário tornam a gestação um período favorável ao desenvolvimento de infecções urinárias. A redução no tônus da musculatura ureteral, associada ao aumento da pressão vesical determinado pela compressão uterina, resulta em refluxo ureteral e retenção urinária. Esses fatores favorecem a ascensão bacteriana. Também podem ser observadas alterações bioquímicas na urina, como aumento da concentração de aminoácidos, glicose e produtos de degradação hormonal, que se associam ao aumento do pH urinário. Todos esses fatores tornam o meio favorável ao crescimento bacteriano.

Na gestação, como não há evidências de que os tratamentos mais curtos apresentam eficácia semelhante aos tradicionais (7 a 10 dias), persistem as recomendações para a adoção de tratamentos mais prolongados (Quadro 14.1).

Quadro 14.1 Tratamento antimicrobiano para ITU na gestação

Categoria B-FDA	Amoxicilina: 500mg a cada 8h por 7 dias Cefalexina: 500mg a cada 6h por 7 dias Amoxicilina/ácido clavulânico: 500mg a cada 8h por 7 dias Nitrofurantoína: 100mg a cada 12h por 7 dias Cefuroxima: 100mg a cada 12h por 7 dias
Categoria C-FDA	Sulfametoxazol/trimetoprima: 400/80mg a cada 8h por 7 dias

Na ITU de repetição, podem ser usadas várias formas de profilaxia, sendo os medicamentos mais usados: nitrofurantoína (100mg, um comprimido à noite), fosfomicina (3g a cada 10 dias) ou sulfametoxazol/trimetoprima (400/80mg, um comprimido à noite).

A profilaxia deve ser contínua por 6 meses, aliada à profilaxia pós-coito.

■ CONSIDERAÇÕES FINAIS

As pacientes que não melhoram com o tratamento inicial, principalmente aquelas com pielonefrite, devem ser investigadas para afastar abscessos, cálculos ou malformações urinárias (ultrassonografia ou tomografia computadorizada).

Convém buscar sempre informações sobre a resistência bacteriana local ou do hospital em que se atua. A identitificação de medidas que possam coibir o avanço da resistência bacteriana deve ser uma prática rotineira.

Leitura complementar

Bent S et al. Does this woman have an acute uncomplicated urinary tract infection? JAMA 2002; 287:2701-10.

Durojaiye CO, Healy B. Urinary tract infections: diagnosis and management. 2015; 5:21-9.

Foxman B. The epidemiology of urinary tract infection. Nat Rev Urol 2010; 7(12):653-60.

Geerlings S, Beerepoot M, Prins J. Prevention of recurrent urinary tract infections in women. Infect Dis Clin N Am 2014; 28:135-47.

Grigoryan L, Trautner B, Gupta K. Diagnosis and management of urynary tract infections in the outpatient setting. JAMA 2014; 312(16):1677-84.

Gupta K, Hooton T, Naber K et al. International clinical practice guidelines for the treatment of acute uncomplicated cystitis and pielonephritis in women: a updated by the Infectious Diseases Society of America and the European Society for Microbiology and Infectious Disease. Clinical Infectious Diseases 2011; 52(5):e103-e12.

Matuszkiewicz-Rowińska J, Małyszko J, Wieliczko M. Urinary tract infections in pregnancy: old and new unresolved diagnostic and therapeutic problems. Arch Med Sci 2015; 11(1):67.

Nicolle L. Asymptomatic bacteriuria. CO 2014; 27:91-6.

Robinson D, Giarenis I, Cardozo L. The management of urinary tract infections in octogenarian women. Maturitas 2015; 4:1-5.

Scottish Intercollegiate Guidelines Network. Management of suspected bacterial urinary tract infection in adults. SIGN 88, July 2012.

15

Abordagem Sindrômica das Doenças Sexualmente Transmissíveis

Renilton Aires Lima

▪ EPIDEMIOLOGIA E RELEVÂNCIA

A expressão doença sexualmente transmissível (DST) refere-se a uma variedade de infecções e síndromes clínicas causadas por patógenos que podem ser adquiridos e transmitidos através do contato sexual.

Segundo a última estimativa da Organização Mundial da Saúde (OMS), em 2008, cerca de meio bilhão de pessoas foram acometidas por uma DST curável (clamídia, gonorreia, sífilis e tricomoníase) em todo o mundo, sendo 47% desses casos registrados em mulheres. Outros milhões de infecções virais também ocorrem a cada ano, principalmente atribuíveis ao HIV, ao herpesvírus humano, ao vírus do papiloma humano e ao vírus da hepatite B. Dadas as tendências sociais, demográficas e migratórias, a população em risco de infecções sexualmente transmissíveis continuará a aumentar.

No Brasil, são escassos os dados epidemiológicos relativos às DST; apenas a síndrome da imunodeficiência adquirida (AIDS), a sífilis congênita e a sífilis na gestação são doenças de notificação compulsória.

Observam-se grandes variações na prevalência e na incidência das DST entre as diferentes populações. Essas diferenças são observadas nas comparações entre regiões, países e, até mesmo, em subpopulações dentro do mesmo país; no entanto, raça e etnia são bem menos relevantes do que o risco comportamental. Comportamentos que aumentam os riscos de um indivíduo contrair uma DST incluem: múltiplos parceiros sexuais; sexo oral, anal ou vaginal desprotegido; realização de sexo em troca de dinheiro, habitação, drogas ou por coerção; e uso de substâncias que alteram o estado mental.

O espectro de consequências para a saúde varia de uma doença aguda leve a infecções crônicas, além de graves consequências tardias, como morbidade psicológica significativa, lesões desfigurantes, infertilidade, gravidez ectópica, câncer cervical e mortes prematuras de crianças e adultos. Ao longo dos anos, vários estudos epidemiológicos e biológicos forneceram evidências de que outras infecções sexualmente transmissíveis, quando presentes em um indivíduo, atuam como cofatores para aquisição ou transmissão do HIV. Essa interação poderia ser responsável por 40% ou mais da transmissão do HIV. Os custos sociais e econômicos dessas infecções e suas complicações são substanciais, as quais estão entre os 10 principais motivos para visitas de cuidados com a saúde na maioria dos países em desenvolvimento, ocasionando grande perda de produtividade para indivíduos e nações como um todo.

Tradicionalmente, as DST podem ser diagnosticadas segundo seu aspecto clínico, que muitas vezes é impreciso, ou por exames laboratoriais, o que pode ser demorado e oneroso. Desde a década de 1970, médicos interessados em testar ferramentas clínicas simples para controlar e tratar as DST promoveram a concepção da *abordagem sindrômica*.

Embora as DST sejam causadas por muitos microrganismos diferentes, estes apenas determinam um número limitado de síndromes, que são constituídas por um grupo de sintomas referidos pelo paciente e sinais que podem ser observados durante o exame. Portanto, a abordagem sindrômica refere-se à conduta de tratar os sinais e sintomas de uma DST com base nos organismos mais comumente responsáveis por cada síndrome. Como muitas vezes é difícil saber exatamente qual agente está causando determinada síndrome, o tratamento necessita cobrir várias infecções possíveis. O objetivo é tentar prover, em uma única consulta, diagnóstico, tratamento e aconselhamento adequados. Embora o exame físico e a anamnese sejam os principais elementos no diagnóstico, não há impedimento para que exames laboratoriais sejam coletados ou oferecidos, pois estes servirão como fontes para a definição do perfil epidemiológico e da sensibilidade aos medicamentos preconizados.

Quando usada corretamente, a abordagem sindrômica proporciona um tratamento eficaz para pacientes sintomáticas e atua prevenindo a ocorrência de novos casos, pois, ao fornecer tratamento curativo sem demora, promove a quebra na cadeia de transmissão. Há evidência suficiente de que a abordagem sindrômica é eficaz e tem grande impacto sobre a epidemia das DST. Por essas razões, a abordagem sindrômica é amplamente utilizada, mesmo em países desenvolvidos que contam com instalações laboratoriais avançadas.

A OMS tem defendido a abordagem sindrômica para o manejo das DST desde 1990. Atualmente, esta é reconhecida como a abordagem padrão no atendimento das DST em toda a América Latina, sendo o Brasil um dos pioneiros em sua implementação, em 1993.

■ DEFINIÇÃO E DIAGNÓSTICO

Na abordagem sindrômica, as mulheres que relatam sintomas sugestivos de DST são tratadas com base na anamnese e no exame físico.

A anamnese deve ser realizada com imparcialidade e em local reservado. Devem ser investigados os sintomas e sua duração, qualquer tratamento realizado, histórico de alergias, história menstrual e obstétrica e história sexual da paciente, que inclui uma avaliação do risco comportamental. A abordagem dos *cinco Ps* para obtenção da história sexual é uma estratégia para a coleta das informações necessárias (Quadro 15.1).

No atendimento motivado por uma DST, o profissional deverá incluir o exame clínico e genital minucioso que contemple a busca de outras DST. Convém observar a pele, particularmente as palmas das mãos e as plantas dos pés, além da mucosa orofaríngea, e palpar as cadeias linfáticas da região cefálica, do tronco e dos membros. Quaisquer lesões deverão ser anotadas e correlacionadas com a história em questão.

O exame genital feminino deve ser realizado com a paciente em posição ginecológica. Devem ser observadas a disposição dos pelos, a conformação anatômica e a presença de lesões. Ao exame especular, cabe observar a coloração e o pregueamento vaginal, além do aspecto do colo uterino, principalmente do muco cervical, verificando a presença ou não de secreções e lesões. Em seguida, limpa-se o colo uterino e observa-se se existe secreção mucopurulenta na região endocervical (teste do cotonete)

Quadro 15.1 Abordagem dos *cinco Ps* para a obtenção da história sexual

1. **Parceiros**
   "Você tem sexo com homens, mulheres, ou ambos?"
   "Nos últimos 2 meses, com quantos parceiros você teve relações sexuais?"
   "Nos últimos 12 meses, com quantos parceiros você teve relações sexuais?"
   "É possível que qualquer um de seus parceiros sexuais nos últimos 12 meses tenha tido relações sexuais com outra pessoa enquanto ainda estava em um relacionamento sexual com você?"
2. **Práticas**
   "Para manter seus riscos para doenças sexualmente transmissíveis, eu preciso entender o tipo de sexo que você teve recentemente"
   "Você já fez sexo vaginal, que significa pênis na vagina?" Em caso afirmativo: "Você usa preservativos: nunca, às vezes, ou sempre?"
   "Você já fez sexo anal, que significa pênis no reto/ânus?" Em caso afirmativo: "Você usa preservativos?: nunca, às vezes, ou sempre?"
   "Você já fez sexo oral, que significa boca no pênis/vagina?"
   Para obter respostas quanto ao uso de preservativos:
   Se "nunca": "Por que você não usa preservativos?"
   Se "às vezes": "Em que situações (ou com quem) você usa preservativos?"
3. **Prevenção** da gravidez
   "O que você está fazendo para prevenir gravidez?"
4. **Proteção** contra DST
   "O que você faz para se proteger de DST e HIV?"
5. **Passado** de DST
   "Você já teve uma DST?"
   "Algum de seus parceiros já teve uma DST?"
   Perguntas adicionais para identificar o risco incluem:
   "Você ou algum de seus parceiros já injetou drogas?"
   "Você ou algum de seus parceiros já teve relações sexuais em troca de dinheiro ou drogas?"
   "Há mais alguma coisa sobre suas práticas sexuais que eu precise saber?"

ou friabilidade do colo. As coletas do material para análise laboratorial, quando na presença de secreção e lesões vegetantes ou ulceradas, deverão ser feitas antes de qualquer lubrificação ou limpeza, devendo ser evitada, portanto, a colocação de vaselina no espéculo. Com o toque vaginal, deve-se procurar sentir a elasticidade vaginal, a presença de tumorações e/ou abaulamentos, a consistência e o tamanho do colo e aberturas do canal cervical. Movendo-se o colo para um lado e para outro, tracionam-se os ligamentos cardinais e largo, podendo ser evidenciados processos inflamatórios.

■ PONTOS CRÍTICOS

Síndrome do corrimento vaginal

A Figura 15.1 apresenta o fluxograma para abordagem sindrômica de pacientes com queixa de corrimento vaginal.

O algoritmo proposto na Figura 15.1 foi originalmente projetado para o tratamento de infecções cervicais por gonococo e clamídia, que têm efeitos graves sobre o trato reprodutivo feminino. No entanto, vários estudos mostraram que o sintoma de corrimento vaginal está fracamente correlacionado com a presença de infecção cervical porque as infecções endógenas, como a vaginose bacteriana e a candidíase, são muito mais comuns do que as infecções por gonococo e clamídia. Entretanto, em algumas situações, o tratamento da infecção cervical está justificado em pacientes com queixa de corrimento vaginal.

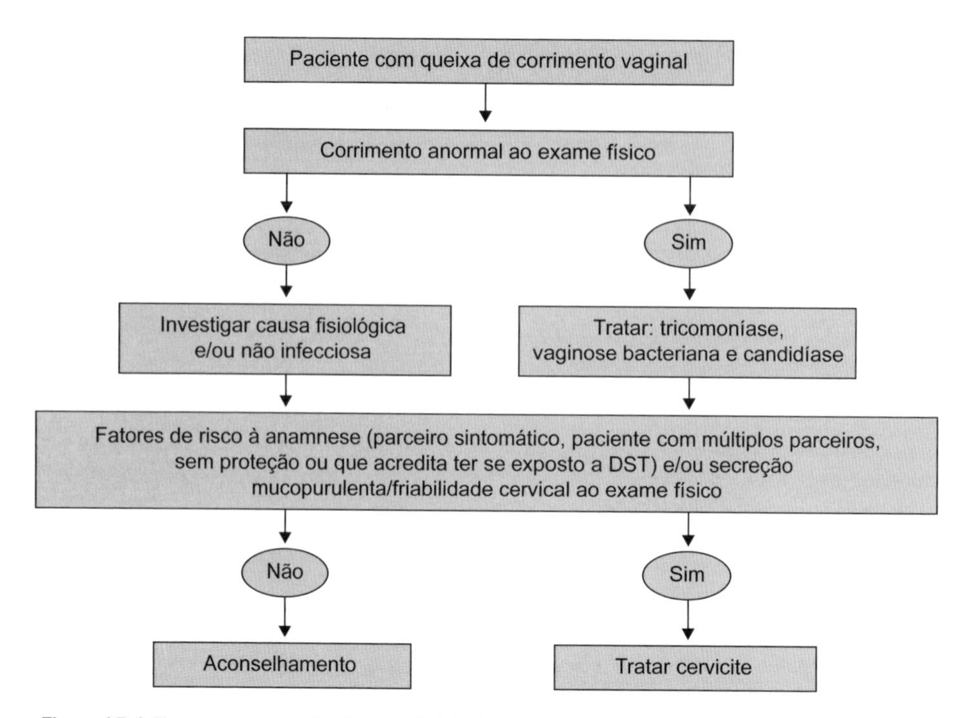

Figura 15.1 Fluxograma para abordagem sindrômica de pacientes com queixa de corrimento vaginal.

As pacientes geralmente se queixam de alguma combinação de corrimento, odor, irritação ou prurido. O corrimento é caracterizado pela cor (claro, branco, verde, cinza, amarelo), pela consistência (fino, grosso, grumoso) e pela quantidade (mais ou menos do que o normal). Ao exame, as pacientes também podem apresentar eritema ou escoriação. Na ausência desses achados, devem ser afastadas outras causas para os sintomas vulvovaginais, como reações alérgicas a irritantes químicos, látex ou sêmen; irritação mecânica em virtude da falta de lubrificação e vaginite atrófica em mulheres na pós-menopausa.

Os sintomas e os sinais, isoladamente, são limitados para que se possa diferenciar com confiança as causas de vaginite. Portanto, quando o teste para a medida do pH vaginal e o teste das aminas não estão disponíveis no momento da consulta e é visualizado corrimento vaginal, a paciente deve receber tratamento para todas as possíveis doenças que costumam causar vulvovaginites infecciosas: tricomoníase, vaginose bacteriana e candidíase (Quadros 15.2 e 15.3).

Com o objetivo de reduzir o número de mulheres que iriam receber desnecessariamente tratamento para infecções cervicais, uma avaliação de risco foi incorporada à abordagem sindrômica para corrimento vaginal. Se a paciente apresentar os sinais clínicos de cervicite (secreção mucopurulenta ou colo friável) ou, na ausência destes, fatores de risco (parceiro sintomático, paciente com múltiplos parceiros sem proteção ou que acredita ter se exposto a uma DST), recomenda-se o tratamento concomitante para as causas mais comuns e importantes de cervicite, que são gonorreia e clamídia (Quadro 15.4).

Quadro 15.2 Esquemas terapêuticos recomendados pelo CDC para tratamento da vaginose bacteriana e de tricomoníase

Agente	1ª opção	2ª opção
Vaginose bacteriana	Metronidazol 500mg VO a cada 12h durante 7 dias ou gel a 0,75%, 5g VV 1×/dia durante 5 dias ou Clindamicina creme 2%, 5g VV 1×/dia durante 7 dias	Tinidazol 2g VO 1×/dia durante 2 dias ou 1g VO 1×/dia durante 5 dias ou Clindamicina 300mg VO a cada 12h durante 7 dias ou óvulos 100mg VV 1×/dia durante 3 dias
Tricomoníase	Metronidazol 2g VO em dose única ou Tinidazol 2g VO em dose única	Metronidazol 500mg VO a cada 12h durante 7 dias

CDC: Centers for Disease Control and Prevention; VO: via oral; VV: via vaginal.

Quadro 15.3 Esquemas terapêuticos recomendados pelo CDC para tratamento da candidíase vulvovaginal

Clotrimazol creme 1%, 5g VV 1×/dia durante 7 a 14 dias ou creme a 2%, 5g VV 1×/dia durante 3 dias ou
Miconazol creme 2%, 5g VV 1×/dia durante 7 dias ou creme 4%, 5g VV 1×/dia durante 3 dias ou supositório vaginal 100mg, um supositório 1×/dia durante 7 dias, ou supositório vaginal 200mg, um supositório 1×/dia durante 3 dias, ou supositório vaginal 1.200mg, um supositório 1×/dia durante 1 dia ou
Tioconazol pomada 6,5%, 5g VV em uma única aplicação ou
Butoconazol creme a 2%, 5g VV em uma única aplicação ou
Terconazol creme a 0,4%, 5g VV 1×/dia durante 7 dias ou creme a 0,8%, 5g VV 1×/dia durante 3 dias, ou supositório vaginal 80mg, um supositório por dia durante 3 dias ou
Fluconazol 150mg VO em dose única

CDC: Centers for Disease Control and Prevention; VO: via oral; VV: via vaginal.

Quadro 15.4 Esquemas terapêuticos recomendados pelo CDC para tratamento da cervicite

Agente	1ª opção	2ª opção
Clamídia	Azitromicina 1g VO dose única ou Doxiciclina 100mg VO a cada 12h durante 7 dias	Eritromicina 500mg VO a cada 6 horas durante 7 dias ou Levofloxacina 500mg VO 1×/dia durante 7 dias ou Ofloxacina 300mg VO a cada 12h durante 7 dias
Gonococo	Ceftriaxona 250mg IM em dose única e Azitromicina 1g VO em dose única	Cefixima 400mg VO em dose única e Azitromicina 1g VO em dose única

CDC: Centers for Disease Control and Prevention; VO: via oral; IM: intramuscular.

Síndrome da dor pélvica

A Figura 15.2 apresenta o fluxograma para abordagem sindrômica de pacientes com queixa de dor pélvica.

A abordagem sindrômica para dor pélvica foi elaborada para oferecer tratamento eficaz às mulheres com sintomas que podem indicar doença inflamatória pélvica (DIP). Embora algumas mulheres tratadas para essa síndrome não tenham realmente uma DST, o tratamento é justificado em virtude das graves consequências que muitas vezes acompanham a DIP não tratada ou tratada tardiamente.

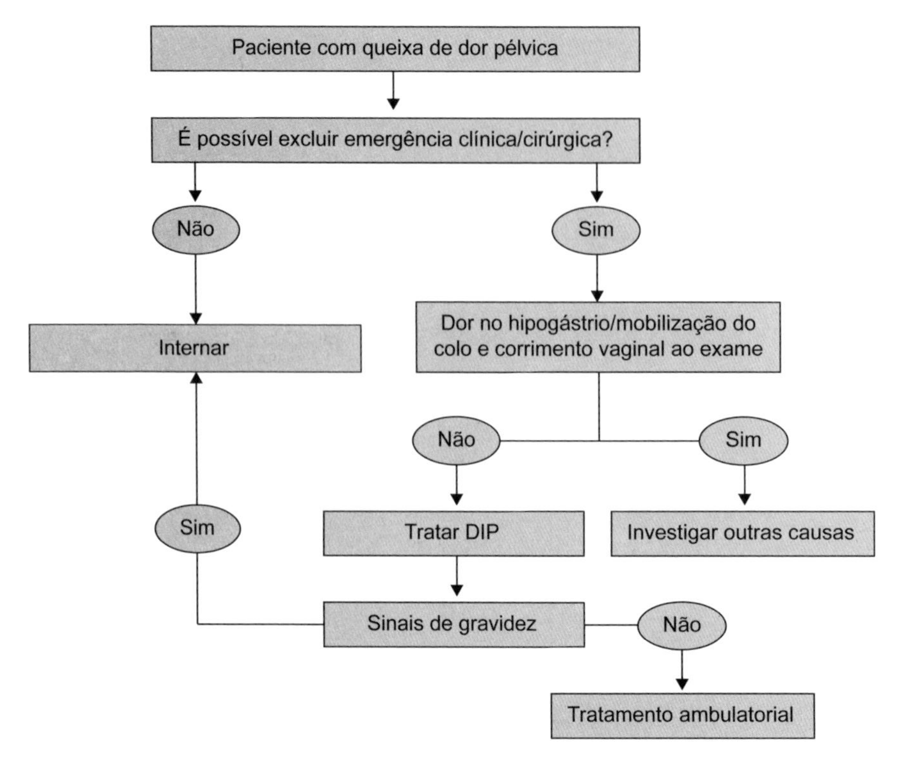

Figura 15.2 Fluxograma para abordagem sindrômica de pacientes com queixa de dor pélvica.

Pacientes que tiveram parto ou aborto recente, atraso menstrual, sangramento vaginal, dor de intensidade forte ou moderada, defesa muscular ou febre > 37,5°C podem apresentar uma condição grave e devem ser internadas de modo a possibilitar seu diagnóstico, tratamento e seguimento de maneira imediata e adequada.

Quando, ao exame clínico-ginecológico, houver a presença de discreta dor em hipogástrio e/ou dor à mobilização do colo e corrimento vaginal, deve-se iniciar o tratamento para DIP (Quadro 15.5). Pacientes que não apresentem os sinais de DIP devem ser avaliadas para outras possíveis causas da dor ou desconforto pélvico, como infecções do trato urinário, endometriose, varizes pélvicas, aderências e tumores pélvicos e alterações gastrointestinais (verminoses, constipação intestinal, doenças da vesícula).

Síndrome da úlcera genital

A Figura 15.3 apresenta o fluxograma para abordagem sindrômica de pacientes com queixa de úlcera genital.

As infecções sexualmente transmissíveis caracterizadas por úlceras genitais incluem herpes genital, sífilis, cancro mole, donovanose e linfogranuloma venéreo.

A evidência ou história de vesículas agrupadas em "cacho" sobre base eritematosa, cujo aparecimento foi precedido de aumento de sensibilidade, ardência, prurido ou sintomas uretrais (dor ou ardência), especialmente com história de recorrência das lesões, é suficiente para o diagnóstico de herpes genital (Quadro 15.6).

Na ausência dessas lesões típicas recomenda-se o tratamento para sífilis primária e cancro mole (Quadro 15.7). Se a lesão ou lesões tiverem mais de 4 semanas, deve-se acrescentar o tratamento para donovanose (Quadro 15.8) ao tratamento da sífilis e do cancro mole e encaminhar a paciente para biópsia, para melhor definição.

Quadro 15.5 Esquemas terapêuticos recomendados pelo CDC para tratamento da DIP

Tratamento ambulatorial	Tratamento hospitalar
Ceftriaxona 250mg IM em dose única e Doxiciclina 100mg VO a cada 12h durante 14 dias com ou sem Metronidazol 50mg VO a cada 12h durante 14 dias ou Cefoxitina 2g IM e probenecida 1g VO em dose única e Doxicilina 100mg VO a cada 12h durante 14 dias com ou sem Metronidazol 500mg VO a cada 12h durante 14 dias ou Outra cefalosporina de terceira geração (p. ex., ou ceftizoxima ou cefotaxima) e Doxiciclina 100mg VO a cada 12h durante 14 dias com ou sem Metronidazol 500mg VO a cada 12h durante 14 dias	Cefotetan 2g EV a cada 12h e Doxiciclina 100mg VO ou EV a cada 12h ou Cefoxitina 2g EV a cada 6h e Doxiciclina 100mg VO ou EV a cada 12h ou Clindamicina 900mg EV a cada 8h e Gentamicina EV ou IM (2mg/kg), seguidos de 1,5mg/kg a cada 8h ou dosagem diária única de 3 a 5mg/kg ou Ampicilina/sulbactam 3g a cada 6h e doxiciclina 100mg VO ou EV a cada 12h

CDC: Centers for Disease Control and Prevention; IM: intramuscular; VO: via oral; EV: endovenoso.

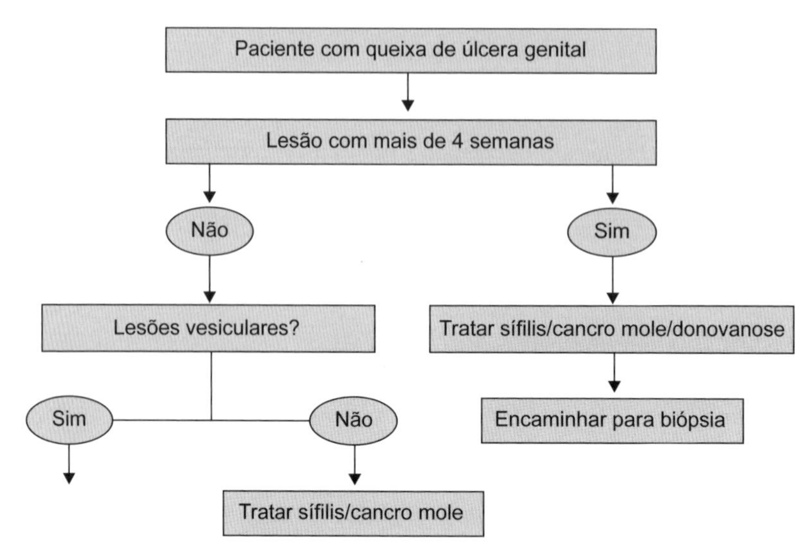

Figura 15.3 Fluxograma para abordagem sindrômica de pacientes com queixa de úlcera genital.

Quadro 15.6 Esquemas terapêuticos recomendados pelo CDC para tratamento de herpes genital

Esquemas recomendados para o 1º episódio de herpes genital*
- Aciclovir 400mg VO a cada 8h por 7 a 10 dias ou
- Aciclovir 200mg a cada 4h 5×/dia por 7 a 10 dias ou
- Valaciclovir 1g VO a cada 12h por 7 a 10 dias ou
- Famciclovir 250mg VO a cada 8h por 7 a 10 dias

Esquemas recomendados para recorrência de herpes genital
- Aciclovir 400mg VO a cada 8h durante 5 dias ou
- Aciclovir 800mg VO a cada 12h durante 5 dias ou
- Aciclovir 800mg VO a cada 8h durante 2 dias ou
- Valaciclovir 500mg VO a cada 12h durante 3 dias ou
- Valaciclovir 1g VO 1 ×/dia durante 5 dias ou
- Famciclovir 125mg VO a cada 12h durante 5 dias ou
- Famciclovir 1g VO a cada 12h durante 1 dia ou
- Famciclovir 500mg VO uma vez, seguidos por 250mg a cada 12h durante 2 dias

*O tratamento pode ser prolongado em caso de cura é incompleta após 10 dias de terapia.
CDC: Centers for Disease Control and Prevention; VO: via oral.

Quadro 15.7 Esquemas terapêuticos recomendados pelo CDC para tratamento da sífilis e do cancro mole

Sífilis	Cancro mole
Penicilina G benzatina 2,4 milhões de unidades IM em dose única	Azitromicina 1g VO em dose única ou Ceftriaxona 250mg IM em dose única ou Ciprofloxacina 500mg VO a cada 12h durante 3 dias ou Eritromicina 500mg VO a cada 8h durante 7 dias

CDC: Centers for Disease Control and Prevention; VO: via oral; IM: intramuscular.

Quadro 15.8 Esquemas terapêuticos recomendados pelo CDC para tratamento da donovanose

1ª opção
Doxiciclina 100mg VO a cada 12h por pelo menos 3 semanas ou até que todas as lesões tenham cicatrizado completamente
2ª opção
Ciprofloxacina 750mg VO a cada 12h durante pelo menos 3 semanas ou até que todas as lesões tenham cicatrizado completamente ou
Eritromicina 500mg VO a cada 6h por pelo menos 3 semanas ou até que todas as lesões tenham cicatrizado completamente ou
Sulfametoxazol/trimetoprima (160mg/800mg) ou VO a cada 12h por pelo menos 3 semanas ou até que todas as lesões tenham cicatrizado completamente ou
Azitromicina 1g VO 1×/semana ou 500mg VO 1×/dia durante pelo menos 3 semanas ou até que todas as lesões tenham cicatrizado completamente

CDC: Centers for Disease Control and Prevention; VO: via oral.

■ CONDUÇÃO

Embora o diagnóstico etiológico seja possível em algumas situações, este não deve provocar atraso no início do tratamento. Os custos com o tratamento em excesso são compensados pelos custos elevados que advirão ao se deixar de tratar pessoas com infecções mistas ou sem os sintomas específicos de determinada doença. O tratamento deve ser instituído no momento da consulta, preferencialmente com medicação VO e com o menor número possível de doses.

Para que esse tipo de assistência seja adequadamente implementada, o atendimento deve incluir ainda oferecimento do teste de sífilis, hepatite B e anti-HIV, estímulo à adesão ao tratamento, aconselhamento para redução de risco, promoção e disponibilização de preservativos e identificação dos parceiros sexuais para tratamento simultâneo.

Recomenda-se o tratamento para a mesma infecção ou síndrome da paciente a todos os parceiros sexuais recentes. O tratamento do(s) parceiro(s), de suma importância para o controle das DST, oferece uma oportunidade significativa de identificação e tratamento de pessoas assintomáticas em fase precoce e antes do desenvolvimento de complicações.

Para minimizar a transmissão e a reinfecção, todas as mulheres que receberam tratamento para uma DST devem ser instruídas a abster-se de relações sexuais até que elas e seu(s) parceiro(s) tenham sido adequadamente tratados (isto é, durante 7 dias após a terapia de dose única ou até a conclusão de um regime de 7 dias) e os sintomas tenham desaparecido.

Durante o tratamento de pacientes com corrimento vaginal, cabe esclarecer às pacientes que apenas a tricomoníase é uma DST, ao passo que a vaginose bacteriana e a candidíase são infecções endógenas. As visitas de acompanhamento serão desnecessárias se os sintomas desaparecerem, porém as mulheres deverão ser aconselhadas a retornar caso os sintomas persistam ou se repitam após o tratamento inicial. Não se recomenda a utilização de preservativos e diafragma por até 5 dias após o uso de óvulos ou cremes vaginais, os quais contêm uma base oleaginosa que pode enfraquecer o látex e a borracha. O consumo de álcool deve ser evitado durante o tratamento com nitroimidazóis. Para reduzir a possibilidade de uma reação disulfiram-símile, a abstinência do consumo de álcool deve continuar por 24 horas após o tratamento com metronidazol e por 72 horas após o uso de tinidazol.

Ao se optar por um esquema de tratamento para DIP, devem ser considerados a disponibilidade, o custo e a aceitação da paciente. Em mulheres com DIP sem gravidade clínica, os esquemas parenterais e orais têm eficácia semelhante. Caso se opte pelo tratamento ambulatorial, recomenda-se nova avaliação da paciente 3 dias após ou antes, se não houver melhora ou se houver piora do quadro. Algumas medidas gerais devem ser recomendadas, como repouso, abstinência sexual e tratamento sintomático com analgésicos, antitérmicos e anti-inflamatórios não esteroides.

Recomenda-se o tratamento hospitalar da DIP na presença de qualquer um dos seguintes critérios: abscesso tubovariano, gravidez, náuseas e vômitos, febre alta, incapacidade de seguir ou tolerar um regime ambulatorial ou ausência de resposta clínica à terapia inicial. A transição para a terapia oral pode ser normalmente iniciada dentro de 24 a 48 horas após melhora clínica.

Como até mesmo as pessoas que apresentam inicialmente manifestações clínicas leves podem desenvolver sintomas graves ou prolongados, recomenda-se a terapia antiviral, o mais precocemente possível, para todas as pacientes com primeiro episódio de herpes genital. Em caso de recorrência, a terapia antiviral pode ser utilizada para melhorar ou encurtar a duração das lesões. Nesse caso, para ser eficaz, o tratamento deve ser iniciado no máximo 1 dia após o início das lesões. As pacientes devem receber orientações sobre a história natural do herpes, com ênfase na possibilidade de episódios recorrentes.

As pacientes com úlcera genital devem ser acompanhadas clinicamente até o desaparecimento dos sinais e sintomas. As pacientes com cancro mole apresentam melhora sintomática 3 dias após e melhora objetiva 7 dias após o início do tratamento. O tempo necessário para a cicatrização completa depende do tamanho da úlcera. No caso de linfadenopatia inguinal, a melhora clínica é mais lenta do que a das úlceras e pode exigir aspiração por agulha ou incisão e drenagem, apesar da terapia bem-sucedida.

As pacientes com sífilis devem receber acompanhamento sorológico por até 1 ano após o tratamento. As pessoas que apresentam sinais ou sintomas persistentes ou que se repetem e aquelas com aumento de pelo menos quatro vezes na titulação de um teste não treponêmico provavelmente apresentam falha terapêutica ou foram reinfectadas. Essas pessoas devem receber novo tratamento e submeter-se a reavaliações para infecção pelo HIV.

O tratamento da donovanose é capaz de conter a progressão das lesões, porém terapia prolongada costuma ser necessária para promover a granulação e a reepitelização da úlcera. A paciente deve ser acompanhada semanalmente para avaliação da evolução clínica e o resultado do exame anatomopatológico deve ser avaliado de modo a confirmar a doença.

■ CONSIDERAÇÕES FINAIS

A abordagem sindrômica tem representado um grande passo para a racionalização e a melhoria no manejo das DST, e seu impacto sobre a epidemia DST tem sido observado em vários cenários. No entanto, como o desempenho dos fluxogramas de tratamento sindrômicos depende dos padrões etiológicos da síndrome, deve-se ter cautela ao utilizá-los em ambientes de baixa prevalência de DST. Ressalte-se, também, que a abordagem sindrômica foi desenvolvida como ferramenta de diagnóstico em pacientes sintomáticas e não deve ser utilizada para rastreamento.

Leitura complementar

Anderson MR, Klink K, Cohrssen A. Evaluation of vaginal complaints. JAMA 2004; 291(11):1368-79.

Brasil. Manual de bolso das doenças sexualmente transmissíveis. Ministério da Saúde, Secretaria de Vigilância em Saúde, Programa Nacional de DST e Aids, 2006.

Garcia PJ, Benzaken AS, Galban E. STI management and control in Latin America: where do we stand and where do we go from here? Sexually Transmitted Infections 2011; 87 Suppl 2:ii7-9.

Hunter P, Dalby J, Marks J, Swain GR, Schrager S. Screening and prevention of sexually transmitted infections. Primary Care 2014; 41(2):215-37.

Kenyon C, Buyze J, Colebunders R. Classification of incidence and prevalence of certain sexually transmitted infections by world regions. Int J Infect Dis 2014; 18:73-80.

Markle W, Conti T, Kad M. Sexually transmitted diseases. Primary Care 2013; 40(3):557-87.

Roett MA, Mayor MT, Uduhiri KA. Diagnosis and management of genital ulcers. American Family Physician 2012; 85(3):254-62.

Trollope-Kumar K, Guyatt G. Syndromic approach for treatment of STIs: time for a change. Lancet (London, England) 2006; 367(9520):1380-1.

Vuylsteke B. Current status of syndromic management of sexually transmitted infections in developing countries. Sexually Transmitted infections 2004; 80(5):333-4.

Workowski KA, Bolan GA. Sexually transmitted diseases treatment guidelines, 2015. MMWR Recomm Rep 2015; 64(RR-03):1-137.

World Health Organization. Global incidence and prevalence of selected curable sexually transmitted infections – 2008. Geneva, 2012.

World Health Organization. Global strategy for the prevention and control of sexually transmitted infections: 2006-2015: breaking the chain of transmission. Geneva, 2007.

World Health Organization. Sexually transmitted and other reproductive tract infections. Geneva, 2005.

16

Abscessos Vulvares

Maria Inês de Miranda Lima
Luiza de Miranda Lima

■ EPIDEMIOLOGIA E RELEVÂNCIA

Os abscessos vulvares se constituem em patologia extremamente dolorosa e são motivo frequente de procura pelas urgências ginecológicas.

Podem surgir em glândulas apócrinas (hidradenite supurativa), na glândula de Bartholin e na glândula de Skene.

De todos os abscessos vulvares, o mais comum é o da glândula de Bartholin. Dois por cento das mulheres irão desenvolver cisto ou abscesso de Bartholin, sendo o abscesso três vezes mais comum.

A glândula de Skene também pode ser infectada e evoluir com abscesso, causando dor, celulite e sintomas urinários em virtude da proximidade da uretra. É importante o diagnóstico diferencial com divertículo de uretra.

A hidradenite supurativa apresenta-se em vários estágios. No primeiro ocorre a formação de abscessos maiores nas regiões que contêm glândulas apócrinas: regiões vulvar, perineal, inguinal, anorretal e axilar. Essas lesões se iniciam como nódulos inflamatórios, podendo evoluir para abscessos fistulizados e interligados com formação de cicatrizes, sendo a dor sua principal característica.

■ DEFINIÇÃO E DIAGNÓSTICO

Cisto e abscesso da glândula de Bartholin

As glândulas de Bartholin ou glândulas vestibulares maiores são glândulas alojadas na parede vaginal, uma de cada lado (nas posições de 5 e 7 horas), com a função de efetuar a lubrificação do canal vaginal, preparando-o para o ato sexual. Medem aproximadamente de 0,5 a 1,0cm e estão localizadas profundamente na entrada da vagina.

As alterações inflamatórias secundárias a infecção local e obstrução do ducto da glândula levam à formação de cistos, os quais costumam ser a causa mais comum de queixas relacionadas com doenças dessas glândulas.

Os cistos formados pela obstrução dos ductos podem ser infectados, e o conteúdo infectado torna-se purulento, provocando o desenvolvimento do abscesso. O abscesso da glândula de Bartholin é o abscesso vulvar mais comum, sendo extremamente doloroso e frequentemente o responsável pela consulta em atendimentos de urgência ginecológica.

A incidência da bartholinite é maior em torno dos 30 anos de idade. Alguns autores advogam que, em mulheres com mais de 40 anos de idade, todos os cistos da glândula devam ser retirados em virtude do risco de desenvolvimento de câncer na glândula de Bartholin (0,114 caso em 100 mil mulheres/ano).

Como se forma um cisto de Bartholin após os abscessos ainda é objeto de discussão. No passado, esses abscessos eram relacionados com doenças sexualmente transmissíveis (DST). No entanto, estudos recentes demonstram um espectro muito amplo de microrganismos responsáveis (Quadro 16.1).

Outras teorias para a obstrução dos ductos incluem alterações na consistência do muco, traumatismo mecânico em decorrência de episiotomias reparadas de maneira insatisfatória ou, até mesmo, ductos estreitos congênitos. Uma vez que a retenção do muco leva à distensão do cisto, o tamanho e a velocidade do crescimento são influenciados pelo estímulo sexual.

Cisto e abscesso das glândulas de Skene

A glândula de Skene é a maior glândula parauretral e está localizada na parte distal da uretra. Os processos infecciosos podem levar à obstrução da glândula, promovendo a formação de cistos e abscessos.

Hidradenite supurativa

A hidradenite supurativa é considerada uma doença crônica da pele. Sua causa é desconhecida. A inflamação das áreas das glândulas de rolamento sudoríparas apócrinas

Quadro 16.1 Microrganismos isolados de abscesso de Bartholin

Aeróbios	Anaeróbios
Neisseria gonorrhoeae	*Bacteroides fragilis*
Staphylococcus aureus	*Streptococcus faecalis*
Clostridium perfringens	*Peptostreptococcus*
Escherichia coli sp.	*Fusobacterium* sp.
Pseudomonas aeruginosa	
Chlamydia trachomatis	

Fonte: Omol F, Simmons BJ, Hacker Y, 2003.

ocasiona furúnculos e abscessos dolorosos e recorrentes. Essas áreas, que geralmente abrangem as axilas, a virilha e os grandes lábios, podem evoluir com drenagem espontânea de difícil resolução, o que pode levar à formação de cicatrizes e deformidades.

Mais comum na raça negra, a hidradenite supurativa costuma iniciar-se após a menarca e melhorar após a menopausa.

A etiologia da doença não é bem esclarecida, mas várias hipóteses são levantadas, como predisposição genética, tendência familiar e hipersensibilidade aos androgênios. Vários microrganismos colonizam os tecidos afetados, sendo os mais encontrados: estafilococos, estreptococos e anaeróbios, que podem, provavelmente, ser invasores secundários.

Acredita-se que a fisiopatologia esteja relacionada com um defeito no epitélio folicular com consequentes obstrução, acúmulo de secreção, proliferação bacteriana e inflamação. Ocorrem ruptura local e acometimento do tecido adjacente, com liberação de fatores quimiotáticos.

As áreas afetadas são as axilas, a vulva e o períneo. Inicialmente, apresenta-se como abscesso localizado e, com o passar do tempo, formam-se vários túneis, levando à perda da arquitetura normal da região afetada.

SINTOMATOLOGIA

A maioria dos cistos de Bartolin e de Skene é assintomática ou apresenta poucos sintomas, dos quais o mais comum é o desconforto durante o ato sexual. Quando a lesão se torna muito grande e infectada, pode ocasionar dor intensa e dificuldade para deambular, sentar e praticar atos sexuais.

Os cistos não costumam ter mais do que 5cm de diâmetro. Em geral, os cistos de Bartholin são unilaterais; quando bilaterais, estão mais frequentemente relacionados com as DST. Os cistos de Skene são menores e geralmente unilaterais.

A hidradenite supurativa tem como primeiro sintoma o aparecimento de um nódulo endurecido e doloroso. Esse nódulo pode desaparecer lentamente (entre 10 e 30 dias) ou persistir e evoluir para um abscesso supurativo. Podem ocorrer abscessos simples e múltiplos. Nos casos mais graves, os nódulos podem se espalhar, e mesmo quando a cura ocorre, a pele é afetada, deixando cicatrizes profundas.

DIAGNÓSTICO

O diagnóstico é estabelecido a partir do exame clínico. Os cistos de Bartholin e de Skene são geralmente unilaterais e arredondados.

Os abscessos da *glândula de Bartholin* exibem eritema ao redor e são macios à palpação. Estão localizados na parte posterior dos grandes lábios ou no vestíbulo inferior. A maioria dos cistos e abscessos promove assimetria dos grandes lábios, e os cistos menores são detectados mediante palpação. Os abscessos próximos a drenagem espontânea apresentam uma área de maciez e flutuação, onde provavelmente ocorrerá a ruptura.

O diagnóstico de *hidradenite* é estabelecido com base em três critérios:

- **Lesões típicas:** como nódulos dolorosos, nas lesões iniciais, até abscessos, fístulas e ulcerações, nos casos tardios.
- **Localização típica:** axila, virilha, regiões perineal, urogenital, perianal, dos glúteos, inframamária e intermamária.
- **Cronicidade e recorrência.**

O diagnóstico diferencial deve ser feito com doença de Crohn vulvar, doença de Fox-Fordyce e linfogranuloma venéreo.

Um sistema de classificação (estágios de Hurley) pode ser usado para a caracterização da gravidade da doença (Quadro16.2).

■ CONDUÇÃO

Tratamento do abscesso ou cisto de Bartholin

Os cistos da glândula de Bartholin pequenos e assintomáticos não precisam de intervenção.

A abordagem de abscessos da glândula de Bartholin ou de Skene na fase aguda envolve desde o uso de antibiótico até abordagens cirúrgicas, como incisão e drenagem. A marsupialização e a excisão da glândula de Bartholin são reservadas para a fase crônica da doença (cisto).

Isoladamente, a incisão e a drenagem podem fornecer alívio imediato, porém temporário. Após a resolução do episódio, os bordos da incisão se fecham, levando a novo acúmulo de muco ou pus. Esses procedimentos podem ser realizados na sala de emergência, sem a necessidade de internação.

Incisão e drenagem

Com a paciente em posição de litotomia, após a antissepsia, procede-se à anestesia local com infiltração de lidocaína a 1cm no ponto de drenagem na pele. Realizada a incisão de 1cm com bisturi de lâmina 11, para perfurar o cisto ou o abscesso, deve-se introduzir a ponta de uma pinça hemostática no interior da glândula para

Quadro 16.2 Estágios de Hurley

Estágio 1: abscesso(s) sem fistulização ou cicatrizes
Estágio 2: abscessos recorrentes com formação de pontes e cicatrizes
Estágio 3: abscessos difusos ou pontes interconectadas e múltiplos abscessos

lisar as aderências e melhorar a drenagem. Deve-se introduzir um cateter de Word (Figura 16.1) para manter a drenagem até que o processo inflamatório esteja resolvido. Após a colocação do cateter de Word, este deve ser inflado com 2 a 3mL de solução salina e permanecer por 4 a 6 semanas no local. Em geral, os abscessos são circundados por área de celulite importante, com edema, estando indicado o uso de antibióticos e anti-inflamatórios. O antibiótico deve ser de amplo espectro para tratar as infecções polimicrobianas por microrganismos aeróbios e anaeróbios. As pacientes devem fazer uso de compressas frias nas primeiras 24 horas e, a seguir, banho de assento duas vezes ao dia. O coito deve ser suspenso até que todo o processo inflamatório esteja resolvido.

Esse procedimento apresenta alto índice de recorrência. Quando se usa o cateter de Word, a recidiva diminui. Quando as recidivas ocorrem, está indicada a marsupialização, procedimento que também pode ser realizado ambulatorialmente.

Marsupialização

Esse procedimento pode ser realizado em sala de cirurgia com anestesia local, bloqueio unilateral do nervo pudendo ou sedação.

Realiza-se uma incisão de 2 a 3cm, vertical, no vestíbulo próximo à margem medial do pequeno lábio. Utilizando-se um bisturi de lâmina 10 ou 15, a incisão é feita na pele, sem perfurar a parede do cisto.

Em seguida, a parede do cisto é então perfurada e prolongada com tesoura. São colocadas pinças de Allis nos bordos do cisto, contendo a pele e a parede do cisto nas margens superior, inferior, medial e lateral. As pontas de uma pinça hemostática devem

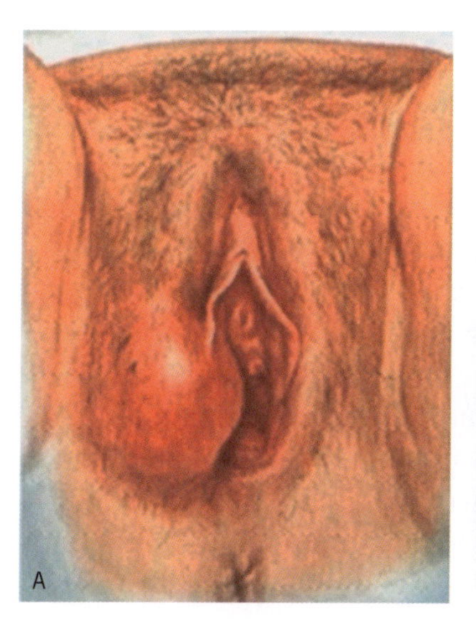

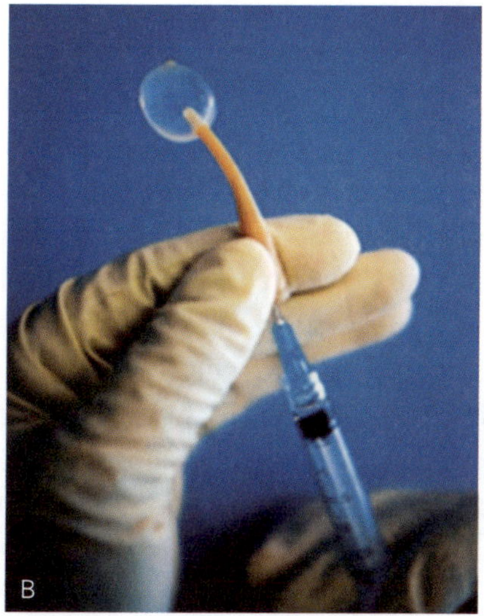

Figura 16.1 Abscesso da glândula de Bartholin (**A**) e cateter de Word (**B**). (Retirada de Omol F, Simmons BJ, Hacker Y, 2003.)

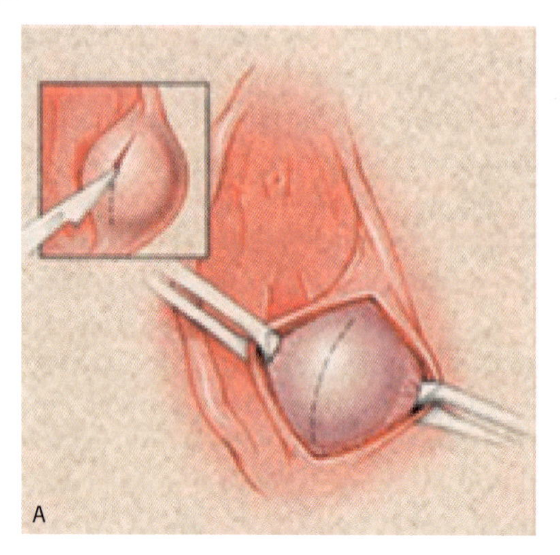

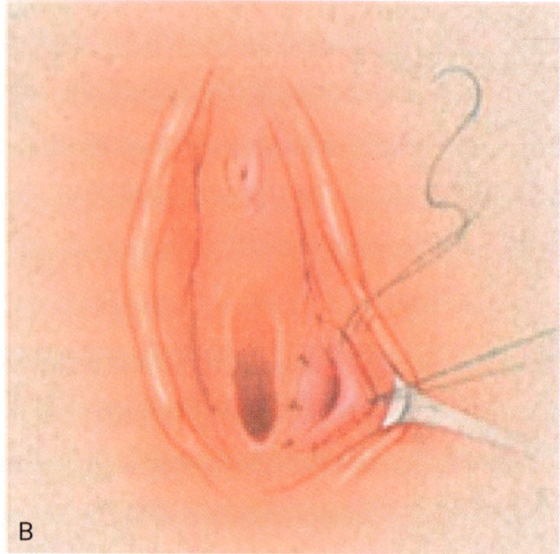

Figura 16.2 A e **B** Marsupialização da glândula. Observe que a parede do cisto deve estar bem identificada e não apresentar processo infeccioso. (Retirada de Omol F, Simmons BJ, Hacker Y, 2003.)

ser inseridas na cavidade do cisto para lisar as aderências e abrir as loculações. Depois, lava-se o interior do cisto com solução de soro fisiológico, exaustivamente. O fechamento da incisão, juntando a pele à parede do cisto, deve ser realizado com pontos separados 2-0 ou 3-0 de fio de absorção lenta (Figura 16.2).

No pós-operatório são usadas bolsas frias nas primeiras 24 horas e, em seguida, realiza-se banho de assento em água morna. Está indicado o uso de antibióticos de amplo espectro e anti-inflamatórios. O índice de recorrência é baixo.

Bartholinectomia

A remoção do cisto deve ser realizada na ausência de abscesso ou celulite, podendo não ser necessário o uso de antibiótico.

A paciente será encaminhada à sala de cirurgia sob sedação ou bloqueio e na posição de litotomia. Incisão linear é realizada no vestíbulo, na extensão do comprimento do cisto, com o cuidado de não perfurar o cisto. Um auxiliar comprime o cisto para fora, apresentando-o e facilitando sua dissecção. Como a estrutura vascular do cisto se localiza na parte póstero-superior, a dissecção deve ser iniciada na parte mais baixa do cisto e no sentido superior, até que seja alcançado o plexo vascular, o qual deve ser reparado com pinça hemostática e a ressecção completada. Deve-se proceder à hemostasia rigorosa por meio de sutura da camada profunda com pontos contínuos ou separados com fio de absorção lenta. A pele é suturada com pontos separados de fio absorvível. No pós-operatório, o uso de bolsas frias está indicado nas primeiras 24 horas, seguido por banhos aquecidos duas vezes ao dia, para alívio da dor e higienização da incisão.

Tratamento do abscesso ou cisto de Skene

O tratamento do abscesso ou cisto de Skene segue os mesmos princípios do tratamento da glândula de Bartholin.

Na fase de abscesso, procede-se a punção, drenagem e, se necessário, marsupialização.

Na fase cística, quando os cistos são pequenos, não há indicação cirúrgica. Com frequência, os cistos se infectam em pequenos intervalos e por esse motivo está indicada a excisão.

No procedimento excisional é importante manter-se atento à proximidade da uretra, tendo em vista a possível presença de cistos multisseptados com aumento do risco de lesão uretral.

Um esquema para o tratamento dos abscessos de Skene e/ou Bartholin encontra-se disponível a seguir:

- Doxiciclina, 100mg VO a cada 12h por 14 dias ou
- Metronidazol, 500mg VO a cada 12h por 10 dias ou
- Ciprofloxacina, 500mg VO a cada 12h por 7 dias ou
- Sulfametoxazol/trimetoprima, 160mg/800mg VO a cada 12h por 10 dias ou
- Amoxicilina/clavulanato, 87mg/125mg VO a cada 12h por 10 dias

Tratamento da hidradenite supurativa

A abordagem para o tratamento da hidradenite supurativa será estabelecida de acordo com os estágios de Hurley (veja o Quadro 16.2). O uso de antibióticos é adotado como conduta inicial nos casos precocemente diagnosticados, sendo a combinação rifampicina-clindamicina a mais utilizada, por se tratar de infecção polimicrobiana com grande atividade inflamatória e formação de biofilme. Está indicado o uso de clindamicina, 300mg duas vezes ao dia, e de rifampicina, 300mg duas vezes ao dia, pelo período de 10 semanas.

Outras opções medicamentosas, como isotretinoína e dapsona, têm sido utilizadas, porém os resultados ainda não estão bem estabelecidos.

As terapias cirúrgicas e as técnicas com *laser* estão indicadas quando há falha do tratamento com a antibioticoterapia.

Inicialmente, realizam-se incisão e drenagem, além de antibioticoterapia. Esse método provou ser pouco eficiente no tratamento de lesões extensas em razão da pequena resposta nos estágios avançados.

A terapia com *laser* tornou-se uma opção interessante por possibilitar a aplicação em lesões extensas e a conservação do tecido sadio ao redor das lesões, eliminando a necessidade de enxertos e retalhos cirúrgicos e a formação de grandes cicatrizes.

Por se tratar de patologia crônica de difícil controle, o tratamento deve ser individualizado. O paciente deve ser classificado de acordo com o escore de Hurley. Inicialmente, o estágio I poderia ser tratado com clindamicina tópica por longo período, associado ao uso do *laser*, se possível. No estágio II está indicado o uso de clindamicina associado a rifampicina por 10 semanas, com aplicações mensais de *laser* por 3 ou 4 meses. No estágio 3, além de antibióticos e *laser*, devem ser considerados o uso de outros medicamentos e a possibilidade de excisão cirúrgica. Convém encaminhar a paciente ao dermatologista para condução e, principalmente, para evitar que essa doença evolua para estágios mais avançados.

Esquema empregado para o tratamento de hidradenite supurativa:

- Clindamicina, 300mg VO a cada 12h por 10 semanas e
- Rifampicina, 300mg VO a cada 12h por 10 semanas.

Critérios para tratamento cirúrgico

Em todos os abscessos vulvares é importante verificar em que fase se encontra o processo infeccioso. Incisão e drenagem estão indicadas quando ocorrem flutuação e amolecimento da área. Após a drenagem, é importante o uso de antibióticos de largo espectro (com cobertura para aeróbios e anaeróbios), uma vez que frequentemente há uma área de celulite ao redor. Quando se usa drenagem sem a colocação do dreno de Word, quase sempre ocorre recidiva em forma de cisto, que poderá se infectar.

A indicação de marsupialização ou excisão da glândula deve ser reservada para casos sintomáticos e após várias recidivas.

Informações sobre possíveis complicações e a ocorrência de dor no pós-operatório devem ser passadas de rotina.

Como evitar intercorrências e complicações

No pré-operatório, é importante informar à paciente que a abordagem de abscessos vulvares, seja por drenagem, seja por excisão da glândula, consiste em um procedimento aparentemente simples, mas com alta morbidade, em virtude da grande irrigação do vestíbulo vulvar. Podem ocorrer hematomas, celulite pós-operatória, impossibilidade de remoção total do cisto, dor, dispareunia e recorrência. O termo de consentimento livre e esclarecido deve ser assinado pela paciente.

■ CONSIDERAÇÕES FINAIS

A maioria das pacientes procura o serviço de urgência na fase de abscesso ou ao perceber uma nodulação vulvar.

Deve ser realizado diagnóstico diferencial entre abscesso de Bartholin, de Skene e hidradenite. A abordagem deve ser selecionada de acordo com a fase clínica em que se encontra o processo. A paciente deve ser informada sobre as chances de recidiva e a possibilidade de tratamento cirúrgico.

Os casos de hidradenite supurativa devem ser encaminhados para a dermatologia, por se tratar de doença crônica e que necessita outras abordagens terapêuticas.

Leitura complementar

Cheetham DR. Bartholin's cyst: marsupialization or aspiration? Am J Obstet Gynecol 1985; 152:569-70.

Fai LIS, Gennis P. Treatment of Bartholin abscesses. The Journal of Emergency Medicine August 2011; 41(2):187.

Foster J, Gary LG, Zimmern P. Skene's gland cyst excision. International Urogynecology Journal December 2015:14-9.

Gener G, Canoui-Poitrine F, Revuz JE et al. Combination therapy with clindamycina and rifampicin in patients for hidroadenitissupurativa: a serie of 116 consecutive patients. Dermatology 2009; 219(2):148-54.

Hazen PG, Hazen BP. Hidroadenitis suppurativa: successful treatment using carbon dioxide laser excision and marsupialization. Dermatol Surg 2010; 36(2):208-13.

Muzy H, Cracco GI, Alves RO et al. Hidroadenite supurativa; atualização e revisão de suas modalidades terapêuticas. Surgical Cosmetic Dermatology 2014; 6.

Omol F, Simmons BJ, Hacker Y. Management of Bartholin's duct cyst and gland abscess. American Family Physician, 2003; 68(1):135-40.

Oriel JD. Doenças infecciosas da vulva. In: Ridley CM (ed.) A vulva. 2. ed. Rio de Janeiro: Revinter, 2003.

Reifa P, Ulricha D, Bjelic-Radisica V et al. Management of Bartholin's cyst and abscess using the Word catheter: implementation, recurrence rates and costs. European Journal of Obstetrics & Gynecology and Reproductive Biology July 2015; 190:81-4.

Schorge JO, Halvarson LM, Bradswa KD et al. Ginecologia de Williams. Porto Alegre: Artmed, 2011.

17

Síndrome de Hiperestimulação Ovariana

Sandro Magnavita Sabino
Inês Katerina Damasceno Cavallo Cruzeiro

■ DEFINIÇÃO E EPIDEMIOLOGIA

A síndrome de hiperestimulação ovariana (SHO) é complicação clínica rara, caracterizada pela resposta exagerada dos ovários à estimulação ovariana controlada, sendo considerada uma resposta iatrogênica à utilização dos hormônios indutores da ovulação. Associa-se ao uso de gonadotrofinas exógenas e, em casos raros, pode ocorrer após a utilização de outros medicamentos, como o citrato de clomifeno.

A SHO acomete até 10% das pacientes em ciclos de fertilização *in vitro* (FIV), com a forma grave incidindo em 0,7% a 1,7% dos casos.

A SHO é desencadeada pela administração da gonadotrofina coriônica humana (HCG) em pacientes que apresentam excesso de folículos em crescimento. Em geral é autolimitada, mas em algumas situações pode surgir, ou mesmo se agravar, quando as pacientes engravidam. A SHO também pode se manifestar na gravidez espontânea, principalmente nas gestações gemelares ou na doença trofoblástica gestacional. O conhecimento da fisiopatologia da SHO e a identificação dos fatores de risco são imprescindíveis para prevenção e condução adequada do quadro clínico.

■ QUADRO CLÍNICO E FISIOPATOLOGIA

A SHO apresenta-se como quadro clínico autolimitado com regressão espontânea poucos dias após o uso da HCG, mas pode se estender em caso de gravidez, já que os níveis séricos crescentes de HCG produzidos pelo trofoblasto embrionário perpetuarão o quadro por período mais prolongado. Quando não ocorre a gravidez, as alterações duram, no máximo, 10 a 14 dias.

A SHO é caracterizada pelo aumento da permeabilidade vascular, promovendo a saída de líquido do espaço intravascular para o terceiro espaço. O fator de crescimento vascular endotelial (VEGF) parece ser o principal fator envolvido nesse processo. A HCG utilizada na estimulação ovariana, em substituição ao hormônio luteinizante (LH), para amadurecimento e ruptura folicular promove aumento do VEGF, desencadeando uma ação vasoativa e aumentando a permeabilidade vascular. O pico desse efeito ocorre em 48 a 72 horas após a administração da HCG. Muitos outros fatores parecem estar envolvidos nesse processo, como as angiotensinas, as interleucinas etc.

Quanto ao início dos sintomas, a SHO pode ser classificada em primária (ou precoce), que ocorre entre 3 e 7 dias após a administração de HCG, ou secundária (ou tardia), que surge após 10 a 17 dias e está diretamente relacionada com a presença de HCG endógena produzida durante a gestação. A SHO também pode ser classificada, quanto à gravidade do quadro, como leve, moderada ou grave (Quadro 17.1).

Clinicamente, a SHO manifesta-se por acúmulo de líquido no terceiro espaço (ascite) e aumento do volume ovariano com consequentes distensão, dores abdominais, náuseas e vômitos, e aumento do peso corporal. Em casos graves, pode haver dispneia progressiva, que piora em decúbito dorsal, em razão da ascite volumosa e do consequente derrame pleural. Além disso, com o aumento do volume ovariano, o risco de torção anexial é elevado.

O aumento da permeabilidade vascular leva à redução do volume intravascular e, consequentemente, à desidratação, que, se não tratada, pode resultar em comprometimento renal grave e distúrbios hidroeletrolíticos importantes. Nesses casos, a paciente apresenta oligúria progressiva, taquicardia, hipotensão postural e alterações laboratoriais.

Os fenômenos tromboembólicos são as complicações mais graves, sendo a principal causa de óbito na SHO. O mecanismo responsável pelo aumento da frequência de eventos trombóticos está relacionado com a hemoconcentração e a estase sanguínea decorrente da redução da mobilidade dessas pacientes. Além disso, o aumento dos níveis séricos de estrogênio durante a estimulação ovariana ativa os sistemas procoagulantes e aumenta a produção de fibrinogênio hepático.

Quadro 17.1 Classificação da SHO segundo a gravidade do quadro

Leve	Desconforto abdominal leve; ausência de ascite significativa; estado geral preservado
Moderada	Dor abdominal; náuseas; distensão abdominal; ascite à ultrassonografia; aumento dos ovários; exames laboratoriais normais
Grave	I – Dispneia; oligúria; náuseas; vômitos; dor abdominal; ascite clínica; hidrotórax; exames laboratoriais normais II – Ascite volumosa; ovários muito grandes; dispneia grave; oligúria acentuada; alterações laboratoriais (hematócrito elevado; funções renais e hepáticas alteradas) III – Presença de complicações como trombose venosa e insuficiências renal e respiratória

Nas avaliações laboratoriais, podem ser encontrados hematócrito elevado (sinal de hemoconcentração), distúrbios hidroeletrolíticos, principalmente hiponatremia e hiperpotassemia, leucocitose e alterações das enzimas hepáticas e da função renal, além de hipoalbuminemia.

PREVENÇÃO

A prevenção consiste na principal abordagem à SHO, ou seja, devem ser identificadas as pacientes com risco elevado para o desenvolvimento da síndrome durante a indução ovariana para, desse modo, utilizar técnicas e protocolos disponíveis que possam evitar o surgimento dos quadros graves. Para prevenção da SHO as condutas podem ser divididas em dois momentos distintos, antes da estimulação ovariana, para identificação de pacientes de risco, e posteriormente, durante a indução, por meio de protocolos e medidas que visem minimizar o risco ou atenuar o quadro clínico apresentado pela paciente.

Fatores de risco para SHO

- Pacientes jovens.
- Pacientes magras (índice de massa corporal [IMC] < 25).
- Pacientes com contagem de folículos antrais > 20 à ultrassonografia.
- Pacientes com quadro de anovulação crônica (principalmente a síndrome dos ovários policísticos).
- Pacientes com elevação acentuada dos níveis de estradiol durante a indução ovariana (> 2.500.000pg/mL).
- Pacientes com história prévia de SHO em tratamentos anteriores.

Protocolos, medicações e condutas clínicas para prevenir SHO

- Utilizar baixas doses de gonadotrofinas, rastreamento ultrassonográfico frequente e dosagens seriadas de estradiol sérico.
- Nos tratamentos de alta complexidade (FIV/ICSI), preferir protocolos curtos em que se utilizem os antagonistas de GnRH.
- Usar preferencialmente análogos de GnRH para maturação oocitária (em substituição à HCG) em tratamento de FIV com risco de desenvolver SHO. Essa conduta previne a ocorrência da SHO grave primária em quase 100% dos casos.
- Estudos demonstraram que a redução da dose de HCG de 10.000UI para 5.000UI para maturação oocitária e ovulação não reduz o risco e a gravidade da SHO.
- Os agonistas da dopamina são úteis para reduzir a permeabilidade vascular característica da SHO. Estudos demonstraram redução do volume ascítico e da hemoconcentração nos casos de SHO moderada e grave em pacientes que usaram cabergolina na dose de 0,5mg no dia da HCG e durante os 7 a 8 dias subsequentes.

- O *coasting* consiste na interrupção da utilização das gonadotrofinas por alguns dias antes da aplicação da HCG, com o objetivo de aguardar a redução dos níveis de estradiol sérico para níveis mais seguros antes da administração da HCG. Além disso, promove atresia de folículos pequenos e medianos. Essa prática parece ser uma boa opção quando se utilizam protocolos longos com análogos de GnRH, já que a utilização da HCG para maturação oocitária é a única opção disponível nesses casos.
- O cancelamento do ciclo de estimulação ovariana antes da administração da HCG é a melhor conduta em tratamentos de baixa complexidade, em pacientes cujo risco de SHO é identificado durante a indução ovariana.
- A utilização da albumina humana antes da coleta ovular parece não exercer qualquer efeito preventivo contra SHO.
- O congelamento de todos os óvulos e/ou embriões para utilização em outro momento, associado à utilização dos análogos de GnRH em substituição à HCG para maturação oocitária, é considerado a conduta padrão-ouro para prevenção da SHO. Essa prática consegue evitar a SHO precoce e tardia em quase 100% dos casos.

TRATAMENTO

O tratamento da SHO visa reduzir as consequências clínicas dessa síndrome, evitando o surgimento de complicações. A abordagem deve ser individualizada, uma vez que cada paciente pode manifestar o quadro de maneiras diferentes. Durante o tratamento, é de extrema importância o acompanhamento clínico do profissional especialista em reprodução assistida, o qual deve estar habilitado para condução da SHO.

Uma vez instalado o quadro, deve ser intensificada a frequência do acompanhamento médico. As avaliações clínicas e ultrassonográficas devem ocorrer com intervalo máximo de 48 a 72 horas. Restrição das atividades físicas é recomendada não apenas em virtude do desconforto abdominal, mas também para evitar torção ovariana. Convém lembrar que a manutenção da paciente acamada pode aumentar o risco de eventos trombóticos. Hidratação oral frequente deve ser monitorizada e, caso a paciente não consiga se hidratar regularmente, a hidratação deve ser realizada com esquemas de soroterapia endovenosa. A correção dos distúrbios hidroeletrolíticos faz parte desse mesmo cuidado. A utilização de diuréticos não é recomendada, exceto em pacientes oligúricas sem sinais de hemoconcentração (hematócrito < 38%).

A paracentese de alívio deve ser realizada em pacientes com ascite muito volumosa, associada a dor abdominal intensa ou sintomas respiratórios (dispneia e taquipneia), ou comprometimento renal grave que não responde à soroterapia. Esse procedimento reduz a pressão abdominal, melhorando a diurese e a hemoconcentração, ao aumentar o retorno venoso e descomprimir os ureteres, além de diminuir os sintomas clínicos (dores abdominais, náuseas, vômitos e dispneia). A avaliação frequente da paciente pode reduzir a necessidade de internação hospitalar, desde que ela consiga manter hidratação oral adequada.

As pacientes com quadro grave e risco de tromboembolismo devem ser heparinizadas para a prevenção de complicações. As pacientes graves e as que evoluem com eventos trombóticos ou falência renal devem ser hospitalizadas para tratamento intensivo.

Leitura complementar

Aboulghar MA, Mansour RT. Ovarian hyperstimulation syndrome: classifications and critical analysis of preventive measures. Hum Reprod Update 2003; 9(3):275-89.

ASRM Practice Committee. Ovarian hyperstimulation syndrome. Fertil & Steril 2008; 90(3):188-93.

Corbett S, Shmorgun D, Claman P. The prevention of ovarian hyperstimulation syndrome. J Obstet Gynaecol Can 2014; 36(11):1024-36.

Fatemi HM, Garcia-Velasco J. Avoiding ovarian hyperstimulation syndrome with the use of gonadotropin-releasing hormone agonist trigger. Fertil Steril 2015; 103(4):870-3.

Humaidan P, Quartarolo J, Papanikolaou EG. Preventing ovarian hyperstimulation syndrome: guidance for the clinician. Fertil Steril 2010; 94(2):389-400.

Melo M, Busso CE, Bellver J, Pellicer A, Remohi J. GnRH agonist versus recombinant HCG in a oocyte donation programme: a randomized, prospective, controlled, assessor-blind study. Reprod Biomed Online 2009; 19(4):486-92.

Mor YS, Schenker JG. Ovarian hyperstimulation syndrome and trombotic events. Am J Reprod Immunol 2014; 72(6) 541-8.

Remoí J, Bellver J, Matorras R, Ballesteros A, Pellicer A. Manual práctico de esterelidad y reproducción humana: aspectos clínicos. 4. ed. España 2012:533-45.

Smith V, Osianlis T, Vollenhoven B. Prevention of ovarian hyperstimulation syndrome: a review. Obstet Gynecol Int 2015 May 14.

18

Malformações Genitais

Cláudia Lúcia Barbosa Salomão
João Tadeu Leite dos Reis
Maria Virgínia Furquim Werneck Marinho

■ INTRODUÇÃO

O tema referente às malformações genitais se reveste de grande importância na ginecologia e na obstetrícia, uma vez que essas alterações podem causar prejuízo à saúde e à vida reprodutiva da mulher. As malformações genitais são consideradas alterações na anatomia do trato genital feminino decorrentes de defeitos em seu desenvolvimento embrionário, os quais podem ocasionar problemas de saúde que variam de amenorreia ao aborto recorrente.

Evidentemente, como esses defeitos podem ocasionar quadros configurados, como emergência ginecológica ou obstétrica, torna-se pertinente e absolutamente necessária a inclusão deste tema em um compêndio de emergências ginecológicas.

■ EPIDEMIOLOGIA E RELEVÂNCIA

Revisões epidemiológicas recentes são concordantes no que tange à relevância e à prevalência desses defeitos na população geral. Considera-se como prevalência promédio a incidência de 6,7% na população geral feminina, de 7,3% na população infértil feminina e de 16,7% em pacientes com perda gestacional recorrente.

As malformações mullerianas mais frequentes são útero septado, útero bicorno, útero arcuado, didelfos, unicorno e hipoplasia uterina. Outras, menos comuns, são as malformações derivadas de defeitos do seio urogenital, como, por exemplo, septo vaginal baixo. As malformações do seio urogenital podem estar associadas ou não às anomalias dos ductos mullerianos.

O risco de uma malformação genital em mulheres com casos familiares em parentes de primeiro grau é 12 vezes maior.

Neste capítulo serão apresentadas noções básicas da embriologia do trato genital feminino superior e inferior.

EMBRIOLOGIA

Independentemente de como são classificadas, as malformações decorrem de alterações no desenvolvimento do órgão dentro do útero materno ou detenção do desenvolvimento fora do útero materno. A idade gestacional e a "penetrância" da alteração intraútero determinarão sua magnitude.

Dependendo do tipo e do grau de distorção anatômica, as malformações podem estar associadas a diversos problemas de saúde e reprodutivos femininos, e a caracterização adequada de cada tipo de malformação torna mais efetivos o diagnóstico e o tratamento da patologia específica.

Até a sexta semana de vida intrauterina, os embriões masculinos e femininos não demonstram diferenças, apresentando ductos de Müller (ou paramesométricos) e de Wolff (ou mesométricos).

Os ductos de Müller darão origem às tubas uterinas e ao ducto uterino que, posteriormente, dará origem ao útero e aos dois terços superiores da vagina. Os ductos de Wolff involuirão na mulher, remanescendo como estruturas como ligamentos redondos, útero-ovarianos e ligamentos suspensores do ovário.

Os ovários, por sua vez, têm origem independente e não costumam, por isso, ser afetados em quadros de malformações uterovaginais.

O terço inferior da vagina forma-se através do seio urogenital (estrutura que dará origem à genitália externa). Em algum momento o terço inferior da vagina se fusiona aos dois terços superiores.

A fusão dos dois ductos de Müller, como salientado previamente, formará o útero e os dois terços superiores da vagina, e a reabsorção do septo de união desses ductos fará com que esses órgãos passem a apresentar uma "luz".

Alterações em qualquer uma das fases da embriogênese, ou seja, na organogênese, na fusão e na reabsorção, poderão ser a causa de malformações do trato genital feminino.

Considerando-se, portanto, a incidência das malformações do trato genital feminino, estas devem ser lembradas como possível diagnóstico em mulheres com dismenorreia progressiva, dor cíclica na presença de amenorreia, abortos recorrentes, partos prematuros, sangramentos uterinos anormais, infertilidade, dispareunia e dificuldade em realizar o coito ou mantê-lo.

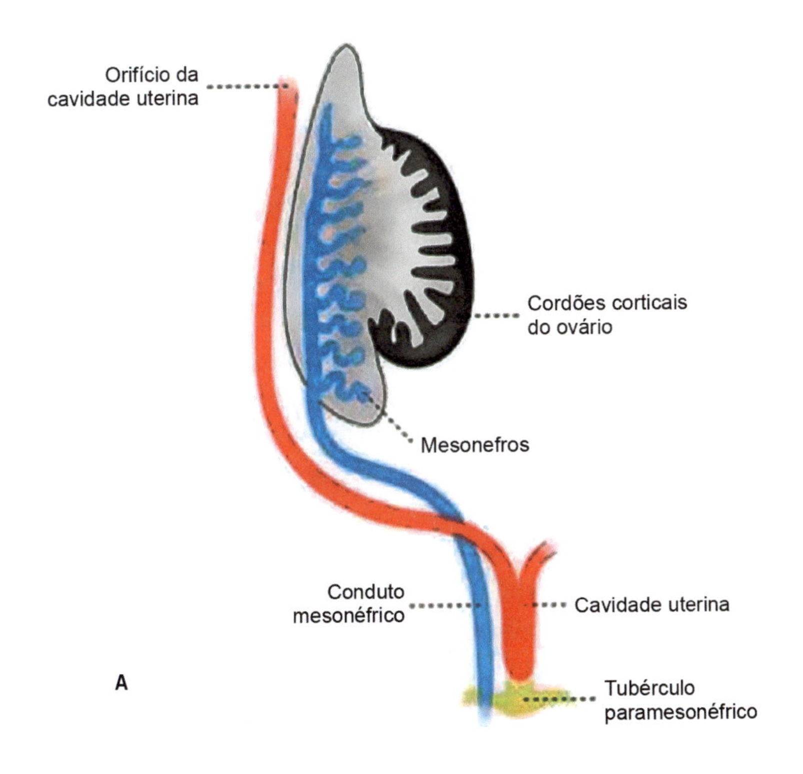

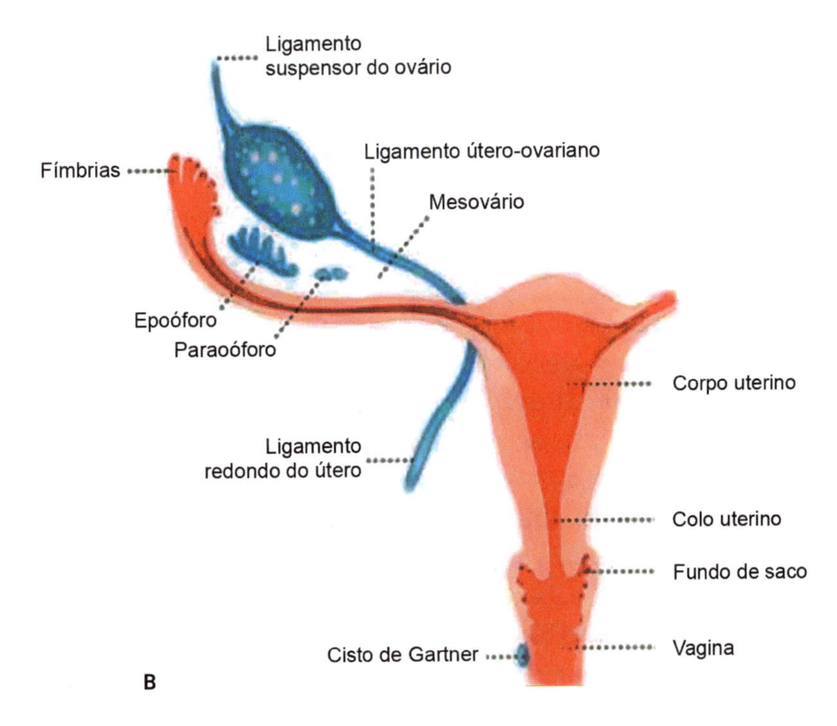

Figura 18.1A e **B** Desenvolvimento de mesonefros e paramesonefros.

DEFINIÇÃO E SISTEMAS DE CLASSIFICAÇÃO DAS MALFORMAÇÕES GENITAIS

Como frisado anteriormente, as anomalias uterovaginais ou anomalias mullerianas constituem um grupo de patologias congênitas que se originam de falha no desenvolvimento, na fusão ou na canalização dos condutos de Müller na etapa embrionária.

A maioria dos casos é diagnosticada tardiamente, como resultado de estudos de investigação de infertilidade ou de complicações obstétricas precoces ou tardias. O diagnóstico pode ser estabelecido em várias idades, dependendo das particularidades de cada caso. Diante de um quadro obstrutivo, obviamente os sinais e sintomas clínicos serão mais exuberantes, podendo apresentar hematocolpos, hematométrio, massa pélvica, dismenorreia importante e sangramento genital anômalo ou amenorreia.

Por outro lado, os transtornos não obstrutivos são geralmente diagnosticados em consultas de rotina, quando se solicita uma ecografia, ou mesmo na investigação de infertilidade ou perda gestacional de repetição.

Convém lembrar que as malformações genitais podem estar associadas a alterações genéticas ou mesmo alterações enzimáticas e, também, à exposição de agentes teratogênicos, como, por exemplo, a talidomida e o dietilestilbestrol (DES), um estrogênio sintético não esteroide muito empregado no passado para prevenção de abortamentos de repetição e de doença hipertensiva específica de gravidez. As filhas das usuárias do DES apresentam maior incidência de adenose vaginal e adenocarcinoma de células claras, além de maior incidência de útero em T, hipoplasia uterina e anormalidades tubárias e de colo uterino.

Os sistemas de classificação das malformações mullerianas são fundamentados na caracterização sistemática das pacientes em grupos com características similares.

A aceitação de um sistema de classificação revela sua capacidade de corresponder efetivamente às necessidades dos médicos para entendimento, diagnóstico e tratamento da paciente.

O sistema de classificação mais amplamente usado é o da Sociedade Americana de Fertilidade (AFS), por ser um sistema de fácil entendimento e utilização (Quadro 18.1). As outras classificações propostas derivam da ineficácia da classificação da AFS em caracterizar, de maneira adequada, as anomalias descritas como complexas. A Figura 18.2 ilustra a classificação da AFS.

Outra classificação bastante utilizada atualmente é a da Sociedade Europeia de Reprodução Humana (ESHRE) e da Sociedade Europeia de Ginecologia Endoscópica (ESGE), criada pelo grupo de trabalho CONUTA (*Congenital Uterine Anomalies*). Assim como a classificação da AFS, a classificação da ESHRE/ESGE também é fundamentada na anatomia do sistema genital feminino, como se pode observar nas Figuras 18.3 e 18.4, com classificações cervicais e vaginais estabelecidas separadamente em subclasses.

Quadro 18.1 Classificação das malformações genitais segundo a Sociedade Americana de Fertilidade (AFS)

Classe I	Hipoplasia e agenesia	(a) vaginal, (b) cervical, (c) fúndica, (d) tubária (e) combinada
Classe II	Unicorno	(a) comunicante, (b) não comunicante, (c) sem cavidade, (d) sem corno
Classe III	Didelfo	
Classe IV	Bicorno	(a) completa, (b) parcial
Classe V	Septado	(a) completa, (b) parcial
Classe VI	Arcuado	
Classe VII	Relacionado com DEB (dietilestilbestrol)	

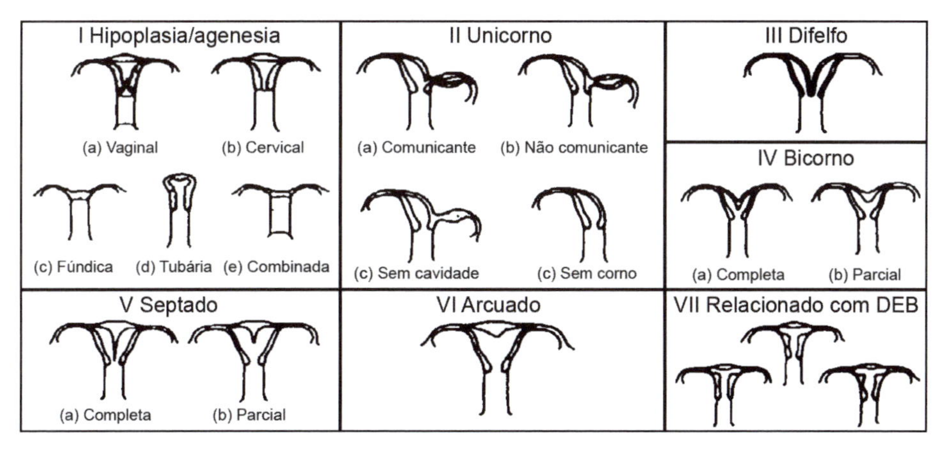

Figura 18.2 Classificação esquemática das malformações genitais de acordo com a Sociedade Americana de Fertilidade (AFS).

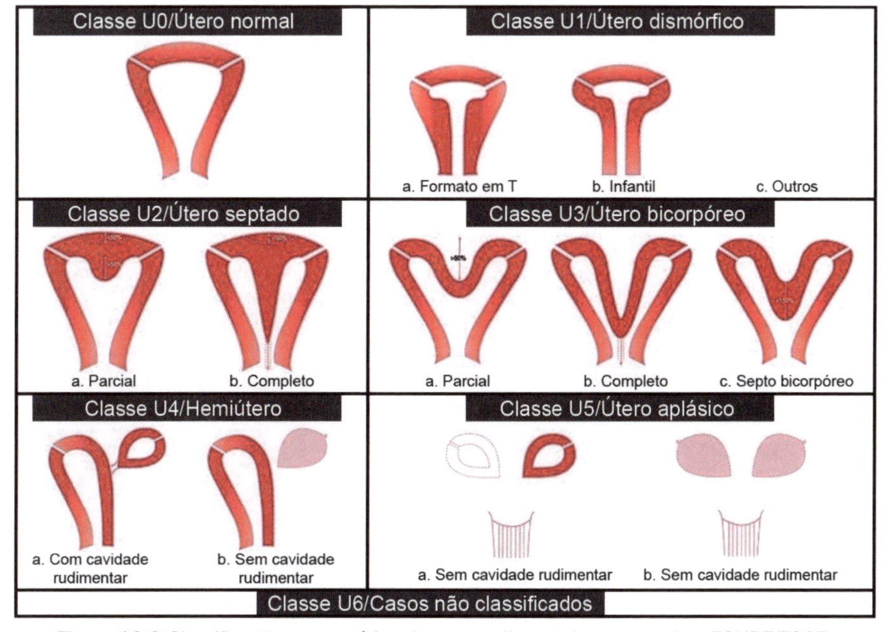

Figura 18.3 Classificação esquemática das anomalias uterinas segundo a ESHRE/ESGE.

eshre

Classificação ESHRE/ESGE
Anomalias do trato genital feminino

ESGE

Anomalias uterinas

	Classe principal	*Subclasse*
U0	Útero normal	
U1	Útero dismórfico	a. Formato em T b. Infantil c. Outros
U2	Útero septado	a. Parcial b. Completo
U3	Útero bicorpóreo	a. Parcial b. Completo c. Septado bicorpóreo
U4	Hemiútero	a. Com cavidade rudimentar (com comunicação ou não com o olho) b. Sem cavidade rudimentar (corno sem cavidade/sem corno)
U5	Aplásico	a. Com cavidade rudimentar (corno bi- ou unilateral) b. Sem cavidade rudimentar (remanescentes uterinos ou unilaterais/aplasia)
U6	Malformações não classificadas	

Anomalias cervicais/vaginais

Classes coexistentes	
C0	*Cérvice normal*
C1	*Cérvice septada*
C2	*Cérvice dupla "normal"*
C3	*Aplasia cervical unilateral*
C4	*Aplasia cervical*
V0	*Vagina normal*
V1	*Septo vaginal longitudinal sem obstrução*
V2	*Septo vaginal longitudinal com obstrução*
V3	*Septo vaginal transverso e/ou lúmen imperfurado*
V4	*Aplasia vaginal*

U *C* *V*

Anomalias associadas de origem não mulleriana:

Desenho da anomalia

Figura 18.4 Esquema de classificação das anomalias do trato genital feminino.

■ DIAGNÓSTICO

O diagnóstico das malformações genitais baseia-se na avaliação clínica, com observação dos sinais clínicos e sintomas, e também na realização de exames complementares de complexidades distintas.

As manifestações clínicas são variadas, dependendo do grau de complexidade da malformação. Podem estar presentes dor pélvica, cíclica ou não, dismenorreia, dispareunia e alterações menstruais diversas, e a amenorreia primária está presente nos casos obstrutivos.

A presença de endometriose pode ser consequência de casos obstrutivos ou semiobstrutivos.

Segue a relação dos exames que podem ser usados para investigação das malformações genitais, devendo ser observadas sua sensibilidade, especificidade e acurácia:

- **Ecografia bidimensional:** sensibilidade de 56%, especificidade de 99% e acurácia de 84%.
- **Ecografia tridimensional:** sensibilidade, especificidade e acurácia de 100%.
- **Ressonância magnética:** sensibilidade, especificidade e acurácia de 100%.
- **Histerossonografia:** sensibilidade de 93%, especificidade de 99% e acurácia de 97%.
- **Histerossalpingografia:** sensibilidade de 78%, especificidade de 90% e acurácia de 86%.

A ecografia bidimensional apresenta acurácia maior quando realizada na fase lútea, em razão da maior espessura endometrial, o que favorece o delineamento da cavidade uterina.

Diante de dúvidas criadas por alguns exames diagnósticos, a laparoscopia pode ser uma ferramenta útil para estabelecer diagnóstico diferencial complementar ou definitivo. É considerada o exame padrão-ouro para avaliação do contorno uterino.

Considerando que pacientes com malformações genitais podem apresentar alterações nos sistemas urinário e esquelético em virtude das alterações nos cromossomos correspondentes, muitas vezes se faz necessária a investigação desses sistemas por meio de exames específicos, como urografia excretora, radiografias ósseas, tomografia computadorizada, ressonância magnética, ecografia, pielograma endovenoso e endoscopia.

TRATAMENTO

Hipoplasia uterina/agenesia

A hipoplasia uterina/agenesia representa 10% das anomalias dos condutos de Müller. Apresentam-se em diversos graus de agenesia ou hipoplasia do útero, do colo e dos dois terços superiores da vagina.

A síndrome de Mayer-Rokitansky-Kuster-Hauser consiste em uma anomalia aplásica uterovaginal. Em decorrência dos diversos aspectos que pode apresentar, essa síndrome pode ser classificada como:

- **Tipo I:** dois terços proximais da vagina ausentes e útero aplásico, com cornos rudimentares unidos por uma prega peritoneal, e as trompas são normais.
- **Tipo II:** dois terços proximais da vagina ausentes, útero hipoplásico, podendo haver aplasia de um ou de ambos os cornos ou diferenças de tamanho entre seus rudimentos; uma ou as duas trompas hipoplásicas ou aplásicas.

As malformações do trato urinário superior estão presentes em até 40% dos portadores da síndrome. As alterações do esqueleto acometem até 28% das pacientes. Mais raramente, malformações cardíacas podem estar presentes.

Casos em que a agenesia vaginal está associada a útero funcionante apresentarão clínica de amenorreia primária associada a dor cíclica abdominal e, muitas vezes, quadro de abdome agudo, necessitando intervenção imediata.

O tratamento da agenesia vaginal pode ser conservador ou cirúrgico.

A correção cirúrgica está indicada quando não há possibilidade de se obter neovagina por técnicas conservadoras ou quando é necessário uni-la a um útero funcionante. Nesses casos, a possibilidade de menstruações normais e gestação passa a ser viável.

Quando o terço distal da vagina apresenta tamanho muito reduzido (convém lembrar que o terço distal da vagina deriva embriologicamente do seio urogenital), às vezes é necessária a correção cirúrgica da agenesia vaginal, mesmo na ausência de útero funcionante.

É importante, independentemente da opção de tratamento escolhida, cirúrgica ou conservadora, a obtenção de uma vagina que possibilite coito prazeroso e confortável.

A técnica conservadora mais utilizada é a de Frank. Em 1938, Frank publicou os primeiros resultados sobre a utilização de dilatadores vaginais para pressionar a mucosa do vestíbulo, levando à distensão progressiva da cavidade vaginal. Esse é considerado o tratamento de escolha para pacientes sem possibilidade de gestação natural.

Na ausência do terço vaginal distal, a técnica cirúrgica torna-se preferível à não invasiva, pois há risco de dilatação uretral durante a execução dos exercícios de Frank, já que o introito vaginal não está bem estabelecido.

A intervenção cirúrgica, quando selecionada, deverá ser executada quando a paciente manifestar desejo de iniciar relações sexuais.

A correção cirúrgica tem como objetivo criar a cavidade vaginal no espaço entre a bexiga e o reto, utilizando enxerto de peritônio pélvico, segmento de alça intestinal, pele e âmnio. Há relatos sobre o uso de derivados sintéticos de celulose e látex. Como já lembrado, o objetivo é criar uma neovagina que possibilite o coito normal e, se unida a útero funcionante, viabilize a gestação.

Útero unicorno

Corresponde a 5% dos casos de anomalias uterinas. Em 74% dos casos, o útero unicorno está associado a um corno rudimentar, na maioria das vezes não comunicante.

Recomenda-se a retirada do corno rudimentar funcionante não comunicante para evitar a possibilidade de endometriose. Essa exérese deve ser realizada antes ser cogitada qualquer gestação.

Em virtude de seu formato, volume reduzido, musculatura insuficiente e vascularização deficitária, os úteros unicornos apresentam maior incidência de abortamento, parto prematuro, restrição no desenvolvimento fetal e apresentações anômalas.

Útero didelfo

Consiste na existência de duas cavidades uterinas e dois colos. Constitui 5% das anomalias mullerianas. Se a vagina é septada, deve-se avaliar a necessidade de correção cirúrgica. Em caso de septo obstrutivo, a correção é absolutamente necessária para evitar hematométrio ou hematocolpo. Em caso de septo não obstrutivo, cabe avaliar a necessidade de cirurgia na presença de dispareunia.

Útero bicorno

A divisão uterina estende-se até o orifício interno do colo uterino. Pode estar associado a septo vaginal longitudinal. Consiste em duas cavidades uterinas simétricas, cada uma com uma cavidade endometrial, mas os cornos são de menor tamanho do que no útero didelfo. Classifica-se como útero bicorno completo quando a divisão se estende até o orifício cervical interno e como útero bicorno parcial quando a divisão se encontra confinada ao fundo uterino.

Às vezes, é impossível diferenciá-lo do útero didelfo. Eventualmente, faz-se necessária correção cirúrgica, objetivando aumentar a cavidade uterina e remover a divisão entre os cornos, de modo a melhorar o prognóstico obstétrico.

Útero septado

Corresponde a 55% dos casos de malformações mullerianas. As taxas de aborto precoce chegam a 80% quando o septo uterino é completo, o que decorre do aporte sanguíneo insuficiente no septo quando este é o local da nidação. Nesses casos, deve ser considerada a ressecção do septo por via histeroscópica.

A maneira de diferenciar o útero septado de um útero bicorno ou didelfo é mediante a visualização do contorno do fundo uterino, sempre liso no caso do útero septado.

A presença de reentrância > 1cm está relacionada com útero bicorno ou didelfo. É fundamental diferenciá-los para a escolha do melhor tratamento.

Útero arqueado

Manifesta-se como discreta reentrância na cavidade endometrial, com contorno externo normal, sem divisão dos cornos uterinos. Anteriormente se acreditava que não estaria relacionado com problemas obstétricos, mas atualmente se observa a possibilidade de ser causa de aborto de repetição, devendo ser considerada sua reparação nesses casos.

■ CONSIDERAÇÕES FINAIS

O diagnóstico de malformação genital costuma ser acompanhado por apreensão e angústia da paciente. O apoio emocional e o fornecimento de informações detalhadas são imprescindíveis nessas situações. Como lembrado por Bagnoli, embora não haja consenso, conduta mais conservadora tem sido adotada em grande parte dessas anomalias.

Salvo em situações excepcionais, na maioria dos casos não há como se prever o prognóstico exato de uma gestação espontânea nessas pacientes.

Portanto, a cautela deve imperar nas decisões terapêuticas. Evidentemente, casos emergenciais devem ser abordados com a presteza necessária, evitando complicações e sequelas.

Leitura complementar

Ferreira RA, Carvalho BR, Junqueira FRR. Malformações mullerianas. In: Ginecologia da infância e adolescência. Artmed, 2012:119-30.

Meléndrez RAJ, Fuentes JA. Estado actual de la clasificación, diagnóstico y tratamiento de las malformaciones müllerianas. Ginecol Obstet Mex 2013; 81:34-46.

Reis JTL, Salomão CLB, Marinho MVW. Estados intersexuais e malformações do trato genital. In: Manual SOGIMIG. Coopmed, 2012:65-72.

Grimbizis GF et al. The ESHRE/ESGE consensus on the classification of female genital tract congenital anomalies. Human Reproduction 2013; 28(8):2032-44.

Medina C, Aguirre J, Mantecinos J, Schiappacasse G. Revisión pictográfica de las anomalias de los conductos de Müller por resonância magnética. Rev Chil Obst Ginecol 2015; 80(2):181-90.

Piazza JM, Urbanetz AA, Carvalho NS. Malformações genitais e erros genéticos. Rev Femina 2011; 39(1):13-8.

Carvalho BR, Junqueira FRR, Reis RM. Tratamento da agenesia vaginal. In: Ginecolgia da infância e adolescência. Artmed, 2012:131-40.

Bagnoli VR et al. Conduta frente às malformações genitais uterinas: revisão baseada em evidências. Rev Femina 2010; 38(4):217-28.

19

Gestação Ectópica

Eduardo Batista Cândido
Agnaldo Lopes da Silva Filho

■ INTRODUÇÃO

Entende-se por gravidez ectópica (GE) toda gravidez localizada fora da cavidade endometrial, ou seja, a GE consiste na implantação do ovo fecundado fora da membrana que reveste a cavidade uterina. Os locais mais suscetíveis à implantação do ovo são a tuba uterina (96% no lúmen, principalmente na região ampular, seguida da localização ístmica, das fímbrias, e 1,2% na porção intersticial), o ovário (0,9%), a região intraligamentar (0,5%), a abdominal (0,5%), a cervical (0,2%) e outras localizações (0,7%). Ocorrem casos de GE associados à gestação tópica e, muito raramente, GE bilateral simultânea.

■ EPIDEMIOLOGIA E FATORES DE RISCO

A GE vem se tornando cada vez mais comum. Sua incidência sextuplicou durante as três últimas décadas em várias partes do mundo, permanecendo como causa significativa de morbidade em mulheres jovens. Ocorre em aproximadamente 2% de todas as gravidezes nos EUA, o que representa mais de 100 mil mulheres afetadas a cada ano naquele país. Isso se deve à incidência progressivamente maior dos fatores de risco, como doença inflamatória pélvica (DIP), uso indiscriminado de pílulas contraceptivas de emergência, novas abordagens e técnicas de reprodução humana, assim como aos avanços tecnológicos nos métodos complementares, possibilitando diagnósticos mais precoces e precisos (em 60% a 90% dos casos, antes da ruptura tubária). Antes de 1970, mais de 80% dos casos de GE eram diagnosticados quando as trompas já estavam rotas. Observa-se que parte desse grande aumento na incidência é artificial; GE que antes se resolviam espontaneamente e não eram diagnosticadas o são agora precocemente. Ademais, apesar de a taxa de mortalidade por GE ter declinado dramaticamente durante os últimos 20 anos (até 90% em países desenvolvidos), a GE ainda é a principal causa de óbito materno durante o primeiro trimestre da gravidez e a segunda causa geral de morte materna relacionada com a gravidez (9% a 13%), nos EUA.

■ ETIOPATOGENIA

Múltiplos fatores têm sido implicados no desenvolvimento da GE; no entanto, os fatores conhecidos explicam apenas 60% a 65% dos casos. Por ocorrer comprovadamente, até agora, apenas em humanos, não existem modelos experimentais com animais domésticos ou de laboratório, o que dificulta as pesquisas.

As causas da GE podem ser divididas em ovulares e extraovulares.

As causas ovulares, de difícil comprovação, seriam de ordem genética, imunológica e/ou em decorrência do amadurecimento precoce do ovo, com sua implantação antes de atingir o local normal de nidação, ou amadurecimento tardio, como ocorre nos casos raros e graves de gravidez cervical. Um fator relacionado com alterações ovulares é a gravidez tardiamente programada, comum nos dias de hoje.

As causas extraovulares podem ser hormonais ou mecânicas. Levam à movimentação anormal, retardada do ovo, com consequente implantação ectópica. Entre elas, encontram-se as inflamações sépticas (por clamídias, gonococos, tuberculose etc.) ou assépticas (curativos ou tamponamentos intrauterinos, anticoncepcionais), anomalias congênitas das tubas uterinas, alterações estruturais destas em decorrência de tumores, cicatrizes, aderências, endometriose e cirurgias pélvicas ou tubárias anteriores. Mais de 50% dos casos de GE são atribuíveis aos fatores infecciosos e ao tabagismo, sugerindo que efeitos dramáticos na diminuição da incidência seriam conseguidos com programas de prevenção apropriados.

A oclusão tubária por cicatrizes pós-salpingites é a condição mais comumente relacionada com a GE. A infecção pode causar sinéquias intraluminais e/ou das fímbrias, levando à obstrução parcial da tuba uterina. As salpingotripsias, quando falhas, e as tentativas de recanalização cirúrgica tubária nos tratamentos de infertilidade também são associadas à probabilidade (20% a 50%) de GE subsequentes.

O dispositivo intrauterino (DIU), como método anticoncepcional, está também associado à ocorrência de GE em aproximadamente 4% dos casos de falha do método. O uso do DIU está relacionado com maior número de implantações ovarianas (sugerindo proteção contra implantação intrauterina, mas não contra implantação extrauterina).

O uso das progesteronas como anticoncepcionais está relacionado com maior índice de gravidez eutópica e ectópica, quando comparadas aos preparados estrogênio-progesteronas; contudo, alguns estudos relatam que, se a gravidez ocorre com o uso de preparados estrogênio-progesteronas, o risco de ser ectópica é aumentado.

A endocepção (dispositivo intrauterino com levonorgestrel) poderia, assim como os DIU, predispor à gravidez ectópica em virtude da maior ocorrência de DIP nas pacientes usuárias, principalmente quando não adequadamente selecionadas. Pacientes com múltiplos parceiros e história pregressa de DIP, por exemplo, apresentam contraindicação para ambos os dispositivos (DIU e endocepção).

O abortamento eletivo aumenta o risco de GE, provavelmente por causar endometrite subclínica e posterior obstrução tubária. As duchas vaginais também estão relacionadas, talvez pelo mesmo mecanismo.

Outros fatores devem ser citados, como gravidezes assistidas e o início precoce da vida sexual, cada vez mais comuns.

Na gravidez tubária, o trofoblasto desenvolve-se rapidamente, com crescimento dentro da luz, na maioria dos casos. Menos frequentemente, o trofoblasto infiltra a mucosa e a lâmina própria, invadindo a muscular e atingindo a região subserosa, onde se desenvolve. O sangramento ocorre quando há erosão dos vasos, e a dor, quando a membrana serosa é distendida. No ovário, a nidação pode ocorrer na superfície da glândula (periovariana ou epiovariana) ou na profundidade, sendo cercada completamente pelo tecido glandular. Durante a cirurgia pode ser diagnosticada como corpo amarelo hemorrágico, em virtude de suas características macroscópicas.

Na gravidez abdominal, a placenta costuma estar aderida às estruturas pélvicas, mas pode estar em locais distantes, como baço, fígado, cólon transverso etc. A gravidez intraligamentar ocorre quando o blastocisto se implanta entre os folhetos do ligamento largo. O sangramento pode ser tamponado pelo peritônio, com sobrevivência da gravidez. A gravidez cervical (implantação no canal endocervical) é a forma mais rara. Nela, a placenta encontra-se implantada abaixo da reflexão peritoneal anterior ou posterior, ou abaixo da crossa dos vasos uterinos, em estreita relação com as glândulas cervicais. O sangramento é tardio, em decorrência da excelente irrigação, vindo a ocorrer quando há alargamento do canal cervical. Em virtude dessa irrigação, a tentativa de extração do saco gestacional pode levar à hemorragia intensa.

A ocorrência de GE predispõe, em 10% a 20% dos casos, a nova GE subsequente, quando comparada à sua ocorrência em mulheres que nunca tiveram GE, e a possibilidade de gerar uma criança viva é > 30%. Caso ocorra na primeira gravidez, as possibilidades de reprodução são ainda piores.

A coexistência de GE e gravidez intrauterina é tradicionalmente estimada em 1 em cada 30 mil gestações. Mais recentemente, existem estimativas de que gestações heterotópicas (ectópicas e eutópicas simultâneas) ocorrem em torno de 1 em 2.600 a 1 em 15 mil gestações. Em mulheres submetidas à indução da ovulação, o risco sobe para 1 em 35 (2,9%).

■ DIAGNÓSTICO

Apesar do aprimoramento dos métodos, a realização do diagnóstico em fases mais precoces ainda tem sido considerada um problema, estimando-se que apenas 50% dos diagnósticos são estabelecidos na primeira visita ao médico. O diagnóstico precoce é importante para a preservação da fertilidade materna e para a diminuição do grande número de óbitos relacionados com GE.

Para um diagnóstico correto de GE, lança-se mão da avaliação do quadro clínico, de testes laboratoriais (hematológicos e urinários), de métodos de diagnóstico por imagens e de métodos invasivos (videolaparoscopia, laparotomia exploradora). A sequência apropriada da avaliação exige experiência do profissional para a suposição da entidade em questão. Na maioria dos casos, o uso do teste hematológico sensível (β-HCG – gonadotrofina coriônica humana), associado à avaliação ultrassonográfica, é suficiente para o diagnóstico correto, embora dependa das circunstâncias clínicas apresentadas pela paciente.

A GE é uma condição mórbida que ocorre principalmente no primeiro trimestre da gravidez. As manifestações clínicas costumam aparecer no decorrer das primeiras 8 semanas de gestação. A ruptura com hemoperitônio pode manifestar-se clinicamente por meio de dor no ombro (resultante da irritação diafragmática), lipotimia em ortostatismo, taquicardia, palidez cutânea e choque hipovolêmico. Antes da ruptura, surgem manifestações clínicas que, quando avaliadas corretamente, tornam a GE uma entidade mais benigna, embora seja difícil a diferenciação clínica entre GE e gravidez intrauterina normal ou anormal nas fases iniciais.

Características clínicas

- **Fatores de risco:** história pregressa de infertilidade, endocepção, DIP, DIU, cirurgia tubária, GE anterior – 51% a 56% dos casos.
- **História "clássica":** amenorreia, seguida por dor abdominal, sangramento vaginal – 40% a 50% (embora mais frequentemente represente abortamento iminente ou ameaça de aborto). Com frequência, o sangramento vaginal é confundido com um período menstrual normal.
- **Dor abdominal:** 90% a 100%; de caráter, intensidade e localização variáveis. No entanto, a ausência de dor não indica ausência de ruptura tubária.
- **História menstrual:** história menstrual normal: 15% a 30% ou mais; amenorreia < 4 semanas: 15%; amenorreia > 12 semanas: 15%; ruptura anterior à falha menstrual: 15%; sangramento vaginal anormal: 50% a 80%. Normalmente o sangramento é discreto e escuro; sangramento abundante sugere aborto.
- **Sintomas de gravidez:** enjoos matinais, vômitos, "sensação de estar grávida", mamas túrgidas e sensíveis, fadiga.
- **Dor no ombro:** infrequente.

Exame físico

- **Estado hemodinâmico:** choque: < 5%; resposta parassimpática ao hemoperitônio (bradicardia, paradoxalmente). Não existe associação significativa entre frequência cardíaca e pressão arterial e o volume do hemoperitônio da gravidez ectópica rota. Cerca de 20% das pacientes sem alterações nos sinais vitais apresentam hemorragia classe IV à laparotomia.
- **Exame do abdome:** o aumento da sensibilidade à palpação do abdome ocorre em cerca de 50% dos casos; sinais peritoneais são menos comuns.
- **Exame pélvico:** massa anexial: 25% a 50%; aumento da sensibilidade anexial/aumento da sensibilidade à mobilização cervical: 50%; volume uterino: normal em 71%, compatível com 6 a 8 semanas em 26% e compatível com 9 a 12 semanas em 3%; exame pélvico normal: 10%.

Diagnóstico laboratorial

A primeira meta dos exames laboratoriais em caso de uma possível GE consiste em determinar se a paciente está grávida. O trofoblasto começa a produzir HCG muito cedo, durante as gestações normais e ectópicas. A detecção de HCG é a chave para o estabelecimento do estado gravídico.

Teste de β-HCG qualitativo sérico

A β-HCG costuma tornar-se detectável em 7 a 10 dias depois da ovulação. Quando se dá o atraso menstrual (13 a 14 dias após a concepção), o zigoto tem tamanho < 1mm, e o nível de β-HCG é de 50 a 300mUI/mL, tornando todos os testes de β-HCG clinicamente usados para gravidez positivos em 95% a 100% dos casos. A maioria dos testes de β-HCG por radioimunoensaio (RIE) tem sensibilidade ≥ 5mUI/mL. Um teste de β-HCG por RIE negativo pode descartar gravidez em virtualmente 100% dos casos, quando associado aos dados clínicos.

Teste de β-HCG urinário

Os testes urinários por imunoensaio são sensíveis a concentrações de 20 a 50mUI/mL. Em decorrência das concentrações variáveis de β-HCG na urina e da necessidade de níveis maiores para sua detecção, o desempenho dos testes urinários é inferior ao dos testes de β-HCG séricos.

Teste de β-HCG quantitativo sérico

Apesar de a β-HCG produzida na GE tender a ser menor do que na gravidez intrauterina em idades gestacionais comparáveis, uma única dosagem de β-HCG é um dado inespecífico para o diagnóstico. Entretanto, valores quantitativos são úteis para comparações seriadas (β-HCG dinâmico) e na interpretação dos resultados da ultrassonografia. As concentrações iniciais de β-HCG aumentam exponencialmente, refletindo a proliferação trofoblástica, com os níveis dobrando em períodos de aproximadamente 2 dias. Nas gravidezes ectópicas e em outras gravidezes anormais, o crescimento trofoblástico pode estar prejudicado, ocasionando aumentos subnormais da β-HCG em 85% dos casos. Níveis declinantes de β-HCG indicam a inviabilidade da gravidez, seja intra- ou extrauterina (abortamento ou GE). Após o tratamento da GE, os níveis de β-HCG devem cair para menos de 10% do valor pré-operatório em 12 dias.

Progesterona

A dosagem de progesterona não é usada rotineiramente para o diagnóstico de GE. Valores > 25ng/dL sugerem gestação normal. Níveis < 5ng/dL associam-se a gestações anormais, com sensibilidade de 84% e especificidade de 97%. Para o diagnóstico de GE, níveis de progesterona < 5ng/dL apresentam sensibilidade de 88% e especificidade de apenas 40%.

Diagnóstico por imagem – ultrassonografia

Na paciente com suspeita de GE, os exames supracitados apresentam limitações, seja em virtude da demora dos resultados, seja em razão da inespecificidade do método. Portanto, o próximo passo diagnóstico, após exame clínico e β-HCG, costuma ser a ultrassonografia. O objetivo é detectar se a gravidez é intrauterina (GIU) ou não. O pressuposto é que, se existe uma GIU, uma GE é extremamente improvável, embora se deva tomar muito cuidado ao afastar a possibilidade de GE pelo simples fato de se diagnosticar uma GIU, já que gestações heterotópicas, apesar de raras, podem ocorrer, principalmente em pacientes com história de indução de ovulação. Um provável diagnóstico definitivo de GE pode ser conseguido com o uso da ultrassonografia transvaginal (USTV). A USTV é mais sensível para o diagnóstico de gestação (ectópica ou intrauterina) do que a ultrassonografia transabdominal. Com 5 a 6 semanas de gestação ou uma β-HCG > 2.000mUI/mL (zona discriminatória), a sensiblidade da USTV em diagnosticar gravidez intrauterina viável é de aproximadamente 100%. A não identificação de gestação intrauterina pela USTV acima da zona discriminatória sugere uma gestação inviável. O Doppler colorido endovaginal detecta o fluxo sanguíneo aumentado na artéria tubária, causado pelo trofoblasto implantado, possibilitando um diagnóstico rápido e cujo acerto supera os 90%. A histerossonografia, usando solução salina isotônica infundida nas tubas uterinas através de cateter endocervical, também tem sido relatada com o intuito de estabelecer o diagnóstico precoce de GE inicial, de pequeno tamanho. Essa técnica pode ser útil quando os métodos mais comumente usados apresentam resultados inconclusivos.

Achados ultrassonográficos

- **Gravidez intrauterina:**
  - Reação decidual.

- Saco gestacional: USTV – 4,5 a 5 semanas; ultrassonografia transabdominal – 6 semanas.
- Saco vitelínico: 5 a 6 semanas.
- Polo fetal/atividade cardíaca fetal: 5,5 a 7 semanas.

• **Gravidez ectópica:**
- **Útero:** reação decidual; útero vazio ou presença de pseudossaco – 10% a 20%.
- **Pelve – fundo de saco:** líquido livre – 24% a 63%; ecogênico (sanguinolento) – 20% a 26%.
- **Anexos:**
  - Massas: císticas ou complexas – 60% a 90%; anel tubário – 26% a 68%.
  - Corpo lúteo cístico.
  - Atividade cardíaca fetal: US transabdominal – 4% a 10%; USTV – 8% a 23%.

Diagnóstico invasivo

• **Amostragem endometrial:** pode ser realizada por aspiração (aspiração manual intrauterina [AMIU], Pipele®) ou por curetagem uterina. Nos casos que apresentam níveis seriados declinantes de β-HCG (que asseguram a inviabilidade da gravidez), pode ser útil para identificação de endométrio decidual (fenômeno de Arias-Stella) e ausência de saco gestacional, reforçando o diagnóstico de GE.
• **Videolaparoscopia:** essa técnica fornece a oportunidade do diagnóstico definitivo e do tratamento de uma GE. Em virtude dos avanços dos métodos diagnósticos não invasivos (principalmente a USTV) e dos métodos farmacológicos para tratamento da GE, a laparoscopia tem sido menos utilizada. Entretanto, a laparoscopia diagnóstica permanece como procedimento de escolha na paciente com diagnóstico indefinido, apesar de ocorrerem resultados falso-negativos em aproximadamente 3% a 4% dos casos, nas gestações iniciais, e resultados falso-positivos serem descritos em 5% dos casos.
• **Culdocentese:** a punção do fundo de saco de Douglas é uma técnica simples para identificação de um hemoperitônio, detectando quantidades mínimas de sangue extravasado. Pode ser positiva mesmo em GE não rotas, em virtude da perda de sangue através do óstio tubário para a cavidade peritoneal. O procedimento é de fácil realização, puncionando-se o fórnix posterior com agulha grossa, após tração uterina. Normalmente a culdocentese é realizada por ginecologistas, em virtude da inexperiência de outros especialistas com o método.
• **Punção abdominal (paracentese):** utilizada na pesquisa de hemoperitônio, quando outros métodos foram inconclusivos ou não estão acessíveis, a punção é geralmente realizada na parede anterior do abdome, sob anestesia local, sendo também um procedimento simples. O achado ultrassonográfico de líquido livre na cavidade abdominal, associado à história e ao exame clínico da paciente, muitas vezes possibilita o

diagnóstico de hemoperitônio, dispensando a realização da punção abdominal ou da culdocentese.
- **Laparotomia exploradora:** indicada em emergências, quando não se tem acesso a outros métodos de diagnóstico ou quando estes foram inconclusivos.

TRATAMENTO

Poderá ser expectante, clínico ou cirúrgico, dependendo da localização da GE, da evolução do quadro e do estado hemodinâmico da paciente. O tratamento completo de qualquer tipo de abdome agudo cirúrgico depende sempre de diagnóstico clínico completo e indicação cirúrgica precisa, aliada à técnica operatória adequada. Alguns cuidados são de extrema importância:

- Ressuscitação volêmica das pacientes com sinais e sintomas de hipovolemia deve preceder a indução anestésica. Correção dos níveis de hemoglobina e distúrbios de coagulação previamente à cirurgia, quando o quadro clínico da paciente permite. A auto-hemotransfusão é uma técnica segura e eficaz para pacientes com GE.
- Utilização de antibioticoprofilaxia.
- Mulheres Rh-negativas não imunizadas devem receber imunoglobulina Rh(D) (300µg IM) dentro de 72 horas após a GE, independentemente da terapêutica adotada.

Conduta expectante

Apesar de a cirurgia (convencional ou videolaparoscópica) consistir no tratamento clássico da GE, a possibilidade de diminuição da morbidade, o custo e a preservação do futuro reprodutivo aumentaram o interesse pelos tratamentos não cirúrgicos da GE. Estudos prospectivos sugerem que 69,2% das pacientes submetidas à conduta expectante apresentaram resolução espontânea da GE. São candidatas a tratamento expectante pacientes estáveis, com útero sem evidência de gestação, presença de massa anexial < 3cm, batimento cardiofetal (BCF) ausente, hemoperitônio < 50mL e com β-HCG inicial < 1.000UI/L e com queda progressiva. No entanto, revisão sistemática de 35 estudos que compararam as diversas modalidades de manejo da gravidez ectópica aponta para uma possibilidade de até 24% de ruptura espontânea dessas gestações com níveis de β-HCG < 100UI/L, o que desencoraja o uso dessa modalidade terapêutica, dado seu alto potencial para complicação.

Tratamento medicamentoso

Metotrexato

O metotrexato é um antimetabólito que interfere na síntese do DNA. A segurança do uso do metotrexato em mulheres em idade reprodutiva foi estabelecida em estudos que analisaram seu emprego no tratamento da doença trofoblástica gestacional. Não houve, nesses casos, incremento de episódios de abortamentos espontâneos nem de anomalias fetais em gestações posteriores a seu emprego.

O metotrexato pode ser empregado tanto sistemicamente (EV, IM ou VO) como em injeções locais, conforme citado previamente. O metotrexato é utilizado no tratamento da GE desde 1982, com taxa de sucesso de 89%. Estudo epidemiológico recente nos EUA relatou taxas consideráveis de redução da abordagem cirúrgica para o tratamento da gravidez ectópica após introdução de protocolos de utilização do metotrexato no manejo da GE. O regime mais utilizado é o de dose única (50mg/m^2 IM), que apresenta menor taxa de efeitos colaterais em comparação com o regime de múltiplas doses (1mg/kg IM de peso nos dias 1, 3, 5 e 7, alternado com a administração de ácido fólico, 0,1mg/kg, nos dias 2, 4, 6 e 8). Entretanto, apresenta maiores taxas de sucesso (93% × 81%) e menores taxas de persistência do trofoblasto (4% × 8%). No regime de dose única, o seguimento é feito mediante dosagem de β-HCG nos dias 1, 4, 7 e semanalmente, até que os níveis sejam < 5UI/mL. Caso os níveis de β-HCG não declinem pelo menos 15% entre os dias 4 e 7 ou 15% na semana seguinte, uma nova dose de metotrexato deve ser administrada. As doses subsequentes são administradas na base de 1mg/kg. As taxas de sucesso são menores nas pacientes com história pregressa de GE e com saco gestacional visibilizado à ultrassonografia, e naquelas com aumento da β-HCG sérica após administração do metotrexato. Tem sido empregada nos casos de GE cervical, no intuito de se evitarem hemorragias com as tentativas de extração do produto da concepção.

Constituem critérios para o tratamento não cirúrgico da gravidez tubária:

- Estabilidade hemodinâmica.
- Ausência de sinais clínicos de ruptura tubária.
- β-HCG < 5.000UI/L e sem aumento > 60% nas últimas 48 horas (pré-tratamento).
- Exames laboratoriais normais (hemograma, coagulograma, função hepática e renal).
- Ultrassonografia mostrando diâmetro da massa anexial < 3,5cm e ausência de atividade cardíaca fetal.
- Ausência de dúvida diagnóstica.
- Possibilidade de retorno da paciente em caso de ruptura e/ou seguimento.

Tratamento cirúrgico

Gravidez ectópica rota

Em geral, a paciente com GE rota chega ao hospital com quadro de hipovolemia, caracterizado por frequência de pulso aumentada, hipotensão arterial, palidez cutaneomucosa, lipotimia e sinais de hemoperitônio, mas sem apresentar sinais de sangramento ativo, o que possibilita a reposição de volume com soluções hidroeletrolíticas e sangue. Nas pacientes com história de distúrbios cardiovasculares ou renais, cateterismo da veia subclávia e medições da pressão venosa central (PVC) podem ser úteis durante a reposição. A indução anestésica e a laparotomia devem ser evitadas até que seja possível resgatar a volemia, de modo a diminuir o risco de morte peroperatória.

Poucas pacientes necessitam laparotomia imediata por sangramento ativo e importante, o que impossibilita uma reposição pré-operatória adequada. A cirurgia, em caso de ruptura, está voltada para o encontro do local do sangramento e sua abordagem por meio de técnicas adequadas, como salpingectomia ou ooforectomia parcial ou total, ou histerectomia, dependendo do achado cirúrgico.

Gravidez ectópica íntegra

Laparotomia e cirurgia videolaparoscópica

A abordagem cirúrgica à GE por laparotomia, em princípio, fica reservada para os casos de GE rota e nas situações em que não se tem acesso à laparoscopia, ou quando esta se torna tecnicamente difícil, sendo possível, em alguns casos, recorrer à laparotomia após abordagem por laparoscopia.

Os tratamentos cirúrgicos conservadores incluem:

- Ordenha do ovo quando há implantação na região das fímbrias e da ampola.
- Incisão da trompa na região das fímbrias até o local de implantação do ovo, com a retirada deste.
- Salpingostomia linear posterior e retirada do ovo.
- Injeção local de prostaglandinas, solução hipertônica de glicose, cloreto de potássio, RU 486 ou metotrexato.

Quando se opta pela conduta conservadora, vale o bom discernimento do profissional envolvido com relação ao estado morfológico da tuba. A paciente deve ser informada sobre os riscos de uma nova GE subsequente ou sobre a possível necessidade de uma reoperação, nos casos em que o tratamento químico durante a cirurgia falhou em debelar a GE. A cirurgia videolaparoscópica conservadora (salpingostomia) está relacionada com taxa maior de tecido trofoblástico residual em comparação com a salpingectomia convencional. A abordagem laparoscópica está relacionada com perda sanguínea menor, menor necessidade de analgésicos e menos tempo de internação e de covalescença, com consequente redução dos custos hospitalares. Os procedimentos cirúrgicos radicais incluem: (a) ressecção tubária; (b) salpingectomia; (c) salpingo-ooforectomia; (d) ressecção do corno uterino em casos de gravidez intramural; (e) histerectomia.

Em casos de estabilidade hemodinâmica, quando não se dispõe da abordagem videolaparoscópica, a incisão por minilaparotomia mostrou-se mais eficaz do que a laparotomia convencional no que se refere ao desenvolvimento de íleo paralítico (10% × 27%) e infecção de ferida operatória (3% × 17%), com a mesma eficácia em termos de resolução e sem necessidade de conversão para laparotomia.

Estudos que compararam a realização de salpingostomia por laparotomia convencional *versus* salpingostomia videolaparoscópica mostraram menores taxas de trofoblasto persistente com a laparotomia, (1,5% × 7,1%; $p < 0{,}001$), porém com resultados similares em termos de reincidência de GE na mesma trompa (5,8% × 14,8%; $p = 0{,}09$) e taxas similares de gestação tópica (61% × 53%; $p = 0{,}64$).

Comparando a salpingectomia com a salpingostomia, independentemente da escolha da via de acesso e apesar da inexistência de ensaios clínicos controlados randomizados, os estudos vigentes não mostraram diferenças significativas entre as taxas de gravidez intraútero (53% × 49,3%; $p = 0{,}29$), com maior incidência de nova gestação ectópica pela salpingostomia (14,8% × 9,9%; $p = 0{,}003$). Nessas situações, torna-se importante seguir as recomendações de protocolos bem estabelecidos, como o proposto pelo Royal College of Obstetricians and Gynaecologists, que recomenda a conservação da trompa em gestações iniciais com pequeno comprometimento tubário, como nas GE íntegras, principalmente quando se pensa em manutenção da fertilidade em mulheres cuja tuba contralateral está ausente ou comprometida. Quando a trompa está rota ou apresenta comprometimento extenso, nas reincidências sobre a mesma trompa, principalmente quando a trompa contralateral se encontra patente, a salpingectomia se reveste na melhor opção.

Na gravidez abdominal, a tentativa de retirada da placenta pode ocasionar sangramento incontrolável, dependendo do local de sua implantação. O tratamento de escolha consiste na retirada do concepto, deixando a placenta *in situ* e aguardando sua reabsorção.

Na gravidez ovariana, o tratamento consiste na ressecção cuneiforme do ovário, conservando-se o máximo de tecido glandular; quando isso não é possível, procede-se à ooforectomia total. Naqueles casos em que a tuba homolateral se encontra aderida ao ovário, realiza-se também a salpingectomia associada.

Nas gestações intersticiais, em aproximadamente metade dos casos, são possíveis a ressecção córnea e a reconstituição do defeito. Nos casos de gravidez mais avançada, com deformidade importante do útero, pode ser necessária histerectomia total ou parcial, sendo preferível a segunda, em virtude dos menores riscos de sangramento operatório. Sabe-se que o risco de ruptura uterina em gravidez posterior não é muito aumentado nos casos de histerectomia parcial prévia.

Nas situações em que a placenta está intimamente aderida às estruturas pélvicas, a gravidez intraligamentar deve ser tratada como gravidez abdominal, deixando-se a placenta *in situ*. O descolamento do peritônio posterior do útero e das paredes laterais pélvicas pode possibilitar a exérese total dos produtos da concepção, em casos de implantes confinados à parede abdominal.

Na gravidez cervical, o principal problema é o sangramento local. Em casos iniciais, pode-se tentar a remoção dos produtos da concepção por curetagem da endocérvice e do endométrio com tamponamento com gaze ou sonda de Foley.

Em caso de sangramento incontrolável, podem ser realizadas amputação do colo uterino, ligadura transvaginal dos ramos cervicais da artéria uterina, ligadura das artérias ilíacas internas (hipogástricas) ou histerectomia. Atualmente, o tratamento de escolha, especialmente para as pacientes sem prole definida, consiste no uso do metotrexato.

Leitura complementar

Acquavella AP. Adolescent gynecology in the office setting. Pediatr Clin North Am 1999; 46(3):489-503.

Bamhart K. An update on the medical treatment of ectopic pregnancy. Obstet Gynecol Clin North Am 2000; 27(3):653-67, viii.

Barnhart KT, Gosman G, Ashby R, Sammel M. The medical management of ectopic pregnancy: a meta-analysis comparing "single dose" and "multidose" regimens. Obstet Gynecol 2003; 101:778-84.

Barnhart KT, Katz I, Hummel A, Gracia CR. Presumed diagnosis of ectopic pregnancy. Obstet Gynecol 2002; 100:505-10.

Brenna DF. Diagnosis of ectopic pregnancy. J Fla Med Assoc 1997-1998; 84(9):549-56.

Brill SR. Contraception. Med Clin North Am 2000; 84(4):907-25.

Buster JE. Current issues in medical management of ectopic pregnancy. Curr Prin Obstet Gynecol 2000; 12(6):525-7.

Buster JE. Medical management of ectopic pregnancy. Clin Obstet Gynecol 1999; 42(1):23-30; 55-6.

Carr RJ. Ectopic pregnancy. Prim Care 2000; 27(1):169-83.

Chapron C. Treatment of ectopic pregnancy in 2000. J Gynecol Obstet Biol Reprod (Paris) 2000; 29(4):351-61.

Cline MK. Maternal infections: diagnosis and management. Prim Care 2000; 27(1):13-33.

Cohen MA. Expectant management of ectopic pregnancy. Clin Obstet Gynecol 1999; 42(1):48-54; 55-6.

Creinin MD. Medical abortion regimens historical context and overview. Am J Obstet Gynecol 2000; 183(2 Suppl):S3-9.

Dardano KL. The intrauterine contraceptive device: na often-forgotten and maligned method of contraception. Am Obstet Gynecol 1999; 181(1):1-5.

Dart R, Ramanujam P, Dart L. Progesterone as a predictor of ectopic pregnancy when the ultrasound is indeterminate. Am J Em Med 2002; 20:575-9.

Dart RG. Role of pelvic ultrasonography in evaluation of symptomatic first-trimester pregnancy. Ann Emerg Med 1999; 33(3):310-20.

Davis AJ. Advances in contraception. Obstet Gynecol Clin North Am 2000; 27(3):597610, vii.

Dawood MY. Laparoscopic surgery of the fallopian tubes and ovaries. Semin Laparosc Surg 1999; 6(2):58-67.

De Graaf FL, Demetroulis C. Bilateral tubal ectopic pregnancy: diagnostic pitfalls. Br J Clin Pract 1997; 51(1):56-8.

Diallo D. Heterotopic pregnancy: a report of 5 cases and review of the literature. J Gynecol Obstet Biol Reprod (Paris) 2000; 29(2):131-4.

Dudley PS, Heard MJ, Sangi-Haghpeykar H, Carson SA, Buster JE. Characterizing ectopic pregnancies that rupture despite treatment with methotrexate. Fert Steril 2004; 82:1374-8.

Economy KE. Pelvic pain. Adolesc Med 1999; 10(2):291-304.

Ghosh S. Laparoscopic management of ectopic pregnancy. Semin Laparosc Surg 1999; 6(2):68-72.

Graczykowbki JW, Seifer DB. Diagnosis of acute and persistent ectopic pregnancy. Clin Obstet Gynecol 1999; 42:9-22.

Grow DR, Lin P. Complications of laparscopy. Strategies for prevention and cure. Obstet Gynecol Clin North Am 1999; 26(1):23-38.

Gutman SJ. Suspected ectopic pregnancy. Can et be predicted by history and examination? Can Fam Phsician 2000; 46:1297-8.

Habana A. Cornual heterotopic pregnancy: contemporary management options. Am J Obstet Gynecol 2000; 182(5):1264-70.

Hajenius PJ, Mol BWJ, Bossuyt PMM, Ankum WM, Van der Veen F. Interventions for tubal ectopic pregnancy. The Cochrane Database of Systematic Reviews 2000, Issue 1.

Hajenius PJ. Interventions for tubal ectopic pregnancy. Cochrane Databasae Syst Ver 2000; (2):CD 000324.

Hick JL, Rodgerson JD, Heegaard WG, Sterner S. Vital signs fail to correlate with hemoperitoneum from ruptured ectopic pregnancy. Am J Em Med 2001; 19:488-9.

Kruse B, Poppema S, Creinin MD et al. Management of side effects and complications in medical atortion. Am J Obstet Gynecol 2000; 183(2 Suppl):865-75.

Landstron G, Thorburn J, Bryman I. Treatment, failures and complications of ectopic pregnancy: changes over a 20 year period. Hum Reprod 1998; 13(1):203-7.

Lehner R. Ectopic pregnancy. Arch Gynecol Obstet 2000; 263(30):87-92.

Lemus JF. Ectopic prenancy: an update. Curr Open Obstet Gynecol 2000; 12(5):369-75.

Lipscomb GH. Nonsurgical treatment of ectopic pregnancy. N Engl J Med 2000; 343(18):1325-9.

Makinen J. Current treatment of ectopic pregnancy. Ann Med 1999; 31(3):197-201.

Mccks GR. Advanced laparoscopic gynecologic surgery. Surg Clin North Am 2000; 80(5):1.443-64.

Mckstroth KR. Implantable contraception. Obstet Gynecol Clin North Am 2000; 27(4):781-815.

Mcllhancy Jr JS. Sexually transmitted infection and teenage sexuality. Am J Obstet Gynecol 2000; 183(2):334-9.

Merchant JS. Douching: a problem for adolescent girls and young women. Arch Pediatr Adolesc Med 1999; 153(8): 834-7.

Mitan LA. Adolescent menstrual disorders. Update. Med Clin North Am 2000; 84(4):85168.

Mitchell BE. The adverse health effects of tobacco and tobaccorelated products. Prim Care 1999; 26(3):463-98.

Nelson AL, Adams Y, Nelson LE, LaHue AK. Ambulatory diagnosis and medical management of ectopic pregnancy in a public teaching hospital serving indigent women. Am J Obstet Gynecol 2003; 188:1541-50.

Nelson AL. The intrauterine contraceptive device. Obstet Gynecol Clin North Am 2000; 27(4):723-40.

Newhall ER Abortion with mifepristone and misoprostol: regimens, efficacy, acceptability and future directions. Am J Obstet Gynecol. 2000; 183(2 Suppl):S44-53.

Newlands ES. Recent advances in gestational trophoblastic disease. Hematol Oncol Clin North Am 1999; 13(1):225-44.

Petra JH, Femke M et al. Interventions for tubal ectopic pregnancy. Cochrane Database of Systematic Reviews: Issue 4 of 12, April 2013.

Pfeifer SM. Evaluation of adnexal masses in adolescents. Pediatr Clin North Am 1999; 46(3):573-92.

Pisarska MD. Incidence and risk factors for ectopic pregnancy. Clin Obstet Gynecol 1999; 42(1):2-8; 55-6.

Polaneczky M. Pregnancy in the adolescent patient. Screening, diagnosis, and initial management. Pediatr Clin North Am 1999 Aug; 46(4):649-70, x.

Potter MB, Lepine LA, Jamieson DJ. Predictors of success with methotrexate treatment of tubal ectopic pregnancy at Grady Memorial Hospital. Am J Obstet Gynecol 2003; 188:1192-4.

Pschera H. Laparoscopic management of heterotopic pregnancy: a review. J Obstet Gynaecol Res 2000; 26(3):157-61.

Ramirez NC, Lawrence WD, Ginsberg KA et al. Ectopic pregnancy. A recent fiveyear study and review of the last 50 years' literature. J Reprod Med 1996; 41(10):733-40.

Rickert VI. Pelvic pain. A SAFE approach. Obstet Gynecol Clin North Am 2000; 27(1):18193.

Schoreder B. Dysmenorrhea and pelvic pain in adolescents. Pediatr Clin North Am 1999; 46(3):545-54, viii.

Scorggins KM. Spontaneous pregnancy loss: evaluation, management, and followup cousnseling. Prim Care 2000; 27(1):153-67.

Seffah JD. Ultrasonography and ectopic pregnancy – a review. Int J Gynaecol Obstet 2000; 71(3):263-4.

Selo-Ojeme DO, Onwude JL, Onwudiegwu U. Autotransfusion for ruptured ectopic pregnancy. Int J Gynecol Obstet 2003; 80:103-10.

Sherif K. Benefits and risks of oral contracptives. Am J Obstet Gynecol 1999; 180(6 Pt 2):S343-8.

Shwayder JM. Pathophysiology of abnormal uterine bleeding. Obstet Gynecol Clin North Am 2000; 27(2):219-34.

Sifyer P. Pelvic ultrasound in women. World J Surg 2000; 24(2):188-97.

Skjeldestad FE, Hadgu A, Eriksson N. Epidemiology of repeat ectopic pregnancy: a population based prospective cohort study. Obstet Gynecol 1998; 91(1):129-35.

Sowter MC, Farquhar CM, Petrie KJ, Gudex G. A randomised trial comparing single dose systemic methotrexate and laparoscopic surgery for the treatment of unruptured tubal pregnancy. BJOG 2001; 108:192-203.

Sowter MC, Frappell J. The role of laparoscopy in the management of ectopic pregnancy. Rev Gynaecol Pract 2002; 2:73-8.

Strohmer H, Obruca A, Lehner R et al. Successful treatment of a heterotopic pregnancy by sonographically guided instillation of hyperosmolar glucose. Fertil Steril 1998; 69(1):149-51.

Tay JL. Ectopic pregnancy. West J Med 2000; 173(2):131-4.

Tenore JL. Ectopic pregnancy. Am Fam Physiscian 2000; 61(4):1080-8.

Tulandi T. Evidencebased management of ectopic pregnancy. Curr Opin Obstet Gynecol 2000; 12(4):289-92.

Tulandi T. Surgical management of ectopic pregnancy. Clin Obstet Gynecol 1999; 42(1):31-8; 55-6.

Van Os WA. The intrauterine device and its dynamics. Adv Cantracep 1999; 15(2):119-32.

20

Afecções Anexiais Não Inflamatórias

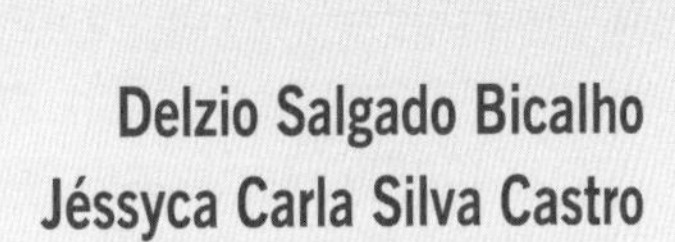

Delzio Salgado Bicalho
Jéssyca Carla Silva Castro

■ TORÇÃO ANEXIAL

A torção anexial ocorre quando o ovário e a trompa de Falópio giram no eixo formado entre o ligamento infundíbulo-pélvico e o ligamento útero-ovariano. Em geral, envolve ambas as estruturas, mas pode acometer só o ovário ou, mais raramente, apenas a trompa. Pode ocorrer em qualquer idade, desde a vida intrauterina até a senectude, porém é mais frequente na idade reprodutiva, incluindo o período gestacional. Sua incidência real é desconhecida, porque o diagnóstico definitivo só é estabelecido durante procedimento cirúrgico e os casos tratados conservadoramente são subdiagnosticados. A prevalência é calculada em 2% a 6% das emergências cirúrgicas ginecológicas.

Estima-se que 3% das pacientes com dor abdominal aguda que procuram o serviço de urgência têm torção anexial.

A torção ovariana é caracterizada pela rotação parcial ou total de seu pedículo vascular, causando obstrução ao fluxo de saída venoso, arterial de entrada e linfático.

O anexo direito está mais frequentemente envolvido do que o esquerdo, na proporção de 3:2. O anexo esquerdo é menos móvel em virtude da presença do sigmoide, alça relativamente fixa na pelve, o que reduz o espaço necessário para a torção, ao contrário do ceco à direita, que tem ampla mobilidade.

Em geral, a torção ocorre em ovários moderadamente aumentados de tamanho, frequentemente com cistos, mas pode ocorrer em anexos normais. Os cistos mais comumente associados à torção incluem os cistos foliculares, os corpos lúteos, os cistoadenomas e os teratomas. Os endometriomas e os tumores malignos estão associados a processos aderenciais que dificultam a mobilidade e, consequentemente, a torção. As lesões anexiais malignas estão envolvidas em aproximadamente 2% dos casos de torção. Outro fator de risco observado nos últimos tempos consiste no aumento volumétrico dos ovários por hiperestimulação em pacientes que se submetem a tratamento para infertilidade. A gravidez com tempo de gestação entre 10 e 12 semanas determina maior incidência de torção ovariana, provavelmente pelo fato de o útero aumentado empurrar o ovário anteriormente, determinando a torção. Em crianças, a tuba uterina é relativamente mais longa e o ovário mais móvel, determinando mobilidade excessiva do ovário na pelve infantil, o que pode levar à torção.

Dor abdominal unilateral, geralmente no quadrante inferior, é o sintoma mais comum. Pode ser aguda ou intermitente. Os sintomas são inespecíficos e podem acarretar atraso na abordagem. Os critérios diagnósticos corroborativos incluem: dor abdominal ou lombar unilateral, dor com menos de 8 horas de duração, vômitos, ausência de leucorreia e metrorragia e cisto ovariano > 5cm à ecografia. Pode haver febre baixa. Exames complementares laboratoriais podem mostrar aumento pouco significativo da proteína C reativa e discreta leucocitose, em níveis bem menores do que na apendicite. A dosagem da HCG (gonadotrofina coriônica humana) é necessária para afastar gestação ectópica nas pacientes em idade reprodutiva.

Nas meninas pré-púberes, McCarthy e cols. demonstraram que o CA 125 pode estar elevado. Daponte e cols. revelaram, em estudo prospectivo, que a IL-6 (interleucina-6) estava significativamente aumentada em pacientes com dor abdominal aguda, mas a aplicação clínica desse marcador ainda necessita mais estudos.

Os exames de imagem, preferencialmente a ultrassonografia pélvica com Doppler, podem ajudar a esclarecer a causa da dor. Os exames seccionais, como tomografia computadorizada e ressonância magnética, podem ser usados em caso de suspeita de outras causas, como apendicite e diverticulite, e em crianças e pacientes virgens. Os achados de imagem dependem do tempo de evolução da torção e, além das massas anexiais, o sinal mais comum, porém menos específico, é o aumento de volume do ovário comprometido. Essa especificidade aumenta quando é evidenciado estroma central sem folículos dispostos perifericamente, devido a edema e hemorragia, cuja extensão depende do grau e da duração da torção.

Infarto hemorrágico ocorre apenas nos estágios finais do processo, e a presença de hematoma subagudo está altamente associada a infarto e necrose secundária do ovário. As imagens podem mostrar vasos sanguíneos alargados ao redor do anexo, o que é consistente com a congestão vascular típica. Não é raro o achado de líquido livre na fossa ilíaca correspondente e no fundo de saco de Douglas. Em um terço dos casos, a identificação do "sinal do redemoinho", que representa o pedículo ovariano torcido ao redor de seu eixo, é patognomônica de torção ovariana, porém é achado de difícil caracterização.

Diagnóstico diferencial deve ser feito com gravidez ectópica, apendicite, diverticulite, colite, doença inflamatória pélvica, infecção do trato urinário e nefrolitíase.

A intervenção cirúrgica é mandatória, de preferência por via laparoscópica, que é o padrão-ouro para diagnóstico e tratamento de torção anexial. A recomendação atual consiste em cirurgia conservadora, mesmo que a reperfusão seja apenas parcial após destorção intraoperatória nas pacientes jovens e nuligestas. Essa manobra apresenta risco de embolização pulmonar de apenas 0,2%, igual ao da retirada completa dos anexos. Na presença de cisto, a ooforocistectomia deve ser realizada. A ooforopexia ou outra técnica de fixação ou plicatura não tem bases seguras na literatura para realização de rotina. Nas pacientes sem preocupação com a fertilidade futura, ou quando o aspecto macroscópico revela a suspeita de malignidade, a ooforectomia está indicada.

■ CISTOS ANEXIAIS

Em caso de ruptura de cisto ovariano, seja espontânea ou traumática, os sinais e sintomas vão depender da quantidade e do caráter do conteúdo do cisto. A ruptura de pequeno cisto pode ser silenciosa, mas a de um grande cisto pode causar peritonite e choque. O conteúdo dos cistos dermoides e dos endometriomas é irritante para o peritônio e, portanto, pode causar sintomas dolorosos e levar ao abdome agudo. No entanto, o conteúdo dos cistos serosos é significativamente menos irritante. A ruptura dos cistoadenomas mucinosos pode levar à disseminação de células produtoras de mucina e ocasionar o desenvolvimento do pseudomixoma peritoneal, um carcinoma de baixo grau de malignidade de curso indolente e de difícil tratamento.

Pequenas hemorragias são comuns em ovários que funcionam normalmente. Ligeiro sangramento também ocorre regularmente na fase de vascularização do corpo lúteo, mas, se excessivo, pode conduzir à formação de cisto de corpo lúteo, que, quando se rompe, mimetiza uma gravidez ectópica; o diagnóstico diferencial pode ser estabelecido a partir do teste de gravidez negativo. A ruptura muitas vezes ocorre entre os dias 20 e 26 do ciclo, e ocorre no lado direito em dois terços dos casos.

Cistos infectados comportam-se como doença inflamatória pélvica aguda e provocam a formação de abscessos. Um por cento dos cistos dermoides do ovário torna-se infectado. Endometriomas são particularmente propensos à inflamação supurativa secundária. O microrganismo mais comumente envolvido na infecção do cistoadenoma mucinoso, do cisto dermoide e do endometrioma é a *Salmonella typhi*. Além de sinais de abdome agudo, podem estar presentes sintomas constitucionais, como febre e taquicardia. A ruptura do cisto infectado leva a peritonite pélvica ou generalizada. O diagnóstico preciso pode ser difícil, mas uma tríade deve ser considerada: presença de cisto de ovário, sinais de infecção sem qualquer outra fonte e imunossupressão, aumentando a suspeita de cisto ovariano infectado.

A ultrassonografia pélvica é muito útil na avaliação do cisto ovariano e pode colaborar com o diagnóstico. Cistos dermoides e endometriomas têm aspectos ultrassonográficos característicos. Teratomas císticos ou dermoides correspondem a 10% a 15% de todas as neoplasias ovarianas. São tumores benignos, bilaterais em 10% dos casos. Os teratomas são compostos por elementos epiteliais maduros, como pele, pelos e epitélio descamado, e podem surgir dentes e estruturas ósseas, além de outras mais complexas. Sua textura pode ser detectada em radiografias em virtude da presença de material sebáceo que tem densidade lipídica. Os endometriomas apresentam-se como estruturas bem delimitadas, homogêneas, com conteúdo de baixa a média densidade ecogênica e caracteristicamente descritos com aspecto de vidro moído.

Em caso de ruptura, pode-se encontrar líquido achocolatado livre na cavidade abdominal e, frequentemente, outros focos da doença e endometriose profunda. Na abordagem cirúrgica, mesmo na urgência, a cirurgia excisional está associada a menor recorrência dos sintomas de dismenorreia e dispareunia em relação à drenagem e à ablação da cápsula.

Exceto em casos leves ou iniciais, a maioria das pacientes com cistos ovarianos complicados exigirá intervenção cirúrgica via laparoscópica ou laparotômica. Os procedimentos cirúrgicos utilizados incluem aspiração do conteúdo cístico, fenestração, ooforocistectomia, ooforectomia ou salpingectomia.

As desvantagens da aspiração e da fenestração incluem recorrência, extravasamento do conteúdo do cisto na cavidade abdominal e falha em diagnosticar malignidade.

Considerando que em mulheres com menos de 35 anos de idade os cistos ovarianos apresentam, em sua grande maioria, comportamento benigno, tanto a ooforocistectomia como a ooforectomia unilateral constituem tratamentos seguros e com preservação do potencial reprodutivo.

ENDOMETRIOSE COMO CAUSA DE ABDOME AGUDO

Quadro pouco comum na prática diária dos atendimentos emergenciais em ginecologia, a endometriose complicada pode ocorrer como causa de abdome agudo, sendo descritos vários casos na literatura, mais frequentemente relacionados com o acometimento do trato intestinal. São relatadas obstrução e perfuração ou ruptura intestinal. Envolvimento do intestino é relatado em 3% a 37% das pacientes com endometriose, acometendo mais comumente o reto e o sigmoide, o que representa 71% a 97% dos casos. O acometimento do apêndice vermiforme pode evoluir com ruptura apendicular. Na história pregressa, pode-se deparar com pacientes sabidamente endometrióticas e com aquelas sem conhecimento prévio de que sejam portadoras endometriose, mas com queixa frequente de sangramento retal e disquesia, especialmente no período menstrual.

Os sintomas principais são dor cíclica incapacitante, acompanhada de distensão abdominal, náuseas e vômitos, diarreia e constipação intestinal. Esses sintomas relacionados com o aparelho digestório, e que se exacerbam no período menstrual, são relevantes e devem ser valorizados, pois podem ajudar a diagnosticar precocemente um caso grave.

Os exames de imagem, como radiografia do abdome, ultrassonografia, tomografia computadorizada e ressonância magnética, podem auxiliar o diagnóstico ao revelarem distensão, nível hidroaéreo nas alças intestinais, líquido livre na cavidade abdominopélvica e o local da obstrução. A fisiopatologia demonstra a presença de estroma glandular endometrial na serosa, na muscular e na submucosa ou na mucosa do tubo digestório, o que pode levar a fibrose e acotovelamento da alça, causando a obstrução, a qual pode levar a perfuração ou ruptura em razão do aumento da pressão dos gases intraintestinais. Um raro caso de perfuração ileal foi relatado por Sayaka Saito e cols. em período *flare-up* de agonista GnRH (hormônio liberador de gonadotrofina).

Outro caso raro, apresentado por Jiun-Nong e cols., descreve o desenvolvimento de ascite hemorrágica com choque hipovolêmico em paciente jovem, que evoluiu satisfatoriamente após terapêutica cirúrgica. A abordagem cirúrgica é imperativa em todos os casos de abdome agudo por endometriose e pode ser laparotômica ou laparoscópica, preferencialmente em centros de referência ou de alta complexidade.

Leitura complementar

Fawole AO, Awonega DO. Gynaecological emergencies in the tropics: recent advances in management. Ann Ib Postgrad Med 2007 Jun; 5(1):12-20.

Daponte A, Pournaras S, Hadjichristodoulou C et al. Novel serum inflammatory markers in patients with adnexal mass who had surgery for ovarian torsion. Fertil Steril 2006 May; 85(5):1469-72.

Duigenan S, Oliva E, Lee SI. Ovarian torsion: diagnostic features on CT and MRI with pathologic correlation. AJR Am J Roentgenol 2012 Feb; 198(2):W122–31.

Febronio ME, Nunes FT, Cardia PP, D'Ippolito G. Torção ovariana: ensaio iconográfico com enfoque em achados de ressonância magnética e tomografia computadorizada. Radiol Bras [online] 2012; 45(4):225-9.

McWilliams GD, Hill NJ, Dietrich CS 3rd. Gynecologic emergencies. Surg Clin North Am 2008 Apr; 88(2):265-83, vi.

Lin JN, Lin HL, Huang CK et al. Endometriosis presenting as bloody ascites and shock. J Emerge Med 2010 Jan; 38(1):30-2.

McCarthy DJ, Erickson MK, Smith RY, Quint HE. Premenarchal ovarian torsion and elevated CA-125. J Pediatr Adolesc Gynecol 2010 Feb; 23(1):e47.

Nair S, Joy S, Nayar J. Five year retrospective case series of adnexal torsion. J Clin Diagn Res 2014 Dec; 8(12):OC09-OC13.

Saito S, Murakami T, Suzuki K, Terada Y, Fukushima K, Moriya T. Intestinal endometriosis complicated by ileal perforation after initiation of gonadotropin-releasing hormone agonist therapy. Fertil Steril 2007 Oct; 88(4):969.e7-9.

Sasaki JK, Miller EC. Adnexal torsion: review of the literature. J Minim Invasive Gynecol 2014 Mar-Apr; 21(2):196-202.

Zucchini S, Marra E. Diagnosis of emergencies/urgencies in gynecology and during the first trimester of pregnancy. J Ultrasound 2014 Mar; 17(1):41-6.

21

Doença Inflamatória Pélvica

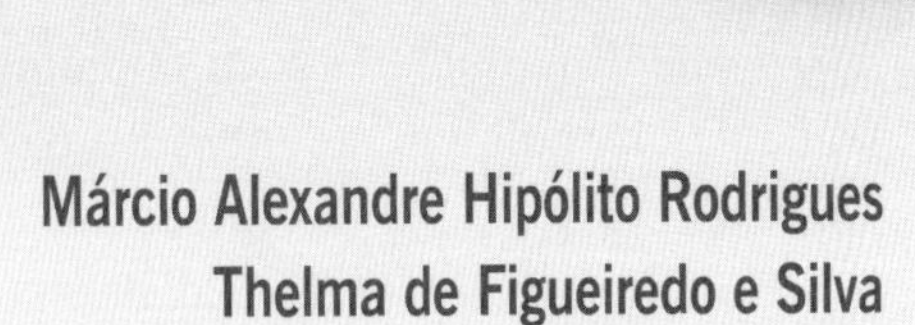

Márcio Alexandre Hipólito Rodrigues
Thelma de Figueiredo e Silva

■ INTRODUÇÃO

A doença inflamatória pélvica (DIP) compreende um espectro de doenças inflamatórias do trato reprodutivo superior feminino, como endometrite, salpingite, abscesso tubovariano e pelviperitonite. O processo inflamatório propaga-se da vagina ou do colo uterino para o trato genital superior, sendo a endometrite um estágio intermediário na patogênese da doença, caracterizada pela sensibilidade pélvica associada à inflamação do trato genital inferior. O diagnóstico da DIP é essencialmente clínico e, portanto, representa um grande desafio para o médico. O tratamento precoce reveste-se de grande importância em virtude das possíveis sequelas decorrentes desse processo inflamatório, como infertilidade (fator tubário), gravidez ectópica e dor pélvica crônica.

■ EPIDEMIOLOGIA

Nos EUA, mais de 750 mil casos de DIP foram diagnosticados na primeira década dos anos 2000. O número de casos vem decrescendo desde 1985, o que pode ser atribuído em parte à adoção de medidas de controle de infecções por *Chlamydia trachomatis* e *Neisseria gonorrhoeae*. Os custos estimados para o tratamento da DIP e suas sequelas são altos, ficando em 1998, nos EUA, em torno de 1,88 bilhão de dólares.

Os fatores de risco para DIP são os mesmos relacionados com as infecções sexualmente transmissíveis: múltiplos parceiros sexuais, mulheres em idade reprodutiva sexualmente ativas (especialmente < 25 anos de idade), tabagismo e uso de substâncias ilícitas, presença de outras infecções sexualmente transmissíveis, parceiro com uretrite e diagnóstico anterior de DIP. A utilização de duchas pelas mulheres e a vaginose bacteriana têm sido associadas ao quadro de DIP, porém ainda há controvérsias quanto a essa associação. Em estudo prospectivo (*Gyn Infections Follow-Through Study* – GIFT), mulheres com vaginose bacteriana não apresentaram aumento de risco para DIP após 4 anos de seguimento.

ETIOLOGIA

A grande maioria dos casos de DIP está relacionada com *C. trachomatis* e *N. gonorrhoeae*. Em mulheres com salpingite ou endometrite confirmadas detectou-se a presença de clamídia em até 60% dos casos. Em países desenvolvidos, a gonorreia é responsável por 2% a 5% das infecções, e a clamídia, por 15% a 40% dos casos.

Na DIP aguda (até 30 dias de duração), mais de 85% das infecções são causadas por patógenos adquiridos sexualmente, de origem cervical, ou por aqueles associados à vaginose bacteriana. Os demais (aproximadamente 15% dos casos) estiveram relacionados com microrganismos respiratórios ou entéricos que colonizaram o trato genital inferior (Quadro 21.1). Já a DIP crônica (> 30 dias de duração) está associada à infecção por *Mycobacterium tuberculosis* ou *Actinomyces* sp.

PATOGÊNESE

A DIP inicia-se com a ascensão de microrganismos do trato genital feminino inferior para o superior. Relação sexual no período perimenstrual e menstruação retrógrada são fatores facilitadores desse processo. A vaginose bacteriana está associada à produção local de enzimas que degradam o muco cervical, facilitando a ascensão e a propagação dos microrganismos para o trato genital superior. A infecção resulta em dano inflamatório ao longo da superfície epitelial e peritoneal das trompas de Falópio e dos ovários, determinando por sua vez aderências, cicatrizes e possivelmente obstrução parcial ou total das trompas de Falópio. Além disso, a infecção induz a perda seletiva do epitélio ciliar das trompas, dificultando transporte do ovo e resultando em fator tubário de infertilidade e gravidez ectópica.

Quadro 21.1 Microrganismos envolvidos com a DIP aguda

Patógenos cervicais: *Chlamydia trachomatis*, *Neisseria gonorrhoeae* e *Mycoplasma genitalium*
Patógenos relacionados com vaginose bacteriana: peptostreptococos, bacteroides, leptotrichia, *Clostridium* sp., *M. hominis* e *Ureaplasma urealyticum*
Patógenos respiratórios: *Haemophilus influenzae*, *Streptococcus pneumoniae*, *Streptococcus* do grupo A e *Staphylococcus aureus*
Patógenos entéricos: *Escherichia coli*, *Bacteroides fragilis*, *Streptococcus* do grupo B e *Campylobacter* sp.

Por outro lado, a *C. trachomatis* não causa resposta inflamatória aguda e produz pouca ou nenhuma lesão direta nas trompas. Nesse caso, a lesão nas trompas é desencadeada por resposta imune à infecção. A persistência de antígenos de *Chlamydia* pode desencadear reação de hipersensibilidade retardada com fibrose e destruição tubária contínua. Os gonococos, por sua vez, podem determinar reação inflamatória direta na ectocérvice, no endométrio e nas tubas uterinas, onde promovem destruição do revestimento epitelial das tubas.

AVALIAÇÃO CLÍNICA E DIAGNÓSTICO

A DIP aguda é de difícil diagnóstico em razão da ampla variedade de sinais e sintomas associados a essa condição. A maioria das mulheres com DIP apresenta sintomas leves, inespecíficos, ou é assintomática. O atraso no diagnóstico e no tratamento provavelmente contribui para as sequelas inflamatórias do trato reprodutivo superior. A laparoscopia pode ser usada para obtenção de um diagnóstico mais preciso de salpingite. Entretanto, endometrite e inflamação inicial das trompas podem não ser detectadas por esse método. Além disso, a laparoscopia é ferramenta diagnóstica pouco acessível e não indicada em quadros sintomáticos leves. Consequentemente, o diagnóstico da DIP é fundamentado em achados clínicos pouco precisos. Nenhum dado da história clínica ou do exame físico ou laboratorial apresenta, simultaneamente, sensibilidade e especificidade para o diagnóstico da DIP aguda.

A manifestação clássica da DIP consiste em dor durante ou logo após o período menstrual, embora se saiba que sintomas mal definidos ou sutis podem ser negligenciados. Quando uma mulher sexualmente ativa apresenta quadro de dor abdominal ou pélvica, a DIP deve ser considerada no diagnóstico diferencial, que também inclui apendicite, gravidez ectópica, torção de ovário, sangramento abdominal, ruptura de massa anexial, endometriose e gastroenterite. Os pontos-chave no exame clínico que os profissionais não podem deixar de abordar incluem:

- Exame abdominal, incluindo palpação do hipocôndrio direito.
- Exame especular vaginal: inspeção da cérvice e avaliação da presença de secreção mucopurulenta.
- Exame de toque vaginal bimanual: avaliação da sensibilidade da cérvice, do útero e dos anexos e avaliação da presença de massa pélvica.
- Avaliação microscópica de amostra de secreção cervicovaginal para identificação de *Trichomonas vaginalis* e vaginose bacteriana.

Os critérios diagnósticos para DIP criados pelos Centers for Disease Control (CDC) têm alta sensibilidade e baixa especificidade. Esses critérios foram desenvolvidos com o objetivo de detectar o máximo de casos possíveis, evitando as sequelas reprodutivas a longo prazo e os custos econômicos associados ao atraso no diagnóstico e no tratamento (Quadro 21.2).

Quadro 21.2 Critérios diagnósticos de DIP elaborados pelo CDC – 2015

Critérios mínimos (no mínimo 1 critério é necessário para o diagnóstico):
- Dor à mobilização do colo uterino
- Dor à palpação do útero
- Dor à palpação dos anexos

Critérios adicionais (apoio no diagnóstico de DIP):
- Elevação da temperatura oral (> 38,3°C)
- Secreção cervical mucopurulenta anormal ou colo friável
- >10 leucócitos polimorfonucleares por campo de imersão em secreção da endocérvice
- Velocidade de hemossedimentação (VHS) elevada
- Proteína C reativa (PCR) elevada
- Comprovação laboratorial de infecção cervical por *Chlamydia* ou gonococo

Critérios definitivos (confirmam diagnóstico de DIP):
- Biópsia endometrial com evidência histopatológica de endometrite
- USTV (ultrassonografia transvaginal) ou RM (ressonância magnética) demonstrando espessamento ou presença de líquido intratubário com ou sem líquido livre na pelve ou abscesso tubovariano
- Doppler colorido sugerindo infecção pélvica (hiperemia tubária)
- Laparoscopia evidenciando DIP

O início abrupto de dor de grave intensidade no abdome inferior durante ou imediatamente após o período menstrual tem sido utilizado como sintoma clássico para identificação da DIP aguda. Os sintomas associados a essa patologia incluem dor pélvica ou abdominal inferior de intensidade variável, secreção vaginal anormal, sangramento intermenstrual, sinusorragia, dispareunia e disúria. Embora manifestações sistêmicas não sejam características importantes da DIP, é possível a ocorrência de febre. Em aproximadamente 5% das mulheres, dor no hipocôndrio direito, sugestiva de inflamação e formação de aderências na cápsula do fígado (peri-hepatite ou síndrome de Fitz-Hugh-Curtis), pode ocorrer na DIP.

O diagnóstico clínico da DIP é fundamentado nos achados de sensibilidade à palpação dos órgãos pélvicos, como dor à mobilização de cérvice, anexos ou útero ao toque bimanual, associada a sinais de inflamação do trato genital inferior. Entre esses sinais incluem-se secreção cervical mucopurulenta, colo friável (sangramento fácil após manipulação) ou aumento no número de leucócitos em coleta de secreção vaginal (em solução salina) observada ao microscópio. A peritonite abdominal pode ser identificada pelo teste da descompressão brusca, que consiste em palpação profunda, seguida de liberação rápida da mão sobre o abdome.

A ultrassonografia transvaginal (USTV) e a ressonância magnética (RM) podem demonstrar espessamento ou líquido intratubário, sendo altamente específicas para o diagnóstico de salpingite (85% de sensibilidade e 100% de especificidade para o diagnóstico de DIP). A ultrassonografia também pode ser utilizada para identificação de abscesso tubovariano. Os estudos com Doppler colorido demonstraram aumento do fluxo sanguíneo nas trompas de Falópio, o que sugere fortemente a presença de infecção (100% de sensibilidade e 80% de especificidade para diagnóstico de DIP).

Embora seja considerada o padrão-ouro no diagnóstico da DIP, a laparoscopia apresenta grande variabilidade interobservador e, como ressaltado, pode não detectar endometrite e inflamação tubária precoce. Além disso, tem alto custo e não está indicada em mulheres com sintomas leves ou moderados. A biópsia endometrial é exame invasivo e exige habilidade do patologista, e os resultados atrasam o diagnóstico.

De acordo com alguns autores, todas as pacientes com suspeita de DIP deveriam submeter-se a testes para identificação de *Chlamydia* e/ou gonococo. Em sua presença, o diagnóstico aumentaria substancialmente. A secreção vaginal deve ser avaliada quanto a aumento no número de leucócitos e sinais de vaginose bacteriana: presença de *clue cells*, pH elevado, teste de amina Whiff positivo (odor semelhante a "peixe podre" ao serem adicionadas duas gotas de KOH a 10% ao conteúdo vaginal). A vaginose bacteriana é condição não inflamatória. A presença de leucócitos acompanhando as *clue cells* é sugestiva de DIP. Um teste sorológico de gravidez deve ser realizado para descartar gravidez ectópica. Teste sorológico para vírus da imunodeficiência humana (HIV) deve ser realizado em virtude do aumento do risco de abscesso tubovariano. A elevação da sedimentação eritrocitária e da proteína C reativa (PCR) pode aumentar a especificidade no diagnóstico da DIP.

A avaliação clínica para o diagnóstico da DIP exige, portanto, conhecimento e experiência do profissional que atenderá a paciente, o qual deverá ficar atento aos casos assintomáticos ou que apresentam sintomas leves, já que a ausência de diagnóstico e o atraso no tratamento podem resultar em sequelas de longo prazo, como infertilidade e gravidez ectópica.

■ TRATAMENTO

O tratamento da DIP deve ser empírico, uma vez que raramente se tem à mão o diagnóstico preciso e definitivo no momento da suspeição. Por se tratar de uma infecção polimicrobiana, são usados antibióticos de amplo espectro com atuação em *C. trachomatis* e *N. gonorrhoeae,* independentemente da comprovação da presença desses microrganismos, tendo em vista que a doença do trato genital superior pode ocorrer mesmo com culturas do colo negativas.

A necessidade de erradicação de anaeróbios não está bem definida, mas vaginose bacteriana e bactérias anaeróbias no trato genital superior são frequentemente encontradas. A presença de *Mycoplasma genitalium* tem sido associada à falha de tratamento. Dados de estudos *in vitro* demonstraram que alguns anaeróbios, como *Bacteroides fragilis*, podem causar destruição epitelial e das tubas.

O tratamento deve ser iniciado precocemente para prevenção de sequelas. O atraso no tratamento da DIP está associado a pior prognóstico a longo prazo.

A despeito da boa resposta clínica ao tratamento, observada em mais de 90% das pacientes, um número significativo de mulheres evolui com complicações tardias. O seguimento mostra incidência de 18% de infertilidade, 29% de dor pélvica, 0,6% de gravidez ectópica e 15% de DIP recorrente.

O tratamento deverá ser orientado pelo estadiamento da DIP de acordo com os esquemas apresentados nos Quadros 21.3 a 21.5.

Os casos leves e moderados de DIP podem ser tratados em regime ambulatorial, já que tanto a terapia oral como o tratamento parenteral parecem ter a mesma eficácia. Entre os critérios sugeridos para tratamento hospitalar citam-se:

- Quando as emergências cirúrgicas não podem ser excluídas (como apendicite).
- Abscesso tubovariano.
- Gravidez.
- Doença grave, náuseas e vômitos ou febre alta.
- Ausência de resposta ao tratamento oral.

A maioria das pacientes é satisfatoriamente tratada com dose única intramuscular de ceftriaxona, cefoxitina mais probenecida ou outra cefalosporina de terceira geração, seguida de doxiciclina oral, com ou sem metronidazol, por 14 dias.

Quadro 21.3 Estadiamento clínico da doença inflamatória pélvica

Estádio I	Salpingite aguda sem peritonite
Estádio II	Salpingite aguda com peritonite
Estádio III	Salpingite aguda com oclusão tubária ou abscesso tubovariano íntegro
Estádio IV	Abscesso tubovariano roto ou choque séptico

Quadro 21.4 Esquemas de antibacterianos para tratamento ambulatorial (CDC–2015)

Esquema 1	Ceftriaxona 250mg IM (dose única) + doxiciclina 100mg VO 2×/dia por 14 dias com ou sem metronidazol 500mg VO 2×/dia por 14 dias
Esquema 2	Cefoxitina 2g IM (dose única) + probenecida 1g VO + doxiciclina 100mg VO 2×/dia por 14 dias com ou sem metronidazol 500mg VO 2×/dia por 14 dias
Esquema 3	Outra cefalosporina de terceira geração (cefotaxima ou ceftizoxima) + doxiciclina 100mg VO 2×/dia por 14 dias com ou sem metronidazol 500mg VO 2×/dia por 14 dias

Quadro 21.5 Esquemas de tratamento hospitalar (CDC, 2015)

Esquema 1	Cefotetana 2g EV 12/12h + doxiciclina 100mg VO 12/12h ou cefoxitina 2g EV 6/6h + doxiciclina 100mg VO 12/12h
Esquema 2	Clindamicina 900mg EV 8/8h + gentamicina 2mg/kg EV ou IM (dose de ataque), seguida de 1,5mg/kg de 8/8h (dose de manutenção)
Esquema alternativo	Ampicilina/sulbactam 3g EV 6/6h + doxiciclina 100mg VO 12/12h

As pacientes nos estádios II e III devem ser tratadas em regime hospitalar. A infusão de doxiciclina é bastante dolorosa, e as administrações oral e venosa apresentam biodisponibilidade semelhante. Portanto, deve ser administrada VO sempre que possível, mesmo com a paciente internada.

O tratamento parenteral poderá ser descontinuado 24 horas após melhora clínica, e deve-se manter doxiciclina 100mg a cada 12 horas até completar 14 dias de tratamento. Em caso de abscesso tubovariano, deverá ser utilizado metronidazol (500mg, duas vezes ao dia) ou clindamicina (450mg, quatro vezes ao dia) até completar 14 dias de terapia, associada à doxiciclina, em razão da melhor cobertura para anaeróbios.

Nos casos de abscesso, o tratamento clínico pode ser eficaz em até 70% das pacientes, valendo ressaltar que, quanto menor o abscesso, maior a probabilidade de sucesso. Outra opção é a drenagem guiada por ultrassonografia ou tomografia computadorizada. A indicação cirúrgica deve ser fundamentada na ausência de resposta ao tratamento com antibacterianos, caracterizada por persistência ou aumento de tumefação pélvica, assim como em caso de impossibilidade ou insucesso na drenagem guiada por exames de imagem.

Quando há ruptura do abscesso (DIP IV), a peritonite torna-se difusa e com possibilidade de evoluir para sepse; nesse caso, é fundamental o tratamento cirúrgico em caráter de urgência por meio de laparoscopia ou laparotomia.

Acompanhamento das pacientes

As pacientes tratadas em regime ambulatorial devem ser reexaminadas em 72 horas. Caso não apresentem melhora clínica substancial, a internação é obrigatória. Todas as pacientes devem ser reavaliadas a cada 3 meses no primeiro ano. Sempre que possível, e após orientação, aconselhamento e permissão da paciente, deve-se realizar sorologia para sífilis, hepatites B e C e HIV. As pacientes devem ser orientadas a se abster de relações sexuais até o término do tratamento e a regressão dos sintomas, e até que seus parceiros sexuais tenham sido adequadamente tratados.

Os parceiros das pacientes acometidas que mantiveram contato sexual nos últimos 60 dias devem ser examinados e tratados para clamídia e gonorreia, independentemente da etiologia da DIP ou dos patógenos isolados nas parceiras. O esquema de tratamento mais utilizado consiste em azitromicina 1g VO em dose única, associada à ciprofloxacina 500mg VO em dose única.

Situações especiais

- **Infecção pelo HIV:** não foram bem delineadas diferenças entre as manifestações clínicas nas pacientes soropositivas e soronegativas. A resposta terapêutica, tanto à terapia oral como à parenteral, é semelhante à das soronegativas. Portanto, essas pacientes devem seguir os mesmos regimes recomendados. As portadoras do HIV mais comumente apresentam abscessos tubovarianos e quadros que indicam intervenção cirúrgica. Além disso, exibem alta taxa de microrganismos concomitantes, como *Mycoplasma hominis, Candida* e *Streptococcus*.

- **Dispositivo intrauterino (DIU):** a presença de DIU aumenta o risco de DIP apenas nas 3 semanas subsequentes à inserção. Não há evidências de que o DIU deva ser removido quando do diagnóstico de DIP aguda. Recomendam-se controle rigoroso e retirada caso não ocorra melhora dentro de 48 a 72 horas de tratamento.
- **Gravidez:** embora rara, pode ocorrer, principalmente nas 12 primeiras semanas, quando o muco cervical ainda não formou uma barreira adequada. Aumenta a morbidade materna e o risco de parto pré-termo. As pacientes devem ser hospitalizadas e tratadas com antibióticos EV.
- **Adolescentes:** apresentam resposta clínica ao tratamento ambulatorial semelhante à das mulheres adultas, e a decisão quanto à hospitalização deve ser fundamentada nos mesmos critérios descritos.

Leitura complementar

Brunham RC, Gottlieb SL, Paavonen J. Pelvic inflammatory disease. N Engl J Med 2015; 372:2039-48.

Centers for Disease Control: Sexually Transmitted Diseases. Treatment guidelines, 2015. MMWR 2015; 64(3):78-82.

Gradison M. Pelvic inflammatory disease. Am Fam Physician 2012; 85:791-6.

Haggerty CL, Totten PA, Astete SG et al. Failure of cefoxitin and doxycycline to eradicate endometrial Mycoplasma genitaliumand the consequence for clinical cure of pelvic inflammatory disease. Sex Transm Infect 2008; 84(5):338-42.

Hillis SD, Joesoef R, Marchbanks PA, Wasserheit JN, Cates W Jr, Westrom L. Delayed care of pelvic inflammatory dis-ease as a risk factor for impaired fertility. Am J Obstet Gynecol 1993; 168:1503-9.

Mitchel C, Prabhu M. Pelvic inflammatory disease: current concepts in pathogenesis, diagnosis and treatment. Infect Dis Clin North Am 2013; 27(4):1-21.

Ness RB, Hillier SL, Kip KE et al. Bacterial vaginosis and risk of pelvic inflammatory disease. Obstet Gynecol 2004; 104:761-9.

Ness RB, Kip KE, Hillier SL et al. A cluster analysis of bacterial vaginosis-associated microflora and pelvic inflammatory disease. Am J Epidemiol 2005; 162:585-90.

Ross JDC. Pelvic inflammatory disease. Medicine 2014; 42(6):333-7.

Sutton MY, Sternberg M, Zaid A, St Lois ME, Markowitz LA. Trends in pelvic inflammatory disease hospital discharges and ambulatory visits, United States, 1985-2001. Sex Transm Dis 2005; 32(12):778-84.

Workowski KA, Berman S. Centers for Disease Control and Prevention (CDC). Sexually transmitted diseases treatment guidelines, 2010 (published correction appears in MMWR Morb Mortal Wkly Rep. 2011;60(1):18). MMWR Recomm Rep 2010; 59(RR-12):1-110.

22

Sangramento Uterino Anormal

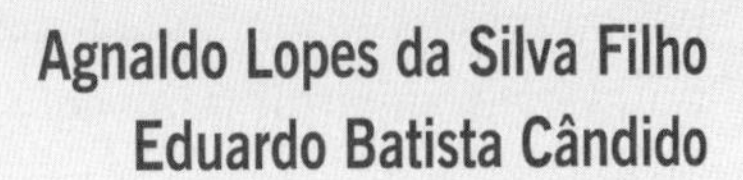
Agnaldo Lopes da Silva Filho
Eduardo Batista Cândido

■ INTRODUÇÃO

O sangramento uterino anormal (SUA) é uma condição comum que afeta até 40% das mulheres em todo o mundo. Apresenta impacto negativo importante na qualidade de vida das mulheres e associa-se a elevados custos econômicos diretos e indiretos. O SUA tem sido reconhecido como um problema clínico que interfere na saúde pública em níveis globais. Historicamente, a nomenclatura atribuída ao SUA é heterogênea e confusa, e ainda há carência de recomendações diagnósticas e terapêuticas padronizadas. Trata-se de uma condição desafiadora tanto para as mulheres afetadas como para os profissionais de saúde no que se refere ao diagnóstico e ao tratamento. Desse modo, sob a perspectiva clínica, é necessária a criação de um modelo de determinação do risco, seguido de um fluxograma objetivo para diagnóstico e tratamento do SUA.

■ DEFINIÇÃO

O SUA é definido como perda menstrual excessiva com repercussões físicas, emocionais, sociais e materiais na qualidade de vida da mulher, que podem ocorrer isoladamente ou em combinação com outros sintomas. Evidências sugerem repercussões negativas quando a perda menstrual (PSM) ultrapassa 80mL por ciclo menstrual. A determinação objetiva da PSM é difícil de ser realizada fora do contexto da pesquisa clínica. Dessa maneira, a definição do SUA associada à qualidade de vida substituiu a avaliação objetiva da PSM como critério diagnóstico para o SUA.

PREVALÊNCIA

A prevalência do SUA varia de acordo com a forma de avaliação. A avaliação subjetiva e o autorrelato, que incluem o impacto global na qualidade de vida, associam-se a taxas de prevalência mais elevadas em comparação com as avaliações objetivas. Considerando uma PSM > 80mL por ciclo, a prevalência varia de 9% a 14% das mulheres. Quando há inclusão de avaliações subjetivas e autorrelatos, a prevalência varia de 8% a 52%. Pode-se considerar que, em média, o SUA afeta uma de cada três mulheres em todo o mundo.

Existem fatores que limitam o reconhecimento dessa condição tanto pelos profissionais de saúde como pelas mulheres afetadas (Quadro 22.1). Os profissionais da saúde encontram obstáculos ao avaliar o volume menstrual e a acurácia das informações obtidas das pacientes. Fatores culturais e a falta de informações representam barreiras para o reconhecimento do SUA pelas mulheres. A falta de conhecimento sobre SUA e a difusão de ideias equivocadas podem limitar o acesso dessas mulheres ao tratamento.

Um estudo mostrou que 41% das mulheres com PSM > 80mL consideram que seu sangramento é moderado ou mesmo escasso. Por outro lado, no grupo com PSM < 20mL, 14% consideram seu sangramento como aumentado. Outro estudo global, com mais de 6.000 mulheres, mostrou que 48% delas apresentavam pouco ou nenhum conhecimento sobre SUA. Entre aquelas mulheres com diagnóstico de SUA, 59% consideravam que seu sangramento era normal, 41% acreditavam que não havia tratamento disponível e apenas 35% relataram seu problema a um profissional de saúde.

Para os médicos, uma série de fatores clínicos dificulta o diagnóstico de SUA. Na prática clínica diária, a medida objetiva da perda menstrual não é factível e, por isso, o diagnóstico é fundamentado na informação obtida da paciente. A situação é agravada pela falta de definições claras sobre o SUA, além da falta de acesso e padronização dos métodos propedêuticos. Apesar das repercussões significativas do SUA, os sistemas de saúde ainda apresentam ampla variação na capacidade de fornecer abordagem adequada às pacientes, por falhas na disponibilidade de serviços para diagnóstico e tratamento das mulheres afetadas.

Quadro 22.1 Barreiras ao reconhecimento do SUA pelos profissionais de saúde e pacientes

Profissionais de saúde	Pacientes
Nomenclatura confusa e inconsistente Dificuldade dos métodos tradicionais para medir a perda de sangue menstrual Falta de uma abordagem diagnóstica padronizada Conhecimentos limitados a respeito do impacto do SUA	Culturas de silêncio em torno da menstruação podem limitar a busca por cuidados médicos O sangue menstrual pode ter a conotação de "purificador" e significar saúde A menstruação pode ter a conotação de que a fertilidade está preservada e ao mesmo tempo significar ausência de gravidez

IMPACTO DO SUA NA QUALIDADE DE VIDA E CUSTO

O SUA tem impacto negativo na qualidade de vida das mulheres, sendo a vida social e os relacionamentos afetados em quase dois terços dos casos. No período menstrual, essas mulheres mudam o tipo e a cor das roupas, passam por transformações na relação com seu parceiro, sentem-se inseguras, menos atraentes e evitam eventos sociais. O desempenho esportivo, escolar e profissional e as atividades diárias são frequentemente afetados.

O SUA associa-se ainda a elevados custos diretos e indiretos para todo o sistema de saúde. Nos EUA, mulheres afetadas representam aumento de 40% na utilização de recursos de saúde e custos em comparação àquelas não afetadas. Um dos principais fatores que contribuem para o custo do SUA é o número elevado de mulheres submetidas ao tratamento cirúrgico. No Reino Unido, o SUA representa 20% dos encaminhamentos ambulatoriais aos ginecologistas e constitui a principal indicação para procedimentos cirúrgicos ginecológicos. Quase metade das mulheres submetidas à histerectomia por esse motivo apresenta útero normal.

CLASSIFICAÇÃO

O SUA pode estar associado à perda menstrual anormal em duração, regularidade, volume e frequência. A Federação Internacional de Ginecologia e Obstetrícia (FIGO) propôs uma padronização da classificação do SUA para auxiliar o diagnóstico. A classificação PALM-COEIN, acrônimo que reflete as potenciais causas estruturais (PALM) e não estruturais (COEIN) do SUA, constitui uma tentativa de sistematização do diagnóstico e do tratamento dessa condição (Quadro 22.2).

DIAGNÓSTICO

O diagnóstico do SUA, por apresentar nomenclatura confusa e geralmente inconsistente, pode parecer complexo. A inexistência de uma abordagem padronizada para investigação e classificação das etiologias em potencial constitui desafio à prática clínica.

Quadro 22.2 Classificação PALM-COEIN da FIGO para SUA

Causas estruturais do SUA (PALM)	Causas não estruturais do SUA (COEIN)
Pólipos	**C**oagulopatia
Adenomiose	**O**vulação disfuncional
Leiomiomas (submucosos e outros)	**E**ndometrial (transtorno primário dos mecanismos reguladores da hemostasia endometrial)
Malignidade e hiperplasia	**I**atrogênica
	Não especificada

FIGO: Federação Internacional de Ginecologia e Obstetrícia.
Fonte: adaptado de Munro et al., 2011.

O grupo HELP propôs um roteiro diagnóstico para o SUA que se baseia na avaliação da gravidade dos sintomas e no direcionamento para as principais causas (Figura 22.1). Constituem etapas para o diagnóstico: a determinação do impacto do sangramento, a avaliação clínica inicial e a definição de quais mulheres necessitam propedêutica complementar.

Determinação do impacto do sangramento

A avaliação do impacto do sangramento menstrual na vida diária e nos aspectos físicos e sua quantificação constituem aspectos importantes na abordagem do SUA. O grupo HELP propôs duas perguntas-chave para investigação de cada aspecto, conforme ilustrado no Quadro 22.3. Vale ressaltar que o relato da paciente a respeito do volume da PSM já determina o início da investigação do SUA.

Avaliação clínica inicial

Uma história clínica completa representa a etapa inicial para o diagnóstico do SUA. A história deve ser direcionada para identificação da natureza do sangramento, identificação de possíveis causas estruturais ou orgânicas, impacto na qualidade de vida e avaliação das expectativas da mulher, especialmente em relação à necessidade de contracepção ou desejo de gravidez.

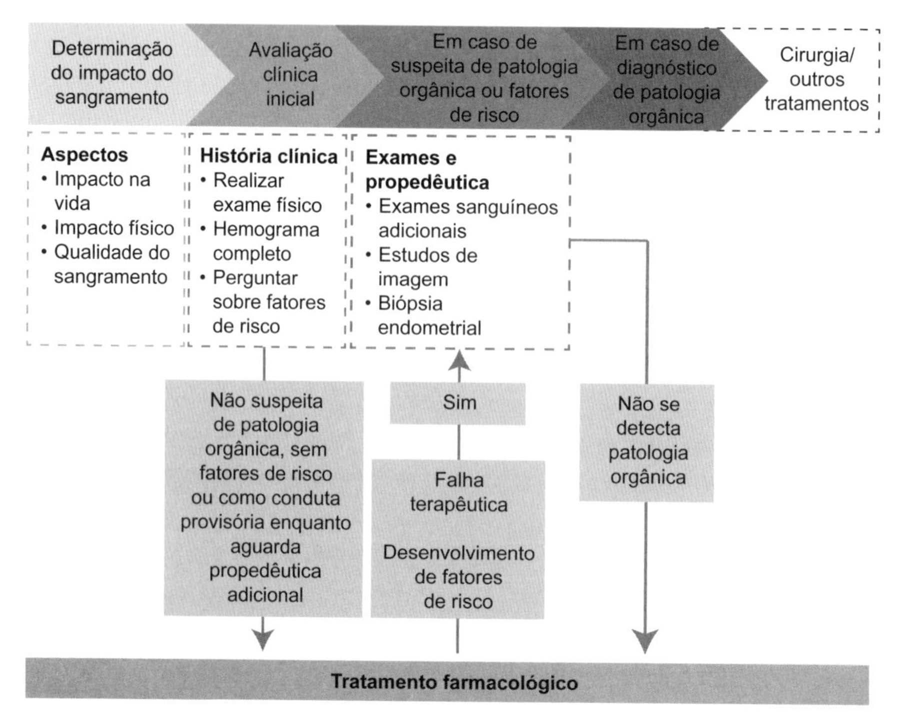

Figura 22.1 Fluxograma HELP para diagnóstico do SUA. Na ausência de indicação de propedêutica complementar, os esforços devem ser direcionados para o início do tratamento.

Quadro 22.3 Perguntas-chave HELP para determinação clínica do impacto do SUA

Aspecto investigado	Perguntas-chave
Como o sangramento menstrual afeta sua **vida diária**?	1. Você tem de organizar suas atividades sociais fora do período menstrual? 2. Você se preocupa em ter algum acidente relacionado com o sangramento?
Como você é afetada **fisicamente**?	1. Você apresenta perda de grandes coágulos durante a menstruação? 2. Alguma vez você se sentiu fraca ou com falta de ar durante a menstruação?
Quanto você **sangra**?	1. Você necessita trocar absorventes durante a noite ou acorda durante a noite para a troca de absorventes? 2. Durante os dias de maior sangramento, alguma vez você apresentou transbordamento do absorvente interno ou externo em menos de 2 horas?

Nota: o relato da paciente a respeito do volume da perda menstrual já determina o início da investigação.

O exame físico deve ser completo por meio de palpação abdominal, exame especular e toque bimanual. O hemograma completo deve ser solicitado para todas as mulheres com SUA. O teste de gravidez deve ser solicitado para aquelas pacientes com risco de gravidez.

Indicação de propedêutica complementar

Os exames adicionais devem ser solicitados de acordo com a história e o exame clínico. Testes de coagulação devem ser solicitados nos casos de antecedentes de sangramento menstrual aumentado desde a menarca ou antecedentes pessoais e/ou familiares de sangramento anormal. A dosagem de hormônios tireoidianos deve ser realizada nos casos em que há suspeita clínica de tireoidopatia.

Sangramento intermenstrual e pós-coito, dor pélvica associada e idade superior a 45 anos constituem indicadores de risco para câncer endometrial ou outras doenças estruturais nas mulheres em idade reprodutiva. Mulheres cujo exame clínico sugere causa estrutural do sangramento e que apresentam falha do tratamento farmacológico e/ou risco de malignidade recebem indicação para investigação complementar. A ultrassonografia transvaginal (USTV) constitui a primeira linha propedêutica para identificação de anomalias estruturais. A histeroscopia com biópsia dirigida pode ser indicada nos casos de USTV inconclusivos. A biópsia endometrial deve ser realizada em caso de sangramento intermenstrual persistente, falha do tratamento clínico e naquelas mulheres com mais de 45 anos de idade.

Importante ressaltar que, na ausência de indicação de propedêutica complementar, os esforços devem ser direcionados para o início do tratamento.

■ TRATAMENTO

O objetivo do tratamento é diminuir as repercussões do SUA por meio de redução da perda de sangue menstrual e melhora da qualidade de vida da paciente. A Figura 22.2

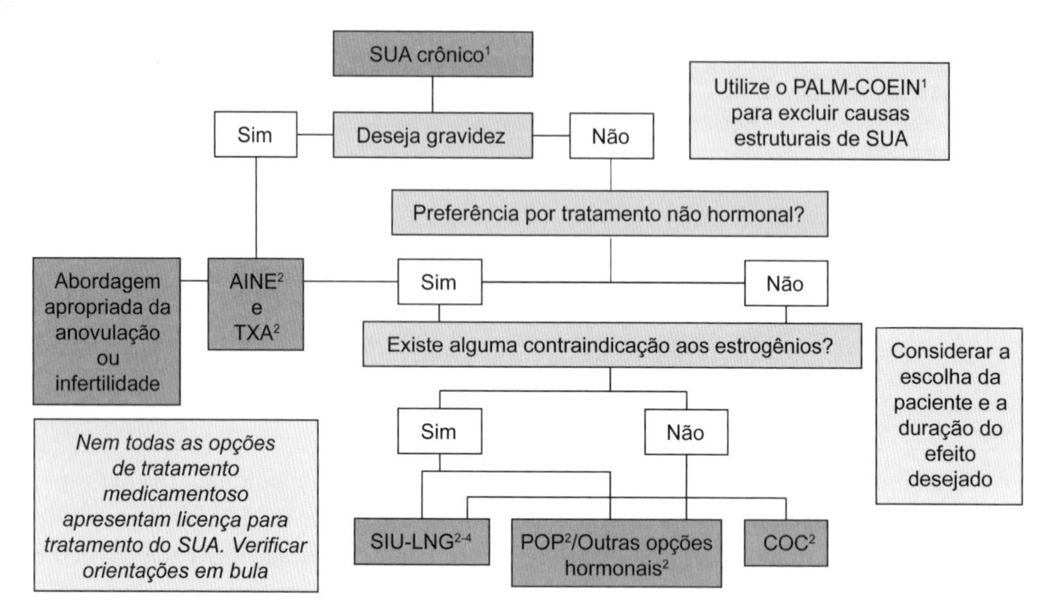

Figura 22.2 Fluxograma HELP para tratamento do SUA. (POP: pílula progestínica; SIU-LNG: sistema intrauterino liberador de levonorgestrel; COC: contraceptivo hormonal oral combinado.) (1. Munro MG et al. Int J Gynecol Obstet 2011; 113:3-13; 2. Bitzer J et al. Obstet Gynecol Surv 2015; 70[2]:115-30; 3. Kaunitz AM, Inki P. Drugs 2012;72 [2]:193-215; 4. Endrikat J et al. Arch Gynecol Obstet 2012; 285:117-21.)

ilustra o protocolo HELP para tratamento de mulheres com SUA. O tratamento clínico deve ser considerado nas pacientes sem anormalidades histológicas ou estruturais significativas. A classificação PALM-COEIN deve ser utilizada para excluir causas estruturais de SUA.

Na abordagem inicial do SUA crônico, o primeiro passo consiste em determinar se há ou não desejo de gravidez. Se houver, é preciso realizar abordagem da anovulação e/ou infertilidade porventura existentes. As opções terapêuticas nesse caso incluem medicações não hormonais, como anti-inflamatórios não esteroides (AINES) e ácido tranexâmico (TXA). Obviamente, o diagnóstico e o tratamento de condições subjacentes que possam interferir no sangramento menstrual, como hipotireoidismo e anemia, devem ser imediatamente implementados.

A escolha entre o tratamento hormonal e o não hormonal depende de fatores individuais, mas, em casos de sangramento irregular ou prolongado, o tratamento hormonal regula o ciclo, reduzindo a probabilidade de sangramento não programado ou aumentado, além de proteger o endométrio da hiperplasia/câncer. As opções, nesse caso, são os progestogênios e o sistema intrauterino de levonorgestrel.

Outros fatores fundamentais para o sucesso terapêutico incluem a discussão com a paciente sobre as opções existentes, suas preferências e tolerância a eventuais efeitos colaterais, presença de contraindicações, desejo de contracepção e sintomas associados, como dismenorreia, assim como a intensidade do sangramento.

Quadro 22.4 Alternativas terapêuticas para o SUA

Não hormonais	Hormonais	Cirúrgicas
Anti-inflamatórios não esteroides (AINE) Ácido tranexâmico	Progestogênios (SIU, orais, injetáveis) Anticoncepcionais orais combinados (AHOC)[1] Análogos de GnRH Acetato de ulipristal[2]	Ablação endometrial Histerectomia Miomectomia/polipectomia (histeroscópica) Embolização da artéria uterina

[1] Nem todos os produtos são autorizados para tratamento do SUA em todos os países.
[2] O acetato de ulipristal deve ser utilizado apenas em casos de miomas volumosos.

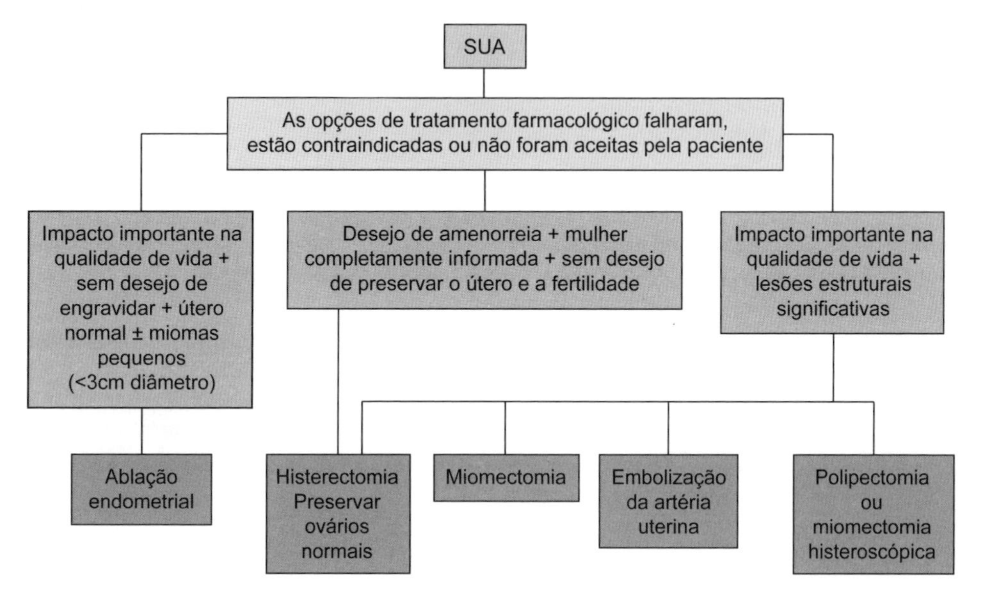

Figura 22.3 Fluxograma HELP para tratamento cirúrgico do SUA.

O Quadro 22.4 ilustra as alternativas hormonais, não hormonais e cirúrgicas para tratamento do SUA. A escolha da opção terapêutica deve ser feita considerando-se fatores clínicos e relacionados com a paciente. Os fatores considerados são a efetividade no alívio dos sintomas, a tolerância aos efeitos colaterais, a presença de condições clínicas e/ou comorbidades subjacentes, o risco de complicações, a duração do tratamento, a compatibilidade com fertilidade e/ou concepção futura e a aceitabilidade do método pela paciente.

No casos de contraindicação, falha ou não aceitabilidade do tratamento farmacológico, o tratamento cirúrgico deve ser considerado (Figura 22.3).

■ CONSIDERAÇÕES FINAIS

O SUA representa problema de saúde pública complexo e de grande prevalência. Apresenta impacto negativo importante na qualidade de vida das mulheres e associa-se a elevados custos econômicos diretos e indiretos. O nível do conhecimento e da compreensão dessa condição entre as mulheres é baixo. Em relação aos profissionais de saúde, a determinação objetiva da perda menstrual é inviável na prática clínica, existe uma grande variedade de apresentações clínicas e faltam recomendações propedêuticas e terapêuticas padronizadas para sua abordagem. O grupo HELP foi criado para elaborar uma proposta de abordagem do SUA de maneira simplificada e aplicável em diferentes cenários de atuação. O roteiro diagnóstico sugerido, compreendendo perguntas-chave e ações específicas, sinaliza para indicação de métodos propedêuticos adicionais. O tratamento do SUA visa reduzir a perda do sangue menstrual e melhorar a qualidade de vida das pacientes. Existem opções eficazes de tratamento conservador que devem ser oferecidas a todas as mulheres com SUA, inclusive no momento em que outros tratamentos estão sendo considerados. As pacientes devem ser consultadas a respeito da escolha terapêutica, considerando-se ainda a aplicabilidade e a disponibilidade para cada opção de tratamento.

Leitura complementar

Bhattacharya S, Lefebvre P, Laliberté F et al. Hysterectomy, endometrial ablation and Mirena(R) for heavy menstrual bleeding: a systematic review of clinical effectiveness and cost-effectiveness analysis. Health Technol Assess 2011; 15(19):iii-xvi, 1-252.

Bitzer JSM, Lahav A. Women's attitudes towards heavy menstrual bleeding, and their impact on quality of life. Open Access J Contraception 2013; 4:21-8.

Clarke A, Black N, Rowe P, Mott S, Howle K. Indications for and outcome of total abdominal hysterectomy for benign disease: a prospective cohort study. Br J Obstet Gynaecol 1995; 102(8): 611-20.

Committee on Practice, Bulletins-Gynecology. Practice bulletin no. 136: management of abnormal uterine bleeding associated with ovulatory dysfunction. Obstet Gynecol 2013; 122(1):176-85.

Cote I, Jacobs P, Cumming D. Work loss associated with increased menstrual loss in the United States. Obstet Gynecol 2002; 100(4):683-7.

Fraser IS, Uhl-Hochgraeber LS. Health-related quality of life and economic burden of abnormal uterine bleeding. Expert Review of Obstetrics & Gynecology 2009; 4(2):179-89.

Hallberg L, Högdahl AM, Nilsson L, Rybo G. Menstrual blood loss – a population study. Variation at different ages and attempts to define normality. Acta Obstet Gynecol Scand 1966; 45(3):320-51.

Hurskainen R, Grenman S, Komi I et al. Diagnosis and treatment of menorrhagia. Acta Obstet Gynecol Scand 2007; 86(6):749-57.

Jenkinson CA, Coulter L, Wright L. Short form 36 (SF36) health survey questionnaire: normative data for adults of working age. BMJ 1993; 306(6890):1437-40.

Jensen JT et al. Cost burden and treatment patterns associated with management of heavy menstrual bleeding. J Womens Health (Larchmt) 2012; 21(5):539-47.

Maresh MJ, Metcalfe MA, McPherson K et al. The VALUE national hysterectomy study: description of the patients and their surgery. BJOG 2002; 109(3):302-12.

Munro MG, Critchley HO, Broder MS, Fraser IS; FIGO Working Group on Menstrual Disorders. FIGO classification system (PALM-COEIN) for causes of abnormal uterine bleeding in nongravid women of reproductive age. Int J Gynaecol Obstet 2011; 113(1):3-13.

NICE ed. National Collaborating Centre for Women's and Children's Health. Heavy Menstrual Bleeding Clinical Guideline 44. 2007, RCOG Press: London.

Obstetrics S.S.o.G.a., Heavy menstrual bleeding (HMB) (updated 2013). Progresos de Obstetricia y Ginecología 2013; 56(10).

Singh S, Best C, Dunn S, Leyland N, Wolfman WL; Clinical Practice-Gynecology Committee et al. Abnormal uterine bleeding in pre-menopausal women. J Obstet Gynaecol Can 2013; 35(5):473-9.

23

Traumatismo Perineal e Vaginal

Eduardo Cunha da Fonseca
Victoria Moreira Fernandes

■ EPIDEMIOLOGIA E RELEVÂNCIA

Segundo a Organização Mundial da Saúde (OMS), o traumatismo é responsável pela morte anual de 5 milhões de pessoas no mundo e vem apresentando incidência crescente no Brasil e no mundo. Não causa espanto, portanto, que os traumatismos, tanto os causados por acidentes como por violência, também atinjam a região genital de adultos e crianças.

Não se pode deixar de mencionar ainda a alta taxa de violência contra a mulher. A situação é tão grave que a OMS considera a questão um desafio de proporções epidêmicas. Segundo a OMS, cerca de 30% das mulheres já sofreram violência sexual ou física e, ao contrário do que se possa pensar, a situação é comum em países com alto índice de desenvolvimento. Um estudo levantado pela OMS mostra que 13% das mulheres nos países da América do Norte e 11,5% na Europa ocidental já reportaram algum tipo de violência sexual.

Nos EUA, cerca de 44 mil pessoas são atendidas por traumatismo genital todos os anos, sendo 65% menores de 18 anos e 55% mulheres. Sabe-se que esses dados são extremamente subdimensionados e que muitas mulheres não comparecem aos serviços de emergência, quando disponíveis, para o atendimento adequado.

Os traumatismos genitais, quando atingem crianças, são motivo de forte apreensão nos pais e familiares, tanto em razão da área atingida como pela possibilidade de violência sexual. As crianças são especialmente predispostas aos traumatismos genitais secundários a quedas. Isso porque, além de não apresentarem o coxim adiposo dos grandes lábios, seu tecido ainda não estrogenizado exibe menor distensibilidade, o que o torna mais frágil e suscetível a sofrer lacerações.

As lesões perineais representam 0,2% dos acidentes em crianças com 15 anos de idade ou menores. Abrasões, contusões, lacerações e hematomas podem ocorrer nessa modalidade de trauma. Nos EUA, a etiologia mais comum de traumatismo genital em meninas com menos de 14 anos de idade é a queda a cavaleiro.

Já em mulheres adultas, os traumatismos perineais e vaginais estão frequentemente associados a atividades esportivas, como equitação, esqui aquático, escalada, patinação e *snowboard*. As lesões mais frequentemente encontradas são os hematomas. Ainda podem estar associados ao coito, o que provoca constrangimento intrínseco, além da chance de agressão sexual em sua gênese.

DEFINIÇÃO E DIAGNÓSTICO

A genitália externa é formada por vulva, lábios maiores, lábios menores, corpo e glândula do clitóris, além do orifício vaginal. Os limites do períneo são o púbis, o cóccix e as tuberosidades ciáticas.

As principais causas de traumatismos genitais externos em crianças do sexo feminino são as lesões a cavaleiro provocadas por quedas de bicicleta, de cadeiras, de aparelhos de ginástica e da borda de piscinas. O períneo e os grandes lábios são as regiões mais atingidas, podendo ocorrer contusões, lacerações e hematoma. Lesões causadas por queda do assento do vaso sanitário ou esmagamento de tecido por zíper são comuns em meninos, mas muito raras em crianças do sexo feminino.

Os traumatismos penetrantes são a principal causa de lesão vaginal em crianças, seja por introdução de corpo estranho, seja por violência sexual. As lacerações vaginais decorrentes estão quase sempre associadas a sangramento.

As áreas mais atingidas nas crianças e adolescentes que sofreram violência sexual são fúrcula posterior, pequenos lábios, hímen e colo. Na presença de lesão penetrante vaginal, especialmente em crianças, convém permanecer atento à possibilidade de violência sexual.

O traumatismo pode levar ao rompimento de vasos sanguíneos com extravasamento de sangue e formação de hematoma. O períneo e a vulva são particularmente suscetíveis, pois os tecidos moles circunjacentes promovem rápida evolução do hematoma, que pode atingir a coxa, a região hipogástrica e até mesmo o retroperitônio.

Laceração comum em mulheres adultas está relacionada com o uso de lâminas para raspagem de pelos. Já as lesões causadas por mutilação sexual, descritas em vários países, são incomuns no Brasil.

A maior parte das lacerações cursa com sangramento de pequena intensidade e autolimitado. Entretanto, nos casos de lacerações mais profundas ou na presença de atrofia de mucosa, pode ocorrer sangramento intenso (Figura 23.1).

Os traumatismos penetrantes são a principal causa de lesão vaginal e estão geralmente relacionados com o coito, tanto consentido como por violência sexual. O coito e/ou a introdução de objetos na vagina podem causar lacerações vaginais, vulvares, perineais ou até mesmo do fundo de saco de Douglas. Os locais mais atingidos são fúrcula posterior, lábios menores e hímen.

Queimaduras por substâncias cáusticas, como ácido tricloroacético, podofilina ou mesmo ácido acético em diluição inadequada, são causas raras de traumatismo vaginal. A cauterização elétrica e a radioterapia também podem causar queimaduras vaginais, bem como a introdução de baterias alcalinas na vagina.

O diagnóstico da grande maioria das lesões associadas a traumatismo perineal e vaginal é eminentemente clínico com a visualização das contusões, lacerações, hematomas e queimaduras.

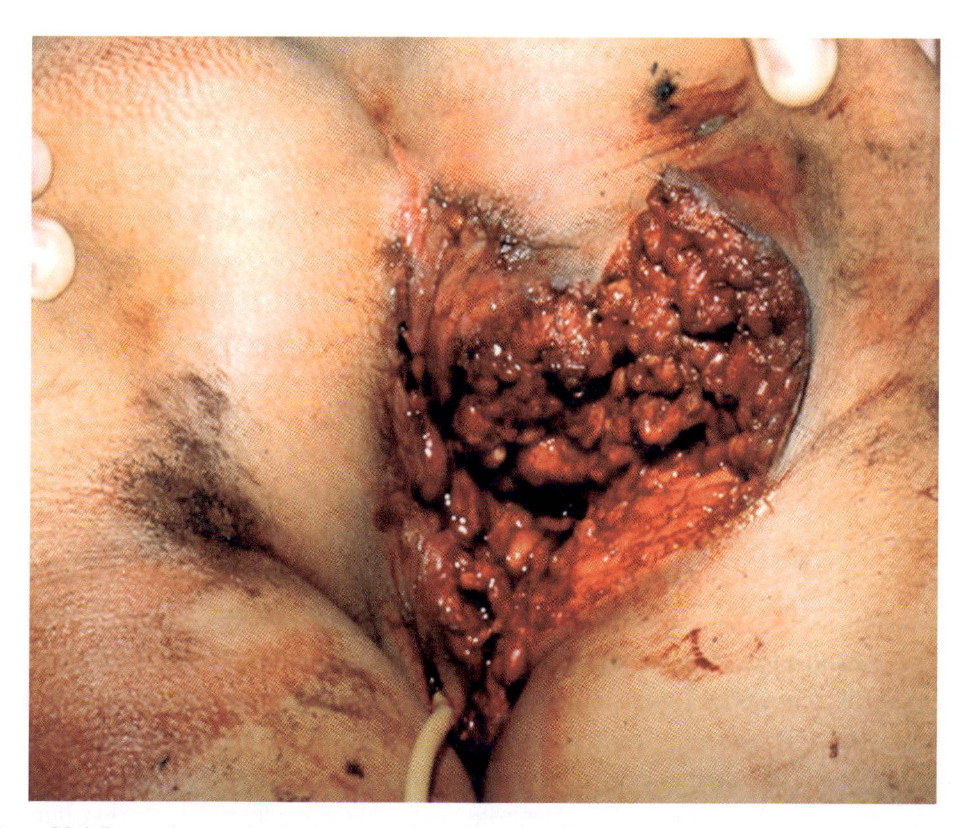

Figura 23.1 Traumatismo perineal extenso em decorrência de acidente envolvendo motocicleta. (Acervo pessoal do Dr. Fábio Pimentel, Cirurgião do Trauma e Coordenador do Internato de Urgência da Faculdade de Ciências Médicas de Minas Gerais.)

Nos grandes hematomas com instabilidade hemodinâmica são necessários exames complementares, como hemograma, grupo sanguíneo e fator Rh. Métodos de imagem (tomografia computadorizada e ressonância magnética) são utilizados para avaliação da extensão do processo e do possível comprometimento retroperitoneal.

Lesões pélvicas complexas, decorrentes de acidentes automobilísticos, quedas de grande altura, lesões genitais por arma de fogo ou arma branca, explosões de minas terrestres e outros, são muito graves. Podem envolver fraturas ósseas e lesões vasculares, neurológicas, genitais, intestinais e urológicas, necessitando abordagem cirúrgica multidisciplinar e cuidados intensivos no pós-operatório. Nesses casos, podem ser necessários exames específicos de cada especialidade envolvida.

PONTOS CRÍTICOS

- Lacerações superficiais podem ser manejadas sob anestesia local, porém lacerações profundas exigem anestesia geral ou bloqueio regional.
- Lacerações com sangramento importante devem ser suturadas.
- Lacerações profundas, principalmente aquelas adjacentes a tecido adiposo ou muscular, devem ser anastomosadas em mais de um plano. Em casos de lacerações profundas está indicada antibioticoterapia peroperatória de largo espectro.
- Tecido necrótico em área vulvar deve ser desbridado e, posteriormente, deve-se fazer anastomose cuidadosa.
- Lesões penetrantes da parede inferior vaginal lateral podem lesionar os vasos pudendos, tornando necessária sutura vascular direta.
- Instabilidade hemodinâmica no caso de grandes hematomas é indicação de tratamento cirúrgico.
- Convém avaliar a necessidade de profilaxia para tétano.
- A possibilidade de penetração da cavidade peritoneal e lesão do fundo de saco é indicação de laparotomia e inspeção dos órgãos adjacentes.
- Violência sexual implica a necessidade de profilaxia pós-exposição de doenças sexualmente transmissíveis (DST) e contracepção de emergência.

CONDUÇÃO

Inicialmente, é imprescindível a coleta de uma anamnese completa, se possível tentando obter informações sobre a natureza do objeto que causou a lesão e atentando para a possibilidade de perfuração de órgãos adjacentes e cavidade abdominal.

Convém realizar exame local completo da genitália externa e checar a presença de lesões associadas. O exame pode ser dificultado em casos de sangramento intenso e dor, sendo indicada sua realização sob anestesia. As lacerações superficiais não costumam ocasionar sangramento abundante e, portanto, são tratadas da maneira conservadora. Deve-se procurar por rupturas himenais e realizar o exame especular, observando atentamente as paredes vaginais, os fórnices e a cérvice. Após avaliação vaginal completa, convém prosseguir com anuscopia, se necessário.

Na presença de sangramento mais intenso, deve-se realizar sutura, sendo as lacerações profundas reparadas com fio absorvível, optando-se preferencialmente pelo fio com o menor calibre que mantenha a tensão no tecido e minimize o traumatismo celular. Normalmente, utilizam-se fios de calibre 2.0 para suturas em períneo e vagina.

Lesões extensas ou de fundo de saco podem estar associadas à penetração da cavidade peritoneal, o que deve ser averiguado sob anestesia. Se comprovadas, está indicada exploração da cavidade abdominal para avaliação de lesão de vísceras ou presença de corpo estranho (Figura 23.2).

A maioria dos hematomas é tratada conservadoramente com gelo e analgésicos. Hematomas grandes ou em progressão exigem intervenção cirúrgica para drenagem e ligadura dos vasos sangrantes. Em caso de retenção urinária, convém passar sonda vesical. Se houver infecção posterior do hematoma, a drenagem será mandatória.

As queimaduras constituem outra possibilidade de lesão e seu tratamento é fundamentado no uso de analgésicos e estrogênio tópico.

As principais complicações incluem infecções, hematoma do paramétrio, fístulas retovaginais e dispaurenia, as quais podem ser evitadas com hemostasia adequada e reparação das lacerações.

É necessário entrar com antibioticoterapia para prevenir infecções. Deve-se prescrever contracepção de emergência e profilaxia contra as DST.

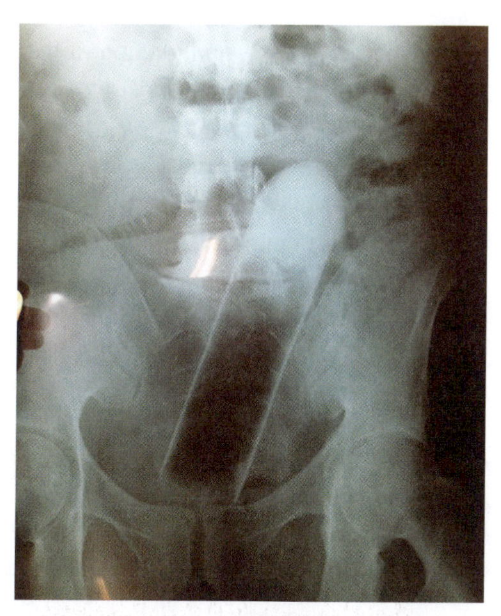

Figura 23.2 Corpo estranho com entrada em orifício vaginal e perfuração de abdome. (Acervo pessoal do Dr. Fábio Pimentel, Cirurgião do Trauma e Coordenador do Internato de Urgência da Faculdade de Ciências Médicas de Minas Gerais.)

CONSIDERAÇÕES FINAIS

As lesões perineais e vaginais podem acometer mulheres de todas as faixas etárias e representam uma situação de grande desconforto para as vítimas não apenas em razão da alta sensibilidade da região, mas em virtude do constrangimento muitas vezes envolvido. As lesões do tipo queda a cavaleiro e penetrantes são as mais comuns nos serviços de emergência do Brasil, sendo por isso importante compreender as condutas envolvidas no manejo dessas lesões. A possibilidade de violência sexual também deve ser considerada pelo médico especialista.

Traumatismos com sangramento discreto e pequenos hematomas são tratados conservadoramente. Hematomas grandes ou infectados devem receber tratamento cirúrgico. Em caso de dúvida sobre lesões intraperitoneais, convém internar a paciente para avaliação sob anestesia e exploração da cavidade abdominal, se realmente confirmada. Traumatismos pélvicos complexos exigem a internação em hospital terciário com equipe multidisciplinar.

Nos casos de traumatismo genital associados à violência sexual, deve-se lançar mão da contracepção de emergência, sendo o esquema mais adotado aquele em que se utiliza o levonorgestrel, 1,5mg em dose única.

As DST mais comumente encontradas em mulheres vítimas de violência sexual são tricomoníase, gonorreia e clamídia, para as quais é preconizado tratamento empírico. O regime profilático recomendado consiste em ceftriaxona, 250mg em dose única IM, associada à azitromicina, 1g VO em dose única, e metronidazol, 2g VO em dose única, ou tinidazol, 2g VO em dose única.

A vítima de violência sexual deve ser vacinada contra hepatite B, caso ainda não tenha sido vacinada. Caso o agressor seja HbsAg-positivo, associa-se a administração de imunoglobulina anti-hepatite B.

O Centro de Controle de Doenças dos EUA (CDC) preconiza a vacinação contra HPV após violência sexual nas mulheres sobreviventes com idades variando entre 9 e 26 anos.

As recomendações para profilaxia contra o HIV devem ser individualizadas e adotadas de acordo com o risco de contágio, devendo ser avaliados os riscos e benefícios. Como os casos de violência sexual geralmente cursam com lacerações e sangramento, associados ao contato com o sêmen do agressor, está indicada profilaxia pós-exposição à infecção pelo HIV com zidovudina por 28 dias.

Leitura complementar

Bagga HS, Tasian GE, Fisher PB et al. Pediatric genitourinary injuries in the United States from 2002 to 2010. J Urol 2013 Jan; 189(1):288-93.

Bagga HS, Tasian GE, Fisher PB, McCulloch CE, McAninch JW, Breyer BN. Product related adult genitourinary injuries treated at emergency departments in the United States from 2002 to 2010. J Urol 2013 Apr; 189(4):1362-8.

Center of Disease Control and Prevention. Sexually Transmitted Diseases Treatment Guidelines, 2015. Recommendations and Reports 2015; 64(3).

Ching JA, Kuykendall LV, Troy JS, Smith DJ Jr. Estrogen treatment of acetic acid burns to the vagina, cervix and perineum: a case report and review of literature. J Burn Care Res 2014 Sep-Oct; 35(5):e368-7.

Ernest A, Emmanuel M, Gregory K. Post-coital posterior fornix perforation with vaginal evisceration. BMC Womens Health 2014; 14:141.

Hertweck P, Yoos J. Pediatric and adolescent gynecology: common problems: trauma. Expert review of Obstetrics and Gynecology. CME released: 2010. Publicado online Medscape.

Huppert J, Griffeth S, Breech L, Hillard P. Vaginal burn injury due to alkaline batteries. J Pediatr Adolesc Gynecol 2009 Oct; 22(5):e133-6.

Kenneth M, Ernest M, David F. Trauma. 7. ed. McGraw Hill Professional, 2012.

Organização Mundial da Saúde. World Health organization publications. Injuries Health Topic. Female genital injury management protocol – The 10 leading causes of death in the world, 2000 and 2012 and International Day for Discrimination of Violence Against Women 2014: beyond the health sector. Disponível em: http://www.who.int/en/.

Propst AM, Thorp JM Jr. Traumatic vulvar hematomas: conservative versus surgical management. South Med J 1998; 91(2):144.

24

Abordagem à Mulher Vítima de Violência Sexual

Marilene Vale de Castro Monteiro

■ VIOLÊNCIA CONTRA A MULHER

A violência contra as mulheres é definida como "qualquer ato ou conduta baseada no gênero que cause morte, dano ou sofrimento físico, sexual ou psicológico à mulher, tanto na esfera pública quanto privada" (Comissão Interamericana de Direitos Humanos, 1994), Esse conceito, adotado em todo o mundo, é a base para a Política de Enfrentamento à Violência contra as Mulheres do Ministério da Saúde do Brasil.

A violência é uma violação dos Direitos Humanos, tem caráter multidimensional e exige ações de prevenção, combate, assistência e garantia dos direitos de cidadania.

A luta contra a violência no Brasil alcançou maior representatividade após 1988, com a inclusão do artigo que coíbe a violência intrafamiliar na Constituição Federal. Seus principais marcos, no entanto, foram a Lei Maria da Penha, de 2006, que aumenta o rigor das punições às agressões contra a mulher, e o lançamento do Pacto Nacional para o Enfrentamento da Violência contra as Mulheres, em 2007, com o qual o Ministério da Saúde responsabiliza-se pela estruturação das redes de atendimento às mulheres vítimas de violência. Desde março de 2008 o Governo do Estado de Minas Gerais torna obrigatória a oferta de serviço de atendimento médico específico para as vítimas de violência sexual em municípios com mais de 100 mil habitantes.

Em 2009, o conceito de estupro foi revisto a partir da Lei 12.015, que o descreve como o "ato de constranger alguém, mediante violência ou grave ameaça, a ter conjunção carnal ou a praticar ou permitir que com ele se pratique outro ato libidinoso".

Desde agosto de 2013 o Governo Federal dispôs, na forma da Lei 12.845, que os hospitais devem oferecer às vítimas de violência sexual atendimento emergencial, integral e multidisciplinar, visando ao controle e ao tratamento dos agravos físicos e psíquicos decorrentes de violência sexual, e encaminhamento, se for o caso, aos serviços de assistência social. Considera-se violência sexual, para os efeitos dessa lei, qualquer forma de atividade sexual não consentida.

A violência acarreta ônus humano e econômico a todos os países. Estima-se que o Brasil gaste 2% do Produto Interno Bruto (PIB) com a assistência à saúde resultante de violência (não somente contra as mulheres). A violência pode ser classificada como física, doméstica, moral, sexual, patrimonial, psicológica, institucional, assédio sexual e tráfico de mulheres.

A violência contra as mulheres no âmbito doméstico e a violência sexual são fenômenos sociais e culturais ainda cercados por silêncio e dor. Estima-se que 54% dos casos de violência contra as mulheres sejam causados pelo companheiro ou parceiro íntimo, de maneira crônica e ainda pouco revelada. Essas mulheres têm maior mortalidade na idade reprodutiva, e todos os casos suspeitos devem ser investigados e notificados, principalmente quando essas pacientes são atendidas em setores de pronto-atendimento ou unidades de trauma. Os protocolos de atendimento à saúde da mulher devem obrigatoriamente incluir na anamnese questões sobre possível violência, de qualquer natureza, pois muitos casos começam no início da adolescência e geralmente o agressor é alguém muito próximo da vítima.

Como a violência não tem hora ou local para acontecer, o primeiro atendimento deve ser realizado em serviços de saúde de emergência ou pronto-atendimento de ginecologia/obstetrícia. As mulheres chegam por demanda espontânea, encaminhadas pela Delegacia de Polícia ou pelos Centros de Saúde. A equipe multiprofissional envolvida no atendimento geralmente é composta de médicos, assistente social, enfermeiro(a) e psicólogos, e todos devem estar capacitados para a atuação em rede. A rede de atendimento refere-se à atuação articulada entre instituições/serviços governamentais e não governamentais e a comunidade, pois o atendimento da violência engloba diversas áreas, como saúde, educação, segurança pública, assistência social, justiça e cultura.

As Delegacias Especializadas de Atendimento à Mulher ficaram mais fortalecidas após a promulgação da Lei Maria da Penha e, juntamente com as Defensorias da Mulher, ampliam as ações de prevenção, investigação, enquadramento legal, acesso à justiça e orientação jurídica adequada. As mulheres também têm acesso aos Centros de Referência de Atendimento à Mulher para acolhimento e superação das situações de violência, assim com às Casas de Abrigo, ao Programa Sentinela e ao Centro de Referência da Assistência Social (CREAS). No atendimento de crianças e adolescentes com menos de 18 anos de idade, tanto a suspeita como a confirmação do abuso ou da violência devem ser obrigatoriamente comunicadas ao Conselho Tutelar ou à Vara da Infância e da Juventude.

O Disque Direitos Humanos (DISQUE 100) é um serviço de utilidade pública destinado a receber demandas relativas a violações de Direitos Humanos, especialmente de crianças e adolescentes, pessoas idosas, pessoas com deficiência, população LGBT (lésbicas, *gays*, bissexuais e transgêneros) em situação de rua, em privação de liberdade, comunidades tradicionais, entre outras que atingem populações em situação de vulnerabilidade. O Disque 180 tem como objetivo receber denúncias ou relatos de violência e reclamações sobre os serviços da rede e orientar as mulheres sobre seus direitos e sobre a legislação vigente, encaminhando-as para os serviços quando necessário. Esses dois serviços são muito úteis e ajudam a mapear a violência no Brasil.

O Instituto de Pesquisa Econômica Aplicada (IPEA) publicou em 2014 o estudo "Estupro no Brasil: uma radiografia segundo os dados da Saúde" e mostrou que, de todos os casos de violência sexual, o gênero feminino é vítima em 88,5% dos casos e as crianças até 13 anos sejam acometidas em 50,7% das vezes. Estima-se que, a cada ano, no mínimo 527 mil pessoas são estupradas no Brasil. Apenas 10% dos casos chegam ao conhecimento da polícia.

O atendimento aos casos de violência contra mulheres deve ser conduzido com muito respeito por parte da equipe multiprofissional, evitando a emissão de juízo ou valores morais. As mulheres devem ser "acolhidas" para que se sintam mais à vontade para contar o ocorrido, asseguradas de que sua privacidade será preservada, e até mesmo sua segurança. Na sociedade brasileira ainda é comum o sentimento, por parte da comunidade ou da própria paciente, de que a vítima possa ter provocado a violência.

A unidade de saúde para atendimento às vítimas de violência deve dispor de equipe multiprofissional 24 horas, local de atendimento adequado para todos os profissionais envolvidos, mas sem placas indicativas, para não estigmatizar as pacientes, centro cirúrgico para correção das lacerações/lesões ou aborto, equipamentos e instrumentais básicos, material e capacitação para coleta de material biológico (oral, anal e vaginal) e seu encaminhamento ao Instituto Médico-Legal após consentimento da paciente, ficha de notificação compulsória, registro médico e seguimento ambulatorial. Quando a unidade de saúde não está capacitada para coletar material biológico e a paciente solicita essa coleta, após orientação de sua importância no acompanhamento de possível processo legal, elas devem ser encaminhadas ao Instituto Médico-Legal.

O atendimento médico nos casos de vítimas de violência sexual pode ser classificado como imediato (até 72 horas), ambulatorial (após 72 horas) ou para interrupção da gravidez, quando indicada.

O exame médico inicia-se pelo exame sistemático de todo o corpo à procura de lesões, hematomas e cortes. Em seguida, a genitália externa é examinada, verificando se houve ruptura himenal, e descreve-se cada tipo de lesão encontrada. Faz-se a coleta de sêmen da cavidade vaginal ou anal, para identificação do agressor, e da cavidade oral, para estabelecer o DNA da vítima, em material apropriado (*swab*, papel filtro, envelope identificado), além de toque bimanual (que pode ser dispensado a critério clínico).

As lesões encontradas são imediatamente reparadas e, logo depois, a paciente é encaminhada ao laboratório para coleta de exames: hemograma, provas de função hepática para controle dos efeitos colaterais dos retrovirais, β-HCG, sorologias para sífilis, hepatites B e C e HIV, e bacteriologia para algumas doenças sexualmente transmissíveis (DST), se estiver disponível. O suporte psicológico e social também faz parte desse atendimento.

Seguem-se a contracepção de emergência, a profilaxia de DST virais e não virais e a profilaxia de hepatite B e tétano, de acordo com a Norma Técnica de Atendimento à Vítima de Violência Sexual do Ministério da Saúde.

CONTRACEPÇÃO DE EMERGÊNCIA

A probabilidade de gravidez após um ato de violência sexual é de 0,5% a 5%. A contracepção de emergência deve ser instituída até o quinto dia após o ato sexual, devendo ser dada preferência ao uso de levonorgestrel, 1,5mg em dose única (há comprimidos com 1,5mg e com 0,750mg), por ser mais eficiente e evitar interação medicamentosa entre o estrogênio do esquema Yuzpe e os retrovirais nelfinavir e ritonavir. O esquema Yuzpe é constituído de quatro comprimidos de contraceptivo oral combinados de etinilestradiol e levonorgestrel. Os dois esquemas também podem ser administrados por via vaginal em caso de inconsciência da paciente. A eficácia é alta, com índice de Pearl de 2%.

Não há contraindicação absoluta à contracepção de emergência, mesmo nas pacientes alocadas na Categoria 2 dos critérios de elegibilidade da Organização Mundial da Saúde. Nesses casos, porém, recomenda-se a utilização do levonorgestrel.

Nos casos em que a vítima já apresente atraso menstrual, mas sem confirmação de gravidez, a contracepção de emergência não está contraindicada. Nesses casos, a prescrição deve ser apenas de levonorgestrel.

Se ocorrerem vômitos em 1 a 2 horas após a ingestão dos comprimidos, a dose deverá ser repetida e antieméticos poderão ser associados. Se novamente a paciente vomitar nesse intervalo, a medicação deverá ser administrada por via vaginal.

PROFILAXIA DE DOENÇAS SEXUALMENTE TRANSMISSÍVEIS NÃO VIRAIS

O risco de contrair DST após a violência sexual é de 16% a 58%. As grávidas e as crianças apresentam maior vulnerabilidade em razão da imaturidade ou das alterações da microbiota vaginal. A profilaxia das DST não virais abrange as doenças mais prevalentes e com maior risco de apresentar repercussões clínicas, como tricomoníase, gonorreia, sífilis, infecção por clamídia e cancro mole. A administração deve ser feita o mais rápido possível após o ato de violência, de preferência até 72 horas depois, mas pode ser postergada pelo médico ou pela paciente em função da adesão ou do uso simultâneo de várias medicações, até no máximo 2 semanas após a violência.

Quando a violência é crônica e repetida pelo agressor (violência intrafamiliar), ou quando ocorre o uso de preservativo masculino ou feminino durante o crime sexual, não está indicada a profilaxia para DST.

Esquema para mulheres adultas e adolescentes > 45kg

- Penicilina benzatina, 2.400.000UI IM em dose única (1.200.000UI em cada nádega). Opção: eritromicina, 500mg VO a cada 6 horas, por 15 dias.
- Ceftriaxona, 250mg IM em dose única (opção: ciprofloxacina, 500mg VO em dose única).
- Azitromicina, 1g VO em dose única (opção: amoxicilina, 500mg VO a cada 8 horas por 7 dias).
- Metronidazol, 2g (oito comprimidos de 250mg) VO em dose única.

Esquema para crianças e adolescentes < 45kg

- Penicilina benzatina, 50.000UI/kg IM em dose única (opção: eritromicina, 50mg/kg/dia a cada 6 horas VO por 15 dias).
- Ceftriaxona, 250mg IM em dose única.
- Azitromicina, 20mg/kg VO em dose única.
- Metronidazol, 15mg/kg/dia VO a cada 8 horas por 7 dias.

O metronidazol pode apresentar interação medicamentosa com o ritonavir, e por isso o uso concomitante deve ser evitado. O uso dos imidazólicos não é imprescindível em todos os casos, os quais podem ser prescritos posteriormente.

PROFILAXIA DE DOENÇAS SEXUALMENTE TRANSMISSÍVEIS VIRAIS

Hepatite B

A imunoprofilaxia para hepatite B está indicada quando a vítima teve contato com sêmen, sangue ou outros fluidos corporais do agressor. A instituição da profilaxia pode ser orientada de acordo com as sorologias para hepatite B, mas quando esta não se encontra disponível ou se desconhece o estado vacinal da vítima, a profilaxia deve ser iniciada (aplicar a primeira dose da vacina e prescrever as doses posteriores para 1 a 6 meses depois, além da imunoglobulina humana anti-hepatite B, 0,06mL/kg IM) (Quadro 24.1). Vítimas com estado vacinal completo não precisam receber dose de reforço da vacina ou imunoglobulina.

As contraindicações da imunoprofilaxia para hepatite B são:

- Violência sexual crônica e repetida pelo mesmo agressor.
- Agressor sabidamente vacinado ou quando ocorreu uso de preservativo durante o ato.

Quadro 24.1 Avaliação sorológica da hepatite B

HBaAg	Anti-HBc	Diagnóstico	Conduta
+	+	Infecção aguda ou crônica	Anti-HBclgM
+	–	Fase de incubação ou falso-positivo	Repetir HBsAg
–	+	Contato prévio ou falso-positivo	Solicitar anti-HBs
–	–	Suscetível	Vacinação e IGHAHB

Quando a vítima de violência sexual é gestante, há baixo risco de transmissão vertical de hepatite C, mas é alto o risco de hepatite B (90%). Recomendam-se vacinação imediata (primeira dose) do recém-nascido e o uso de imunoglobulina.

Infecção pelo HIV

O risco de infecção pelo HIV após violência sexual é de 0,8% a 2,7%. Profilaxia está indicada quando há penetração anal e/ou vaginal com ou sem coito oral. Nos casos em que houve apenas coito oral com ejaculação, devem ser discutidos os riscos e benefícios da profilaxia, pois não há estudos assegurando a indicação (Quadro 24.2).

Nos casos de violência crônica, independentemente de a vítima ser adulta ou criança, a profilaxia não está indicada. Quando possível, o agressor deveria ser testado para HIV; se o teste for negativo, não será indicada a profilaxia.

Esquema para mulheres adultas, adolescentes e gestantes

- Zidovudina, 300mg VO a cada 12 horas.
- Lamivudina, 150mg VO a cada 12 horas.
- Nelfinavir, 750mg VO a cada 8 horas ou 1.250mg a cada 12 horas.

ACOMPANHAMENTO AMBULATORIAL

No primeiro atendimento, sorologias (HIV, hepatite B, hepatite C, VDRL) devem ser solicitadas para estabelecer a presença de DST antes da violência. O hemograma

Quadro 24.2 Critérios para recomendação de profilaxia pós-exposição sexual ao HIV

Recomendada	Violência sexual com penetração vaginal e/ou anal desprotegida com ejaculação sofrida há menos de 72 horas
Individualizar decisão	Penetração oral com ejaculação
Não recomendada	Penetração oral sem ejaculação Uso de preservativo durante toda a agressão Agressor sabidamente HIV-negativo Violência sofrida há mais de 72 horas Abuso crônico pelo mesmo agressor

e as transaminases são importantes para o controle da ação dos retrovirais no fígado. Quando possível, pode ser realizada coleta de secreção vaginal para bacterioscopia, cultura para gonococo/clamídia e rastreio de HPV. A β-HCG pode ser solicitada em caso de suspeita de gravidez antes da violência. A repetição das sorologias em 6 semanas, 3 meses e 6 meses é importante para investigação de DST/HIV/hepatite posterior ao ato.

O acompanhamento psicológico/psiquiátrico é muito importante de modo a tentar minimizar os danos causados pela violência sexual. O tempo necessário de acompanhamento é individualizado. Ressalte-se a necessidade de maior atenção às crianças e às adolescentes, quando há maior incidência de violência e sérios prejuízos futuros.

GRAVIDEZ DECORRENTE DE VIOLÊNCIA SEXUAL

As mulheres e as adolescentes (com seus respectivos representantes legais) devem ser informadas quanto às possibilidades e às medidas legais diante de gravidez decorrente de violência sexual, as quais vão desde o direito ao pré-natal e à assistência ao parto, com ou sem encaminhamento para adoção do recém-nascido, até a interrupção da gravidez, como previsto no Decreto-Lei 2.848, de 1940, artigo 128, inciso II, do Código Penal.

A gestante vítima de violência, maior de 18 anos, que deseja solicitar a interrupção da gestação não precisa de nenhum documento (alvará, decisão judicial ou boletim de ocorrência), exceto o consentimento por escrito para realização do abortamento, pois o Código Penal estabelece a "presunção de veracidade" representada pelo consentimento que deve ser anexado ao prontuário. A adolescente de 16 a 18 anos de idade deve ser assistida pelos pais ou por representante legal, as quais devem se manifestar com ela. Quando a adolescente tem menos de 16 anos de idade, os pais ou o representante legal se manifestam por ela. Além do consentimento para interrupção da gestação, a gestante deve preencher o termo de relato circunstanciado e o termo de responsabilidade para o aborto legal. A equipe médica preenche o termo de aprovação da interrupção da gravidez e o parecer técnico para o aborto legal.

O cálculo da idade gestacional é muito importante para se estabelecer a concordância entre o tempo de gestação e a data da violência sexual, e também para determinar o método de abortamento. A ultrassonografia é o método mais preciso para confirmação da idade gestacional e deve ser sempre solicitada.

Segundo o Código de Ética Médica,

> São garantidos ao(à) médico(a) a objeção de consciência e o direito de recusa em realizar o abortamento em casos de gravidez resultante de violência sexual. No entanto, é dever do(a) médico(a) informar à mulher seus direitos e, no caso de objeção de consciência, deve garantir a atenção ao abortamento por outro(a) profissional da

instituição ou de outro serviço. Não se pode negar o pronto atendimento à mulher em qualquer caso de abortamento, afastando-se, assim, situações de negligência, omissão ou postergação de conduta que viole a lei, o código de ética profissional e os direitos humanos das mulheres.

Quanto ao consentimento informado para interrupção legal da gestação, pode ser:

- Consentimento por escrito, se maior de 18 anos.
- Entre os 16 e os 18 anos de idade, a adolescente deve ser assistida pelos pais ou pelo representante legal, que se manifestam com ela.
- Se a adolescente ou a criança tem menos de 16 anos de idade, deve ser representada pelos pais ou por seu representante legal, que se manifestam por ela.
- O consentimento do(a) representante legal também é necessário se a mulher, por qualquer razão, não tiver condição de discernimento e expressão de sua vontade, a exemplo das deficientes mentais.
- Sempre que a mulher ou a adolescente tiver condições de discernimento e de expressão de sua vontade, deverá também consentir. Também deverá ser respeitada sua vontade se não consentir com o abortamento, que não deverá ser praticado, ainda que seus representantes legais assim o desejem.

As condições de saúde e doenças preexistentes são importantes para a condução do abortamento. Exames como hemograma, tipo sanguíneo, fator Rh e coagulograma devem ser solicitados de rotina, mas outros podem ser necessários de acordo com cada caso:

- **Métodos para interrupção da gravidez até 12 semanas de gestação:**
  - Método de escolha: aspiração a vácuo intrauterina.
  - Misoprostol via vaginal na dose de 800μg/24h, divididos em 200μg a cada 6 horas durante 2 dias.
  - Curetagem uterina: apenas quando a aspiração a vácuo intrauterina não estiver disponível.
- **Métodos para interrupção da gravidez após 12 semanas de gestação:**
  - Método de escolha: misoprostol, 200μg a cada 12 horas por 48 horas. Em caso de insucesso, o mesmo esquema pode ser repetido com o intervalo de 3 dias.
  - Não se recomenda AMIU ou curetagem como método de interrupção da gestação após 12 semanas.
- **Métodos para interrupção da gravidez com mais de 20 semanas de gestação:** não se recomenda a interrupção da gestação após 22 semanas. Nesses casos devem ser oferecidos à paciente assistência ao pré-natal e acesso aos procedimentos de adoção.

A todas as pacientes submetidas à interrupção da gestação devem ser assegurados os princípios de confidencialidade e privacidade. O material embrionário pode ser enviado para o Instituto Médico-Legal como prova biológica e para identificação do DNA do agressor após o consentimento da vítima. Esse material deve ser coletado em recipientes de vidro sem fixadores, álcool ou formol.

Apesar de todas as ações adotadas para o enfrentamento da violência contra as mulheres, o número de casos notificados ainda é alarmante principalmente quando se pensa que muitos não são notificados. Todos os profissionais da saúde devem estar atentos a esse problema e participar das ações de prevenção e assistência. A Política Nacional de Enfrentamento à Violência contra as Mulheres tem por objetivo reduzir esses índices, promover uma mudança cultural a partir da disseminação de atitudes igualitárias e valores éticos de irrestrito respeito às diversidades de gênero e de valorização da paz e garantir e proteger os direitos das mulheres em situação de violência, considerando as questões raciais, étnicas, geracionais, de orientação sexual, de deficiência e de inserção social, econômica e regional.

Leitura complementar

Código Penal. Lei 12.015/09. Disponível em: www.planalto.gov.br/ccivil_03/_ato2007.../lei/l12015.htm.

Comissão Interamericana de Direitos Humanos. Convenção interamericana para prevenir, punir e erradicar a violência contra a mulher, "Convenção de Belém do Pará" (Adotada em Belém do Pará, Brasil, em 9 de junho de 1994, no Vigésimo Quarto Período Ordinário de Sessões da Assembleia Geral). Disponível em: www. cidh.org/básicos/português/n.belem.do.para.raté..hm.

Constituição Federal do Brasil, em seu parágrafo 8o, art. 226. Disponível em: https://www.planalto.gov.br/ccivil_03/Constituicao/Constitui%C3%A7ao.htm.

Critérios médicos de elegibilidade para uso de métodos anticoncepcionais. 3. ed. 2004. Disponível em: www.anticoncepção.org.br.

Declaração e Plataforma de Ação da IV Conferência Mundial sobre a Mulher – Pequim, 1995. Disponível em: http://bvsms.saude.gov.br/bvs/publicacoes/declaracao_4_conferencia_mundial_mulher.pdf.

http://www.portalmedico.org.br/novocodigo/integra.asp.

Krug EG, Dahlber LL, Mercy JA, Zwi AB, Lozano R. Relatório Mundial sobre Violência e Saúde. Organização Mundial da Saúde. Genebra, 2002. Disponível em: www.who.org.

Lei Maria da Penha. Disponível em: https://www.planalto.gov.br/ccivil_03/_ato2004.../lei/l11340.htm.

Pacto Nacional de Enfrentamento à Violência contra Mulheres. Disponível em: http://www.sepm.gov.br/subsecretaria-de-enfrentamento-a-violencia-contra-as-mulheres/pacto/texto-pacto-enfrentamento-violencia-contra-mulheres.

Prevenção e Tratamento dos Agravos Resultantes da Violência Sexual contra Mulheres e Adolescentes – Norma Técnica, Série A: Normas e Manuais Técnicos. Série Direitos Sexuais e Reprodutivos – Terceira Edição 2012. Ministério da Saúde.

Statement on domestic violence. Bull Am Coll Surg. 2000; 85:26.

Velzeboer M, Marijke M, Arcas CC, Moreno CG. Violence against women: the health sector responds. Washington, D.C.: PAHO, 2003. (Occasional Publication No. 12).

www.ipea.gov.br/.../140327_notatecnicadiest11.pdf.

25

Intercorrências em Contracepção Hormonal

Marco Túlio Vaintraub

■ INTRODUÇÃO

A maior preocupação para as usuárias de contracepção hormonal é a gravidez indesejada, que ainda atinge altos índices em todo o mundo, acarretando grandes custos clínicos e sociais. Em mulheres que apresentam diferentes tipos de comorbidades, é fundamental avaliar a gravidade da doença e os riscos de uma gravidez e definir suas necessidades contraceptivas. Os critérios médicos de elegibilidade da Organização Mundial da Saúde (OMS) apresentam os riscos referentes às quatro categorias principais de métodos contraceptivos.

■ ORIENTAÇÕES GERAIS SOBRE OS MODOS DE USO

As mulheres podem iniciar o uso de anticoncepcional hormonal oral (ACHO) da seguinte maneira:

1. **Com ciclos menstruais:** a mulher pode iniciar o contraceptivo hormonal dentro dos primeiros 5 dias do ciclo menstrual. Não necessita proteção contraceptiva adicional.
2. **Em amenorreia:** pode iniciar o uso a qualquer momento, desde que tenha certeza de que não está grávida. Deverá abster-se de relações sexuais ou utilizar proteção contraceptiva adicional durante os 7 dias subsequentes.
3. **Pós-parto com lactação:** 6 meses após o parto e em amenorreia, a mulher pode iniciar o uso de ACHO, seguindo as mesmas recomendações para mulheres em amenorreia.

- Se já se passaram mais de 6 meses do pós-parto e a mulher reiniciou os ciclos menstruais, pode começar o uso de ACHO seguindo as recomendações para mulheres com ciclos menstruais.
- As pílulas à base apenas de progestogênios podem ser iniciadas 1 mês após o parto.

4. **Pós-parto sem lactação:**
   - Se a mulher não reiniciou os ciclos menstruais em 21 dias ou mais após o parto, pode iniciar o uso de ACHO imediatamente. Deverá abster-se de relações sexuais ou utilizar proteção contraceptiva adicional durante os 7 dias subsequentes.
   - Se a mulher já reiniciou os ciclos menstruais regulares, deve seguir as recomendações descritas anteriormente para esses casos.
5. **Pós-aborto:** a mulher pode iniciar o uso de ACHO imediatamente após o aborto. Não necessita proteção adicional.
6. **Quando está trocando de método:**
   - A mulher pode começar imediatamente a usar ACHO se usava método hormonal de maneira correta ou se tem certeza de que não está grávida. Se for mudada a composição do ACHO, deve iniciar o novo composto no primeiro dia do ciclo.
   - Se a mulher usar método contraceptivo injetável, deverá iniciar o ACHO no intervalo entre uma administração e outra, ou em vigência deste. Não necessita contracepção adicional.
7. **Quando está trocando de método não hormonal para hormonal:** pode iniciar o ACHO nos primeiros 5 dias após o início do sangramento menstrual. Não necessita contracepção adicional.
8. **Quando está trocando DIU ou sistema intrauterino liberador de levonorgestrel (SIU-LNG) por ACHO:** pode iniciar o ACHO dentro dos primeiros 5 dias após o início do sangramento menstrual. Não necessita proteção adicional.

USO INCORRETO DE ACHO

Pílulas contendo 30 a 35μg de etinilestradiol

- **Se esqueceu de tomar uma ou duas pílulas com hormônio, ou se começou a tomar 1 ou 2 dias depois do recomendado:** deve tomar uma pílula ativa o quanto antes e continuar tomando a pílula diariamente, uma por dia; não necessita proteção contraceptiva adicional.
- **Se esqueceu de tomar três ou mais pílulas ativas, ou se começou a tomar três ou mais dias depois do recomendado:** deve tomar uma pílula ativa o quanto antes e continuar tomando a pílula diariamente, uma por dia; também deve utilizar condom ou abster-se de relações sexuais até tomar pílulas ativas nos próximos 7 dias.
- **Se esqueceu de tomar as pílulas ativas na terceira semana:** deve terminar de tomar os comprimidos da cartela e iniciar outra cartela logo em seguida; não deve fazer intervalo de 7 dias ou tomar pílulas inativas.

- **Se esqueceu de tomar na primeira semana e teve relações sexuais sem proteção:** pode ser considerado o uso de anticoncepção de emergência.

Pílulas contendo 20µg ou menos de etinilestradiol

- **Se esqueceu de tomar uma pílula ativa:** deve seguir as orientações anteriores para "se esqueceu de tomar uma ou duas pílulas ativas".
- **Se esqueceu de tomar duas ou mais pílulas ativas ou se iniciou a cartela 2 ou mais dias após o recomendado:** deve seguir as orientações de "se esqueceu de tomar três ou mais pílulas ativas ou se começou a tomar três ou mais dias depois do recomendado".

EFEITOS COLATERAIS

Uma boa explicação sobre os possíveis efeitos adversos dos ACHO é fundamental para melhorar a aceitação e o uso adequado dos métodos contraceptivos:

- **Efeitos estrogênio-dependentes:** náuseas, vômitos, mastalgia, cefaleia, irritabilidade, edema e cloasma.
- **Efeitos progestogênio-dependentes:** aumento de apetite, acne e oleosidade da pele, sangramento uterino irregular, edema e aumento de peso.

A mudança do padrão de sangramento é o principal efeito adverso das pílulas, em especial naquelas à base de progestogênio apenas. A maioria das mulheres apresenta padrão de sangramento favorável (amenorreia, sangramento infrequente ou sangramento regular), porém cerca de 20% podem apresentar padrão desfavorável de sangramento (frequente ou prolongado).

Definem-se os padrões de sangramento de acordo com o número e a intensidade de sangramento uterino ou escape (*spotting* é o termo usado para descrever o sangramento de pequena quantidade com o uso de, no máximo, um absorvente ou tampão por dia) por 90 dias. Considera-se amenorreia a ausência de sangramento ou escape por 90 dias. O sangramento infrequente é caracterizado pela ocorrência de dois ou menos episódios de sangramento em 90 dias; o regular, por três a cinco episódios de sangramento em 90 dias; o frequente, por mais de cinco episódios de sangramento em 90 dias, e o sangramento prolongado e caracterizado pela ocorrência de sangramento por 14 dias consecutivos ou mais.

A causa do sangramento irregular não está associada a risco de doença uterina ou falha do método. O sangramento pode ser decorrente de atrofia endometrial ou de instabilidade endometrial, cuja causa é desconhecida.

A usuária deve ser alertada para o fato de que nos primeiros 3 meses podem ocorrer sangramento irregular e dores nas mamas, as quais devem reduzir ou desaparecer com a progressão do uso.

Na presença de náusea ou epigastralgia, a usuária deve ser orientada a ingerir seu ACHO em horário próximo ao das refeições para redução dos efeitos gastrointestinais.

BENEFÍCIOS NÃO CONTRACEPTIVOS

O conhecimento dos benefícios não contraceptivos da pílula é importante para a adesão ao método, assim como há usuárias de ACHO que os utilizam em virtude desses ganhos secundários e não propriamente pelos efeitos anticonceptivos.

Dentre os benefícios não contraceptivos comprovados dos ACHO vale citar: redução da dismenorreia; redução de 60% a 90% do volume menstrual; redução da dor associada à endometriose; redução do risco de gravidez ectópica; redução do risco de câncer de ovário; redução do risco de câncer de colón; redução da tensão pré-menstrual; redução de acne e hirsutismo; redução do risco de doença inflamatória pélvica; redução de anemia ferropriva; redução do risco de câncer de endométrio, e redução da mortalidade.

CRITÉRIOS MÉDICOS DE ELEGIBILIDADE DA OMS PARA USO DE CONTRACEPTIVOS

Categorias de risco de uso do método anticoncepcional para determinada condição clínica

1. **Categoria 1 (OMS 1):** o risco de uso do método não se mostra superior ao encontrado na população em geral.
2. **Categoria 2 (OMS 2):** o risco de uso do método é pouco aumentado em relação à população em geral; as vantagens do método geralmente superam os riscos.
3. **Categoria 3 (OMS 3):** o risco de uso do método geralmente supera as vantagens. Outros métodos são preferíveis. Exceções: a paciente aceita o risco e rejeita alternativas e o risco de gestação é muito alto e outros métodos são menos eficazes.
4. **Categoria 4 (OMS 4):** método contraindicado, pois representa risco inaceitável à saúde da mulher.

DOENÇAS CARDIOVASCULARES

Tanto a segurança cardiovascular do método como a eficácia contraceptiva devem ser consideradas caso a caso. O método recomendado deve combinar aceitabilidade, alta eficácia e perfil de segurança.

Os métodos hormonais combinados devem ser evitados em mulheres com doenças cardíacas em virtude do aumento do risco de tromboembolismo venoso. Os métodos contendo apenas progestogênios são recomendados como os mais seguros e eficazes nas mulheres cardiopatas, pois não ocasionam aumento do risco tromboembólico nem elevação dos níveis de pressão arterial ou piora do perfil lipídico. As doenças valvares não complicadas são exceção à regra e podem ser associadas ao uso de contraceptivos hormonais combinados com liberdade.

Além dos métodos hormonais à base apenas de progestogênio, está incluído nessa categoria o SIU-LNG, cuja única restrição consiste na preocupação com a bradicardia durante a inserção em mulheres com cardiopatias complexas.

Uso de anticoagulante em conjunto com anticoncepcionais combinados

A anticoagulação com varfarina não protege completamente contra os efeitos trombóticos do estrogênio. Tanto o estrogênio como o progestogênio afetam o metabolismo da varfarina. Portanto, a frequência de monitorização por meio da razão normalizada internacional (INR) deve ser aumentada após o início de qualquer contracepção hormonal.

Risco de uso de anticoncepcionais combinados em caso de doença cardíaca

Os anticoncepcionais hormonais combinados (AHC) são contraindicados para mulheres com cianose em uso de varfarina com válvula mecânica mitral (uma das mais trombogênicas). Por outro lado, naquelas com válvulas mecânicas aórticas, seu uso deve ser cauteloso. Fatores de risco adicionais à doença cardíaca, como tabagismo, enxaqueca com aura, hipertensão, diabetes e obesidade, aumentam o risco de eventos trombóticos. Portanto, os AHC devem ser evitados quando o risco de uso se encontra na categoria 3 ou 4 da OMS.

HIPERTENSÃO

A hipertensão é uma das condições clínicas mais frequentes e pode ser complicada pela presença concomitante de diabetes, obesidade, síndrome metabólica etc.

Opções contraceptivas em hipertensas

Os métodos hormonais combinados em quaisquer vias de administração devem ser evitados e são proibidos (categoria 4 da OMS) nas hipertensas com níveis > 160/100mmHg ou doença vascular. Em mulheres com hipertensão há risco aumentado de infarto do miocárdio e de acidente vascular encefálico.

Em mulheres com hipertensão bem controlada e monitorizada com menos de 35 anos de idade, sem sinais de doença vascular e não tabagistas, o uso de AHC pode ser apropriado. Se a pressão arterial permanecer bem controlada, os AHC podem ser mantidos, apesar da contraindicação relativa da OMS (categoria 3).

Métodos à base apenas de progestogênio

Os métodos à base apenas de progestogênio têm boa indicação. Em mulheres com doença renal crônica, o uso de contraceptivo está liberado, exceto quando há hipertensão associada, quando então os métodos combinados devem ser evitados. As transplantadas renais devem evitar a gestação por pelo menos 1 a 2 anos após o transplante; nesse período, são preferidos os métodos à base de progestogênio apenas.

DIABETES, OBESIDADE E OUTRAS DOENÇAS DO METABOLISMO

Diabetes

Nas diabéticas, os métodos contraceptivos combinados são bem tolerados e, em geral, os benefícios superam os riscos. Entretanto, naquelas com nefropatia, neuropatia ou diabetes com doença vascular ou de longa data são necessários outros cuidados. Nesses casos, o uso dos métodos combinados está contraindicado. Os demais métodos à base de progestogênio estão liberados.

Na maior parte das mulheres, os métodos à base apenas de progestogênio não promovem piora metabólica e o SIU-LNG pode ser igualmente indicado.

Obesidade

A obesidade pode interferir na farmacocinética dos esteroides contraceptivos, com possíveis influências na eficácia anticoncepcional. O SIU-LNG é uma boa opção para obesas, pois sua eficácia não é afetada pela obesidade, alem de servir como boa proteção endometrial para as anovulatórias crônicas com risco de hiperplasia endometrial.

Tromboembolismo

Algumas mulheres apresentam condições médicas preexistentes que aumentam o risco de tromboembolismo venoso (TEV), como trombofilia familiar, sendo a mutação do fator V de Leiden a mais comum. Diabetes, obesidade e síndrome metabólica também aumentam os riscos. Quando identificadas, essas mulheres precisam receber aconselhamento especializado sobre a prevenção contra o aumento do risco, quando expostas a viagens de longa duração, tabagismo, desenvolvimento de obesidade etc.

Mulheres sob risco de TEV devem evitar contraceptivos combinados. Acredita-se que o etinilestradiol seja o principal responsável pelo aumento do risco. Ainda não há evidências claras de que AHC, que contêm 17-β-estradiol ou valerato de estradiol no lugar do etinilestradiol, sejam mais seguros.

Embora o risco de TEV esteja significativamente aumentado nas usuárias de métodos hormonais combinados, é substancialmente menor do que os riscos durante a gestação ou no pós-parto. Métodos contendo apenas progestogênios, como pílula, injetável trimestral, implante subcutâneo e SIU-LNG, têm seu uso autorizado por pertenceram às categorias 1 ou 2 da OMS.

ENXAQUECA

Mulheres portadoras de enxaqueca com aura apresentam risco duas vezes maior de desenvolver acidente vascular encefálico (AVE), que pode ser exacerbado por tabagismo, hipertensão e diabetes. Mulheres com história de aura não devem utilizar método hormonal contendo estrogênio. Aquelas sem aura podem utilizar produtos com baixa dosagem de estrogênio, desde que não sejam tabagistas e tenham menos de 35 anos de idade. Se a dor de cabeça piorar, o método contendo estrogênio deverá ser suspenso. Nesses casos, recomenda-se o uso de métodos à base apenas de progestogênio, pois não há evidências de que aumentem o risco de AVE.

EPILEPSIA

Os medicamentos utilizados para tratamento da epilepsia podem diminuir a eficácia do método contraceptivo. Fenitoína, carbamazepina, oxcarbazepina, barbitúricos, topiramato e primidona aumentam o metabolismo de alguns medicamentos, incluindo estrogênios e progestogênios. Recomenda-se o uso de injetáveis combinados (mensais) ou DIU. O SIU-LNG ainda não conta com estudos conclusivos em mulheres com epilepsia, mas seu efeito contraceptivo não deve ser prejudicado por indutores enzimáticos.

SÍNDROME DA IMUNODEFICIÊNCIA ADQUIRIDA (AIDS)

A contracepção eficaz, com planejamento cuidadoso da gravidez, reduz o índice de transmissão do HIV da mãe para o filho. Segundo as recomendações universais, as mulheres com HIV ou sob risco de adquiri-lo devem assegurar-se do uso de preservativos masculinos ou femininos em todas as relações sexuais.

Não há restrição para o uso de métodos anticoncepcionais em portadoras de HIV. O uso hormonal não aumenta a taxa de progressão da doença. Alguns esquemas antivirais usados no tratamento do HIV parecem poder reduzir o nível sérico dos esteroides contraceptivos.

Os métodos de longa duração, como o de cobre (DIU-Cu) e o SIU-LNG, podem ser empregados em portadoras de HIV ou em mulheres sob risco elevado de contaminação. Naquelas com AIDS, a inserção está contraindicada (OMS 3), exceto se estiverem clinicamente bem e sob tratamento antirretroviral, quando caem para a categoria 2 (OMS 2). Se já estiverem em uso de DIU-Cu ou SIU-LNG, estes não precisam ser removidos.

MULHERES COM DISTÚRBIOS DO TRATO REPRODUTIVO

As condições que mais comumente afetam o trato reprodutivo feminino e podem influenciar a fertilidade, mas que necessitam contracepção, são: pólipos endometriais, endometriose, adenomiose, miomas, doença inflamatória pélvica crônica, hiperplasia endometrial e síndrome dos ovários policísticos. Nessas condições, a supressão por meio de contraceptivos hormonais costuma ser eficaz para alívio dos sintomas e para impedir a progressão da doença, tanto com formas combinadas como com progestogênio isolado.

O DIU de cobre e o DIU com levonorgestrel (SIU-LNG) podem apresentar algumas contraindicações (categoria 3 ou 4) em algumas afecções do trato reprodutivo, como sua inserção em casos de miomas com distorção da cavidade uterina, distorções anatômicas da cavidade endometrial, doença inflamatória pélvica atual, risco elevado para doenças sexualmente transmissíveis, sangramento vaginal sem diagnóstico estabelecido, doença trofoblástica e cânceres cervical, endometrial ou ovariano, além do câncer de mama atual ou pregresso.

■ DOENÇAS REUMÁTICAS

Presença de anticorpos antifosfolípides

A síndrome antifosfolípide é uma condição pró-trombótica bem caracterizada; no entanto, a capacidade de predizer o risco de trombose em indivíduos assintomáticos com anticorpos antifosfolípides positivos ainda é limitada.

A trombose ocorre, mais provavelmente, na presença de dois ou mais fatores de risco. A combinação de anticorpos antifosfolípides e fatores de risco genéticos pró-trombóticos aumenta o risco de trombose. O antecedente de trombose ou perda fetal associada à síndrome antifosfolípide sugere a presença de fatores de risco hereditários. Portanto, deve-se realizar pesquisa de trombofilias nessas pacientes.

Os fatores de risco genético que devem ser pesquisados são: fator V de Leiden, mutação do gene G20210A da protrombina, hiper-homocisteinemia decorrente das mutações do gene da MTHFR e deficiências nas proteínas C, S e antitrombina III.

Outros fatores de risco são: tabagismo, uso de anticoncepcionais combinados, cirurgias, imobilização prolongada, doença maligna e gestação.

Anticorpos antifosfolípides positivos e uso de anticoncepcionais

Recomenda-se evitar o uso de anticoncepcionais hormonais combinados em pacientes com títulos altos de anticorpos antifosfolípides (> 40 unidades de GPL ou MPL – atividade ligante de 1 μg/mL do anticorpo IgM/IgG de cardiolipina); em pacientes com baixos títulos, ainda não está claro. Em usuárias de varfarina, não é aconselhado o uso de ACHO.

Os progestogênios isolados não estão associados a aumento do risco de trombose.

Lúpus eritematoso sistêmico

O estrogênio influencia a atividade da doença em casos de lúpus eritematoso sistêmico (LES), provocando efeito imunoestimulatório. Os AHC não aumentam significativamente o risco de ativação da doença. A contracepção hormonal é segura em pacientes com LES inativo ou estável e com testes para anticorpos antifosfolípides negativos.

Artrite reumatoide

Em contraste com pacientes com LES, as pacientes com artrite reumatoide apresentam benefícios com o uso de estrogênio. No entanto, o uso terapêutico dos AHC na artrite reumatoide não tem sido estudado. Apesar de não terem sido observados efeitos benéficos dos AHC, não há evidências de que seu uso aumente a atividade da doença.

■ PONTOS CRÍTICOS

1. De modo geral, a gravidez indesejada ainda atinge altos índices, com custos econômicos e sociais elevados.
2. Na presença de comorbidades, devem ser avaliados a gravidade da doença e os riscos da gravidez e definidas suas necessidades contraceptivas, incluindo o tempo de uso.
3. Os critérios de elegibilidade para o uso de contraceptivos editados pela OMS auxiliam muito ao categorizar em graus cada método anticoncepcional nas diversas condições clínicas, desde totalmente liberado até totalmente contraindicado, passando por graus de uso com mais cuidado e de contraindicação relativa. Sua edição mais recente foi publicada em 2015.
4. Embora os critérios de elegibilidade da OMS possam e devam ser consultados na presença de comorbidades, é importante individualizar os casos e entender o embasamento científico de modo a melhorar as escolhas e minimizar os riscos.

Leitura complementar

ACOG Committee on Practice Bulletins-Gynecology. ACOG practice bulletin. N. 73: Use of hormonal contraception in women with coexisting medical conditions. Obstet Gynecol 2006; 107(6):1453-72.

Lathrop E, Jatlaoui T. Contraception for women with chronic medical conditions: an evidence-based approach. Clin Obstet Gynecol 2014; 57(4):674-81.

Organizacion Mundial de la Salude. Recomendaciones sobre prácticas seleccionadas para el uso de anticonceptivos. 2. ed. Ginebra: Organización Mundial de la Salud, 2005.

Roos-Hesselink JW, Cornette J, Sliwa K, Pieper PG, Veldtman GR, Johnson MR. Contraception and cardiovascular disease. Eur Heart J 2015; 36(27):1728-34, 1734a-1734b.

Sammaritano LR. Contraception in patients with systemic lupus erythematosus and antiphospholipid syndrome. Lupus 2014; 23(12):1242-5.

Sammaritano LR. Therapy insight: guidelines for selection of contraception in women with rheumatic diseases. Nat Clin Pract Rheumatol 2007; 3(5):273-81.

Speroff L, Darney P. A clinical guide for contraception. 4. ed. Philadelphia PA: Lippincott & Williams, 2005.

Speroff L, Glass RH, Kase NG. Oral contraception. In: Speroff L, Glass RH, Kase NG (eds.) Clinical gynecologic endocrinology and infertility. 6. ed. Baltimore: Lippincott Williams & Wilkins, 1999.

Teal SB, Ginosar DM. Contraception for women with chronic medical conditions. Obstet Gynecol Clin N Am 2007; 34:113-26.

WHO statement on hormonal contraception and bone health. Special programme of research, development and research training in reproductive health. Geneva, 2015.

26

Intercorrências em Contracepção Intrauterina: Dispositivo Intrauterino (DIU) Mal Posicionado e Perfuração Uterina

Sérgio Simões de Souza
Francisco de Assis Nunes Pereira

■ EPIDEMIOLOGIA E RELEVÂNCIA

As principais intercorrências observadas durante os procedimentos para inserção dos dispositivos intrauterinos são seu mau posicionamento e a perfuração uterina. O mau posicionamento pode cursar com dores leves a moderadas no baixo-ventre, às vezes acompanhadas de sangramento anormal. Entretanto, dificilmente se apresentam como urgência ginecológica. Por outro lado, a perfuração uterina pode resultar em urgência médica, necessitando internação e tratamento especializado.

A incidência de perfuração uterina varia de 0,3 a 2,6 para cada 1.000 inserções do sistema intrauterino de liberação de levonorgestrel (SIU-LNG) e de 0,3 a 2,2 dos DIU de cobre. Não há diferença no risco de perfuração quando se compara o SIU-LNG com o DIU de cobre (RR: 1,3; IC95%: 0,8 a 2,2).

Na maioria dos casos, a perfuração não é reconhecida no momento da inserção. Apenas 9% das intercorrências com SIU-ING e 20% dos casos com DIU de cobre foram percebidas no momento da inserção.

Alguns fatores de risco podem aumentar o risco de perfuração durante a inserção dos dispositivos. Amamentação e puerpério estão associados a aumento do risco de perfuração, mas esses fatores de risco nunca foram examinados de maneira independente. Outros fatores de risco são: falta de experiência do profissional de saúde que faz a inserção, multiparidade, nuliparidade e cesarianas prévias.

O risco de perfuração é maior entre as pacientes que estão inserindo DIU pela primeira vez, comparadas às pacientes que já o utilizaram antes (RR: 2,6; IC95%: 1,5 a 4,4).

O período da amamentação é fator de risco importante para perfuração uterina (RR: 6,1; IC95%: 3,9 a 9,6). O período de tempo entre o parto e a inserção do DIU também tem influência sobre o risco. Sabe-se que quanto menor o período de tempo entre o parto e a inserção, maiores as chances de perfuração.

A experiência do profissional de saúde também tem influência sobre o risco de perfuração. Profissionais que inserem menos de 50 DIU por ano estão propensos a apresentar risco maior de perfuração do que aqueles que inserem mais de 50 DIU por ano.

O posicionamento uterino está diretamente relacionado com os casos de perfuração, ocorrendo em 42% dos úteros retrovertidos. Deve-se considerar também a orientação do corpo uterino em relação ao colo (flexão), o que aumenta o risco de perfuração no momento da inserção.

DEFINIÇÃO E DIAGNÓSTICO

A perfuração uterina pode ser parcial, quando o DIU perfura o miométrio mas sem atingir a serosa uterina, ou total, quando o DIU atravessa a serosa uterina.

O mau posicionamento pode ser definido como uma localização diferente da habitual, principalmente quando a haste do DIU está situada no canal cervical. Alguns estudos relatam diminuição da eficácia contraceptiva dos DIU mal posicionados.

Os sintomas apresentados pelas pacientes com perfuração uterina por DIU variam amplamente, desde nenhum sintoma até sintomas leves ou mais proeminentes. Um estudo que incluiu 37 mulheres com DIU intraperitoneal submetidas a tratamento cirúrgico para extração mostrou que 43% dos casos eram assintomáticos, 54% apresentavam dor abdominal e 3% apresentavam outros sintomas.

Outros estudos citam ainda a ocorrência de sangramento anormal, perfuração de bexiga ou intestino ou formação de fístula.

O diagnóstico pode ser inicialmente suspeitado ao exame físico pela não visualização dos fios do DIU. O uso da pinça de Hartman (“pinça jacaré”) pode ser útil nesse momento para confirmar se os fios não estão dentro do canal cervical. Na maioria das vezes, o primeiro exame solicitado diante da suspeita de perfuração uterina é a ultrassonografia pélvica. Em cerca de 50% dos casos de perfuração, a ultrassonografia não consegue localizar DIU extrauterinos, principalmente quando se trata de SIU-LNG. Outros achados ultrassonográficos podem aumentar a suspeita de perfuração uterina, como, por exemplo, a presença de líquido livre na pelve.

Caso a ultrassonografia confirme a perfuração ou não visualize o dispositivo, está indicada a realização de radiografia da pelve e do abdome em anteroposterior, ou mesmo uma tomografia computadorizada, o que promoverá a localização do DIU, o qual é radiopaco.

Quando ocorre, a perfuração uterina na maioria das vezes é completa (84% completa × 16% parcial). A descoberta da perfuração ocorre dentro de 2 meses em mais de 50% dos casos. Em uma série que acompanhou 61.448 pacientes após a inserção de SIU-LNG ou DIU de cobre foram observadas 81 perfurações. Em 72% desses casos o dispositivo foi removido por laparoscopia, em 22% por tração dos fios e em 5% por via laparotômica. Nenhum dos casos apresentou sequelas graves, como lesão de bexiga ou intestinal, septicemia ou peritonite.

Os casos de perfuração uterina também podem se apresentar de modo mais grave nos serviços de urgência, como choque hipovolêmico ou mesmo choque séptico.

Outras afecções podem ocorrer, e deve ser estabelecido diagnóstico diferencial com ruptura de cisto hemorrágico ou endometriótico e gravidez ectópica rota.

CONDUÇÃO

Apesar de alguns autores recomendarem a conduta expectante em casos de perfurações completas, estando o DIU na cavidade peritoneal e a paciente assintomática, recomenda-se, na maioria dos casos, extração do DIU por videolaparoscopia, pois a ocorrência de aderências peritoneais parece aumentar com o tempo.

A cirurgia, entretanto, não precisa ser feita em caráter de emergência, devendo a paciente ser adequadamente preparada.

Em se tratando de atendimento de urgência, quando há suspeita de hemorragia intra-abdominal, deve-se fazer um exame clínico minucioso, avaliando lucidez, estado de ansiedade e agitação, ou sinal de torpor, associados a dor abdominal. Convém avaliar a extensão da hemorragia, a presença de hematoma do ligamento largo, lesões de alças intestinais ou sinais de peritonite infecciosa.

Os sinais e sintomas revelarão se a paciente está ou não em choque hipovolêmico. Quando não diagnosticado da maneira correta, pode evoluir para insuficiência renal aguda e coagulação intravascular disseminada, levando à morte. Exames laboratoriais ajudam a quantificar a perda sanguínea e a necessidade de hemotransfusão, além de auxiliar o diagnóstico de infecção pélvica.

O tratamento é sobretudo cirúrgico, consistindo em localização e remoção do dispositivo e identificação de prováveis lesões de órgãos, como bexiga ou alça intestinal.

A via laparoscópica, que se constitui em importante opção terapêutica, exceto nas pacientes em estado de choque hipovolêmico, possibilita uma visão panorâmica da cavidade peritoneal, importante para visualização e retirada do dispositivo intra-abdominal e tratamento de possíveis lesões associadas (Figuras 26.1 e 26.2).

Esforços devem ser implementados para aumentar a probabilidade de localização do DIU durante uma videolaparoscopia. Recomenda-se a realização de radiografias em posição ortostática, mas também em decúbito dorsal, para avaliar se o DIU se move com a mudança de decúbito. Caso a videolaparoscopia não seja capaz de loca-

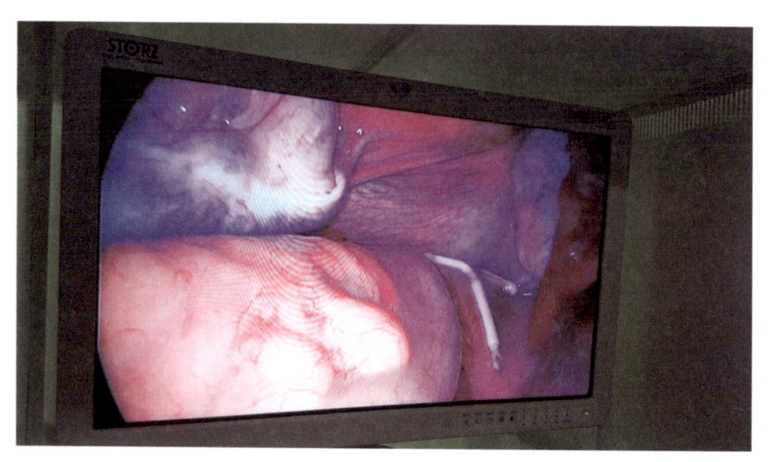

Figura 26.1 Visualização de DIU na cavidade peritoneal por videolaparoscopia.

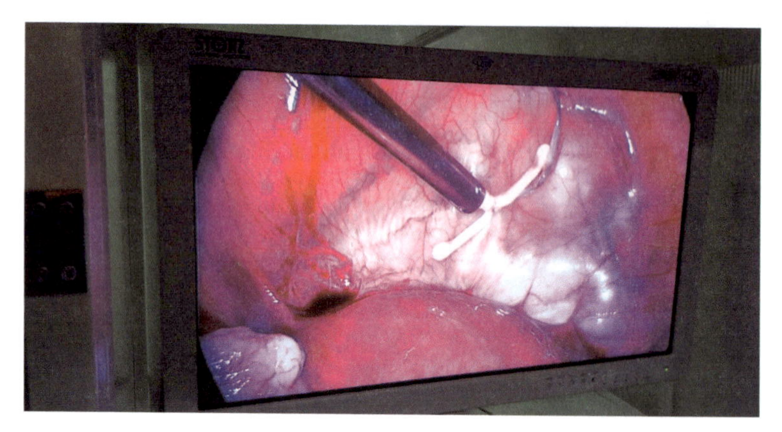

Figura 26.2 Retirada de DIU da cavidade peritoneal por videolaparoscopia.

lizar o DIU, recomenda-se a realização de outros exames de imagem no intraoperatório, como fluoroscopia, radiografia ou ultrassonografia, antes da conversão para uma laparotomia.

Em uma série de 37 pacientes com perfuração uterina, 84% foram submetidas à laparoscopia com sucesso, a qual pode ser associada à histeroscopia. A via laparotômica foi indicada nos casos de pacientes com densas aderências e quando foi necessária a correção de fístula retouterina.

Os quadros de choque hipovolêmico e choque séptico devem ser conduzidos de acordo com protocolos específicos.

■ CONSIDERAÇÕES FINAIS

A perfuração uterina é uma das mais sérias complicações associadas à inserção de DIU. Apesar de rara, sua incidência tem aumentado nos últimos anos devido ao aumento da popularidade desse método contraceptivo. Cabe destacar o aumento dessas complicações com a introdução de SIU-LNG nos últimos anos. Muitas dessas complicações têm ocorrido entre os profissionais na fase inicial de aprendizado na inserção desse tipo de DIU. Convém ressaltar a importância do treinamento dos jovens especialistas na inserção desse método, de modo a minimizar o número de ocorrências.

Atenção especial deve ser dada às pacientes que apresentam dor intensa no momento da inserção do DIU. Nesses casos, exames propedêuticos devem ser realizados para confirmação da suspeita diagnóstica e tratamento adequado.

As pacientes mais expostas às perfurações são as lactantes e as que estão no período de pós-parto, provavelmente em razão da involução uterina e da contratilidade.

A Organização Mundial da Saúde recomenda a remoção dos DIU intracavitários logo após o diagnóstico, independentemente do tipo e da localização do dispositivo. Estudos mostram maior formação de aderências em pacientes com DIU de cobre do que com SIU-LNG. A retirada precoce do DIU evitaria a formação de aderências, assim como o risco de fístulas ou lesão de órgãos pélvicos.

A via laparoscópica deve ser enfatizada como opção cirúrgica, pois, além de segura, possibilita ampla visão da cavidade abdominal, facilitando a localização e a remoção do dispositivo.

O DIU consiste em uma boa opção na contracepção de longo prazo, além de ser efetivo e reversível, sendo considerado bastante seguro e com baixa incidência de complicações.

Leitura complementar

Demir SC, Cetin MT, Ucunsak IF, Atay Y, Toksoz L, Kadayifci O. Removal of intra-abdominal intrauterine device by laparoscopy. Eur J Contracept Reprod Health Care 2002 Mar; 7(1):20-3.

Heinemann K, Reed S, Moehner S, Minh TD. Risk of uterine perforation with levonorgestrel-releasing and copper intrauterine devices in the European Active Surveillance Study on Intrauterine Devices. Contraception 2015 Apr; 91(4):274-9.

Katz V, Lentz G. Comprehensive gynecology. Oregon: Elsevier, 2007.

Kho KA, Chamsy DJ. Perforated intraperitoneal intrauterine contraceptive devices: diagnosis, management, and clinical outcomes. Journal of Minimally Invasive Gynecology 2014 Jul-Aug; 21(4):596-601.

O'Brien PA, Kulier R, Helmerhorst FM, Usher-Patel M, d'Arcangues C. Copper-containing, framed intrauterine devices for contraception: a systematic review of randomized controlled trials. Contraception 2008 May; 77(5):318-27.

Xu X, Macaluso M, Ouyang L, Kulczycki A, Grosse SD. Revival of the intrauterine device: increased insertions among US women with employer-sponsored insurance, 2002-2008. Contraception 2012 Feb; 85(2):155-9.

27

Abordagem das Doenças Mamárias na Urgência

Maria Luísa Braga Vieira
Raquel Alves Nunes Rodrigues
Henrique Moraes Salvador Silva

■ INTRODUÇÃO

Nas mulheres, a doença mamária engloba um amplo espectro de doenças benignas e malignas que, quase sempre, se apresentam como dor na mama, descarga mamilar ou massa palpável.

As doenças da mama representam um sistema complexo, com várias alterações fisiológicas e manifestações clínicas que têm impacto sobre a sáude feminina, independentemente do risco de câncer de mama, causando preocupação, ansiedade e medo nessas mulheres, o que afeta consideravelmente a qualidade de vida.

A avaliação dos distúrbios mamários exige a combinação de histórico cuidadoso, exame físico, imagem e, quando indicado, biópsia.

Os ginecologistas devem conhecer bem as técnicas para diagnóstico e supervisão dos distúrbios da mama, visando promover e manter o aleitamento materno e diferenciar processos benignos de malignos.

■ MASTITE LACTACIONAL

Mastite é um processo infeccioso, agudo ou crônico, que pode acometer todos os tecidos mamários (Quadro 27.1).

A mastite lactacional ou puerperal é a mais comum (Figura 27.1). Ocorre durante o período da amamentação, principalmente nas primeiras 6 semanas pós-parto. Pode

Quadro 27.1 Classificação das mastites

Lactacionais	Puerpério		*Staphylococcus aureus* *Staphylococcus epidermidis*
Não lactacionais	Inespecíficas	Periareolar recidivante Ectasia ductal	Polibacteriana
	Específicas	Infecciosas	Sífilis Tuberculose Micótica
		Não infecciosas	Sarcoidose Diabetes/lúpica Corpo estranho Doença de Mondor Eczema areolar Esteatonecrose

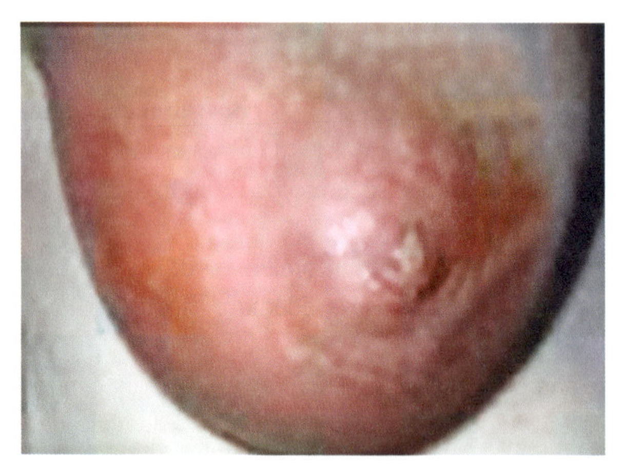

Figura 27.1 Mastite lactacional.

variar de um simples incômodo para a mãe até a evolução para complicações graves, tornando-se um período de intensa ansiedade para essas mulheres. Os dados reunidos pelo *Pregnancy Risk Assessment Monitoring System* (PRAMS) demonstram que 24% das mulheres manifestam preocupação em relação à amamentação nos primeiros 2 a 9 meses pós-parto. A incidência varia de 2% a 10% entre as mulheres que amamentam. Casos graves, que necessitam de hospitalização, são mais raros – 9 em 10 mil partos.

Etiologia

As bactérias penetram pelos linfáticos superficiais, expostos pelas fissuras mamilares ou pequenas abrasões nas mamas. Se não tratada rapidamente, a infecção pode evoluir para a formação de abscesso. O principal agente etiológico é o *Staphylococcus aureus*. O *S. aureus* resistente à meticilina (MRSA ou SARM) também é importante patógeno em casos de mastite. Com menos frequência podem ser encontrados *Staphylo-*

coccus epidermidis, Streptococcus pyogenes A e B, *Corynebacterium* sp. e estafilococos coagulase-negativos (p. ex., *Staphylococcus lugdunensis*).

Nas formas graves, com consequente evolução para ulceração e necrose, associam-se bactérias gram-negativas aeróbicas (*Escherichia coli, Pseudomonas* sp. e *Serratia*) ou germes anaeróbicos (*Bacteroides* sp.).

Em geral, as infecções estafilocócicas culminam com a formação de abscessos multiloculados, os quais resultam na formação de grande quantidade de pus. As infecções estreptocócicas geralmente evoluem como celulites, apresentando repercussões sistêmicas mais tardiamente. Já os anaeróbios podem produzir grandes áreas de necrose tecidual, ocorrendo mais facilmente em diabéticas e imunodeprimidas.

A principal fonte direta dos microrganismos costuma ser a nasofaringe do bebê (Quadro 27.2).

Diagnóstico

A infecção quase sempre é unilateral e a inflamação geralmente é precedida de ingurgitamento acentuado. Os sinais e sintomas consistem em edema, endurecimento da mama, dor, hiperemia e aumento de calor no local, associado a febre (temperatura axilar > 38,3°C). Podem ocorrer sintomas sistêmicos, como mialgia, mal-estar generalizado e calafrios.

Em estágios iniciais, os sinais e sintomas são discretos. Em estágios avançados, podem ser observadas áreas extensas de edema e hiperemia mamária, cursando com adenopatia axilar.

O diagnóstico é clínico, dispensando exames laboratoriais. Em casos graves no entanto, com instabilidade hemodinâmica e eritema progressivo, está indicada a realização de hemocultura.

Exames de imagem são necessários nos casos não responsivos a tratamento suportivo e antibioticoterapia. Cerca de 10% das mulheres com mastite desenvolvem abscessos.

Quadro 27.2 Fatores de risco para o desenvolvimento de mastite puerperal

Primiparidade
Idade < 25 anos
Ingurgitamento mamário prolongado
Ordenha inadequada
Fissura mamilar
Pressão aumentada sobre a mama (sutiã excessivamente apertado ou cinto de segurança)
Mamadas infrequentes
Desmame precoce
Estresse ou fadiga materna
Desnutrição materna
Má higiene
Anormalidades mamilares (mamilo plano ou invertido)
Infecções epidêmicas em berçários durante a internação hospitalar
Infecção de rinofaringe do lactente

A detecção de flutuação pode ser difícil, e a ultrassonografia ajudará a detectar essa complicação (Figura 27.2).

A ultrassonografia é o método mais eficaz para diferenciar mastite de abscesso mamário e também para auxiliar a drenagem.

A cultura da secreção é útil para a escolha do antibiótico, particularmente nos casos graves que demandam internação hospitalar e não respondem à antibioticoterapia inicial.

Diagnóstico diferencial

O ingurgitamento mamário, que ocorre na fase de apojadura, é o mais frequente. O ingurgitamento pode estar acompanhado de febre e de sinais inflamatórios da mama de 3 a 5 dias após o parto, não apresenta queda do estado geral e dura em torno de 12 a 24 horas.

Deve-se ter sempre em mente que o principal diagnóstico diferencial das mastites é com carcinoma inflamatório da mama (Figura 27.3). Assim, se não há melhora após

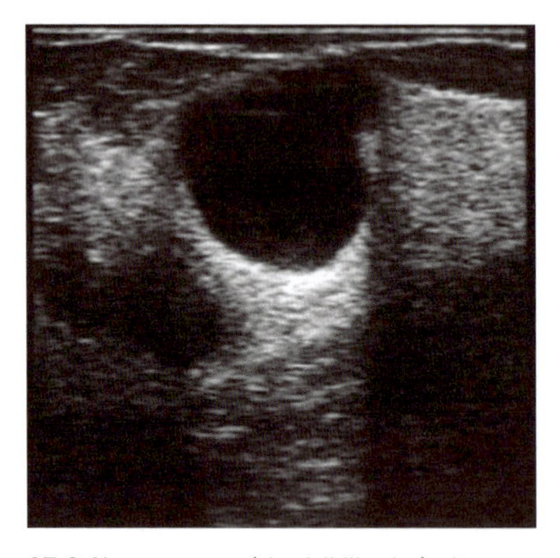

Figura 27.2 Abscesso mamário visibilizado à ultrassonografia.

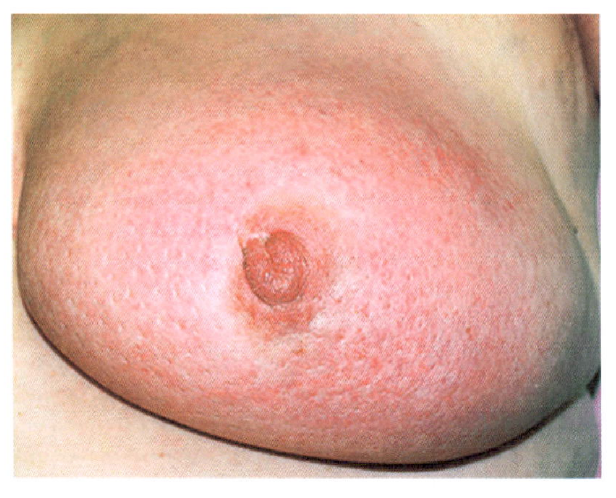

Figura 27.3 Carcinoma inflamatório.

o tratamento e o quadro se torna recorrente e/ou acompanhado por nodulação palpável, recomenda-se proceder à investigação. Convém lembrar, entretanto, que o câncer, a não ser na vigência de infecção secundária, não produz febre ou leucocitose com desvio à esquerda, e o edema mamário é linfático ("casca de laranja").

Tratamento

Inicia-se com tratamento suportivo para reduzir a dor e o edema e preconizam-se o início de anti-inflamatórios (p. ex., ibuprofeno) e antitérmicos, o uso de compressas frias e a suspensão das mamas.

O esvaziamento completo da mama, por meio de amamentação e/ou drenagem manual ou mecânica com bomba de sucção, reduz a duração dos sintomas e melhora significativamente o desfecho.

Em alguns casos, o lactente não consegue mamar na mama inflamada, o que provavelmente não está relacionado com quaisquer alterações no sabor do leite, mas com o ingurgitamento e o edema, que podem dificultar a pega. Contudo, a ordenha manual ou mecânica pode atenuar esse problema. O lactente deve começar a sugar no lado não afetado, ativando o reflexo de descida, antes de passar para a mama dolorida.

Vinte e quatro horas após o início do tratamento suportivo, se não houver melhora, inicia-se antibioticoterapia (Quadro 27.3).

A duração ideal da antibioticoterapia ainda não está bem estabelecida. Sabe-se que por 10 a 14 dias reduz o risco de recorrência, mas tratamentos mais curtos podem ser utilizados, se a resposta for rápida e completa.

Após essas medidas, se não houver melhora clínica em 48 a 72 horas, os antibióticos utilizados devem ser reavaliados – germes resistentes, dose insuficiente – e realizada avaliação ultrassonográfica para verificar a formação de abscesso. Em casos graves, de instabilidade hemodinâmica e eritema progressivo, a paciente deve ser internada.

Não é necessário interromper a lactação durante o tratamento, exceto em caso de drenagem purulenta espontânea pela papila, se a incisão cirúrgica para drenagem de abscesso for muito próxima ao mamilo ou nos raros casos em que toda a mama é acometida.

Quadro 27.3 Antibioticoterapia para mastites

Cefadroxil 500mg VO a cada 12h
Cefalexina 500mg VO a cada 6h
Clindamicina 300/450mg VO a cada 8h*
Sulfametoxazol-trimetoprima (800+160mg) VO a cada 12h[a]
Oxacilina 500mg EV a cada 6h[1]
Cefoxitina 1g EV a cada 8h[1]
Vancomicina 15 a 20mg/kg/dose EV a cada 8 ou 12h (não exceder 2g/dose)[1]

**Staphylococcus aureus* resistente à meticilina (MRSA), no caso de alergia à penicilina.
[a]MRSA.
[1]Tratamento EV reservado para os casos graves.

Nesses casos, é recomendável a supressão da lactação com cabergolina 250µg (2×/dia por 2 dias).

Mamilos rachados ou escoriados devem ser tratados com loções ou unguentos à base de lanolina.

Mastites recorrentes são incomuns, mas podem ocorrer em virtude de tratamentos incompletos ou inapropriados e da não correção das técnicas de amamentação.

Profilaxia

O risco de desenvolvimento de mastite pode ser reduzido mediante o esvaziamento completo e frequente das mamas e a otimização da técnica de amamentação, evitando, desse modo, o ingurgitamento mamário e a formação de fissuras.

Além disso, é importante orientar as mães sobre a importância de uma higiene rigorosa.

ABSCESSO MAMÁRIO PRIMÁRIO (PUERPERAL)

O abscesso mamário consiste em uma coleção de pus no tecido mamário. Em geral, forma-se nos casos de mastites lactacionais ou celulites resistentes à antibioticoterapia, nos quais a febre não regride em 48 a 72 horas ou existe massa palpável.

A incidência durante a lactação é em torno de 0,1% e varia de 3% a 11% nos casos de mastites que não melhoraram com antibiótico.

Os fatores de risco para o desenvolvimento dessa complicação da mastite lactacional são: obesidade, tabagismo, primiparidade e idade gestacional ≥ 41 semanas. Tabagismo é o único fator significativamente associado a abscesso recorrente.

Diagnóstico

Caracteriza-se como a área palpável na mama, bem localizada, dolorosa, com aumento de calor e rubor com pontos de flutuação, associado a febre e prostração. Pode ocorrer concomitantemente à mastite ou em 5 a 28 dias após o término do tratamento. A ultrassonografia é útil no diagnóstico e na punção guiada.

Etiologia

Os principais agentes etiológicos também são o *S. aureus* e o MRSA. Menos frequentes são *S. pyogenes*, *E. coli*, *Bacteroides* sp., *Corynebacterium* sp., estafilococos coagulase-negativos (p. ex., *Staphylococcus lugdunensis*), *P. aeruginosa* e *Proteus mirabilis*. Observa-se aumento na incidência de infecção polimicrobiana e por anaeróbios nos casos de recorrência.

Tratamento

A base do tratamento consiste em drenagem e antibioticoterapia. Uma alternativa menos invasiva consiste na aspiração por agulha orientada pela ultrassonografia, sob anestesia local, cujos indíces de sucesso variam de 80% a 90%. Deve-se reavaliar a paciente e repetir a ultrassonografia a cada 2 a 3 dias. Costumam ser necessárias duas ou três punções, até que a secreção se torne serosa. Os fatores que contribuem para o insucesso da técnica são: abscessos com diâmento > 5cm, pele comprometida, grande volume de secreção purulenta drenada e atraso no tratamento.

A drenagem cirúrgica é geralmente realizada sob anestesia geral, naqueles casos em que a punção guiada por ultrassonografia e a antibioticoterapia falharam. Nos casos iniciais, costuma ser suficiente uma única incisão na parte mais pendente da flutuação, porém os abscessos múltiplos, em alguns casos, exigem mais incisões e o rompimento das loculações. Por motivos estéticos, a incisão deve ser realizada paralelamente às linhas de Langer. Após a drenagem, lava-se exaustivamente a cavidade com soro fisiológico a 0,9% e coloca-se dreno de Penrose por 48 a 72 horas. O curativo é trocado duas ou três vezes ao dia. Convém sempre lembrar de coletar material para cultura e antibiograma.

É importante encorajar as mulheres a manterem a amamentação. Quando a incisão na mama acometida dificulta o procedimento, pode-se manter o suprimento de leite para o bebê mediante ordenha manual mecânica ou, pelo menos, a amamentação na mama contralateral.

Complicações

Complicações incluem infecção recorrente (mais comum em abscesso não lactacional, diabetes, tabagismo), resultado estético desfavorável, nos casos muito avançados, e fístula mamária. A fístula láctea habitualmente apresenta resolução espontânea; no entanto, se persistir, está indicada a interrupção da lactação.

ABSCESSOS PERIFÉRICOS OU SUBAREOLARES RECIDIVANTES

Os abscessos periféricos costumam representar infecções cutâneas, como foliculite ou infecção por cistos de inclusão epidérmica ou glândulas de Montgomery. Respondem por 7% das afecções mamárias benignas, atingindo mulheres entre os 30 e os 40 anos de idade.

Etiologia

Esses abscessos são decorrentes de metaplasia escamosa do epitélio ductal infra-areolar, que oblitera a luz do ducto, com consequente estase dos produtos de descamação, formando rolhas de ceratina. Pode ocorrer contaminação bacteriana. Esses ductos ectasiados podem formar fístulas e causar, por exemplo, fluxo papilar purulento. O principal fator de risco é o tabagismo (90% dos casos).

Em geral, a infecção é causada por anaeróbios, mas também há registros de achados de *S. aureus*.

Diagnóstico

Presença de tumoração em mama, associada a espessamento periareolar e sinais flogísticos. Pode formar fístulas para a pele (simples ou complexa – formação de vários pertuitos).

Tratamento

Em geral, as pacientes são adequadamente tratadas com drenagem e a administração de antibióticos por 10 a 14 dias:

- Amoxicilina e clavulanato (500 + 125mg) VO a cada 8 horas.
- Cefalexina 500mg VO a cada 6 horas + metronidazol 400 a 500mg VO a cada 8 horas.
- Clindamicina 600mg VO a cada 6 horas.
- Sulfametoxazol e trimetoprima (800 + 160mg) VO a cada 12 horas.

A incidência de recorrência é em torno de 10% a 15%. Indicam-se, nesses casos, setorectomia em fuso e exérese da fístula, além de terapêutica profilática com metronidazol, 250 a 400mg/dia por 3 a 6 meses.

A medida de maior impacto na profilaxia da recorrência ainda é a suspensão do hábito de fumar.

■ GALACTOCELE

A galactocele ou cisto de retenção de leite consiste em uma coleção de leite que pode acumular-se em um ou mais lobos mamários em virtude de um ducto lactífero obstruído. Apresenta-se como massas císticas, sem manifestações sistêmicas. A ultrassonografia pode demonstrar um cisto simples ou uma massa complexa. Em geral, o volume é pequeno, mas quantidades excessivas podem ocasionar sintomas compressivos e assumir o aspecto de abscesso. Essa lesão pode regredir espontaneamente ou exigir aspiração. Na aspiração por agulha, observa-se a retirada de substância leitosa.

■ CELULITE

A celulite não complicada, em mama não irradiada, não puerperal, é rara. Portanto, exames de imagem e biópsia devem ser realizados imediatamente para exclusão de câncer de mama inflamatório.

MASTITE GRANULOMATOSA IDIOPÁTICA

Doença inflamatória benigna da mama de etiologia desconhecida, o diagnóstico e o tratamento da mastite granulomatosa idiopática constituem um desafio. Mais de 50% dos casos são inicialmente diagnosticados como neoplasia maligna da mama. Além disso, esse quadro é frequentemente confundido com mastite tuberculosa, principalmente nos países em desenvolvimento. Representa 1,8% dos casos de doenças benignas da mama e ocorre com mais frequência em mulheres jovens, em uso de contraceptivo hormonal oral.

Diagnóstico

Os sintomas são nódulos palpáveis (uni- ou bilaterais), mastalgia, descarga papilar purulenta, retração mamilar, *peau d´orange* e formação de fístulas. Trata-se de um diagnóstico de exclusão.

Tratamento

Em geral, a paciente recebe inicialmente o diagnóstico de mastite infecciosa bacteriana e tratamento com antibiótico empírico. Posteriormente, é submetida à cultura de secreção e biópsia, em razão da recorrência do quadro; nesse momento, a histologia confirma o diagnóstico. Ainda não há consenso sobre o tratamento; consequentemente, recorrências são muito comuns. O tratamento mais adotado consiste no uso de corticoides e metotrexato. A prednisona geralmente é prescrita (0,5 a 1mg/kg/dia), e o desmame do corticoide ocorre após redução da secreção purulenta, das fístulas e do enduramento. A dose é reduzida em 5mg/semana, podendo haver recorrência nessa fase. Em paciente com reativação, mesmo em uso de prednisona, é utilizado o metotrexato (7,5 a 10mg/semana). A duração do tratamento ainda não está estabelecida.

A cirurgia deve ser considerada apenas quando o tratamento medicamentoso já foi esgotado. Além disso, antes e depois da exérese da lesão, o corticoide deve ser usado.

DOENÇA DE MONDOR

Representa um quadro de tromboflebite autolimitada da mama que envolve principalmente a veia torácica lateral.

Apresenta-se como dor abrupta associada a espessamento, cordão ou massa palpável na mama. Pode haver retração da pele e hipocromia local. Tem como fatores de risco: traumatismo, cirurgia, punção, mamoplastia, exercício físico excessivo e câncer de mama.

Diagnóstico clínico

Convém realizar mamografia para exclusão de câncer. Na imagem mamográfica, a doença de Mondor apresenta-se como densidade tubular superficial, representando a área da trombose, geralmente é contígua à veia normal e não termina em região retroareolar (diferenciando-se da ectasia ductal).

Na ultrassonografia, observa-se estrutura tubular hipoecoica/anecoica com aparência necrótica; às vezes, o trombo pode ser visto.

O tratamento inclui o uso de analgésico e anti-inflamatório. Não é necessário o uso de anticoagulantes. Em 4 a 6 semanas há a regressão completa do quadro.

TRAUMATISMO

A grande maioria dos traumatismos de mama cursa com hematomas e/ou contusões, cujas causas mais comuns são lesões provocadas por cinto de segurança, traumatismos penetrante e contuso, além de cirurgias anteriores.

Diagnóstico clínico

Na contusão, a paciente apresenta-se com equimose e dor. Raramente há massa palpável. A incidência desse tipo de lesão vem aumentando em virtude dos acidentes automobilísticos com o uso de cinto de segurança. O tratamento consiste em analgesia.

O acompanhamento até a resolução completa do quadro é importante, já que a necrose tecidual, na região do traumatismo, aparece apenas tardiamente e pode simular, em exames de imagem, tumor maligno de mama. A necrose deve ser confirmada por *core biopsy*.

Quando há hematoma, forma-se uma massa na região afetada. A ultrassonografia mostrará uma coleção lobulada, com região anecoica/hipoecoica e, possivelmente, sombra acústica posterior. Nas lactantes, pode haver também laceração de ductos lactíferos, produzindo imagem semelhante a um hematoma.

Se a lesão é perfurante (armas de fogo, avulsão da mama por cinto de segurança), após estabilização da paciente, deve-se avaliar a mama lesionada para verificar a necessidade de abordagem imediata ou planejamento de reconstrução futura.

A mamografia pode ser usada para localização de corpo estranho, como projétil de arma de fogo ou fragmentos de vidro.

Cabe ressaltar que, caso a paciente tenha prótese mamária, é importante o exame específico dessa mama, uma vez que pode ocorrer ruptura da prótese. Isso pode causar confusão no diagnóstico e exige tratamento diferenciado. O exame ultrassonográfico associado à ressonância magnética é o padrão-ouro para diagnóstico mais acurado.

DERMATITES

Dermatite da mama e do complexo areolomamilar é evento relativamente comum, e suas causas principais são: adenoma papilar, carcinoma inflamatório da mama, doença de Paget, carcinoma de células escamosas, dermatite atópica, dermatite alérgica, psoríase, dermatite de contato e candidíase.

Eczema areolopapilar

Principal apresentação clínica de dermatite atópica da mama, é considerado um critério menor para diagnóstico de dermatite atópica. Pode estar restrito ao mamilo ou estender-se para a aréola e a pele. Clinicamente, podem ser encontrados eritema, descamação, exsudação, crosta, fissura, vesículas, erosão, escoriações e liquenificação. A paciente queixa-se de queimação e prurido. O curso é intermitente, geralmente com acometimento bilateral. História familiar ou pessoal de atopia deve ser investigada. Eczema e candidíase podem se apresentar de maneira semelhante, durante a amamentação, com dor e eritema.

Dermatite do mamilo

Em geral, ocorre durante a amamentação. Ocasionalmente, quando alimentos são introduzidos na dieta do lactente, pode haver reação alérgica a algum alimento residual que se encontra na cavidade oral da criança.

O tratamento é composto de corticoide tópico, hidratação local e, se necessário, antibiótico. É recomendável secar o mamilo após a amamentação e evitar o uso de xampus e sabonetes na região.

Dermatite de contato

Embora menos comum nas mamas, assemelha-se à dermatite atópica. Há relatos na literatura de dermatite de contato causada por esmaltes e emolientes usados para proteção do mamilo durante a amamentação. O principal diagnóstico diferencial é com o eczema.

Irritação no mamilo por atrito

Mais comumente conhecida como *jogger's nipple*, é decorrente do atrito do mamilo contra as blusas. Costumam ocorrer sangramento, dor e eritema local logo após o exercício físico. Deve-se recomendar o uso de sutiã com boa sustentação.

Psoríase

Pode afetar qualquer região da mama. No sulco inframamário, aparece como uma placa rosácea bem delimitada. Raramente cursa com descamação.

Dermatite secundária a tratamento oncológico

Pode ser decorrente de radioterapia e/ou quimioterapia. Ocorre na área irradiada ou em outra região não relacionada. Cursa com telangiectasia, mácula eritematosa, equimose e descamação. O tratamento consiste no uso de anti-inflamatório e compressas frias.

A doença de Paget deve ser lembrada como diagnóstico diferencial em todos os casos de dermatites da mama, especialmente se as lesões são unilaterais e restritas ao mamilo.

TUBERCULOSE DA MAMA

As mamas, o baço e os músculos esqueléticos são os órgãos menos afetados pela tuberculose (*Mycobacterium tuberculosis*). Em países em desenvolvimento, aproximadamente 4% dos tratamentos cirúrgicos da mama são justificados pela doença. A mastite tuberculosa é mais comum em mulheres jovens, multíparas e lactantes. Pacientes com AIDS e alcoolistas apresentam risco mais elevado de infecção. A maioria das pacientes que apresentam foco em mama já manifestou a doença em outra região do corpo.

A lesão na mama ocorre por contiguidade com lesões em arcos costais e disseminação de foco abdominal, intratorácico ou angiolinfática.

Clinicamente, pode ocorrer como nódulo único, de crescimento lento, ulcerado, ou pode apresentar-se como múltiplos nódulos coalescentes. Pode também produzir uma massa endurecida com retração do mamilo. Cursa com dor, descarga papilar e adenopatia.

O diagnóstico diferencial é estabelecido com neoplasia maligna e mastite granulomatosa. A mamografia não é capaz de estabelecer essa diferenciação. O diagnóstico definitivo é feito por meio da pesquisa de bacilo álcool-acidorresistente (BAAR) na amostra tecidual ou da cultura para *Mycobacterium* sp. O tratamento consiste em excisão da região afetada e tratamento específico para tuberculose.

CANDIDÍASE

O acometimento da mama por fungos é raro, à exceção da candidíase (*Candida albicans*). A região mais comumente acometida é o sulco inframamário, causando eritema, prurido, pápulas e maceração da pele (Figura 27.4). Pode acometer também mamilo e aréola em lactantes com bebês afetados por monilíase oral, ocasionando, algumas vezes, sensação de queimação nos mamilos. Obesidade, diabetes e mamas pendulares são fatores de risco. O tratamento consiste na manutenção da aréa afetada sempre seca e na aplicação de antifúngico tópico, três a quatro vezes ao dia.

HIDRADENITE SUPURATIVA

A hidradenite supurativa é doença crônica supurativa que afeta glândulas apócrinas da pele e da região axilar.

Provavelmente, a hidradenite supurativa é causada por oclusão folicular, ocasionando inflamação da glândula apócrina com posterior contaminação bacteriana.

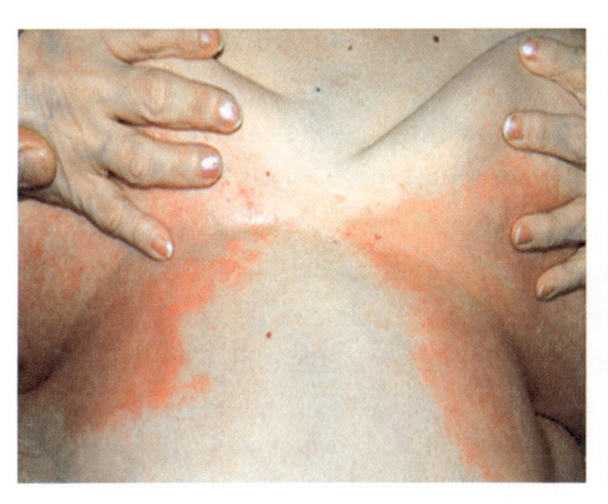
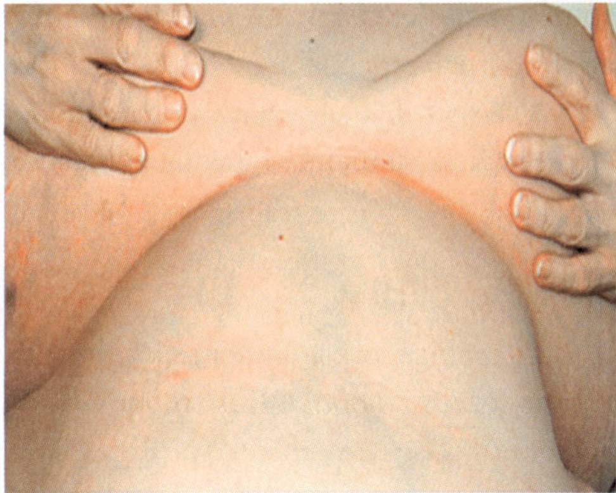

Figura 27.4 Candidíase.

Lesões podem ocorrer na aréola e na região inframamária. Manifesta-se geralmente após a puberdade, com pico de incidência na terceira década de vida. Cursa com grandes abscessos, fístulas e cicatrizes.

Alterações androgênicas, obesidade, diabetes, tabagismo, depilação e o uso de desodorantes são fatores de risco, porém ainda não está claro o papel de cada um na patogênese da doença.

O tratamento baseia-se em excisão da lesão, injeção de corticoide e antibióticos. No entanto, o controle da doença ainda é insatisfatório.

■ NECROSE DA PELE INDUZIDA POR VARFARINA

Necrose da pele induzida por varfarina é complicação rara da anticoagulação. Mulheres obesas na quinta década de vida são as pacientes mais afetadas. As regiões mais acometidas são coxas, mamas e nádegas.

A patogênese ainda é incerta, mas provavelmente se deve ao estado de hipercoagulabilidade gerado no início do tratamento, associado a má perfusão local, baixa temperatura e pressão externa na região, levando à formação de trombos. A maioria dos casos ocorre em 30 a 50 dias após o início do tratamento, evoluindo com dor local, eritema e placas que podem formar petéquias, seguidas de equimose, hematoma, necrose e gangrena. Costuma ser unilateral. Ao se identificar a lesão, a medicação deve ser suspensa. A resolução é espontânea, mas pode ser necessária intervenção cirúrgica nos casos graves (p. ex., mastectomia).

■ MASTALGIA

Mastalgia é uma queixa muito comum em serviços de atendimento de urgência, e o principal motivo dessa procura é a cancerofobia. Aproximadamente 70% das mulheres apresentam algum tipo de mastalgia durante a vida e 10% a 20% dos casos são graves, mas raramente incapacitantes.

O diagnóstico diferencial com dor de origem extramamária é extremamente importante. Convém investigar costocondrite (doença de Tietze), radiculopatia cervical, herpes-zóster, neurite intercostal, angina, dispepsia e pleurite.

A mastalgia cíclica ocorre de 1 a 2 semanas antes da menstruação, com dor difusa e bilateral e irradiação para membros superiores e axilas. A dor pode ser mais intensa em uma das mamas. Ocorre principalmente em pacientes com idade entre 30 e 40 anos. Causada pela estimulação hormonal do parênquima mamário no fim da fase lútea, tem resolução espontânea em 22% das pacientes e persiste em 65% das pacientes tratadas.

Mastalgia acíclica costuma ser unilateral e localizada em um quadrante da mama. As pacientes geralmente estão no período da perimenopausa, entre os 40 e os 50 anos de idade. São causas da mastalgia acíclica: doença de Mondor, mastopatia diabética, distensão do ligamento de Cooper, cistos mamários e traumatismo.

A mamografia deve ser realizada em pacientes com mais de 35 anos de idade para exclusão de câncer, caso o exame físico seja suspeito, ou como rastreamento. Ultrassonografia deve ser realizada em caso de nodularidade palpável ou mastalgia não cíclica unilateral.

Após exclusão de causas orgânicas e resultados normais dos exames de imagem, o tratamento principal deve ser fundamentado na tranquilização da paciente quanto à possibilidade reduzida de se tratar de câncer de mama. A abordagem terapêutica deve garantir, principalmente, a qualidade de vida dessa mulher, diminuindo a ansiedade e orientando mudanças nos hábitos de vida. As medidas mais eficientes para controle da mastalgia são uso de sutiãs com suporte adequado e massagem com diclofenaco gel. Uma segunda opção terapêutica consiste no uso de anti-inflamatórios VO, que são efetivos em até 80% dos casos. Não há evidências suficientes para a prescrição de vitaminas B_1, B_6 e E, diuréticos ou óleo de prímula.

Hormonoterapia pode ser usada por 2 a 6 meses em casos selecionados. O tamoxifeno, 10mg/dia, alivia a dor em 70% a 90% das pacientes. O danazol pode ser usado na dose de até 100mg/dia. Os efeitos colaterais mais comuns são ganho de peso e irregularidade menstrual. Prescrita na dose de 2,5mg a cada 12 horas, a bromocriptina reduz a mastalgia em 47% a 88% dos casos; seus efeitos colaterais, como vômitos e vertigem, muitas vezes levam a paciente a descontinuar o tratamento. A gosserrelina tem efeitos satisfatórios na mastalgia refratária a outros tratamentos. Embora seja utilizada como última opção em virtude de seus efeitos colaterais (ondas de calor, sudorese, alteração da libido, cefaleia, alterações do humor, ressecamento vaginal, dispareunia), a gosserrelina pode ser utilizada como alternativa para alívio rápido dos sintomas, associada a outras terapias de longo prazo, pois sua ação é pouco duradoura.

Leitura complementar

Amir LH, Forster D, McLachlan H, Lumley J. Incidence of breast abscess in lactating women: report from an Australian cohort. BJOG 2004; 111:1378.

Berens PD. Prenatal, intrapartum, and postpartum support of the lactating mother. Pediatr Clin North Am 2001; 48:365.

Berna-Serna JD, Madrigal M, Berna-Serna JD. Percutaneous management of breast abscesses. An experience of 39 cases. Ultrasound Med Biol 2004; 30:1.

Bharat A, Gao F, Aft RL et al. Predictors of primary breast abscesses and recurrence. World J Surg 2009; 33:2582.

Centers for Disease Control and Prevention: Pregnancy risk assessment monitoring system (PRAMS). Disponível em: http://www.cdc.gov/prams/ June 2007.

Christensen AF, Al-Suliman N, Nielsen KR et al. Ultrasound-guided drainage of breast abscesses: results in 151 patients. Br J Radiol 2005; 78:186.

Dener C, Inan A. Breast abscesses in lactating women. World J Surg 2003; 27:130.

Department of Child and Adolescent Health and Development. Mastitis: Causes and management. World Health Organization 2000. Disponível em: http://whqlibdoc.who.int/hq/2000/WHO_FCH_CAH_00.13.pdf.

Dixon JM. Breast abscess. Br J Hosp Med (Lond) 2007; 68:315.

Gollapalli V, Liao J, Dudakovic A et al. Risk factors for development and recurrence of primary breast abscesses. J Am Coll Surg 2010; 211:41.

Hines N, Leibman AJ, David M. Breast problem in emergency room. Emerg Radiol 2007; 14(1):23-28.

Jahanfar S, Ng CJ, Teng CL. Antibiotics for mastitis in breastfeeding women. Cochrane Database Syst Rev 2009; CD005458.

Kataria K, Dhar A, Srivastava A, Kumar S, Goyal A. A systematic review of current understanding and management of mastalgia. Indian J Surg 2014; 76(3):217-22.

Kessler E, Wolloch Y. Granulomatous mastitis: a lesion clinically simulating carcinoma. Am J Clin Pathol 1972; 58:642-6.

Kvist LJ, Rydhstroem H. Factors related to breast abscess after delivery: a population-based study. BJOG 2005; 112:1070.

O'Hara RJ, Dexter SPL, Fox JN. Conservative management of infective mastitis and breast abscesses after ultrasonographic assessment. Br J Surg 1996; 83:1413.

Prachniak GK. Common breastfeeding problems. Obstet Gynecol Clin North Am 2002; 29:77.

Schoenfeld EM, McKay MP. Mastitis and methicillin-resistant Staphylococcus aureus (MRSA): the calm before the storm? J Emerg Med 2010; 38:e31.

Schwarz RJ, Shrestha R. Needle aspiration of breast abscesses. Am J Surg 2001; 182:117.

Spencer JP. Management of mastitis in breastfeeding women. Am Fam Physician 2008; 78:727.

Stafford I, Hernandez J, Laibl V et al. Community-acquired methicillin-resistant Staphylococcus aureus among patients with puerperal mastitis requiring hospitalization. Obstet Gynecol 2008; 112:533.

Thomsen AC, Espersen T, Maigaard S. Course and treatment of milk stasis, noninfectious inflammation of the breast, and infectious mastitis in nursing women. Am J Obstet Gynecol 1984; 149:492.

Whitake-Worth DL, Carlone V, Susser WS, Phelan N, Grant-Kels JM. Dermatologic diseases of the breast and nipple. J Am Acad Dermatol 2000; 43(5 Pt1):733.

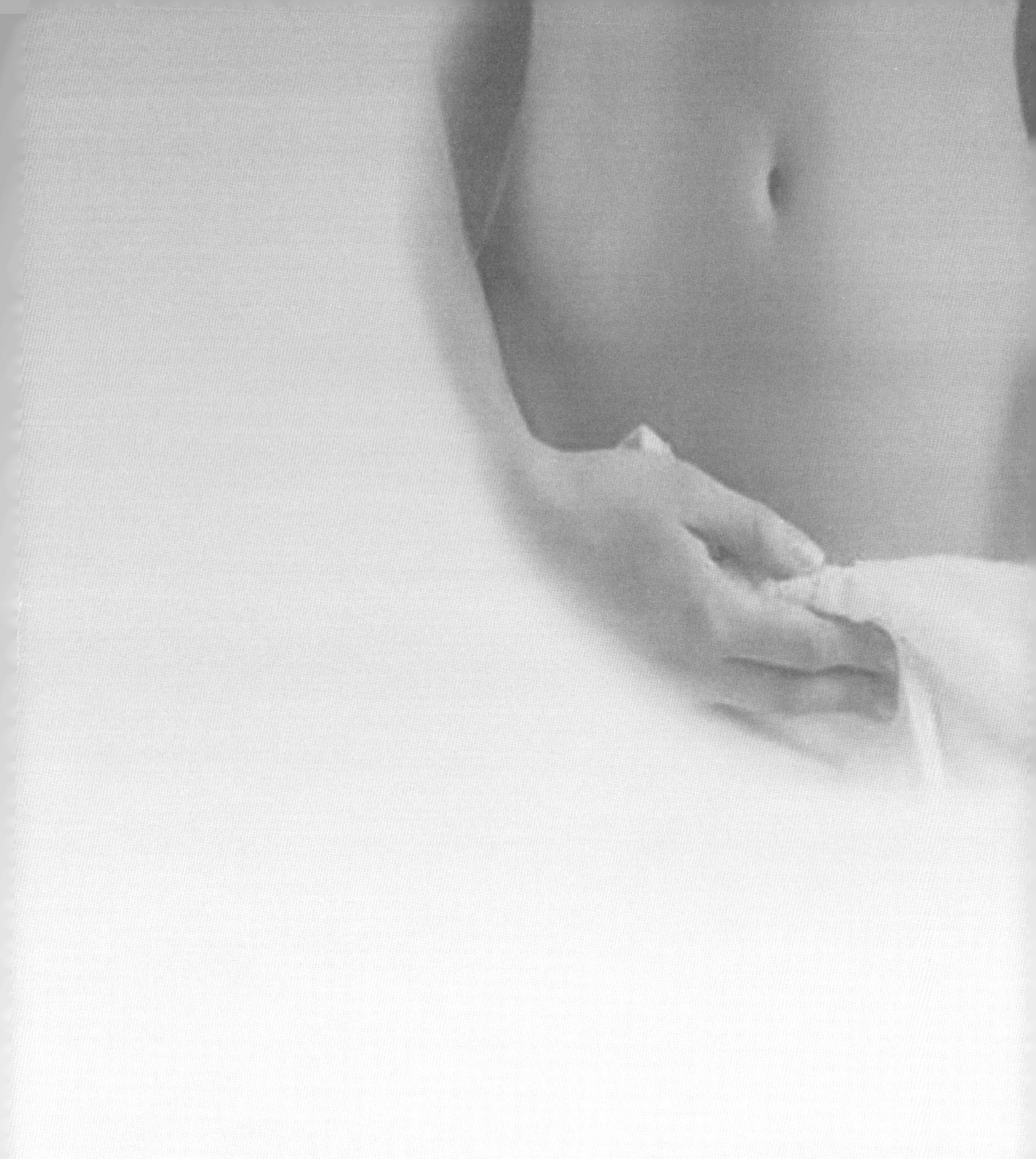

Seção III

COMPLICAÇÕES APÓS CIRURGIAS GINECOLÓGICAS

28

Retenção Urinária Aguda

Márcia Salvador Géo
Rachel Silviano Brandão Corrêa Lima
Cláudia Lourdes Soares Laranjeira

■ EPIDEMIOLOGIA E RELEVÂNCIA

A retenção urinária aguda na mulher é mais rara do que no homem, na proporção de 13:1, com a ocorrência de 7 casos por 100 mil mulheres a cada ano.

No passado, considerava-se que a causa mais comum de retenção urinária aguda seria psicogênica, uma vez que não se associava a nenhum fator objetivo ou orgânico. Com o aumento do conhecimento das funções do trato urinário inferior e o avanço nos métodos de imagem, como ultrassonografia, tomografia computadorizada, ressonância magnética e estudo urodinâmico, a etiologia da retenção urinária foi se estabelecendo e pôde ser mais bem esclarecida.

A etiologia da retenção urinária aguda é didaticamente dividida em:

- **Causas anatômicas:**
  - **Iatrogênicas:** cirurgias pélvicas, anti-incontinência ou pós-parto. Os mecanismos envolvidos nesses procedimentos e que causam retenção urinária são traumatismo vesical/uretral e edema tecidual, anestesia peridural/raquiana, analgésicos narcóticos, estiramento ou trauma neurológico e hematoma pélvico; são consideradas causas comuns em mulheres atendidas em serviços de urgência ginecológica.
  - **Obstrução extrínseca:** prolapso genital acentuado e massas pélvicas.
  - **Obstrução intrínseca:** estenose uretral, carúncula uretral, divertículo uretral, cálculo, tumor vesical/uretral e corpo estranho.

- **Causas funcionais:**
  - **Descoordenação:** lesão de neurônio motor inferior, dissinergia detrusor-esfincteriana e pseudodissinergia.
  - **Infecciosas/inflamatórias:** cistite, uretrite, neurite secundária a infecção por herpes, vulvovaginite e líquen.
  - **Farmacológicas:** uso de medicamentos opioides, antipsicóticos, antidepressivos, antimuscarínicos e/ou agonistas alfa-adrenérgicos.

Os serviços de urgência em ginecologia devem estar preparados para abordar corretamente a retenção urinária aguda, condição dolorosa e angustiante que leva a mulher a procurar assistência médica.

DEFINIÇÃO E DIAGNÓSTICO

O trato urinário baixo exerce duas funções básicas: enchimento vesical e esvaziamento vesical ou micção. A micção exige uma ação sinérgica e coordenada entre a contração detrusora e o relaxamento da uretra até o completo esvaziamento vesical. Essa função envolve o centro pontino e sacral da micção, nervos periféricos (hipogástricos, pélvicos e pudendo), que interagem com o músculo detrusor, o esfíncter uretral interno e externo e os músculos, as fáscias e ligamentos do assoalho pélvico.

A retenção urinária aguda caracteriza-se pela incapacidade da micção ou esvaziamento vesical, causando distensão dolorosa da bexiga. Esse quadro se configura muitas vezes como emergência clínica.

O diagnóstico da retenção urinária aguda deve priorizar a identificação de causas mais comuns e graves e reversíveis. Uma história clínica completa e minuciosa deve incluir o uso de medicamentos que possam inibir a micção, sintomas neurológicos de déficit sensitivo e motor, sintomas relacionados com o trato urinário inferior e história recente de cirurgia ginecológica ou urológica. Um exame físico completo deve incluir exames neurológico e pélvico.

No caso de retenção urinária aguda, uma vez suspeitada, deve-se proceder com:

- Cateterismo vesical imediato, para alívio da paciente.
- Exame de urina, para exclusão de infecção urinária.
- Ultrassonografia pélvica, para avaliação de massas e certificação da hiperdistensão vesical, em caso de dúvida.
- Ultrassonografia de vias urinárias, para avaliação da integridade do trato urinário.
- Uretrocistoscopia, para avaliação de anormalidades anatômicas da uretra e da bexiga.
- Estudo urodinâmico em situações específicas, como na suspeita de dissinergia neurológica ou não.

Pontos críticos

- Uma vez diagnosticada a hiperdistensão vesical, é indispensável o cateterismo vesical, independentemente da causa, para alívio imediato da dor e do desconforto da paciente.
- Convém manter repouso vesical com sonda vesical de demora em caso de volume drenado > 1.200mL.

■ TRATAMENTO

- **Imediato:** cateterismo vesical de demora ou de alívio. Em caso de drenagem de mais de 700mL de urina, convém manter a sonda por 2 a 5 dias e depois retirá-la com monitoramento da função miccional por meio da medida do volume residual. A medida do volume residual pode ser monitorizada pelo exame físico mediante palpação da bexiga após a micção, por cateterismo intermitente realizado pela própria paciente ou não, ou ainda por ultrassonografia pré- e pós-miccional. Nos casos em que o volume residual persistir após a retirada da possível causa da retenção, deve ser seguida conduta de retenção urinária crônica, que não é o objetivo no momento.
- **Tratamento imediato das causas infecciosas:** cistite, uretrite, herpes e outras vulvovaginites.

Os casos de retenção urinária em pós-operatório de cirurgias para incontinência urinária devem ser avaliados individualmente, e a conduta irá depender da técnica utilizada e do grau de retenção urinária, o que ultrapassa o objetivo deste capítulo.

Pontos críticos

- Cateterismo vesical imediato em caso de retenção aguda com hiperdistensão da bexiga, independentemente da causa.
- Repouso da bexiga com sonda vesical de demora por pelo menos 48 horas, em caso de volume drenado > 700mL.

Leitura complementar

Barone JG, Berger Y. Acute urinary retention in females. Int Urogynecol J 1993; 4:152-6.

Lopes AHA. Alterações do esvaziamento vesical. In: Protocolos do setor de uroginecoogia, cirurgia ginecológica e reconstrutiva pélvica. Ribeirão Preto (SP): FUNPEC Editora, 2011.

Peterson T. Retenção urinária. In: Girão MJBC, Sartori MGF, Ribeiro RM, Castro RA, Jármy-Di Bella ZIK. Tratado de uroginecologia e disfunções do assoalho pélvico. Barueri (SP): Manole, 2015.

29

Lesões Urológicas em Cirurgia Ginecológica e Obstétrica

Bruno Mello R. Santos
Júlia Duarte de Souza
Rebeca Dinardi Lima

■ INTRODUÇÃO

O significado mais comumente atribuído à iatrogenia é o de um resultado maléfico à paciente, psíquico ou material, causado por uma atitude ou intervenção do médico e de sua equipe. Originalmente, a palavra iatrogenia deriva do grego "iatrós" (médico ou curandeiro) e "genáo" (aquele que gera, produz). Refere-se, portanto, a efeitos bons ou maus secundários à prática médica, podendo ser entendida como toda e qualquer atitude médica.

Procedimentos cirúrgicos são situações em que o potencial iatrogênico se torna mais evidente, por motivos que vão desde o aspecto material de uma cirurgia até as fantasias e temores psicológicos que a cercam. Com a cirurgia ginecológica não poderia ser diferente.

Considerando a anatomia da pelve, sua localização axial no corpo permite-lhe funcionar como estrutura conectora entre membros inferiores e tronco corporal. Além disso, alberga nas mulheres as estruturas onde o feto irá se desenvolver e por onde dará sua saída para o mundo exterior. Logo, é fácil imaginar a grande quantidade de estruturas fisiologicamente importantes que cruzam um espaço relativamente estreito e pequeno. Assim, a cirurgia pélvica implica o risco de lesão de alguma dessas estruturas durante a manipulação intraoperatória.

■ IMPORTÂNCIA

Lesões urológicas secundárias a procedimentos ginecológicos e obstétricos adicionam considerável morbidade à recuperação cirúrgica das pacientes acometidas.

Se prontamente identificadas e tratadas, resultarão na redução do tempo e dos custos da internação, além, é claro, de evitar complicações catastróficas de um diagnóstico tardio. Se tardiamente identificadas ou abordadas de maneira imprópria, podem acarretar sérios danos ao aparelho urinário, incluindo doença renal crônica e perda da função renal a longo prazo.

No âmbito jurídico, lesões ureterais representam 6% de todas as ações médico-legais relacionadas com a ginecologia/obstetrícia.

INCIDÊNCIA

Lesões urológicas intraoperatórias são majoritariamente secundárias a procedimentos urológicos, porém a cirurgia ginecológica figura como a segunda causa dessa complicação. As taxas variam com o procedimento: desde 0,02% a 0,5% em histerectomias vaginais, 0,2% a 6% nas histerectomias vaginais com assistência laparoscópica, 0,92% em cesarianas de urgência, até 4,4% na cirurgia de Wertheim-Meigs. Considerando que muitas lesões ureterais são assintomáticas, sua prevalência pode representar 2,5% de todos os procedimentos ginecológicos e até 30% das histerectomias totais abdominais. As cirurgias ginecológicas e obstétricas são responsáveis por 50% das lesões ureterais iatrogênicas.

A maior prevalência em procedimentos laparoscópicos ainda é controversa em razão de variáveis não mensuráveis que envolvem o treinamento e a habilidade do cirurgião.

FATORES DE RISCO

A maior parte das lesões urológicas ocorre em pacientes sem qualquer fator de risco identificável. No entanto, a incidência dessas lesões é consideravelmente maior (cerca de três vezes) em pacientes com endometriose, doença inflamatória pélvica, história de irradiação pélvica ou anomalias congênitas, como duplicação ureteral, megaureter, rim ou ureter ectópico.

O risco de lesão ureteral é maior em cirurgias de alta complexidade; no entanto, diversos estudos demonstraram a ocorrência de lesões iatrogênicas em procedimentos de rotina, o que provavelmente se deve à sensação de segurança que o cirurgião adquire com o tempo, fazendo com que negligencie certos cuidados.

Cirurgias oncológicas costumam estar relacionadas com maior incidência de lesões urológicas, seja em razão da maior necessidade de manipulação, seja pela distorção anatômica e morfológica das estruturas pélvicas ou pelos efeitos da radioterapia prévia. Em alguns casos, a lesão iatrogênica pode ser inevitável. O cirurgião oncológico deve conhecer as lesões mais comuns e dominar as técnicas para abordá-las, não hesitando em solicitar interconsulta durante o próprio ato operatório (se disponível), sempre que julgar necessário.

Muito se discute sobre a possível profilaxia dessas lesões. Uma medida atualmente utilizada consiste na colocação de cateter ureteral no pré-operatório, sobretudo nas pacientes que apresentam fator de risco identificável. Aparentemente, o cateter reduz a ocorrência de lesões, porém mais estudos são necessários para melhor definição dos benefícios de sua inserção na prática clínica. Além disso, devem ser considerados os possíveis riscos relacionados com a colocação do cateter, como traumatismo ureteral, dor, hematúria, anúria após a retirada do cateter, quando é colocado em ambos os ureteres, e a possível diminuição da mobilidade ureteral no ato operatório.

Um grupo dinamarquês estudou retrospectivamente mais de 100 casos de lesão ureteral secundária a procedimentos ginecológicos e obstétricos que resultaram em ações legais. Cerca de 30% dos casos foram considerados negligência pelo comitê especialista encarregado. Na maioria desses casos, a não dissecção e a exposição inadequada do ureter (em situações que exigiam essa manobra) foram apontadas como fatores determinantes para a decisão.

Convém enfatizar que a dissecção cuidadosa e a busca por uma técnica cirúrgica adequada figuram como as mais importantes medidas profiláticas estabelecidas, devendo ser rigorosamente praticadas em todas as pacientes, sobretudo naquelas que apresentam fatores de risco. Vale ressaltar, também, a maior facilidade de detecção de lesões urológicas intraoperatórias por meio da abordagem via laparotomia, o que pode auxiliar o médico em seu planejamento quanto à via de acesso cirúrgico.

■ MECANISMOS DE LESÃO

As lesões urológicas mais prevalentes são as vesicais e as ureterais, as quais podem ser decorrentes de constrição, laceração, ligadura, esmagamento ou secção. O ureter esquerdo costuma ser mais acometido em virtude de sua proximidade à cérvice uterina. As lesões urológicas podem cursar com extravasamento urinário, que se acumula na cavidade e origina o urinoma; no entanto, quando drena para o exterior, origina as fístulas, que podem comunicar o ureter ou a bexiga com a pele ou os órgãos internos (p. ex., fístulas vesicovaginais, ureterovaginais, vesicorretais etc.).

Durante a histerectomia, o ureter pode ser lesionado em razão de sua proximidade à cérvice, aos vasos uterinos e ao ligamento infundibulopélvico. O terço inferior é a porção mais comumente acometida. A dissecção necessária entre a bexiga e a cérvice deve ser feita cuidadosamente em razão do risco de lesões vesicais. Fístulas, como a vesicovaginal ou a ureterovaginal, podem acontecer no pós-operatório, secundariamente à lesão isquêmica causada por desnudamento da camada muscular da bexiga ou ao aprisionamento parcial com uma sutura vaginal.

As porções ureterais mais sujeitas à lesão são: abaixo dos vasos uterinos, adjacente ao ligamento infundibulopélvico e adjacente ao ligamento cardinal. Manipulação cuidadosa e atenção redobrada ao explorar essas áreas podem evitar lesões inesperadas.

No parto cesáreo, a bexiga pode ser lesionada durante a abertura do peritônio parietal, particularmente em pacientes previamente submetidas a cirurgia. Entretanto, um estudo africano ressalta que a maioria das cesarianas que resultaram em lesão vesical foi descrita como procedimentos padrões, sem dificuldades operatórias. Danos ureterais são menos comuns, mas podem ocorrer, sobretudo, na tentativa de interrupção de sangramento dos vasos uterinos. Existe risco de ligadura ureteral durante a sutura da porção uterina inferior, ao passo que é real o risco de secção durante a incisão uterina que se estende muito lateralmente. A prevalência de lesões inadvertidas é maior em procedimentos de urgência.

Na cirurgia para tratamento de cisto ovariano, o ureter pode ser lesionado quando se liga o meso-ovário ou durante a reperitonização. Nas demais cirurgias, o risco também pode ser considerado maior durante a ligadura do ligamento largo do útero.

■ DIAGNÓSTICO

A maioria das lesões urológicas é diagnosticada somente no pós-operatório, sendo este um dos principais fatores contribuintes para o pior prognóstico. Febre, dor lombar, incontinência urinária (total ou parcial), drenagem vaginal ou cutânea de urina, hematúria, anúria, outras alterações urinárias ou aumento sérico de escórias nitrogenadas são achados recorrentes nas pacientes acometidas, sobretudo entre o sexto e o 40º dia de pós-operatório, e devem suscitar a realização de propedêutica específica.

O diagnóstico pode ser estabelecido por meio de exames de imagem, como ultrassonografia de rins e vias urinárias e urografia excretora, mas atualmente tem sido mais empregada a tomografia computadorizada, por fornecer detalhes anatômicos, informar sobre a presença de coleções e detectar mais precisamente o local do extravasamento urinário. A investigação intraoperatória imediata deve ser sempre realizada em caso de suspeita de lesão urológica, por meio de pielografia retrógrada, exame realizado mediante injeção de contraste por cateter introduzido no ureter ou, ainda, por meio de urografia excretora, em que se observa a distribuição pelas vias urinárias do contraste iodado injetado EV.

Os principais achados de lesão ureteral na tomografia computadorizada são: líquido livre ou coleção localizada e hidronefrose ipsilateral secundária à fibrose periureteral adjacente à porção lesionada. O extravasamento de contraste pode ser observado em fases tardias do exame contrastado. Nos casos de hidronefrose, pode ocorrer retardo de até algumas horas no extravasamento, o que pode justificar a postergação, em algumas horas, da fase tardia do exame.

■ TRATAMENTO

Tão logo seja diagnosticada, a lesão urológica deve ser avaliada e as opções de abordagem, desde que disponíveis, devem ser discutidas com a paciente.

Técnicas endoscópicas minimamente invasivas diminuem a morbidade e o tempo de internação e têm sido consideradas igualmente eficazes no tratamento dessas lesões. A abordagem cirúrgica tradicional deve ser preferencialmente realizada de modo a reparar a lesão com o menor número de intervenções possível. O insucesso ou as taxas de complicação do reparo cirúrgico parecem estar mais frequentemente relacionados com as condições cirúrgicas que originaram a lesão (p. ex., histerectomias radicais com ou sem radioterapia) do que com a diferença entre a técnica de acesso endoscópico e a aberta. Para pacientes bem selecionadas, o reparo endoscópico é uma opção terapêutica igualmente viável.

As lesões de bexiga para o retroperitônio, puntiformes, podem ser tratadas mediante a colocação de sonda vesical de demora por 10 dias, sendo recomendada a realização de cistografia antes da remoção da sonda. Por sua vez, as lesões vesicais intraperitoneais devem ser rafiadas, seja por laparotomia, seja por acesso laparoscópico ou robótico. Há, no entanto, relatos esparsos de tratamento conservador das leões vesicais puntiformes intraperitoneais. A sutura simples da bexiga produz ótimo resultado, sobretudo se realizada no intraoperatório que originou a lesão, com colocação concomitantemente de cateter uretral. A colocação de clipes na lesão vesical não demonstrou bons resultados e deve ser desencorajada.

O tratamento das lesões ureterais dependerá da localização, do grau da lesão e do momento pós-operatório em que foi diagnosticada. Lesões diagnosticadas no intraoperatório devem ser imediatamente reparadas por meio de sutura ou de anastomose ureteroureteral, sempre com o uso de cateter duplo J. Em uma revisão, as lesões diagnosticadas no peroperatório e tratadas com anastomose término-terminal apresentaram o melhor prognóstico. Se houver tecido ureteral desvitalizado, este deve ser removido e a anastomose feita com ureter saudável e bem perfundido; para tanto, a mobilização do ureter deve ser cuidadosa.

Lesões puntiformes ureterais diagnosticadas no pós-operatório podem ser tratadas mediante colocação de cateter duplo J por via ureteroscópica, o qual deve permanecer por 6 semanas. Após a retirada do cateter, deve-se acompanhar a paciente para avaliar se haverá estenose ureteral futura. Nos casos de ligadura ureteral com diagnóstico precoce, nos primeiros dias de pós-operatório, pode-se tentar o tratamento endoscópico. Por ureteroscopia, e com auxílio de fibra *laser*, consegue-se seccionar o fio, desde que esteja bem visível na luz ureteral. Coloca-se um cateter duplo J e acompanha-se a paciente em virtude da possibilidade de desenvolvimento tardio de estenose ureteral.

Lesões no terço distal do ureter podem ser tratadas por meio do reimplante ureteral na bexiga, por técnica intravesical, à Politano-Leadbetter, ou extravesical, à Lich-Gregoir. Se o ureter não atingir a bexiga sem tensão, pode-se realizar a fixação da bexiga ao músculo psoas (bexiga psoica), reduzindo assim a tensão do reimplante. Se não se consegue uma boa anastomose mesmo com a bexiga fixada ao psoas, pode-se criar um retalho com a parede da bexiga que, tubulizado, será anastomosado ao coto proximal do ureter. Essa técnica é denominada *flap* de Boari.

Quando o coto ureteral é muito curto, como nas lesões de ureter médio ou proximal, raras em cirurgias ginecológicas, é necessário interpor algum segmento intestinal entre o coto ureteral e a bexiga. Pode-se, então, interpor uma alça de íleo, criando o chamado ureter ileal. Outra técnica possível e que vem ganhando popularidade mundial é a técnica de Monti, que consiste na rotação de um retalho de intestino delgado. O tubo de Monti é anastomosado ao ureter proximal e à bexiga, mantendo o calibre próximo ao do ureter nativo e evitando a estase urinária que o ureter ileal propicia.

Em casos mais complexos, pode-se anastomosar o ureter lesionado ao ureter contralateral. Essa técnica é menos empregada por poder comprometer o ureter saudável do rim contralateral, além de dificultar o acesso endoscópico, caso a paciente apresente cálculos renais no futuro.

Raramente realizado, o autotransplante renal é uma opção terapêutica nos casos em que se perde quase a totalidade do ureter. O rim nativo é retirado de seu leito, e seus vasos são anastomosados aos vasos ilíacos da paciente, como no transplante renal. Desse modo, a pelve renal se aproxima da bexiga, possibilitando sua anastomose, ou do ureter proximal diretamente na parede vesical.

A realização temporária de nefrostomia, guiada por ultrassonografia ou por técnica aberta, pode ser necessária e benéfica, sobretudo quando há a presença de fibrose que impeça o reparo imediato do ureter. Nos casos de instabilidade clínica também é possível lançar mão dessa opção. Em um segundo tempo cirúrgico é feita a reconstrução ureteral e, por fim, a nefrostomia é removida.

Várias técnicas, portanto, estão disponíveis, dependendo do local de acometimento do ureter. O uso de cateter duplo J está recomendado em todas essas técnicas. Todas as formas de reconstrução podem ser feitas por cirurgia aberta, embora também tenham sido relatadas reconstruções por acesso laparoscópico e robótico; no entanto, não existem estudos que tenham comparado os resultados com essas vias de acesso. Cabe o emprego do acesso mais familiar ao cirurgião.

■ PROGNÓSTICO

De maneira geral, as lesões urológicas intraoperatórias apresentam bom prognóstico quando prontamente identificadas e tratadas por meio de cirurgia, com taxas reduzidas de perda renal a longo prazo. Fator determinante de melhor prognóstico é o diagnóstico precoce, de preferência no intraoperatório, momento ideal para o reparo cirúrgico da lesão. Vinte e cinco por cento das lesões ureterais não diagnosticadas levam à perda do rim ipsilateral. Além disso, acarretam considerável morbidade, prolongando o tempo e os custos da internação. Entre as possíveis complicações secundárias estão: infecções do trato urinário recorrentes, dor, incontinência urinária, dermatite vulvar, sepse, fístulas, doença renal crônica e perda da função renal, além do desconforto físico e psíquico que essas lesões provocam nas pacientes.

■ PONTOS CRÍTICOS

Em face da morbidade associada às lesões urológicas, destaca-se a importância de diagnóstico e intervenções precoces, preferencialmente no mesmo ato cirúrgico. A lesão mais frequente é a ureteral, causa comum de ações médico-legais. Convém manter-se atento aos sintomas clínicos da lesão ureteral no pós-operatório, identificá-los e encaminhar as pacientes para a urologia.

Leitura complementar

Burks FN, Santucci RA. Management of iatrogenic ureteral injury. Ther Adv Urol 2014; 6:115-24.

Cirstoiu M, Munteanu O. Strategies of preventing ureteral iatrogenic injuries in obstetrics-gynecology. Journal of Medicine and Life 2012; 5:277-9.

De Cicco C, Dávalos ML, Van Cleynenbreugel B et al. Iatrogenic ureteral lesions and repair: A review for gynecologists. Journal of Minimally Invasive Gynecology 2007; 14:428-35.

Diallo MB, Diallo AT, Sow KB et al. Les complications urologiques de la chirurgie gynécologique. À propos de 16 cas. Ann Urol 2001; 35:210-5.

Fugita OE, Dinlenc C, Kavoussi L. The laparoscopic Boari flap. J Urol 2001; 166:51-3.

Gardner E, Gray DJ, O'Rahilly R. Anatomia – Estudo regional do corpo humano. 4. ed. Rio de Janeiro: Guanabara Koogan, 1988.

Gellhaus PT, Bhandari A, Monn MF et al. Robotic management of genito-urinary injuries from obstetrical and gynecological operations: a multi-institutional report of outcomes. BJU Int 2015; 115:430-6.

Goodno JA, Powers TW, Harris VD. Ureteral injury in gynecologic in a community hospital surgery: a ten--year review. American Journal of Obstetrics and Gynecology 1995; 172:1817-22.

Grégoir W. Surgical management of congenital reflux and primary megaureter. Urol Int 1969; 24:502-26.

Hove LD, Bock J, Christoffersen JK, Andreasson B. Analysis of 136 ureteral injuries in gynecological and obstetrical surgery from completed insurance claims. Acta Obstetricia et Gynecologica 2010; 89:82-6.

Monti PR, Lara RC, Dutra MA, de Carvalho JR. New techniques for construction of efferent conduits based on the Mitrofanoff principle. Urology 1997; 49:112-5.

Morris PJ, Wood WC. Oxford textbook of surgery. Vol. 1. 2. ed. Oxford: Oxford Press, 2000.

Mteta KA, Mbwambo J, Myungi M. Iatrogenic ureteric and bladder injuries in obstetric and gynaecologic surgeries. East Afric Med Journal 2006; 83(2):79-85.

Obarisiagbon EO, Olagbuji BN, Onuora VC, Oguike TC, Ande AB. Iatrogenic urological injuries complicating obstetric and gynaecological procedures. Singapore Med J 2011 Oct; 52(10):738-41.

Oh BR, Kwon DD, Park KS, Ryu SB, Park YI, Presti JC Jr. Late presentation of ureteral injury after laparoscopic surgery. Obstetrics & Gynecology 2000; 95:337-9.

Park JH, Park JW, Song K, Ki Jo M. Ureteral injury in gynecologic surgery: a 5-year review in a community hospital. Korean J Urol 2012; 53:120-5.

Patel BN, Gayer G. Imaging of iatrogenic complications of the urinary tract: kidneys, ureters, and bladder. Radiol Clin North Am 2014 Sep; 52(5):1101-16.

Politano VA, Leadbetter WF. An operative technique for the correction of vesicoureteral reflux. J Urol 1958; 79:932-41.

Pompeo A, Molina WR, Sehrt D et al. Laparoscopic ureteroneocystostomy for ureteral injuries after hysterectomy. JSLS 2013; 17:121-5.

Selzman AA, Spirnak JP. Iatrogenic ureteral injuries: a 20-year experience in treating 165 injuries. The Journal of Urology 1996; 155:878.

Tavares FM. Reflexões acerca da iatrogenia e educação médica. Revista Brasileira de Educação Médica 2007; 31:180-5.

Townsend CM, Beauchamp RD, Mattox KL. Sabiston tratado de cirurgia. Rio de Janeiro: Elsevier, 2010.

Virtanen HS, Makinen JI, Kiilhola PJ et al. Urological injuries in conjunction with gynecologic surgery – 10 year's experience. Int Urogynecology J 1995; 6:26-30.

30

Infecções de Sítio Cirúrgico (Superficiais e Profundas)

Silvan Márcio de Oliveira
Hubert Caldeira

■ GENERALIDADES E EPIDEMIOLOGIA

Apesar dos grandes avanços registrados no controle pré-, intra- e pós-operatório, como métodos de esterilização, melhorias na ventilação das salas cirúrgicas, técnicas menos invasivas e menos trauma tecidual, além de antibioticoprofilaxia, as infecções do sítio cirúrgico permanecem como causas substanciais de morbidade, hospitalização prolongada e morte. Por sua incidência, morbidade e mortalidade, a infecção do sítio cirúrgico constitui grave problema dentre as infecções hospitalares, sendo também importantes os gastos financeiros significativos para os familiares e os serviços de saúde pública, os quais ultrapassam 1,6 bilhão de dólares a cada ano por complicações dessa natureza.

Apenas nos EUA são registradas, anualmente, mais de 500 mil infecções em cirurgias, das quais 40% a 60% poderiam ser evitadas. A Organização Mundial da Saúde (OMS) estima que sejam realizadas de 187 a 281 milhões de operações ao redor do mundo, o que significa aproximadamente uma cirurgia ao ano para cada 25 seres humanos vivos.

As estatísticas de morbimortalidade são de difícil precisão em virtude dos processos intervenientes que podem coexistir e serem imputados como a causa principal do evento, diminuindo assim a importância da infecção como fator causal da morte ou sequela. De maneira geral, a OMS estima que nos países desenvolvidos, onde o processo de notificação é mais preciso, 3% a 22% dos procedimentos cirúrgicos apresentam algum tipo de complicação, e a taxa de mortalidade gira em torno de 0,4% a 0,8%, o que demonstra a dimensão do problema.

No Brasil não é diferente. As infecções cirúrgicas estão entre as principais causas de morbimortalidade relacionadas com a assistência à saúde. O país ocupa a terceira posição em registros de infecções em serviços de saúde, compreendendo 14% a 16% daquelas encontradas em pacientes hospitalizados.

Em virtude do curto período de internação, a maioria dessas infecções se manifesta após a alta hospitalar, sendo subnotificada quando não há o seguimento do paciente cirúrgico. Programas de vigilância específicos do paciente após a alta são considerados fundamentais para controle das infecções e dimensionamento correto do problema.

DEFINIÇÃO/DIAGNÓSTICO

Classificação e critérios definidores de infecção cirúrgica

Incisional superficial (ISC-IS)

- **Critérios:** ocorre nos primeiros 30 dias após a cirurgia e envolve apenas pele e subcutâneo. Apresenta pelo menos um dos seguintes itens:
  1. Drenagem purulenta da incisão superficial.
  2. Cultura positiva de secreção ou tecido da incisão superficial, obtido assepticamente (não são considerados resultados de culturas coletadas por *swab*).
  3. A incisão superficial é deliberadamente aberta pelo cirurgião na vigência de pelo menos um dos seguintes sinais ou sintomas: dor, aumento da sensibilidade, edema local, hiperemia ou calor, exceto se a cultura for negativa.
  4. Diagnóstico de infecção superficial pelo médico assistente.

Incisional profunda (ISC-IP)

- **Critérios:** ocorre nos primeiros 30 dias após a cirurgia ou em até 1 ano, se houver colocação de prótese, e envolve tecidos moles profundos à incisão (p. ex., fáscia e/ou músculos). Apresenta pelo menos um dos seguintes itens:
  1. Drenagem purulenta da incisão profunda, mas não de órgão/cavidade.
  2. Deiscência parcial ou total da parede abdominal ou abertura da ferida pelo cirurgião, quando o paciente apresenta pelo menos um dos seguintes sinais ou sintomas: temperatura axilar ≥ 37,8°C, dor ou aumento da sensibilidade local, exceto se a cultura for negativa.
  3. Presença de abscesso ou outra evidência de que a infecção envolva os planos profundos da ferida, identificada em reoperação, exame clínico, histocitopatológico ou exame de imagem.
  4. Diagnóstico de infecção incisional profunda pelo médico assistente.

Órgão/cavidade (ISC-OC)

- **Critérios:** ocorre nos primeiros 30 dias após a cirurgia ou em até 1 ano, se houver colocação de prótese, e envolve qualquer órgão ou cavidade que tenha sido aberto ou manipulado durante a cirurgia. Apresenta pelo menos um dos seguintes itens:

1. Cultura positiva de secreção ou tecido do órgão/cavidade obtido assepticamente.
2. Presença de abscesso ou outra evidência de que a infecção envolva os planos profundos da ferida, identificada em reoperação, exame clínico, histocitopatológico ou exame de imagem.
3. Diagnóstico de infecção de órgão/cavidade pelo médico assistente.
   Obs.: não considerar que a eliminação de secreção purulenta através de drenos seja necessariamente sinal de ISC-OC. Sinais clínicos (febre, hiperemia, dor, calor, calafrios) ou laboratoriais (leucocitose, aumento da proteína C reativa quantitativa ou velocidade de hemossedimentação) são inespecíficos, mas podem sugerir infecção.

■ AGENTES ETIOLÓGICOS

A fonte mais frequente de ISC é a microbiota endógena do paciente; estima-se que, 24 horas após o procedimento, a ferida cirúrgica está selada e, portanto, protegida da contaminação exógena. Infecções a distância podem ser fonte de microrganismos que contaminam a ferida cirúrgica, os quais devem ser pesquisados e tratados no pré-operatório de cirurgias eletivas. Fontes exógenas podem ter importância durante o ato cirúrgico; portanto, técnica asséptica rigorosa deve ser mantida com intuito de prevenir a contaminação. O ar pode ser veículo de transmissão de alguns patógenos em casos especiais, como, por exemplo, na infecção por *Streptococcus* do grupo A transmitida por pessoas da equipe cirúrgica. Estratégias como salas cirúrgicas com fluxo laminar e/ou radiação ultravioleta só foram eficazes em reduzir as taxas de ISC em cirurgias para colocação de prótese de quadril ou joelho. Os agentes mais frequentes de ISC são os contaminantes comuns da pele do paciente: *Staphylococcus aureus*, *Staphylococcus epidermidis* e outros *Staphylococci* coagulase-negativos. Em cirurgias abdominais é maior a frequência de enterobactérias e *Enterococcus* sp. A incidência de bactérias gram-negativas e *Enterococcus* sp. aumenta com o tempo de internação. A incidência de fungos vem crescendo em virtude do grande número de pacientes imunodeprimidos, entre os quais as espécies de *Candida*, principalmente *albicans* e *tropicalis*, são os agentes mais comuns.

■ FATORES DE RISCO

O risco de ocorrência de ISC é determinado por: (a) biota microbiana no sítio cirúrgico; (b) virulência do microrganismo; (c) resistência imunológica do hospedeiro;

(d) *status* fisiológico do sítio cirúrgico no final da cirurgia, que é influenciado pela quantidade de tecido desvitalizado, pela técnica cirúrgica empregada e pela doença de base do paciente.

Os fatores de risco referentes ao hospedeiro são:

- ***Diabetes mellitus:*** é recomendável controle glicêmico adequado no pré-operatório e no intraoperatório; o controle glicêmico no pós-operatório facilita a cicatrização e reduz o tempo de internação.
- **Tabagismo:** a paciente deve ser orientada no pré-operatório a parar de fumar ou diminuir o uso de qualquer forma de consumo de tabaco.
- **Obesidade:** dificulta a cicatrização e a concentração tecidual adequada do antibiótico profilático.
- **Perda rápida e recente de peso:** pode ser fator de risco principalmente por estar associada à desnutrição.
- **Desnutrição:** se possível, postergar a cirurgia para que a paciente melhore o estado nutricional; a albumina pode ser um bom marcador para controle.
- **Idade avançada.**
- **Imunossupressão:** secundária ao uso de corticoide ou outros imunossupressores ou à doença de base; contudo, não existe consenso sobre a eficácia da redução da imunossupressão para a realização de procedimentos para controle de ISC.
- **Infecções de sítios distantes:** devem ser pesquisadas e tratadas no pré-operatório.

Os fatores de risco relacionados com a assistência pré-operatória são:

- **Tempo de internação pré-operatória:** principalmente se a paciente estiver em unidade de terapia intensiva. A internação pré-operatória prolongada favorece a substituição da microbiota endógena da paciente, aumentando o risco de aquisição de microrganismos multirresistentes.
- **Tricotomia extensa:** principalmente se os pelos forem raspados, pois esse procedimento produz microlesões que aumentam a colonização e dificultam a antissepsia da pele. Quanto mais precoce a tricotomia, maior o risco.

Os fatores relacionados com o intraoperatório são:

- **Tempo intraoperatório prolongado:** por aumentar o risco de contaminação da ferida, aumentar a lesão tecidual, aumentar a imunossupressão por perda de sangue, diminuir o efeito do antibiótico profilático quando não repicado e aumentar o número de suturas e o uso do cautério.
- **Técnica cirúrgica:** como, por exemplo, manipulação intensa, abertura inadvertida de víscera, controle inadequado de sangramento, espaço morto e quantidade de tecido desvitalizado.
- **Uso de drenos:** por permitir a migração retrógrada de bactérias da microbiota da pele.

PREVENÇÃO

São três as principais estratégias para reduzir e prevenir as ISC:

- Diminuir o montante e o tipo de contaminação.
- Melhorar as condições da ferida.
- Melhorar as defesas do hospedeiro.

A antibioticoprofilaxia deve ser realizada antes do início da cirurgia para que, no momento da incisão da pele, exista concentração tecidual adequada. Como o *S. aureus* é o agente mais frequente de infecção, a profilaxia deve ser realizada com antibióticos que apresentam atividade contra esse agente, geralmente cefalosporinas de primeira e segunda gerações. A administração de uma segunda dose está indicada quando a cirurgia é prolongada, nas pacientes com obesidade mórbida e quando ocorre grande perda volêmica. O uso de antibiótico profilático que tem início no pós-operatório imediato e se estende por longos períodos não previne nem cura a inflamação ou infecção. As diretrizes mais atuais para prevenção de infecção hospitalar são fundamentadas em evidências científicas e categorizam suas recomendações de acordo com a força dessas evidências.

O Centro para Controle de Doenças dos EUA (CDC) classifica suas recomendações de acordo com as seguintes categorias:

- **Categoria IA:** são medidas fortemente recomendadas para implementação e fortemente embasadas por estudos experimentais, clínicos ou epidemiológicos bem desenhados.
- **Categoria IB:** são medidas fortemente recomendadas para implementação e embasadas por alguns estudos experimentais, clínicos ou epidemiológicos e com forte razão teórica.
- **Categoria IC:** são medidas determinadas por regulamentações, normas ou padrões governamentais.
- **Categoria II:** são medidas sugeridas para implementação e embasadas por estudos clínicos ou epidemiológicos indicativos e com uma razão teórica.
- **Tópicos não resolvidos ou sem recomendações:** são medidas para as quais as evidências científicas são insuficientes ou não há consenso quanto à sua eficácia.

Em ISC restrita aos tecidos moles, a terapêutica mais importante consiste na abertura da cicatriz, na retirada do material infectado e em curativos contínuos até a cicatrização por segunda intenção. Apesar de a maioria das pacientes receber antibióticos no início do diagnóstico de ISC, essa prática tem pouco suporte em evidências científicas. Estudos de abscessos subcutâneos não identificaram benefícios quando a antibioticoterapia foi usada juntamente com a drenagem. A melhor conduta consiste na abertura da cicatriz e no tratamento por via sistêmica, quando os sinais locais de inflamação são exuberantes ou a paciente apresenta sintomas e sinais sistêmicos.

Infecções potencialmente graves podem surgir precocemente no pós-operatório, e alguns sintomas que sugerem essas patologias são: dor desproporcional aos achados do exame físico, bolhas violáceas, hemorragia cutânea, amolecimento da pele, áreas de parestesia e anestesia, rápida progressão e presença de ar no subcutâneo.

- **Fasciite necrosante:** é infecção rara, porém grave, geralmente monobacteriana. O agente mais frequente é o *Streptococcus* beta-hemolítico do grupo A; no entanto, um quadro clínico semelhante pode ser causado por *Vibrio vulnificus* ou *Aeromonas hydrophilia*. Mais frequentemente no pós-operatório, esse quadro pode ser causado por microbiota polimicrobiana composta por *Escherichia coli*, *Proteus* sp., *Citrobacter freundii*, *Serratia marcescens* e *Enterobacter* sp. O quadro clínico costuma apresentar evolução rápida com poucos sinais locais. O diagnóstico é confirmado por achados do intraoperatório, no qual o tecido subcutâneo se apresenta acinzentado e a fáscia do músculo exibe estrias, edema e é friável à manipulação.
- **Gangrena gasosa:** causada por *Clostridium perfringens*, *Clostridium septicum*, *Clostridium hystoliticum* ou *Clostridium novyi*. Seu quadro clínico é semelhante ao da fasciite necrosante, podendo ser diferenciado desta pela rotina de Gram do tecido. O tratamento dessas duas síndromes consiste em desbridamento cirúrgico e uso de antibiótico sistêmico, clindamicina e penicilina.
- **Síndrome do choque tóxico:** infecção causada pela toxina do *S. aureus*, que age como superantígeno, provocando proliferação maciça de linfócitos T e produção de citocinas como a interleucina 1 e o fator de necrose tumoral. O quadro clínico tem início rápido no pós-operatório com febre, queda do estado geral e *rash* cutâneo, que evolui com necrose progressiva da pele, podendo surgir lesões bolhosas e áreas de gangrena. A infecção se estende a planos mais profundos, podendo envolver fáscia e tecido subcutâneo, assemelhando-se à fasciite necrosante. O tratamento consiste no uso de antibiótico com atividade antiestafilocócica e em terapia de suporte. O desbridamento deve ser realizado conforme a avaliação clínica.

■ MEDIDAS DE PROTEÇÃO

As medidas de proteção têm como objetivo a adoção de metas e prazos para a mudança de práticas e a implementação de medidas que visem diminuir a incidência de complicações nas pacientes submetidas a procedimentos invasivos.

Medidas de proteção da equipe médica

- Identificar líderes administrativos e clínicos para tomar a frente das resoluções e medidas a serem adotadas.
- Educar prestadores da saúde por meio de fóruns e reuniões periódicas, visando obter informações sobre os procedimentos cirúrgicos, as infecções mais prevalentes e

como preveni-las, incluindo de maneira ativa os novos funcionários para que eles comecem a cuidar de pacientes apenas depois de capacitados nesses itens.

- Educar os médicos sobre a identificação de pacientes de alto risco e os passos adicionais que podem ser tomados para ajudar a manter essas pacientes em ambiente hospitalar seguro.
- Intensificar a importância de lavar as mãos antes e depois do manejo das pacientes (medida obrigatória).

Medidas de proteção no pré-operatório

- Profilaxia antimicrobiana administrada dentro de 1 hora antes da incisão (2 horas para vancomicina e fluoroquinolonas).
- Selecionar agentes antimicrobianos apropriados para o tipo de cirurgia a ser realizada, consistente com as diretrizes publicadas e com o protocolo aprovado pela equipe de prevenção de infecção hospitalar.
- Avaliar a necessidade da remoção dos pelos. Em caso afirmativo, usar sempre a tonsura e não as lâminas de barbear.

Medidas de proteção no intraoperatório

- Estabelecer trabalho de equipe com pausas para avaliar o andamento do processo cirúrgico e realizar o *check list* de cirurgia segura.
- Estabelecer prioridades nos eventos e evitar a circulação indevida de pessoas dentro da sala, bem como de materiais não essenciais ao evento, como bolsas, mochilas, computadores pessoais etc.
- Diminuir até mesmo as conversas desnecessárias sem máscaras, principalmente antes da anestesia, antes da incisão e antes de a paciente deixar a sala.
- Preparar de maneira adequada a pele, em torno do local da incisão, usando gluconato de clorexidina a 2%.
- Padronizar os procedimentos para o aquecimento ativo no funcionamento do bloco cirúrgico, mantendo a temperatura corporal em 36ºC (p. ex., cobrindo com cobertores aquecidos as pacientes sobre a mesa).

Medidads de proteção no pós-operatório

- Interromper antibióticos no prazo de 24 horas após o término da cirurgia (48 horas para profilaxia cardíaca).
- Avaliar o nível de glicose no sangue após 6 horas, em 24 e 48 horas após a cirurgia, o qual deve estar < 200mg/dL.
- Curativo cirúrgico para proteção das incisões de fechamento primário com compressas/gaze esterilizada pelas primeiras 24 a 48 horas pós-operatórias.

- Profilaxia da trombose venosa profunda com enoxiparina ou similar em 24 horas antes e 24 horas após o término da cirurgia.
- Apresentar ao serviço de controle de infecção hospitalar o desempenho de cada cirurgião em comparação com os outros. Se as infecções forem recorrentes, estabelecer elo causal com a equipe assistencial, alterar procedimentos como o preparo intestinal pré-cirúrgico, criar processos para as pacientes obesas, como a remoção de sutura ou grampos mais tardiamente, considerar o uso de oxigênio em câmara hiperbárica, modificar o vestuário e banhos com clorexidina em adultos com história de colonização recorrente, infecções ou sob risco elevado de sequelas.
- Estimular e apoiar o paciente e a família a participarem no cuidado, no planejamento e na tomada de decisões de acordo com as diretrizes do serviço de controle de infecção hospitalar.
- Educar a paciente e a família em conjunto e fornecer orientações de como podem ajudar com as medidas gerais.
- Lembrar que, quando ocorre uma infecção, os funcionários, as pacientes e as famílias devem ser entrevistados para a avaliação do possível fator facilitador.

Leitura complementar

Brasil, Ministério da Saúde. Sítio cirúrgico – Critérios nacionais de infecções relacionadas à assistência à saúde. Brasília (DF): ANVISA, 2009.

Cosgrove MS. Infection control in the operating room. Crit Care Nurs Clin North Am 2015 Mar; 27(1):79-87.

Daley J, Khuri SF, Henderson W et al. Risk adjustment of the postoperative mortality rate for the comparative assessment of the quality of surgical care: results of th National Veterans Affairs Surgical Risk Study. Journal of the American College of Surgeons 1997; 185:315-27.

Najjar PA, Smink DS. Prophylactic antibiotics and prevention of surgical site infections. Surg Clin North Am 2015 Apr; 95(2):269-83.

Secretaria de Estado da Saúde de São Paulo. Coordenadoria de Controle de Doenças. Centro de Vigilância Epidemiológica "Prof. Alexandre Vranjac" – CVE. Divisão de Infecção Hospitalar.

31

Deiscência de Suturas (Cirurgias Vaginais e Abdominais)

Adriana Ribeiro da Silva
Cassiano de Souza Moreira
Daniele Saito Moreira

INTRODUÇÃO

O fechamento da ferida operatória consiste em procedimento de rotina realizado por ginecologistas e obstetras. A maioria das feridas cicatriza sem intercorrências, porém as falhas, particularmente da camada fascial, podem levar ao aumento da morbimortalidade. O fechamento da ferida abdominal e/ou vaginal não é largamente discutido na literatura ginecológica, e este capítulo aborda o manejo clínico da deiscência, como minimizá-la e como proceder em caso de sua ocorrência.

EPIDEMIOLOGIA E RELEVÂNCIA

A deiscência de suturas consiste em uma das complicações mais temidas pelos cirurgiões ginecológicos e obstetras em virtude da possibilidade de evisceração, que se caracteriza pela protrusão do intestino delgado ou de outros órgãos e estruturas abdominais através da parede abdominal ou da cúpula vaginal.

Apesar dos avanços clínicos obtidos nas áreas de anestesia, antibioticoterapia, tecnologia de suturas e cuidados pós-operatórios, a incidência de distúrbios da ferida operatória permanece inalterada.

O grau de abertura da ferida é variável. Os casos de deiscência abdominal superficial normalmente ocorrem após hematoma ou seroma, porém são mais comumente resultantes de infecção da ferida, com incidência próxima de 15%. As altas taxas de cesariana e as histerectomias ainda realizadas via laparotomia (abdominal) contribuem para sua ocorrência.

Nos casos mais complexos, a separação pode incluir a fáscia da parede abdominal. As deiscências de fáscia ocorrem com menos frequência, cerca de 0,5% a 3% dos casos, e estão fortemente associadas a um defeito técnico. Em geral, costumam ocorrer entre o terceiro e o décimo dia de pós-operatório e, se a pele se mantém intacta, observa-se uma eventração com a subsequente formação de hérnia incisional na fase tardia (Figura 31.1).

Na evisceração ocorre ruptura abdominal completa, e o conteúdo abdominal exterioriza-se em razão do defeito da fáscia e da pele (Figura 31.2).

Ao contrário da deiscência abdominal, a taxa de deiscência vaginal varia entre os tipos de abordagem cirúrgica. Estudos comprovam a maior incidência em histerectomias laparoscópicas e robóticas, variando entre 1% a 4,1% e 0,14% a 0,27%, respectivamente, em estudos que incluíram todos os tipos de histerectomias. A evisceração vaginal é complicação mais grave e ocorre em cerca de 0,032% a 1,2% das pacientes.

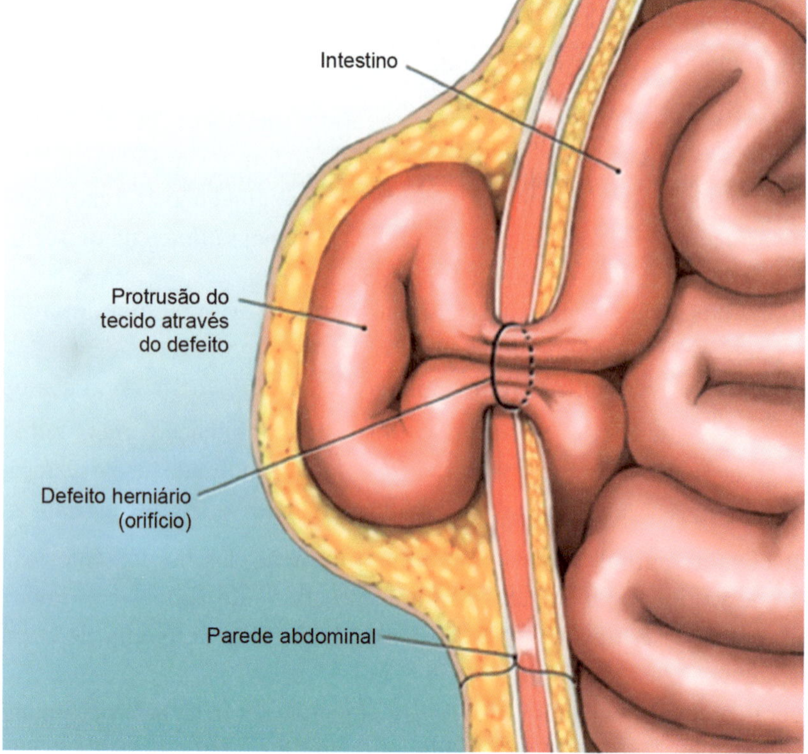

Figura 31.1 Esquema de hérnia incisional (deiscência da fáscia com pele intacta).

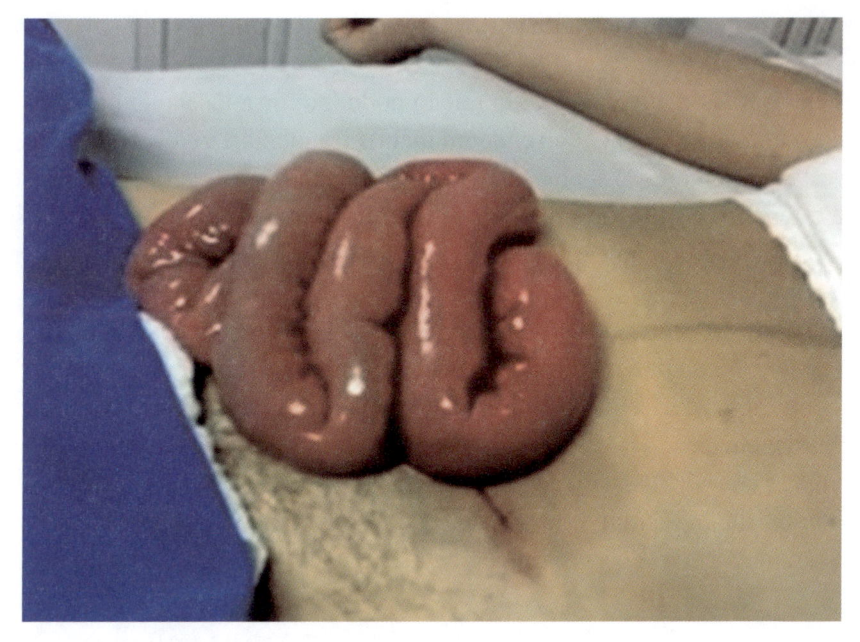

Figura 31.2 Evisceração do intestino delgado pós-cesariana.

■ DEFINIÇÃO E DIAGNÓSTICO

A deiscência é grave complicação do processo cicatricial das cirurgias ginecológicas e obstétricas e ocorre quando há o afastamento total ou parcial de um ou de todos os planos suturados, estando geralmente associada a três mecanismos: ruptura da sutura, ruptura do tecido através do local de inserção do fio de sutura ou falha do nó cirúrgico.

Deiscência abdominal

A maioria dos pacientes com deiscência abdominal não apresenta sintomas, e o primeiro sinal pode ser o abaulamento local percebido pela própria paciente com descarga de líquido claro ou avermelhado (cor salmão ou "lavado de carne") no pós-operatório precoce.

Deiscência vaginal

A deiscência vaginal ocorre quando há separação das bordas anterior e posterior da parede vaginal com ou sem herniação do conteúdo abdominal. Pode ser total ou parcial, com ou sem evisceração (Figura 31.3). A idade média de ocorrência é 48,3 anos.

Em geral, a deiscência abdominal é parcial e pode ser detectada pelo exame físico, com ou sem pequena exploração da ferida (abertura dos pontos da pele), sendo o diagnóstico clínico.

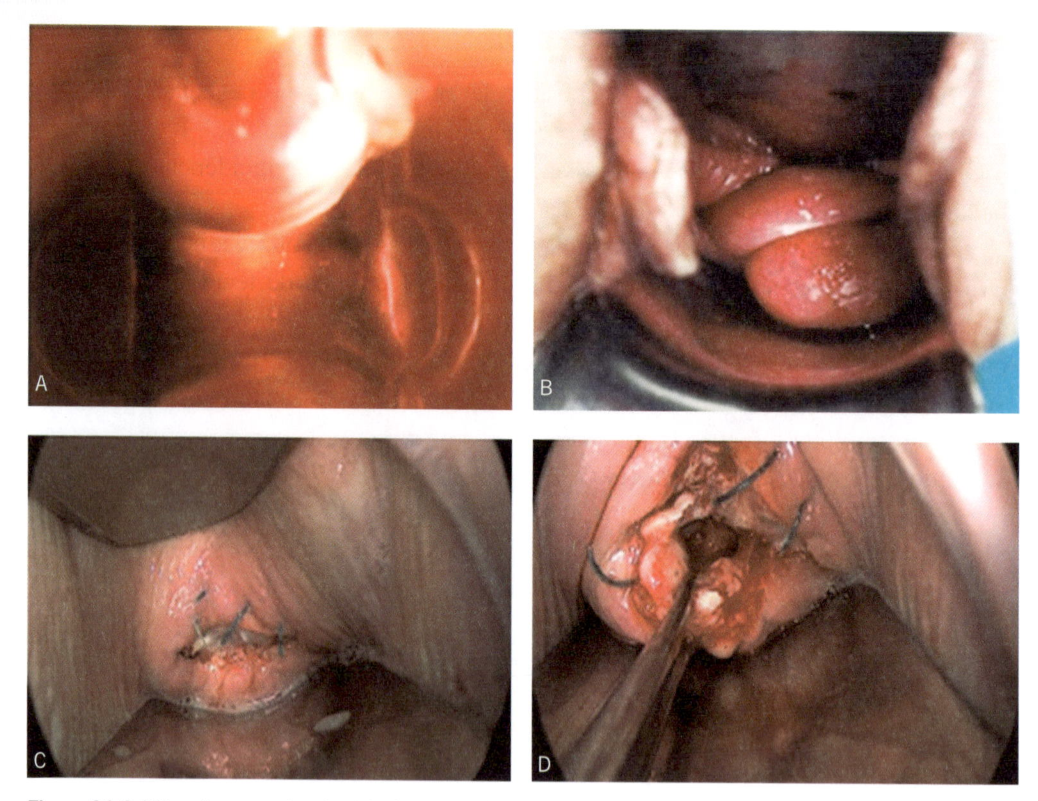

Figura 31.3 Diferentes aspectos da deiscência da cúpula vaginal e seu reparo. (**A**) Deiscência vaginal completa após histerectomia abdominal com protrusão do omento. (**B**) Deiscência vaginal após histerectomia laparoscópica com protrusão do íleo através da vagina. (**C**) Deiscência vaginal 51 dias após histerectomia laparoscópica total com sutura farpada aberta. (**D**) Pinça apreendendo a cúpula vaginal com deiscência da sutura farpada.

Pacientes com deiscência vaginal podem apresentar uma combinação de sintomas, sendo os mais comuns:

- Dor pélvica e abdominal (58% a 100% dos casos).
- Sangramento vaginal e corrimento vaginal (33% a 90% dos casos).
- Sensação de peso ou massa vaginal em pacientes com evisceração intestinal.

A deiscência vaginal pode ocorrer em qualquer período pós-operatório, sendo mais comum na sexta semana após a cirurgia.

O fator desencadeante pode não ser encontrado, sendo a deiscência vaginal espontânea descrita em mais de 70% dos casos. Complicações pós-operatórias imediatas não precisam estar necessariamente presentes.

Em pacientes afetadas, a ruptura geralmente ocorre na área de maior fragilidade vaginal ou no fórnix posterior e está frequentemente associada à enterocele. O diagnóstico também é clínico, e pode ser definido pelo exame ginecológico especular.

■ PONTOS CRÍTICOS

Embora alguns fatores de risco possam levar às deiscências, as causas ainda não estão claras. Algumas hipóteses estão sendo levantadas.

Acredita-se que as incisões transversas estão associadas a incidência muito mais baixa de deiscência abdominal do que as incisões medianas.

Eviscerações vaginais estão associadas a prolapsos e atrofia vaginal. A tríade da atrofia vaginal (hipoestrogenismo, desvascularização crônica do tecido e fraqueza do assoalho pélvico) é fator de risco importante para mulheres na pós-menopausa, assim como doenças do colágeno, radiação e tabagismo.

Outros fatores de risco são: idade avançada, fatores relacionados com difícil cicatrização (quimioterapia, uso crônico de corticoides, desnutrição, radioterapia vaginal), aumento da pressão abdominal (tosse e espirros crônicos), técnica cirúrgica precária, infecções, celulite ou hematomas vaginais no pós-operatório, doenças crônicas (diabetes, obesidade, doença pulmonar, doenças malignas), retorno precoce à atividade sexual, traumatismo ou violência sexual e maior número de cirurgias vaginais (Quadro 31.1).

Algumas técnicas têm sido sugeridas para reduzir as taxas de deiscências:

1. Uso do monopolar no modo corte (corrente de baixa voltagem e contínua com menor lesão térmica dos tecidos laterais comparado com o modo coagulação).
2. Hemostasia com suturas preferencialmente por meio de eletrocoagulação.
3. Técnica cirúrgica adequada: espaçamento entre os pontos (cerca de 1cm), pontos a 2cm das bordas da ferida, relaxamento adequado da paciente durante o fechamento da fáscia, boa hemostasia, fechamento do espaço morto e tensão adequada da sutura.
4. Fechamento da cúpula vaginal em dois planos com polidioxanona (PDS™) e fio de sutura farpado (com microâncoras) sem nó (Stratafix™, V-loc™) nas cirurgias laparoscópicas e robóticas pode ser vantajoso, mantendo a tensão uniformemente distribuída nos tecidos (Figura 31.4).

Quadro 31.1 Fatores associados à deiscência da ferida

Erro técnico (fechamento da fáscia: pontos muito próximos das bordas, muito afastados entre si ou submetidos a tensão excessiva)
Infecção intra-abdominal
Desnutrição
Idade avançada
Uso crônico de corticoides
Complicações com a ferida (hematoma, seroma, infecção)
Comorbidades (diabetes, insuficiência renal, câncer, deficiência imune, quimioterapia, radiação)
Aumento da pressão intra-abdominal (ascite, distensão intestinal, tosse, esforço da defecação, vômitos)

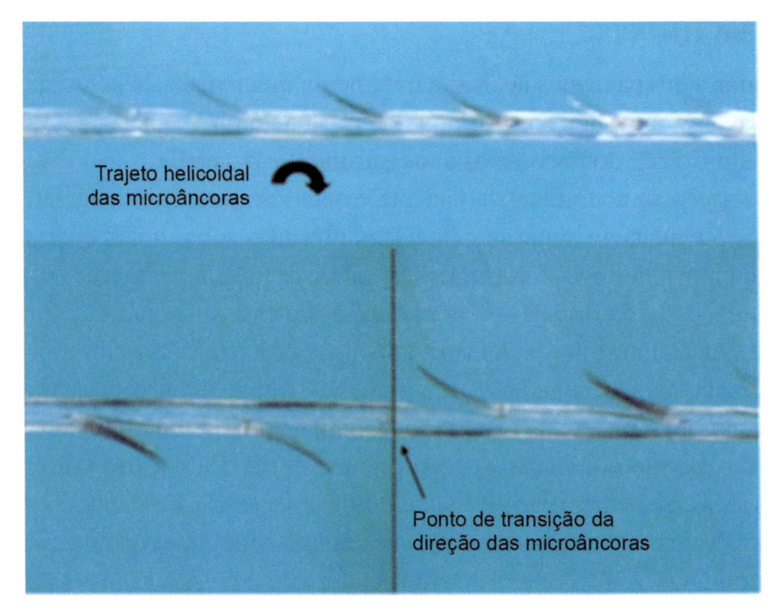

Figura 31.4 Visão microscópica do fio de sutura farpado.

A técnica ideal para redução da taxa de deiscência ainda não está elucidada, sendo necessários mais estudos para a determinação de recomendações definitivas.

Testes prospectivos e aleatórios da técnica de síntese não confirmaram que a sutura contínua predispõe à deiscência, embora o fio monofilamentar se associe a menor índice da ruptura da ferida do que o multifilamentar.

Nos pacientes de alto risco prefere-se o fechamento interrompido com fio inabsorvível ou absorvível de longa duração, pois o colapso do fio de sutura em um ponto do fechamento enfraquece toda a sutura.

A antissepsia adequada e a antibioticoprofilaxia são imprescindíveis. A prevenção de hipotermia pode reduzir as taxas de infecção de ferida de 19% para 6% no pós-operatório.

Antes de considerar o fechamento da incisão é pertinente levar em conta a abertura. O tipo de incisão deve ser discutido com a paciente antes do procedimento, uma vez que a cicatriz é a única parte do procedimento que ela visualizará, e a estética deve ser considerada. As incisões transversas são mais aceitas cosmeticamente, menos dolorosas e com menor índice de herniações. Existem inúmeras variações (Pfannenstiel, Maylard, Cherney, Joel-Cohen, Turner-Warnick), e o cirurgião ginecológico deve estar familiarizado com essas modificações para garantir exposição adequada em cada caso. As incisões verticais podem ser medianas ou paramedianas, sendo esta última mais propensa à lesão do suprimento nervoso muscular. A incisão mediana é fácil e rápida, sendo particularmente útil nas cirurgias oncológicas, onde é necessário acesso ao abdome superior.

■ CONDUÇÃO

A maioria das pacientes necessita tratamento médico por 24 horas após o início dos sintomas, e a evisceração exige cirurgia de reparação imediata, sendo uma emergência cirúrgica em virtude do risco de dano às estruturas evisceradas.

Na evisceração abdominal, a paciente é mantida em decúbito dorsal, e compressas estéreis umedecidas em solução salina são colocadas sobre o conteúdo abdominal, na tentativa de reposicioná-lo e controlar a situação, enquanto se prepara o centro cirúrgico. A cavidade abdominal deve ser explorada à procura de coleções, focos sépticos e fístulas. As alças intestinais são inspecionadas e procede-se à avaliação da viabilidade da fáscia e da pele. O fechamento primário é possível na maioria dos casos, sendo recomendado fechamento em massa com pontos interrompidos com fio inabsorvível.

Nos casos em que a fáscia está comprometida por necrose ou infecção, o desbridamento torna-se imperativo, e o fechamento deve ser efetuado de modo a evitar tensão nas bordas. Nessas situações deve ser considerada a utilização de telas sintéticas absorvíveis.

A deiscência superficial pode ser tratada de maneira conservadora com curativos diários e estéreis. Curativos sob pressão negativa são úteis na presença de grande perda de pele por necrose, sendo muito importante o acompanhamento de uma enfermeira especialista em cuidados de feridas (Figura 31.5).

Trinta e cinco por cento das hérnias incisionais ocorrem 3 anos após a cirurgia, e o reparo geralmente é realizado pelo cirurgião geral com uso de tela inabsorvível (polipropileno), na maioria dos casos.

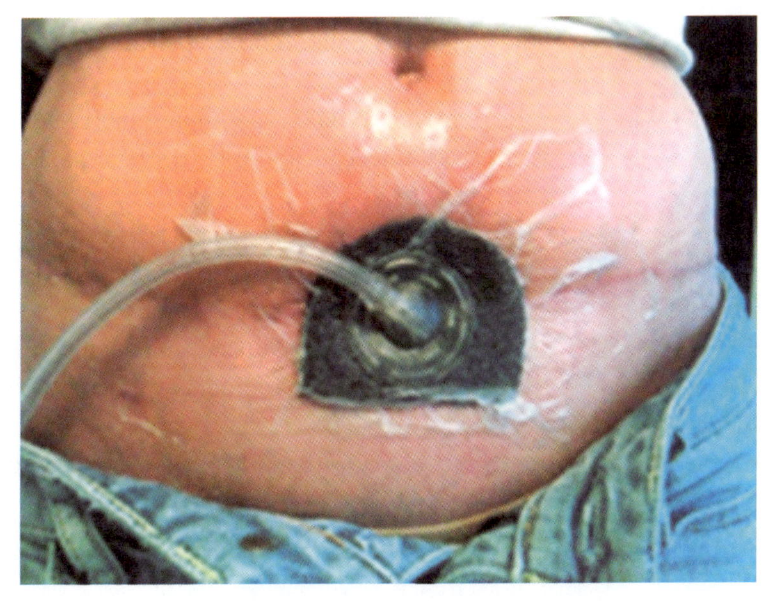

Figura 31.5 Curativo sob pressão negativa (vácuo).

Não há consenso quanto ao melhor método de reparo de deiscência ou evisceração vaginal, sendo descritos casos de correção via vaginal (51%), abdominal (32%), laparoscópica (2%), combinados (10%), ou fechamento por segunda intenção (5%). A escolha do método varia de acordo com a estabilidade da paciente, a experiência do cirurgião, o grau de suspeita de danos a órgãos intra-abdominais e a presença de isquemia ou dano mesentérico em casos de eviscerações. Nenhum método se revela superior ao outro.

CONSIDERAÇÕES FINAIS

A deiscência continua a ser um problema comum tanto para a paciente ginecológica como para a obstétrica, causando angústia e atraso no retorno às atividades, além de prolongar a permanência hospitalar e exigir cuidados especiais, aumentando os custos para os sistemas de saúde.

Mais estudos são necessários para identificação de outros fatores de risco e métodos de prevenção.

O cirurgião ginecológico e obstetra deve ter conhecimentos sobre os fatores de risco, a fim de evitá-los ou minimizá-los, além das opções de tratamento para essa complicação.

A paciente deve ser submetida a exame físico completo com avaliação minuciosa da ferida operatória, incluindo exame especular em caso de suspeita de deiscência de cúpula vaginal para definição do diagnóstico. Se confirmada a deiscência, o ginecologista/obstetra deverá avaliar seu grau e profundidade e se existem estuturas e órgãos abdominais envolvidos para que possa optar pela melhor opção de tratamento no momento, podendo variar de tratamento conservador a intervenção cirúrgica imediata.

Leitura complementar

Angood PB, Gingalewski CA, Andersen DK. Complicações cirúrgicas. In: Townsend CM, Beauchamp RD, Evers BM, Matoxx KL (eds.). Sabiston – Tratado de Cirurgia. 16. ed. Rio de Janeiro: Guanabara Koogan, 2002:211-42.

Arnolds K, Sprague M, Zimberg S. Vaginal cuff dehiscence after total laparoscopic hysterectomy. J Minim Invasive Gynecol [Internet] 2015; 2012. Disponível em: http://linkinghub.elsevier.com/retrieve/pii/S1553465015002745.

Bogliolo S, Nadalini C, Lacobone AD, Musacchi V, Carus AP. Vaginal cuff closure with absorbable bidirectional barbed suture during total laparoscopic hysterectomy. Eur J Obstet Gynecol Reprod Biol [Internet] 2013; 170(1):219-21. Disponível em: http://dx.doi.org/10.1016/j.ejogrb.2013.06.006.

Ceccaroni M, Berretta R, Malzoni M et al. Vaginal cuff dehiscence after hysterectomy: a multicenter retrospective study. Eur J Obstet Gynecol Reprod Biol [Internet] 2011; 158(2):308-13. Disponível em: http://dx.doi.org/10.1016/j.ejogrb.2011.05.013.

Cronin B, Sung VW, Matteson KA. Vaginal cuff dehiscence: Risk factors and management. Am J Obstet Gynecol [Internet] 2012; 206(4):284-8. Disponível em: http://dx.doi.org/10.1016/j.ajog.2011.08.026.

Hogston P, O'Donovan P. Abdominal wound closure: how to avoid complications. In: O'Donovan P (ed.) Complications in gynecological surgery. London: Springer, 2008:43-51.

Klauschie J, Wen Y, Chen B et al. Histologic characteristics of vaginal cuff tissue from patients with vaginal cuff dehiscence. J Minim Invasive Gynecol [Internet] 2014; 21(3):442-6. Disponível em: http://linkinghub.elsevier.com/retrieve/pii/S1553465013013800.

Mattox KL, Townsend CM, Beauchamp RD. Sabinston – Tratado de ci-rurgia. 17. ed. São Paulo: Elsevier, 2006; 2:298-9. Disponível em: http://books.google.com.br/books?id=Kv7j_OPoc04C&pg=PA299&dq=deiscência+sutura+abdominal&hl=pt-sa=X&ved=0CCEQ6AEwoVChMIpKjQo4SMxwIVQ4oNCh16MgFr#v=onepage&q=deiscência%20sutura%20abdominal%f=false.

Mottin CC, Ramos RJ, Padoin AV, Alves LB. Complicações da ferida operatória. In: Acauan Filho BJ (ed.). Obstetrícia de plantão: da sala de admissão ao pós-parto. Porto Alegre: Edipucrs, 2012:207-17.

Teoh D, Lowery WJ, Jiang X et al. Vaginal cuff thermal injury by mode of colpotomy at total laparoscopic hysterectomy: a randomized clinical trial. J Minim Invasive Gynecol [Internet] 2015; 22(2):227-33. Disponível em: http://linkinghub.elsevier.com/retrieve/pii/S155346501401437X.

Tognini JRF, Goldenberg S. Síntese da parede abdominal: sutura contínua ou com pontos separados? Revisão da literatura. Disponível em: http://www.scielo.br/scielo.php?pid=S0102-86501998000200009&script=sci_arttext.

Apêndice

Consentimentos Informados (Videolaparoscopia, Laparotomias, Drenagem de Abscessos e Hemotransfusão)

Cláudia Navarro Carvalho Duarte Lemos

Termo de Consentimento Pós-informado

VIDEOLAPAROSCOPIA

Eu, ____, ________ anos,

portador do documento de identidade: ____________________, residente ______________________________

____

ou meu representante legal: ____

______________________________________, ________ anos, portador do documento de identidade:

________________, residente ____

____,

Fui devidamente informado pelo(a) Dr(a) ______________________________________

____, CRM________________, que, devido ao meu

diagnóstico inicial de ____

____

Com base em propedêutica registrada em meu prontuário médico, apresento como indicação principal para COMPLEMENTAR O DIAGNÓSTICO (   ) ou para TRATAMENTO (   ) a realização da VIDEOLAPAROSCOPIA.

Assumo ter realizado os exames pré-operatórios solicitados pelo médico e ter me submetido à consulta para avaliação do risco cirúrgico do ponto de vista clínico e cardiológico, que se encontram anotados em meu prontuário e que levarei no dia da cirurgia.

Fui informado também que a VIDEOLAPAROSCOPIA é um procedimento realizado sob anestesia geral inalatória, ou seja, durante a cirurgia estarei inconsciente, será colocado um tubo através da minha boca por onde irei respirar por meio de aparelhos. Durante toda a cirurgia estarei monitorizado (ligado a aparelhos que irão controlar minha pressão, meus batimentos cardíacos, minha oxigenação) e haverá um anestesiologista presente na sala durante todo o ato cirúrgico.

Após a anestesia, poderá ou não ser colocada uma sonda na bexiga, a qual poderá ser retirada no final da cirurgia ou ficar algumas horas após o término do procedimento. O objetivo dessa sonda é manter a bexiga vazia, o que pode ser importante durante a cirurgia e, em alguns casos, para medir o volume de urina que estarei eliminando.

Será realizado o pneumoperitônio: através de uma agulha mais grossa (agulha de Veress) passada pelo meu umbigo, será injetado ar dentro da minha barriga para que ela fique distendida. Isso é necessário para que os cirurgiões possam visualizar os órgãos e movimentar os instrumentos cirúrgicos. A pressão do ar dentro do abdome é controlada por um aparelho que fica constantemente ligado. Quando o abdome já está distendido, é realizado um corte de 10mm na cicatriz umbilical, por onde será passada a câmera que possibilitará a visualização do interior do abdome. De acordo com o objetivo da cirurgia, será realizado pelo menos mais um corte de 5 ou 10mm, geralmente na região pélvica, por onde serão passados os instrumentos cirúrgicos. A cirurgia será realizada, os instrumentos serão retirados e serão dados pontos nos locais que foram cortados. Durante o ato cirúrgico, visando ao sucesso da cirurgia, e de acordo com o decorrer do procedimento, reconheço que a equipe cirúrgica possa ter de alterar o que foi inicialmente programado. Após o término da cirurgia, ao acordar da anestesia, irei permanecer algum tempo na Sala de Recuperação, até ser liberado pelo anestesiologista.

Em alguns casos, principalmente na presença de aderências ou dificuldades técnicas, não é possível que a cirurgia seja completada somente por videolaparoscopia, sendo necessário que seja CONVERTIDA em uma LAPAROTOMIA, ou seja, feito um corte maior para que se opere diretamente.

Caso seja retirado algum órgão ou material, este será enviado para o laboratório para estudo anatomopatológico.

Apesar de todo o zelo da equipe cirúrgica, algumas complicações podem estar relacionadas com o ato anestésico ou cirúrgico:

- reação a algum componente da anestesia, podendo resultar desde leve prurido até parada cardiorrespiratória;
- insuflação de gás no tecido subcutâneo;
- lesão de algum órgão (p. ex., bexiga, ureter, intestino) ou vaso sanguíneo no momento da introdução do trocarte ou durante procedimento cirúrgico;
- comprometimento por pressão intra-abdominal elevada;

- infecções ocorrem raramente, podendo surgir na ferida operatória ou dentro do abdome;
- hemorragia, podendo ser necessária transfusão sanguínea em casos graves;
- em algumas situações, não sendo possível resolver a complicação por videolaparoscopia, será necessária a conversão em laparotomia;
- existe a possibilidade de que os sintomas (p. ex., dor) ou a razão pela qual será feito o procedimento não apresentem melhora ou, em alguns casos, ocorra piora após a intervenção;
- complicações possíveis em qualquer ato cirúrgico, como trombose e problemas pulmonares, podem ocorrer.

As complicações decorrentes do procedimento cirúrgico e do ato anestésico, associadas ou não a condições clínicas preexistentes, podem apresentar variáveis graus de gravidade, podendo exigir tratamentos complementares e envolver risco de óbito.

Entendi as explicações que me foram prestadas em linguagem clara e simples, esclarecendo-me todas as dúvidas que me ocorreram.

Também entendi que, a qualquer momento e sem necessidade de dar nenhuma explicação, poderei revogar o consentimento que agora presto.

Assim, declaro agora que estou satisfeito com a informação recebida e que compreendo o alcance e os riscos do tratamento.

Questionamentos do paciente:

Por tal razão e nestas condições

Consinto

Que se realize a VIDEOLAPAROSCOPIA proposta.

Reservo-me expressamente o direito de revogar a qualquer momento meu consentimento antes que o procedimento objeto deste documento se realize.

Local e data: ______________________________

____

Médico

____

Paciente ou Representante ou Responsável

____

____

Testemunhas

Revogação

Revogo o consentimento prestado na data de: .... / .... / .... e não desejo prosseguir com o tratamento, que dou com esta por finalizado.

Local e data: ____

____
Médico

____
Paciente ou Representante ou Responsável

____

____
Testemunhas

Termo de Consentimento Pós-informado
LAPAROTOMIA

Eu, ____, ________ anos, portador do documento de identidade: __________________, residente ____________________________________

_______________ ____

ou meu representante legal: ____

_____________________________________, ________ anos, portador do documento de identidade: _______________, residente ____

____,

Fui devidamente informado pelo(a) Dr(a) _______________________________________

____________________________________, CRM______________________, que, devido ao meu diagnóstico inicial de ____

____

Com base em propedêutica registrada em meu prontuário médico, apresento como indicação principal para COMPLEMENTAR O DIAGNÓSTICO (   ) ou para TRATAMENTO (   ) a realização da LAPAROTOMIA.

Assumo ter realizado os exames pré-operatórios solicitados pelo médico e ter me submetido à consulta para avaliação do risco cirúrgico do ponto de vista clínico e cardiológico, que se encontram anotados em meu prontuário e que levarei no dia da cirurgia.

Fui informado também que a LAPAROTOMIA é um procedimento realizado sob anestesia, podendo ser através de bloqueio ou anestesia geral, sendo que o tipo utilizado ficará a cargo do médico anestesiologista, que estará presente na sala durante todo o ato cirúrgico. Durante toda a cirurgia estarei monitorizado (ligado a aparelhos que irão controlar minha pressão, meus batimentos cardíacos, minha oxigenação).

Após a anestesia, poderá ou não ser colocada uma sonda na bexiga, a qual pode ser retirada no final da cirurgia ou ficar algumas horas após o término do procedimento. O objetivo dessa sonda é manter a bexiga vazia, o que pode ser importante durante a cirurgia e, em alguns casos, para medir o volume de urina que estarei eliminando.

A cirurgia é feita através da abertura da cavidade abdominal com incisão, que pode variar de 10 a 30cm, dependendo do tamanho do abdome e do procedimento a ser realizado, e avaliação dos órgãos abdominais e pélvicos. A partir daí será realizada a intervenção

____

____

____

____

____

(p. ex., retirada de útero, ovários, cadeias ganglionares) proposta para meu tratamento. Durante o ato cirúrgico, visando ao sucesso da cirurgia, e de acordo com o decorrer do procedimento, reconheço que a equipe cirúrgica possa ter de alterar o que foi inicialmente programado. Após o término da cirurgia, irei permanecer algum tempo na Sala de Recuperação, até ser liberado pelo anestesiologista.

Caso seja retirado algum órgão ou material, este será enviado para o laboratório para estudo anatomopatológico.

Apesar de todo o zelo da equipe cirúrgica, algumas complicações podem ocorrer e estão ligadas ao ato anestésico ou cirúrgico:

- reação a algum componente da anestesia, podendo resultar desde leve prurido até parada cardiorrespiratória;
- lesão de algum órgão (p. ex., bexiga, ureter, intestino) ou vaso sanguíneo;
- infecções podem surgir em ferida operatória ou dentro do abdome, causando hemorragia e podendo tornar necessária transfusão sanguínea e, em casos graves, causar cicatrizações entre os órgãos, chamadas aderências;
- problemas na ferida operatória, como queloide ou hérnia;
- existe a possibilidade de que os sintomas (p. ex., dor) ou a razão pela qual será feito o procedimento não apresentem melhora ou, em alguns casos, ocorra piora após a intervenção;
- complicações possíveis em qualquer ato cirúrgico, como trombose e problemas pulmonares, podem ocorrer.

As complicações decorrentes do procedimento cirúrgico e do ato anestésico, associadas ou não a condições clínicas preexistentes, podem apresentar variáveis graus de gravidade, podendo exigir tratamentos complementares e envolver risco de óbito.

Entendi as explicações que me foram prestadas em linguagem clara e simples, esclarecendo-me todas as dúvidas que me ocorreram.

Também entendi que, a qualquer momento e sem necessidade de dar nenhuma explicação, poderei revogar o consentimento que agora presto.

Assim, declaro agora que estou satisfeito com a informação recebida e que compreendo o alcance e os riscos do tratamento.

Questionamentos do paciente:

Por tal razão e nestas condições

Consinto

Que se realize a LAPAROTOMIA proposta.

Reservo-me expressamente o direito de revogar a qualquer momento meu consentimento antes que o procedimento objeto deste documento se realize.

Local e data: ____

____

Médico

____

Paciente ou Representante ou Responsável

____

____

Testemunhas

Revogação

Revogo o consentimento prestado na data de: .... / .... / .... e não desejo prosseguir com o tratamento, que dou com esta por finalizado.

Local e data: ____

____

Médico

____

Paciente ou Representante ou Responsável

____

____

Testemunhas

Termo de Consentimento Pós-informado

DRENAGEM DE ABSCESSOS

Eu, ____, ________ anos, portador do documento de identidade: __________________, residente ______________________________

____

ou meu representante legal: ____

______________________________________, ________ anos, portador do documento de identidade: ______________, residente ______________________________________

____,

Fui devidamente informado pelo(a) Dr(a) ______________________________________

____, CRM______________, que, devido ao meu diagnóstico inicial de ____

____

Com base em propedêutica registrada em meu prontuário médico, apresento como indicação principal para TRATAMENTO a realização de DRENAGEM DE ABSCESSO.

Assumo ter realizado os exames pré-operatórios solicitados pelo médico e ter me submetido à consulta para avaliação do risco cirúrgico do ponto de vista clínico e cardiológico, que se encontram anotados em meu prontuário e que levarei no dia da cirurgia.

Fui informado também que a DRENAGEM DE ABSCESSO é um procedimento realizado sob anestesia, geralmente LOCAL. Em abscessos mais profundos poderá ser necessário o uso de sedação, bloqueio anestésico ou anestesia geral; nesses casos, o tipo utilizado ficará a cargo do médico anestesiologista, que estará presente na sala durante todo o ato cirúrgico.

Será feita uma incisão próximo ao local do abscesso, cuja extensão será de acordo com o tamanho deste, e realizada drenagem do material purulento, eguida de limpeza local. A ferida operatória é mantida aberta, podendo ser necessária a colocação de um dreno, que será retirado posteriormente.

Durante o ato cirúrgico, visando ao sucesso da cirurgia, e de acordo com o decorrer do procedimento, reconheço que a equipe cirúrgica possa ter de alterar o que foi inicialmente programado.

Apesar de todo o zelo da equipe cirúrgica, algumas complicações podem estar relacionadas com o ato anestésico ou cirúrgico:

- reação a algum componente da anestesia, podendo resultar desde leve prurido até parada cardiorrespiratória;
- manutenção do processo infeccioso, podendo ser necessárias novas intervenções;

- hemorragia, podendo ser necessária transfusão sanguínea em casos graves;
- existe a possibilidade de que os sintomas (p. ex., dor) ou a razão pela qual será feito o procedimento não apresentem melhora ou, em alguns casos, ocorra piora após a intervenção;
- complicações possíveis em qualquer ato cirúrgico, como trombose e problemas pulmonares, podem ocorrer.

As complicações decorrentes do procedimento cirúrgico e do ato anestésico, associadas ou não a condições clínicas preexistentes, podem ter variáveis graus de gravidade, podendo exigir tratamentos complementares e envolver risco de óbito.

Entendi as explicações que me foram prestadas em linguagem clara e simples, esclarecendo-me todas as dúvidas que me ocorreram.

Também entendi que, a qualquer momento e sem necessidade de dar nenhuma explicação, poderei revogar o consentimento que agora presto.

Assim, declaro agora que estou satisfeito com a informação recebida e que compreendo o alcance e os riscos do tratamento.

Questionamentos do paciente:

Por tal razão e nestas condições

Consinto

Que se realize a DRENAGEM DE ABSCESSO proposta.

Reservo-me expressamente o direito de revogar a qualquer momento meu consentimento antes que o procedimento objeto deste documento se realize.

Local e data: ______________________________

____

Médico

____

Paciente ou Representante ou Responsável

____

____

Testemunhas

Revogação

Revogo o consentimento prestado na data de: .... / .... / .... e não desejo prosseguir com o tratamento, que dou com esta por finalizado.

Local e data: ______________________________

____

Médico

____

Paciente ou Representante ou Responsável

____

____

Testemunhas

Termo de Consentimento Pós-informado
HEMOTRANSFUSÃO

Eu, ____, ________ anos, portador do documento de identidade: __________________, residente ____________________________
__________________ ____
ou meu representante legal: ____
_____________________________________, ________ anos, portador do documento de identidade: ______________, residente ____
____,
Fui devidamente informado pelo (a) Dr(a) ____
____, CRM_______________, que, devido ao meu diagnóstico inicial de ____
____

Com base em propedêutica registrada em meu prontuário médico, apresento como indicação principal para TRATAMENTO a realização de HEMOTRANSFUSÃO.

Fui informado também que a HEMOTRANSFUSÃO consiste na infusão venosa de sangue e seus produtos (hemácias, plaquetas e plasma). Esse material é obtido mediante a doação de voluntários e submetido a processamento e *screening* nos hemocentros. Uma transfusão é necessária para repor parte do meu sangue e desse modo:

- tratar anemia, melhorando o transporte de oxigênio e aliviando sintomas como tonteira, cansaço e fraqueza;
- repor plaquetas ou plasma e derivados para impedir sangramento.

Durante a transfusão, serei mantido sob observação para detecção de qualquer reação possível. Também serei submetido a exames para avaliar a necessidade de novas transfusões.

Apesar de todo o zelo da equipe de saúde, algumas complicações podem ocorrer:

- febre;
- coceira, erupção, urticária;
- taquicardia;
- sangue na urina;

Raramente:

- falta de ar;
- hemólise, ou seja, destruição das hemácias próprias;
- problemas pulmonares e cardíacos;

- desenvolvimento de anticorpos que podem prejudicar fetos em gravidezes futuras;
- infecção transmitida pelo sangue de um doador.

Os hemocentros cumprem as Normas Técnicas do Ministério da Saúde, Portaria MS 2712, de 12 de novembro de 2013. Desse modo, estou ciente que, apesar da seleção dos doadores e dos testes laboratoriais previstos em lei, como hepatites B e C, HIV, Chagas, sífilis, HTLV e testes moleculares para HIV e hepatite C, existe um risco, muito pequeno, de adquirir alguma dessas doenças infecciosas após a transfusão de sangue e/ou hemococomponentes.

As complicações decorrentes do procedimento, associadas ou não a condições clínicas preexistentes, podem apresentar variáveis graus de gravidade, podendo exigir tratamentos complementares e envolver risco de óbito.

Entendi as explicações que me foram prestadas em linguagem clara e simples, esclarecendo-me todas as dúvidas que me ocorreram.

Também entendi que, a qualquer momento e sem necessidade de dar nenhuma explicação, poderei revogar o consentimento que agora presto.

Assim, declaro agora que estou satisfeito com a informação recebida e que compreendo o alcance e riscos do tratamento.

Questionamentos do paciente:

Por tal razão e nestas condições

Consinto

Que se realize a HEMOTRANSFUSÃO proposta.

Reservo-me expressamente o direito de revogar a qualquer momento meu consentimento antes que o procedimento objeto deste documento se realize.

Local e data: ____

____

Médico

____

Paciente ou Representante ou Responsável

____

____

Testemunhas

Revogação

Revogo o consentimento prestado na data de: .... / .... / .... e não desejo prosseguir com o tratamento, que dou com esta por finalizado.

Local e data: ____

____

Médico

____

Paciente ou Representante ou Responsável

____

____

Testemunhas

Índice Remissivo